国家出版基金资助项目

中国针灸

大成

综合卷

Zhongguo
Zhenjiu
Dacheng

Zonghejuan

Compendium of
Chinese
Acupuncture
and Moxibustion

刺灸心法要诀
清乾隆七年刻本

勉学堂针灸集成
清同治十三年刻本

总主编／石学敏　执行主编／王旭东　陈丽云　尚　力

湖南科学技术出版社
·长沙·

图书在版编目（CIP）数据

中国针灸大成. 综合卷. 刺灸心法要诀 ；勉学堂针灸集成 /石学敏总主编，王旭东，陈丽云，尚力执行主编. — 长沙 ：湖南科学技术出版社，2022.12
ISBN 978-7-5710-1927-3

Ⅰ. ①中⋯ Ⅱ. ①石⋯ ②王⋯ ③陈⋯ ④尚⋯ Ⅲ. ①《针灸大成》②针灸学－中国－古代 Ⅳ. ①R245

中国版本图书馆 CIP 数据核字(2022)第 219912 号

中国针灸大成 综合卷

CIJIU XINFA YAOJUE MIANXUE TANG ZHENJIU JICHENG

刺灸心法要诀 勉学堂针灸集成

总 主 编：石学敏

执行主编：王旭东　陈丽云　尚 力

出 版 人：潘晓山

责任编辑：李 忠 姜 岚

出版发行：湖南科学技术出版社

社　　　址：长沙市芙蓉中路一段 416 号泊富国际金融中心

网　　　址：http://www.hnstp.com

湖南科学技术出版社天猫旗舰店网址：

　　　　　　http://hnkjcbs.tmall.com

邮购联系：0731-84375808

印　　　刷：长沙鸿发印务实业有限公司

　　　　　　（印装质量问题请直接与本厂联系）

厂　　　址：长沙县黄花镇黄垅村(黄花工业园 3 号)

邮　　　编：410137

版　　　次：2022 年 12 月第 1 版

印　　　次：2022 年 12 月第 1 次印刷

开　　　本：889mm×1194mm　1/16

印　　　张：41

字　　　数：753 千字

书　　　号：ISBN 978-7-5710-1927-3

定　　　价：820.00 元

《中国针灸大成》（第二辑）编委会名单

序

是书初成，岁在庚子；壬寅将尽，又创续编。华夏天清，神州日朗，国既昌泰，民亦心安。抚胸额首，朋辈相聚酒酣；笑逐颜开，握手道故纵谈。谈古论今，喜看中医盛况；数典读书，深爱针灸文献。针矣砭矣，历史班班可考；炳焉燕焉，成就历历在目。针灸之术，盖吾一生足迹之所跬步蹒跚；集成先贤，乃吾多年夙愿之所魂牵梦绕。湖南科学技术出版社，欲集历代针灸文献于一编，甚合我意，大快我心。吾素好书，老而弥笃，幸喜年将老而体未衰，又得旭东教授鼎力相助，丽云、尚力诸君共同协力，《大成》之作，蒐材博远，体例创新，备而不烦，详而有体。历代针灸著述，美不胜收；各种理论技法，宛在心目。吾深知翰墨之苦，寻书之难；珍本善本，岂能易得？尤其影校对峙，瑕疵不容，若无奉献精神，哪能至此？吾忝列榜首，只是出谋划策；出版社与诸同道，方为编书栋梁。夫万种医书，内外妇儿皆有；针灸虽小，亦医学宝库一脉。《针经》之《问难》，《甲乙》之《明堂》，皇甫谧、王惟一，《标幽赋》《玉龙经》，书集一百一十四种。论、图、歌、文，连类而相继。文献详备，版亦珍奇，法国朝鲜，日本越南，宋版元刻，明清官坊，见善必求，虽远必访。虽专志我针灸，亦合之国策，活我古籍，壮我中华；弘扬国粹，继承发展。故见是书，已无憾。书适成，可以献国家而备采择，供专家而作查考，遗学子而为深耘。吾固知才疏学浅，难为针灸之不刊之梓，尚需方家润色斧削。盼师长悯我诚恳，实乃真心忧，非何求，赐我良教，点我迷津，开我愚钝，正我讹误，使是书趋善近美，助中医药学飞腾世界医学之巅，则善莫大矣！

中 国 工 程 院 院 士
国 医 大 师 石学敏
《中国针灸大成》总主编

重新认识针灸学

20 世纪初，笔者于欧洲巡医，某国际体育大赛前一日，一体育明星腰伤，四壮汉抬一担架，逶迤辗转，访遍当地名医，毫无起色。万般无奈之下，求针灸一试，作死马活马之想。笔者银针一枚，刺入人中，原本动则锥心、嗷嗷呼痛之世界冠军，当即挺立行走，喜极而泣。随行记者瞠目结舌，医疗团队大惊失色——在西方医生的知识储备里，穷尽所有聪明才智，也想不出鼻唇沟和腰部有什么关系，"结构决定功能"的"真理"被人中沟上的一根银针击碎了！

这在中医行业内最平常的针灸技术，却被欧洲人看成"神操作"，恰恰展示了中国传统医学引以为豪的价值观："立象尽意"。以人类的智慧发现外象与内象的联系，以功能（疗效）作为理论的本源。笔者以为，这是针灸学在诊治疾病之外，对于人类认知世界的重大贡献。亦即：针灸学远远不只是诊疗疾病，更是人类发现世界真理的另一个重要途径。

2018 年 3 月 28 日，*Science Reports* 杂志发表一篇科学报告，证明了笔者上述观点。国内外媒体宣称美国科学家发现了人体内一个未知的器官，而且是人体中面积最大的一个器官。这一发现能够显著地提高现有医学对癌症以及其他诸多疾病的认知。而这一器官体内的密集结缔组织，实际上是充满流体的间质（interstitium）网络，并发挥着"减震器"的作用。科学家首次建议将该间质组织归为一个完整的器官。也就是说它拥有独立的生理作用和构成部分，并执行着特殊任务，如人体中的心脏、肝脏一样。

基于上述发现是对人体普遍联系方式的一种描述，所以研究中医的学者认为经络就是这样一种结构。人体的十四经脉主要是由组织间隙组成，上连神经和血管，下接局部细胞，直接关系着细胞的生死存亡。经络与间质组织一样无处不在，所有细胞都浸润在组织液中，整体的普遍联系就是通过全身运行的"水"来实现的。事实上，中药就是疏通经络来治病的，这与西药直接杀死病变细胞的药理有着根本的不同。可以这样说，证明了经络的存在，也就间接证明了中药药理的科学性，可以理解为什么癌症在侵袭某些人体部位后更容易蔓延。

穷神极变出针砭
万壑春云一冰台
——代前言

笔者认为，中医学者对美国科学家的发现进行相似性印证，或许不那么贴切和完全对应，但是，从整体观念而言，这种发现无疑是西方医学的进步。这也佐证了针灸学知识领域内，古老而晦涩的语言文字里，隐含着朦胧而内涵深远的知识，有待我们深入挖掘研究。

应用现有的科学认知来评价针灸的科学性，我们已经吃尽苦头。"经络研究"进行了几十年，花费无数人力、物力、财力，最终却是一无所获。因为这些研究一直是以西方科学的知识结构、价值观和思维方式来检验古代的成果，犯了本质的错误。"人中"和腰椎、腰肌的关系，任何现代医学知识都是无法证实的，但是我们却硬要在实验室寻找物质基础和有形的联系，终究是没有结果的。古代针刺合谷催产，谁能找到合谷和子宫的关联？若是我们以针灸学的认知为线索，将会获得全新启示，能找到人中与腰部联系通道的人，获得诺贝尔生理学或医学奖将是一件很容易的事。因此，包括中医药学界的学者专家，并未能完全认识到针灸学术的深邃和伟大。我们欠针灸学术一个客观的评价。

不过，尽管科学在不断证实着针灸学的伟大和深奥，但是，在中国传统医学的版图上，无论是古代还是现代，针灸学术的地位，一直处于从属、次要的地位。笔者只有在外国才从事针灸工作，回到中国境内，便重归诊脉开方之途。其中种种隐曲不便展开，但业内视针灸为带有劳作性质的小科的潜意识，却是真实的存在。

再以现存古籍为例，现代中医古籍目录学著作如《中国中医古籍总目》《中医图书联合目录》，收录古籍都在万种以上，但1911年以前的针灸类著作数量却不到200种。郭霭春先生、黄龙祥先生等针灸文献学家都做过类似的统计，如郭先生《现存针灸医籍》129种，黄先生《针灸名著集成》180种（含日本所藏）。且大多是转抄、辑录、类编、汇编、节抄之类，学术含量较高的也就30多种。

如今，"中医走向世界"已成为业内共识，但是，准确的说法应该是"针灸走向世界"，遍布欧美、东南亚，乃至非洲、大洋洲的"TCM"，其实都是针灸诊所。由于用药受到种种限制，中药方剂至今未被世界各国广泛接受。中医对世界人民的贡献，针灸至少占90%以上。因此，全方位审视针灸学的历史地位和医学价值，是中医界必须要做的工作。

此次湖南科学技术出版社策划，针灸学大师石学敏院士领衔，收集现存针灸古籍，编纂一套集成性的针灸文献丛书，为医学界提供相对系统的原生态古典针灸文献，虽然达不到集大成的要求，但至少能满足针灸学者们从事文献研究时看到古籍原貌的愿望，以历史真实的遗存来实现针灸文献的权威性。

历尽坎坷的针灸发展史

从针灸文献的数量和质量上，可以看出针灸学术的地位。其实轻慢针灸技术，这不是现代才有的问题，历史上也曾多次发生类似问题。有高潮也有低谷。

针灸学术最辉煌的时期，莫过于历史的两头：即中医学知识体系的形成阶段和20世纪美国总统尼克松访华至今。

一、高光时刻：春秋战国至两汉

春秋战国到西汉时期，是中医学初步成形的时期，药物和药剂的应用还没有成熟，对药物不良反应的认识也不充分，因此，药物的使用受到极大的限制，即便是医学经典著作，《黄帝内经》中也只有13首方剂。而此时的针灸技术相对成熟得多，《灵枢》中针灸理论和技术的内容占比高达80%，文献记载当时针灸主治的疾病几乎涉及人类的所有病种。从现有文献来看，这一时期应该是针灸技术最为辉煌的时期。

汉代，药物学知识日渐丰富，在《黄帝内经》理论指导下，药物配伍理论也得到长足的发展。东汉末年，医圣张仲景著《伤寒杂病论》，完善了《黄帝内经》六经辨治理论，形成了外感热病诊疗体系。该书也是方剂药物运用比较纯熟的标志。仲景治疗疾病的主要方法是方药、针灸，呈针、药并重的态势。至于魏晋皇甫谧之《针灸甲乙经》，则是对先秦两汉针灸学辉煌盛世的全面总结。

此后，方药的发展突飞猛进，势不可挡。诚如笔者在《中医方剂大辞典》第2版"感言"中所述："《录验方》《范汪方》《删繁方》《小品方》，追随道家气质；《僧深方》《波罗门》《耆婆药》《经心录》，兼修佛学思想……《抱朴子》《肘后方》，为长寿学先导，传急救学仙方。《肘后备急》，成就诺奖；《巢氏病源》，医道大全。《食经》《产经》《素女经》，《崔公》《徐公》《廪丘公》，录诸医经验，载民间验方，百花齐放，蔚为大观……"方药学术，一片繁荣，逐渐成为治疗疾病的主流技术。到了唐代，孙思邈、王焘等人在强盛国力和社会文明的催促下，对方药治疗的盛况进行了总结，《千金要方》《外台秘要》等大型方书是方药技术成为医学主流的写照。

二、初受重创：中唐以降

方药兴起，一段时间内与针灸并驾齐驱，针灸技术在初唐时期在学术界还具有较高地位。杨上善整理《黄帝明堂经》，著《黄帝内经太素》，孙思邈推崇针灸，《千金要方》《外台秘要》中也载录了不少针灸学著作，但都是沿袭前人，未见新作。不仅没有创新，而且出现了对针灸非常不利的信号：王焘在《外台秘要》卷三十九中对针刺治病提出了质疑，贬低针刺的疗效，"汤药攻其内，以灸攻其外，则病无所逃。知火艾之功，过半于汤药矣。其针法，古来以为深奥，今人卒不可解。经云：针能杀生人，不能起死人。若欲录之，恐伤性命。今并不录《针经》，唯取灸法"。这里，王焘大肆鼓吹艾灸，严重质疑针刺，明确提出：我的《外台秘要》只收灸学著作《黄帝明堂经》，不收《针经》，因为针刺会死人！《外台秘要》这样一部权威著作，竟然提出这样的观点，对社会的负面影响可想而知！以至于中唐之后很长一段时间内，社会上只见艾灸，少见针刺，针灸学文献只有灸学著作而无针学之书。这种现象甚至波及日本，当时的唐朝，在日本人心目中可是神圣般的国度，唐风所及，日本的灸疗蔚然成风。

三、再度辉煌：两宋金元

宋代确是中国历史上文化最为繁荣的时代，人文科技在政府的高度重视下得到全面发展。笔者认为，北宋医学最醒目的成就，除了世人熟知的校正医书局对中医古籍的保存和整理之外，王惟一铸针灸铜人，宋徽宗撰《圣济经》，成为三项标志性的成果。

其一，宋代官方设立校正医书局，宋以前所有医学著作得到收集整理，其中包括《针灸甲乙经》等珍贵针灸著作。同时，政府组织纂修的大型综合性医学著作《太平圣惠方》《圣济总录》等，也保留了大量珍贵针灸典籍。

其二，北宋太医院医官王惟一在官方支持下，设计并主持铸造针灸铜人孔穴模型两具，撰《铜人腧穴针灸图经》与之呼应。该书与铜人模型完成了宋以前针灸理论及临床技术的全面总结，对我国针灸学的发展具有深远而重大的影响。

其三，宋徽宗亲自撰述《圣济经》，将儒家思想、伦理秩序全面注入医学知识体系，促进整体思想和辨证论治法则在中医学理论和临床运用等全方位的贯彻运用。在中国五千年历史中，除了《黄帝内经》托黄帝之名外，这是唯一由帝王亲自撰稿的医学书籍。

宋代是中国历史上商品经济、文化教育、科学创新高度繁荣的时代。陈寅恪言："华夏民族之文化，历数千载之演进，造极于赵宋之世。"民间的富庶与社会经济的繁荣实远超盛唐。虽然重文轻武的治国方略导致外族侵略而亡国，但是这个历史时期为人类文明创造了无数辉煌而不朽的文化遗产，其中就包括针灸技术的中兴。

两宋时期，针灸学术的传承和发展是多方位的，不仅有针灸铜人之创新，具有《太平圣惠方》《圣济总录》之存古，更有《针灸资生经》之集大成。

时至金元，窦默（汉卿）在针灸领域独树一帜，成为针灸史上一位标志性人物。其所著《标幽赋》《通玄指要赋》等，完成了对针刺手法的系统总结，印证了《黄帝内经》对手法论述的正确性。并且采用歌赋的形式把幽冥隐晦、深奥难懂的针灸理论表达出来，文字精练，叙述准确，对后世医家影响很大。

由于金元时期针灸书散佚较多，虽然大多内容被明清针灸著作所引录，但终究不利于后世对这一历史时期针灸学成就的认知。就现有文献的学术水平来看，当时对针灸腧穴、刺灸法的研究程度，已经达到了历史最高水平，腧穴主治的内容都已定型，可以作为针灸临床的规范和标准，且高度成熟，一直影响到现在。

因此，可以毫不夸张地说，两宋金元时期是中国针灸从中兴走向成熟的时代，创造了针灸学术的又一个盛世景象。

四、惯性沿袭：明代

明代，开国皇帝朱元璋出身草莽，颇为亲民，对前朝文化兼收并蓄，故针灸术在窦汉卿的总结和普及下，成为解除战火之余灾病之得力手段，而在民间盛行。在临床技艺、操作手法等方面则越来越纯熟。

例如，明初泉石心在《金针赋》中提出了烧山火、透天凉等复式补泻手法，以及青龙摆尾、白虎摇头、苍龟探穴、赤凤迎源等飞经走气法。此后又有徐凤、高武等针灸名家闻名于世，并有著作传世。尤其是杨继洲、靳贤所撰《针灸大成》，是继《针灸甲乙经》《针灸资生经》以后又一集大成者，内容最为详尽，具有较高的学术价值和实用价值。该书被翻译成德文、日文等文字，在世界范围内受到推崇。

明代的针灸学术具有鲜明的特色，即临床较多，理论较少；文献辑录较多，理论创新较少。明代雕版印刷技术发达，书坊林立，针灸书得以广泛传播，但也因此造成了大量抄袭，或抄中有改，抄后改编，单项辑录，多项类编等以取巧、取利、窃名为目的的书籍。大部分存世针灸书都是抄来抄去。从文献的意义上来说，确实起到了存续及传播的作用，但是，就学术发展而言，却缺乏发皇古义之推演、融会新知之发挥。

五、惨遭废止：清代

时至清代，统治在政权稳固后，对中华传统文化的传承和践行，较之前朝有过之而无不及。针灸学术在清代前期尚可延续，乾隆年间的《医宗金鉴》集中医药学之大成，其中《刺灸心法要诀》等，系统记录了古代针灸医学的主要内容，是对针灸学术的最后一次官方总结。道光二年（1882），皇帝发布禁令：废止针灸科。任锡庚《太医院志职掌》："针刺火灸，终非奉君之所宜，太医院针灸一科，着永远停止。"这一禁令，将针灸科、祝由科逐出医学门墙。此后，针灸的学术传承被拦腰斩断，伴随着"嘉道中衰"，针灸医生完全没有了社会地位，只是因为疗效和廉价，悄悄地转入民间。

从本书收录的文献来看，情况也确实如此，《医宗金鉴》之后，几乎没有像样的针灸类刻本传世，大多是手录之抄本、辑本、节本，再就是日本的各种传本。清晚期，针灸有再起之象，业界出现了公开出版物，但是，比起明代的普及，清代针灸学术几乎没有发展。针灸医生的社会地位彻底沦为下九流，难登大雅之堂，而正是这些民间针灸医生的存在，才使得传统针灸并没有完全失传。

六、现代复兴：近代以来

晚清至民国时期，针灸学开始复兴，民间的针灸医生崭露头角，医界的名家大力提倡，出版书籍，成立学校，开设专科，编写教材……各种针灸文献如雨后春笋，层出不穷。晚清以前数千年流传下来的针灸古籍只有100多种，而同治以后铅字排版、机器印刷迅速普及，仅几十年时间，到1949年新中国成立前的文献综述已达到400多种。

个人以为，晚清以后的针灸复兴，与西学东渐的时代潮流密切相关，当西方的解剖学、生理学理论，临床诊断、外科手术之类的技术成为社会常态时，针灸操作暴露身体之"不雅"就完全不值一提。加之针灸学术的历史积淀和现实疗效，更因为其简便实用和价格优势，自然成为中西医学家青睐的治疗技术。

综上所述，针灸学术发展并非一帆风顺，而是多灾多难。这与使用药物的中医其他分支有很大区别。金代阎明广注何若愚《流注指微赋》言："古之治疾，特论针石，《素问》先论刺，后论脉；《难经》先论脉，后论刺。刺之与脉，不可偏废。昔之越人起死，华佗愈躄，非有神哉，皆此法也。离圣久远，后学难精，所以针之玄妙，罕闻于世。今时有疾，多求医命药，用针者寡矣。"反复强调前代的针药并用，夸耀名医针技之神奇，而后世的针灸越来越不景气，以至于患者只能"求医命药"，以药为主。其实，金代的针灸学术氛围并不消沉，还是个不错的历史时期，阎明广尚且如此慨叹，可见其他朝代更加严重。究其原因，不外乎以下三个方面。

医生：针灸的操作性很强，需要工匠精神和手工劳作。在中国古代文化传统的"重文轻技"的观念下，凡是能开方治病的，当然不愿动手操作。俗语"君子动口不动手"就是这种观念的世俗化表述。除了出自民间，且为了提高疗效的大医之外，大多数医生多少是有这样的想法。南宋王执中在《针灸资生经》卷二中言："世所谓医者，则但知有药而已，针灸则未尝过而问焉。人或诘之，则曰是外科也，业贵精不贵杂也。否则曰富贵之家，未必肯针灸也。皆自文其过尔。""自文其过"，正是这种心态的真实写照。

患者：畏惧针灸是老百姓的普遍心理。《扁鹊心书·进医书表》："无如叔世衰离，只知耳食，性喜寒凉，畏恶针灸，稍一谈及，俱摇头咋舌，甘死不受。"说是社会上的人只知道道听途说，只要听说施用针灸，死都不肯。除了怕疼怕苦以外，不愿暴露身体，也是畏惧针灸的原因之一。

官府：道光皇帝废止针灸科，理由只有一个，"非奉君之所宜"。也就是中国传统文化中的"忠君""奉亲"，儒家理学强调"身体发肤，受之父母，不敢毁伤"，针要穿肤，灸要烂肉，这都有违圣人之道，对自己尚且如此，更不用说用这种技术来治疗"君""亲"之病。除了"不敢毁伤"外，"男不露脐，女不露皮"，暴露身体也是有违圣训的。所以，不惜用强制手段加以禁绝。

其实，无论是平民百姓，还是士者医官，乃至皇帝朝廷，轻视针灸的根本原因，都是根源于儒家伦理纲常。在"独尊儒术"之前，或者儒术不振之时，针灸术就会昌盛。春秋战国百花齐放，所以是针灸的高光时刻；北宋文化昌盛，包罗万象，儒学并未成为主宰，所以平等对待针灸学术；金元外族主政，儒学偃伏，刀兵之下，医学不继，自然推崇针灸。唯有南宋理学兴起，明代理学当道，孔孟之道统治社会，针灸学就会受到制约。这种情况在清代中期到了无以复加的地步，非禁绝不能平其意。

旧时代的伦理确实对针灸术的发展造成了一定的阻碍，但是正如本文标题所说，这是一门学问，是人类认识世界的丰硕成果，正如魏晋时期皇甫谧在《针灸甲乙经·序》中所总结的，"穷神极变，而针道生焉"。穷神极变并不是绞尽脑汁，而是在"内考五脏六腑，外综经络血气色候，参之天地，验之人物……"种种努力之后，方可达成。此类基于天地本质的生命活动，却不是人力所能阻挡。中国针灸，以其原生态的顽强，一直在延续中为人民服务。

200多年前，日本人平井庸信在《名家灸选大成》序言中，已经把药物、针刺、艾灸的适应范围说得很清楚了，对针灸在医学领域中的地位，也有中肯的评价："夫医斡旋造化，燮理阴阳，以赞天地之化育也。盖人之有生，惟天是命，而所以不得尽其命者，疾病职之由。圣人体天地好生之心，阐明斯道，设立斯职，使人得保终乎天年也，岂其医小道乎哉！其治病之法，则有导引、行气、膏摩、灸熨、刺焫、饮药之数者，而毒药攻其中，针、艾治其外，此三者乃其大者已。《内经》之所载，服饵仅一二，而灸者三四，针刺十居其七。盖上古之人，起居有常，寒暑知避，精神内守，虽有贼风虚邪，无能深入，是以惟治其外，病随已。自兹而降，风化愈薄，适情任欲，病多生于内，六淫亦易中也。故方剂盛行，而针灸若存若亡。然三者各有其用，针之所不宜，灸之所宜；灸之所不宜，药之所宜，岂可偏废乎？非针、艾宜于古，而不宜于今，抑不善用而不用也。在昔本邦针灸之传达备，然贵权豪富，或恶热，或恐疼，惟安甘药补汤，是以针灸之法，寖以陵迟。"而文末所述，是针灸之术在当时日本的态势。鉴于日本社会受伦理纲常的约束较少，所以针灸发展中除了患者畏痛外，实在要比中国简单得多，正因为如此，所以如今我们要跑到日本去寻访针灸古籍。

针灸文献概览

回望历史，中医药古籍琳琅满目，人们常以"汗牛充栋"来形容中医宝库之丰富，但是，针灸文献之数量，只能以凋零、寒酸来形容。如前所述，在现存一万多种中医古籍中，针灸学文献占比还不到百分之二。就本书收载的 114 种古籍而论，大致有以下几种类型。

一、最有价值的针灸文献

最有价值的针灸文献，指原创，或原创性较高，对推进针灸学术发展作用巨大的著作，如《十一脉灸经》《灵枢》《针灸甲乙经》《针灸资生经》《黄帝明堂经》《铜人腧穴针灸图经》《十四经发挥》《针灸大成》等。

（一）《十一脉灸经》

《十一脉灸经》由马王堆出土帛书《足臂十一脉灸经》《阴阳十一脉灸经》组成，是我国现存最早的经络学和灸学专著，反映了汉代以前医学家对人体生理和疾病的认知状态，与后来发达的中医理论比较，《十一脉灸经》呈现的经脉形态非常原始，还没有形成上下纵横联络成网的经络系统，但是却可以明确看出其与后代经络学说之间的渊源关系，是针灸经络学的祖本，为了解《黄帝内经》成书前的经络形态提供了宝贵的资料。

（二）《黄帝明堂经》

《黄帝明堂经》又名《明堂》《明堂经》，约成书于西汉末至东汉初（公元前 138 年至公元 106 年），约在唐以后至宋之初即已亡佚。书虽不存，但却在中国针灸学历史上开创了一个完整的学术体系——腧穴学，是腧穴学乃至针灸学的开山鼻祖。

"明堂"，是上古黄帝居所，也是黄帝观测天象地形和举行重要政治经济文化活动的场所，具有中国文化源头的象征性意义，在远古先民心目中的地位极其崇高。随着文明的发展进步，学术日渐繁荣，人们发现了经络、腧穴，形成对人体生理功能的理性认知，建立了针灸学的基础理论：经络和腧穴。黄帝居于明堂，明堂建有十二宫，黄帝每月轮流居住，与十二经循环相类。黄帝于明堂观察天地时令，又与腧穴流注的时令节律类似。基于明堂功用与经络、腧穴的基本特性的相似性，将记载经络、腧穴特性的书籍命名为《明堂经》。沿袭日久，不断演变，但"明堂"作为腧穴学代名词和腧穴学文献的象征符号，却被历史固定了下来。

《黄帝明堂经》的内容，是将汉以前医学著作中有关腧穴的所有知识，如穴位名称、部位、取穴方法、主治病症、刺法灸法等，加以归纳、梳理、分类、总结，形成了独立的、完整的知识体系。因此，该书是针灸学术发展的标志性成果，也是宋以前最权威的针灸学教科书和腧穴学行业标准。晋皇甫谧编撰综合性针灸著作《针灸甲乙经》，其中腧穴部分多来源于该书。

盛唐时期，政府两次重修该书，形成了两个新的版本，一是甄权的《明堂图》，一是杨上善的《黄帝内经明堂》，又名《黄帝内经明堂类成》。后者较好地保留了《黄帝明堂经》三卷的内容。唐末以后，明堂类著作迅速凋零，几乎荡然无存，所幸本书随鉴真东渡时带至日本，然至唐景福年间（893年前后）亦仅残存一卷，内容为《明堂序》和第一卷全文。目前日本保存多个该残本的抄本，其中永仁抄本、永德抄本为较早期之抄本，藏于日本京都仁和寺，被日本政府定为"国宝"。清末国人黄以周到日本访书时，得永仁抄本，此书得以回归。本书影印校录了仁和寺的两个版本，这两个版本的书影在国内流传不广，故弥足珍贵。

（三）《针经》和《灵枢》

先秦至汉，我国先后流传过多种名为《针经》的著作，如《黄帝针经》九卷、《黄帝针灸经》十二卷、《针经并孔穴虾蟆图》三卷、《杂针经》四卷、《针经》六卷、《偃侧杂针灸经》三卷、《涪翁针经》、《赤乌神针经》……这些著作现在都已经失传了，在现代中医人心目中，凡是说到《针经》，那一定是指《灵枢》。几乎所有的工具书都称《灵枢》为《针经》。如，今人读张仲景《伤寒论·序》"撰用《素问》《九卷》"，注《九卷》为《灵枢》；读孙思邈《千金要方·大医习业》"凡欲为大医，必须谙《甲乙》《素问》《黄帝针经》、明堂流注……"，注《黄帝针经》为《灵枢》……现今已是定规，固化为中医学的思维定式。

回望历史，这里存在一个难解的历史之谜：在现存历史文献中，《灵枢》作为书名，最早出现在王冰注《素问·三部九候论篇第二十》，此时已是中唐，此前再无痕迹。王冰在《素问》两处不同地方引用了同一段文字，一处称"《针经》曰"，另一处却称"《灵枢经》曰"，全元起《新校正》认为这是王冰的意思：《针经》即《灵枢》。北宋校正医书局则据此将《针经》《灵枢》认定为同一本书而名称不同，并大力推崇，到了南宋史崧编订，《灵枢》已与《素问》等同，登上中医经典的顶峰地位。

更加诡异的是，直到宋哲宗元祐八年（1093）高丽献《黄帝针经》，此前中国从未见到《灵枢》或者相同内容书名不同者。1027年王惟一奉敕修成《铜人腧穴针灸图经》，国家级的纂修而未见到此书，道理上说不过去。而高丽献书之后的《圣济总录》，也不认这部伟大的巅峰之作，"凡针灸腧穴，并根据《铜人经》及《黄帝三部针灸经》参定"。高丽献书后，《宋志》著录既有《黄帝灵枢经》九卷，也有《黄帝针经》九卷，恰好证明此前将《灵枢》《针经》视作同一著作是有疑问的。

后世史论著述和史家评述，均对《灵枢》存疑多多。如晁公武《读书志》、李濂《医史》以及周学海等，或认为是冒名之作，或认为是后人补缀，或认为即使存在其价值也不如《甲乙经》甚至《铜人针灸经》，而更多人则认为王冰以前即便有《灵枢》，也不能将其认作《黄帝针经》。亦有人认为是南宋史崧对《灵枢》进行了大量增改然后冒名顶替《针经》……

最典型的例证，莫过于历代文献学家均不重视《灵枢》。明代《针灸大成》卷一的《针道源流》可谓是针灸历史考源之作，其中对28种重要针灸著作进行了评述，唯独没有《灵枢》。只是在论述《铜人针灸图》三卷时，称该书穴位："比之《灵枢》本输、骨空等篇，颇亦繁杂也。"说明至少在明代针灸学家心目中，《灵枢》地位并不崇高。

以上存疑，尚需我中医学界深入研究。

（四）《针灸甲乙经》

《针灸甲乙经》成书于三国魏甘露元年（256）至晋太康三年（282）之间，是我国现存最早的针灸学经典著作。作者将前代《素问》《针经》《黄帝明堂经》等针灸经典中的文字加以汇辑类编，首次系统记载人体生理、经络、穴位、针灸法，以及临床应用，成为后世历代针灸著作的祖本。

（五）《铜人腧穴针灸图经》

《铜人腧穴针灸图经》可视为官修腧穴学，属针灸名著之一。

（六）《针灸资生经》

《针灸资生经》系综述性针灸临床著述，内容丰富，资料广博，且有腧穴考证和修正。

（七）《十四经发挥》

《十四经发挥》是经络学重要著作。

（八）《针灸大成》

《针灸大成》是明以前针灸著述之集大成者，也是我国针灸学术史上规模较大较全的重要著作。

二、保留已佚原创书的著作

唐《千金要方》《千金翼方》，保留了大量唐代以前已佚针灸书，如已佚之《甄权针经》，又如《小品方》所引《曹氏灸方》，原书、引书均亡（《小品方》仅剩抄本残卷），但书中内容被《千金要方》载录。尤其是《甄权针经》，作者为初唐针灸的大师级人物，临证实验非常丰富，该书即出自甄氏经验，强调刺法且描述明晰，穴位、刺法与主治精准对应，临床价值和学术价值都非常高。可惜早已亡佚，幸得孙思邈《千金翼方》记述了该书主要内容，这对宋以后针灸学术发展意义非常重大。

《外台秘要》保留了已佚崔知悌《骨蒸病灸方》。

《太平圣惠方》卷九十九保留了早已失传的《甄权针经》和已佚的隋唐间重要腧穴书内容，是宋王惟一《铜人腧穴针灸图经》乃至后世所有《针经》之祖本；卷一百则收录唐代失传之《明堂》，其中包括《岐伯明堂经》《扁鹊明堂经》《华佗明堂》《孙思邈明堂经》《秦承祖明堂》和已失传之北宋医官吴复珪《小儿明堂》，后世所有冠以《黄帝明堂灸经》的各种版本，均是从本书录出后冠名印行，故乃存世《明堂》之祖本。可知该两卷实际上是现存针灸典籍之源头。

《圣济总录》引述了已佚之《崔丞相灸劳法》《普济针灸经》。

《医学纲目》转录了大量金元亡佚的针灸书内容。如，完整保存了元代忽泰《金兰循经取穴图解》一书所附的全部四幅"明堂图"。

以上著作多是综合性医著，亦有针灸专门著作中存有失传古籍的，如《针灸集书》中的《小易赋》，可知前代在蒐集资料、保留遗作方面，建有卓越之功。

三、实用性著作

如前所述，针灸学在其发展过程中遭受颇多摧残，学术发展之路并不顺利，多处于民间实用层面，如《针经摘英》内容简要，言简意赅，是一本简易读本；《扁鹊神应针灸玉龙经》为针灸歌诀；《神应经》临床实用价值较大，颇似临床针灸手册。自明代以后直至晚清，针灸学文献多为循经取穴、临床应用、歌赋韵文等内容，基本上与《针灸大成》大同小异。如《针灸逢源》《针方六集》。另外，辑录、类编、抄录前代文献的著作较多，如《针灸聚英》《针灸素难要旨》等。

再如《徐氏针灸大全》《杨敬斋针灸全书》《勉学堂针灸集成》等，虽然内容都是互相转抄，但是却起到了传播和普及针灸学术的作用。

四、值得研究的针灸文献

上述重要针灸文献都是需要后世深入研究的宝库，如前述《灵枢》的形成发展源流和真相。除此之外，还有一些貌似不重要，其实深藏内涵的文献。

《黄帝虾蟆经》，分9章，借"月中有兔与虾蟆"之古训，记述逐日、逐月、逐年、四时等不同阶段虾蟆和兔在月球上所处位置，与之相应，人体不同穴位、不同经络的血气分布亦不同，由此指出针灸禁刺、禁忌图解、补泻方式等与针灸推拿相关的基础知识。其中有较多费解之处，文字难读，术语生涩。虽列入针灸门类，但是与针灸临床的关系，尚需深入考证和研究。

《子午流注针经》，现代人认为子午流注属古代的时间医学、时间针灸学，但该书内容如何应用到临床，以及其客观评价，亦须深入研究。

《存真环中图》《尊生图要》《人体经穴脏腑图》等彩绘针灸图，可以从古代画师的角度，研究历史氛围下的古代身体观及相关文化。

关于灸学文献

本文标题有"万壑春云一冰台"之句，"冰台"，即艾草。《博物志》："削冰令圆，举而向日，以艾承其影则得火，故艾名冰台。"在相当长的一个历史阶段内，灸学在针灸领域内占据着统治地位。

现存最早的针灸文献《十一脉灸经》，便是以"灸"命名。有学者据此认为灸法早于针法。但这仅仅是灸法、针法两种医疗技术形成过程中的先后次序问题。待到针法成熟，与灸法并行，广泛运用于临床之后，针灸学术史上有过"崇灸、抑针"的历史现象，而此风至晋唐始盛：晋代《小品》，唐代《外台》，均大肆宣传"针能杀人"，贬针经，崇明堂，甚至以"明堂"作为艾灸疗法的专用定语。这一现象存续多年，历史上也留存有相当数量的灸学专著，或仅以"灸"

字命名的著作。最典型的就是《黄帝明堂灸经》，沿袭者如《西方子明堂灸经》，也有临床灸学如《备急灸法》，甚至单穴灸书，如《灸膏肓腧穴法》。此风东传，唐以后日本有专门的灸家和流派，灸学著作众多，如《名家灸选》《灸草考》《灸焫要览》等灸学专著。明清时期，也曾出现过艾灸流行的小高潮，出现了《采艾编》《采艾编翼》《神灸经纶》等著作。

其实，有识之士一直提倡多法并举，根据病人需要而采用不同疗法。约在公元前581年(鲁成公十年)，《左传》记载医缓治晋侯疾，称"疾不可为也，在膏之上，肓之下，攻之不可，达之不及"，据杜预注，此处的"攻"即灸，"达"即针。《灵枢·官能》："针所不为，灸之所宜"。可见，一个全面的医生，应该针灸并重，各取所长。如果合理使用，效果很好，如《孟子·离娄·桀纣章》："今之欲王者，尤七年之病，求三年之艾。"

不过，文献记载中的艾灸，尽管有种种神奇疗效的宣传，但却和现代艾灸是完全不同的治疗方法。尽管现代针灸学著作上介绍艾灸有"直接灸""间接灸"两大类，但如今直接灸几乎绝迹，临床全都是温和舒适的间接灸。

古代多用直接灸、化脓灸，用大艾炷直接烧灼皮肤，结果是皮焦肉烂，感染化脓，然后等待灸疮结痂。灸学著作中还要告诫医患双方："灸不三分，是谓徒冤。"——烧得不到位，等于白白受罪。因此，此法无异于酷刑加身。为了减轻患者痛苦，古人只得麻醉患者，让他们服用曼陀罗花和火麻花制成的"睡圣散"，麻翻后再灸。

"睡圣散"之类的麻醉药只能减轻当时疼痛，灸后化脓成疮，依旧难熬，因此，到了清代，终于有人加以变革，产生了"太乙神针"之法，此法类似于后世"间接灸"。这种创新，在崇古尊经的时代，容易遭受攻击，被指离经叛道，于是编造出种种神话故事，或称紫霞洞天之异人秘授，或称得之汉阴丛山之壁神授古方……都是时人假托古圣之名，标榜源远流长，以示正宗之惯用套路。尽管此法经过不断渲染，裹上神秘的面纱，但其本质却很简单：药艾条、间接灸而已。此类书籍有《太乙神针心法》《太乙神针》《太乙离火感应神针》等。

古代的直接灸（化脓灸）过于痛苦，现今已不再用，而是采用艾条、温针，更有为方便而设计出温灸器。即便用直接灸的方法，也不会让艾炷烧到皮肉，而是患者感觉热烫，即撤除正在燃烧的艾炷，另换一炷，生怕烫伤，有医院将烫伤起泡都要算作医疗事故。其实，古代的烧灼皮肉虽然痛苦，但真的能够治疗顽疾，诸如寒痹（风湿性关节炎、类风湿关节炎）、顽固性哮喘等，忍受一两次痛苦，可换取顽疾消除。如何取舍？我以为更应以患者意愿为主。

总之，古今艾灸文献中同样蕴含着无数值得探索的秘密，即便是温和的间接灸，也有无穷无尽的待解之谜。笔者常用艾灸治疗子宫内膜异位症所致顽固痛经，仅用足三里、三阴交两个穴位，较之西医的激素、止痛药更为有效，而现今流行的"冬病夏治"三伏药灸，防治"老寒腿""老寒喘""老寒泻"，更是另有玄机。

本书编纂概述

2016年，石学敏院士领衔，湖南科学技术出版社组织申报，《中国针灸大成》入选"十三五"国家重点图书出版规划项目，2022年又获国家出版基金资助，自立项始，距今已有7年。笔者在石院士领导下，在三所院校数十位师生的大力协助下，为此书工作了整整6年。至此雏形初现之时，概述梗概，以志备考。

一、本书的体例和版式

石院士、出版社决定采用影印加校录的体例，颇有远见卓识。但凡古籍整理者，最忌讳的就是这种整理方式，因为读者不仅能看到现代简体汉字标点校录的现代文本和相关校注，更能看到古代珍贵版本的书影，只要整理者功力不足，出现任何错漏，读者立马可以通过对照原书书影而发现。上半部分的书影如同照妖镜，要求录写、断句、标点、校勘不能出一点错误。因此，这种出版形式，对校订者要求极高。出版物面世后，一定会招致方家吹毛求疵，因此具有一定的风险。然而，总主编和出版社明知如此，仍然采用影校对照形式，一是要以此体现本书整理者和出版社编校水平，二是从长远计，错误难免，但是可以通过未来的修订增减，终将成为各种针灸古籍的最佳版本。

本书收录历代针灸古籍共114种，上至秦汉，下至清末，基本涵盖中医史上各个朝代的代表性针灸文献，为全面反映古代针灸学的国际传播，还选收了部分日本、朝鲜、越南等国家的针灸古籍。全书兼收并蓄，溯源求本，是历史上最全面的针灸文献大成。

每种古籍由三部分组成：原书书影、简体汉字录写及标点、校勘与注释。在古籍整理领域，这些内容本应分属影印、点校等不同形式的出版方式，本书将其合为一体，于一页之中得窥原貌和整理状况，信息量是普通古籍整理的数倍。

中医古籍中的文字极不规范，通假、古今、繁简、避讳、俗字等异位字比比皆是，较之正统古籍，中医的世俗化、平民化特点则使得刻书、抄书者求简、求便、求速，更是导致文字混杂，诸如：

"文、纹""掖、腋""齐、脐""王、旺""鬲、膈""支、肢""已、以""指、趾""旁、傍""写、泻""大、太""宛、脘""宛、腕""窌、髎""腧、俞、输""虐、疟""契、瘈""累历、瘰疬"……

本书所收古籍中，上述文字互用、代用、混用现象十分严重，如果原字照录，则录写出来的文字必定混乱不堪，影响现代读者阅读；若按照一般古籍校注规范，分别予以注释，则因版面所限，注不胜注。因此，本书录写部分遵循通行原则，在不产生歧义的原则上，予以规范化处理，或在首见处标注，以方便现代学者阅读。

二、本书的版本访求和呈现

为体现本书作者发皇针灸古籍的初心，对版本选择精益求精，千方百计获取珍本善本图书。这在当前一些藏书单位自矜珍秘、秘不示人，或者高价待沽、谋求私利的现状下，珍贵版本的访求难上加难。本书收录的114种古籍书影，虽不能尽善尽美，但已经殚精竭虑，尽呈所能，半数以上都是行业内难以见到的古籍。将如此众多珍贵底本展示给读者，凸显了本书的特色。

学术研究到了一定水平，学者最大的心愿便是阅读原书，求索珍本。石院士、出版社倾尽心力，决心以版本取胜，凸显特色。特别是为了方便学者研究，对一些版本的选择独具匠心，如《针灸甲乙经》，校订者在拥有近10种版本的基础上，大胆选用明代蓝格抄本，就是为学界提供珍稀而不普及的资料。

此外，本书首次刊行面世的，有不少是最新发现的孤本或海外珍藏本，有些版本连《中国中医古籍总目》等目录学著作中都未曾收录。现举例如下。

《铜人腧穴针灸图经》三卷：明正统八年（1443）刻本，该版本为明代早期刻本，仅存孤本，藏于法国国家图书馆。而国内现存最早版本为明代天启年间（1621年后）三多斋刻本。

《神农皇帝真传针灸经》与《神农皇帝真传针灸图》合编：著者不详，成书于明代。此二书国内无传本，无著录，仅日本国立公文书馆内阁文库及京都大学图书馆各有一抄本，亦为本书访得。

《十四经穴歌》：未见著录，《中国中医古籍总目》等中医目录学著作亦无著录。本书收载底本为清代精抄本。

《针灸集书》：成书于明正德十年（1515）。书中"小易赋"则是已经失传的珍贵资料。卷下"经络起止腧穴交会图解"，以十四经为单位，介绍循行部位和所属腧穴。此与《针灸资生经》等前代针灸书以身体部位排列腧穴的方式有明显不同。本书国内仅存残本（明刻朝鲜刊本卷下）一册，足本仅有日本国立公文书馆藏江户时期抄本一部，故本书所收实际上就是孤本，弥足珍贵，亦为首发。

《十四经合参》：国内失传，《中医联合目录》《中国中医古籍总目》等目录学著作均未著录，现仅存抄本为当今孤本，藏于日本宫内厅书陵部。此次依照该本影印刊出。

《经络考略》：清抄孤本，《中医联合目录》《中国中医古籍总目》等目录学著作均无著录。原书有多处缺文、缺页、装订错误导致的错简，现均已据相关资料补出或乙正。

《节穴身镜》二卷：张星余撰。张氏生平里籍无考，书成何时亦无考。但该书第一篇序言作者为"娄东李继贞"，李氏乃明万历年间兵部侍郎兼右都御史，其余两篇序言亦多次提及"大中丞李公"，则此书必成于万历崇祯年间无疑。惜世无传承，现仅有孤抄本存世，抄年不详。本书首次整理出版。

《经穴指掌图》：湖南中医药大学图书馆藏有明崇祯十二年（1639）抄本残卷18页。现访得日本国立公文书馆内阁文库藏有明崇祯年华亭施衙啬斋藏板，属全帙。本书即以该版录出并点校刊印。

《凌门传授铜人指穴》：未见文献著录，仅存抄本。本书首次点校。

《治病针法》：是《医学统宗》之一种。《医学统宗》目前国内仅存残本一部。现访得日本京都大学图书馆藏明隆庆三年（1569）刊本，属全帙，今以此本出版。

《针灸法总要》：抄本，越南阮朝明命八年（1827）作品。藏越南国家图书馆。国内无著录，本书首次刊出。

《选针三要集》一卷：日本杉山和一著，约成书于日本明治二十年（1887）。国内仅有 1937 年东方针灸书局铅印本及《皇汉医学丛书》等排印本。今据富士川家藏本抄本影印。

《针灸捷径》两卷：约成书于明代正统至成化年间（1439—1487）。本书未见于我国古籍著录，亦未见藏本记载。书中有现存最早以病证为纲的针灸图谱，颇具临床价值，亦合乎书名"捷径"之称。此次刊印，以日本官内厅藏明正德嘉靖间建阳刊本为底本，该藏本为海外孤本，有较高的针灸文献学价值。

《太平圣惠方·针灸》：本书采用宋代刻（配抄）本为底本，该版本极其珍贵，此次是该版本首次以印刷品形式面世。

以上所列书目，或首次面世，或版本宝贵，仅此一项，已无愧于学界，造福读者。

三、针灸文献的学术传承和素质养成

目前中医药领域西化严重，一切上升渠道都要凭借实验研究、临床研究，而文献整理挖掘研究的现状，只能用"惨不忍睹"来形容。俗语有"心不在马"之譬，原本形容不学无术之人，本书编纂之初，文献专业的研究生居然实证了这个俗语：交来的稿子中，所有的"焉"字全都录作"马"字！而且不是个别人！此情此景，看似搞笑，实则心酸。

通过 6 年多的工作，老师们不断审核，学生们不断修改，目前的书稿，至少在繁体字识读上，参与者的水平与 6 年前判若两人。实践出真知，实战锻炼人，本书编委会所有成员有共同体会：在当前的学术大环境下，此书并不能带来业绩，然而增长学问，养成素质，却是实验研究和 SCI 论文中得不到的。

文献、文化研究的学术氛围，目前依然不是很景气。本书编纂一半之时，本人年届退休，因有重大项目在身，必须完成后方可离任，书记因此热情挽留，约谈返聘，然最终还是不了了之，其中因果未明。本书编纂也因此陷入困境。所幸上海中医药大学青睐，礼聘于我，在人力、物力上大力支持，陈丽云、尚力教授亲力亲为，彰显了一流大学重视人才的气度和心胸，也使得本书得以顺利完成。谨此向上海中医药大学致敬、致谢！

成稿之余，颇有感慨，现代人多称"医者仁心"，其实，仅仅靠"仁心"是当不好医生的。明代裴一中在《言医·序》中言："学不贯古今，识不通天人，才不近仙，心不近佛者，宁耕田织布取衣食耳，断不可作医以误世。"本书所收所有古籍，都可以让我们学贯古今，识通天人，有神仙之能，有慈悲之心，成为一名真正的医者。

上海中医药大学科技人文研究院教授

《中国针灸大成》执行主编

王旭东

目录

刺灸心法要诀 / ○○一

勉学堂针灸集成 / 三○三

[清] 吴谦 等辑　王旭东 校订

清乾隆七年刻本

刺灸心法要诀

　　《刺灸心法要诀》八卷，针灸著作。清太医院吴谦等辑纂。收录于《医宗金鉴》（卷七十九至卷八十六）。刊于清乾隆七年（1742）。是书以七言歌诀形式叙述针灸基本理论和临床运用，内容涉及针刺、灸法所有基础理论、实用技术、临床操作、适应病症、针灸禁忌等。歌诀之后加注阐释，另有插图 134 幅，便于研读习诵。今以清乾隆七年武英殿刻本影印点校。

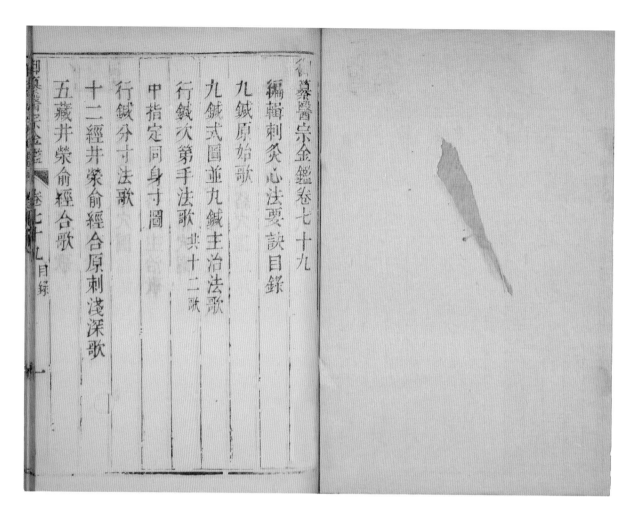

御纂医宗金鉴卷七十九

编辑刺灸心法要诀目录

九针原始歌

九针式图并九针主治法歌

行针次第手法歌_{共十二歌}

中指定同身寸图

行针分寸法歌

十二经井荥俞经合原刺浅深歌

五脏井荥俞经合歌

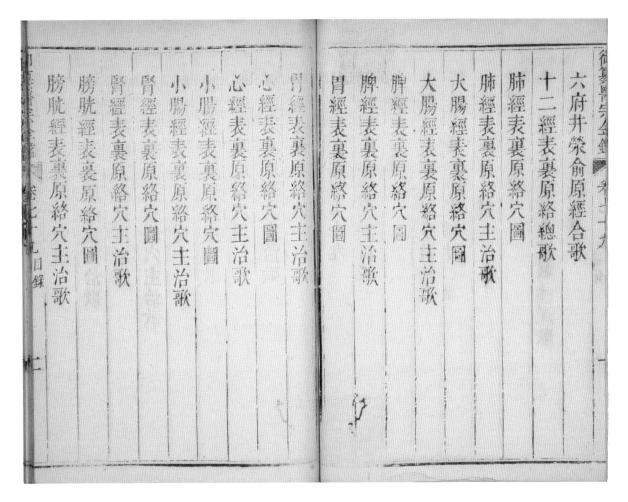

六腑井荥俞原经合歌
十二经表里原络总歌
肺经表里原络穴图
肺经表里原络穴主治歌
大肠经表里原络穴图
大肠经表里原络穴主治歌
脾经表里原络穴图
脾经表里原络穴主治歌
胃经表里原络穴图

胃经表里原络穴主治歌
心经表里原络穴图
心经表里原络穴主治歌
小肠经表里原络穴图
小肠经表里原络穴主治歌
肾经表里原络穴图
肾经表里原络穴主治歌
膀胱经表里原络穴图
膀胱经表里原络穴主治歌

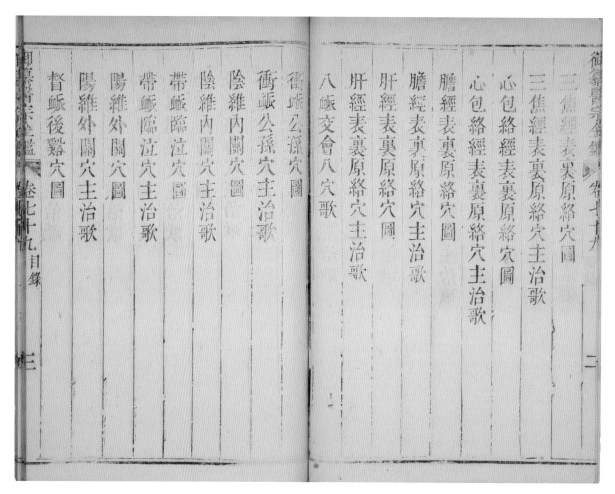

三焦经表里原络穴图　　　　　　　　　冲脉公孙穴图

三焦经表里原络穴主治歌　　　　　　　冲脉公孙穴主治歌

心包络经表里原络穴图　　　　　　　　阴维内关穴图

心包络经表里原络穴主治歌　　　　　　阴维内关穴主治歌

胆经表里原络穴图　　　　　　　　　　带脉临泣穴图

胆经表里原络穴主治歌　　　　　　　　带脉临泣穴主治歌

肝经表里原络穴图　　　　　　　　　　阳维外关穴图

肝经表里原络穴主治歌　　　　　　　　阳维外关穴主治歌

八脉交会八穴歌　　　　　　　　　　　督脉后溪穴图

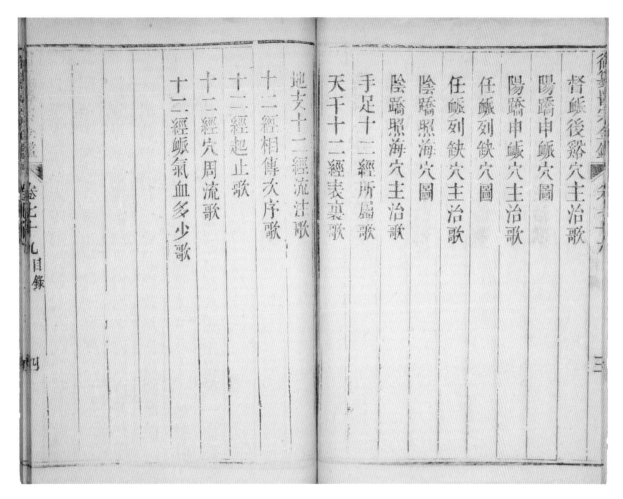

督脉后溪穴主治歌

阳跷申脉穴图

阳跷申脉穴主治歌

任脉列缺穴图

任脉列缺穴主治歌

阴跷照海穴图

阴跷照海穴主治歌

手足十二经所属歌

天干十二经表里歌

地支十二经流注歌

十二经相传次序歌

十二经起止歌

十二经穴周流歌

十二经脉气血多少歌

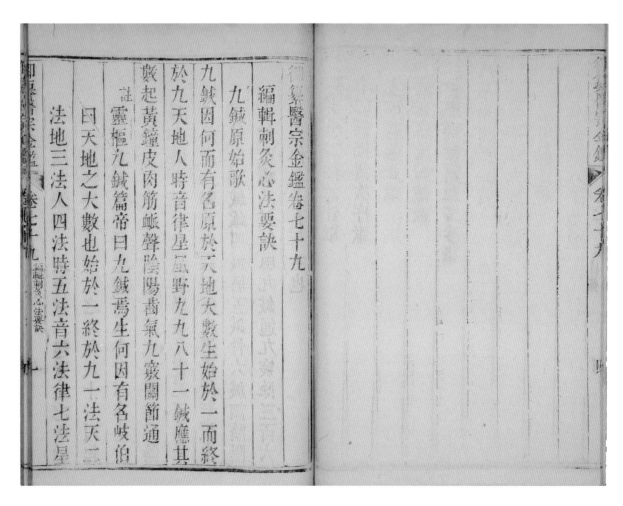

御纂医宗金鉴卷七十九

编辑刺灸心法要诀

九针原始歌

九针因何而有名，原于天地大数生；始于一而终于九，天地人时音律星。

风野九九八十一，针应其数起黄钟；皮肉筋脉声阴阳，齿气九窍关节通。

注：《灵枢·九针篇》：帝曰：九针焉生，何因有名。岐伯曰：天地之大数也，始于一，终于九。一法天，二法地，三法人，四法时，五法音，六法律，七法星，

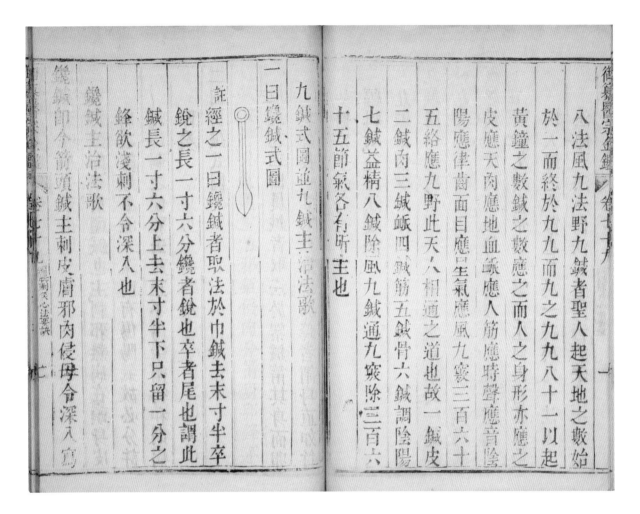

八法风，九法野。九针者，圣人起天地之数，始于一而终于九，九而九之，九九八十一，以起黄钟之数，针之数应之，而人之身形亦应之。皮应天，肉应地，血脉应人，筋应时，声应音，阴阳应律，齿面目应星，气应风，九窍三百六十五络应九野，此天人相通之道也。故一针皮，二针肉，三针脉，四针筋，五针骨，六针调阴阳，七针益精，八针除风，九针通九窍，除三百六十五节气，各有所主也。

九针式图并九针主治法歌

一曰：镵针式图 （图见上）

注：经之一曰：镵针者，取法于巾针，去末寸半，卒锐之长一寸六分。镵者，锐也；卒者，尾也。谓此针长一寸六分，上去末寸半，下只留一分之锋，欲浅刺不令深入也。

镵针主治法歌

镵针即今箭头针，主刺皮肤邪肉侵，毋令深入泻

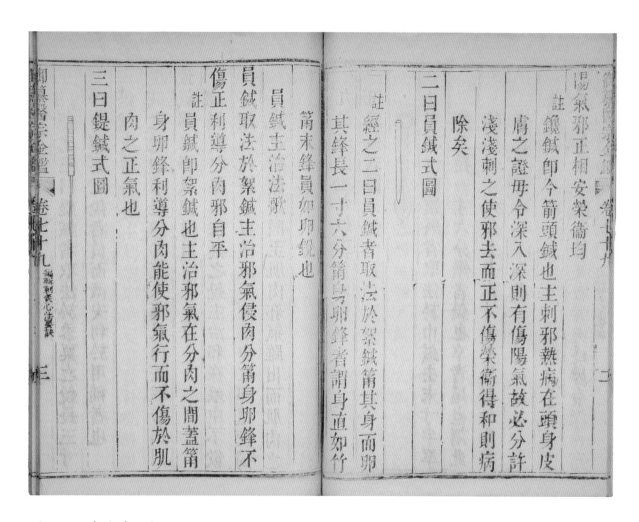

阳气，邪正相安荣卫均。

注：镵针即今箭头针也，主刺邪热病在头身皮肤之证，毋令深入，深则有伤阳气。故必分许浅浅刺之，使邪去而正不伤，荣卫得和，则病除矣。

二曰：圆针式图（图见上）

注：经之二曰：圆针者，取法于絮针，筒其身而卵其锋，长一寸六分。筒身卵锋者，谓身直如竹筒，末锋员如卵锐也。

圆针主治法歌

圆针取法于絮针，主治邪气侵肉分，筒身卵锋不伤正，利导分肉邪自平。

注：圆针即絮针也，主治邪气在分肉之间。盖筒身卵锋，利导分肉，能使邪气行而不伤于肌肉之正气也。

三曰：锃针式图（图见上）

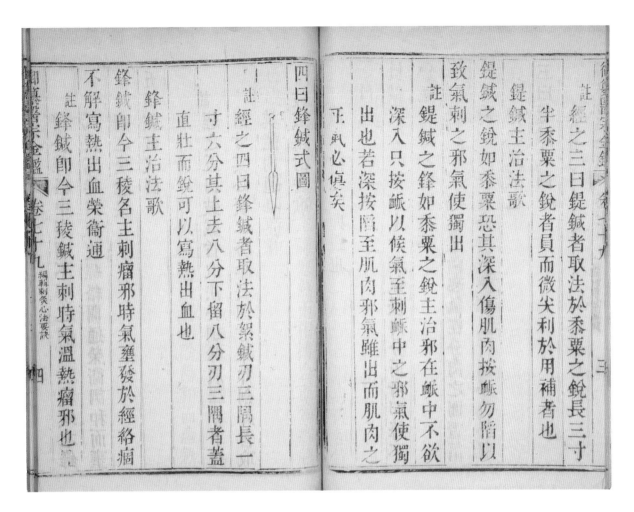

注：经之三曰：锃针者，取法于黍粟之锐，长三寸半。黍粟之锐者，圆而微尖，利于用补者也。

锃针主治法歌

锃针之锐如黍粟，恐其深入伤肌肉，按脉勿陷以致气，刺之邪气使独出。

注：锃针之锋，如黍粟之锐，主治邪在脉中，不欲深入，只按脉以候气至，刺脉中之邪气，使独出也。若深按陷至肌肉，邪气虽出，而肌肉之正气必伤矣。

四曰：锋针式图 （图见上）

注：经之四曰：锋针者，取法于絮针，刃三隅，长一寸六分，其上去八分，下留八分。刃三隅者，盖直壮而锐，可以泻热出血也。

锋针主治法歌

锋针即今三棱名，主刺瘤邪时气壅，发于经络痼不解，泻热出血荣卫通。

注：锋针即今三棱针，主刺时气温热瘤邪也。凡[1]

①凡：底本版蚀，据《针灸经穴图考》卷一补。

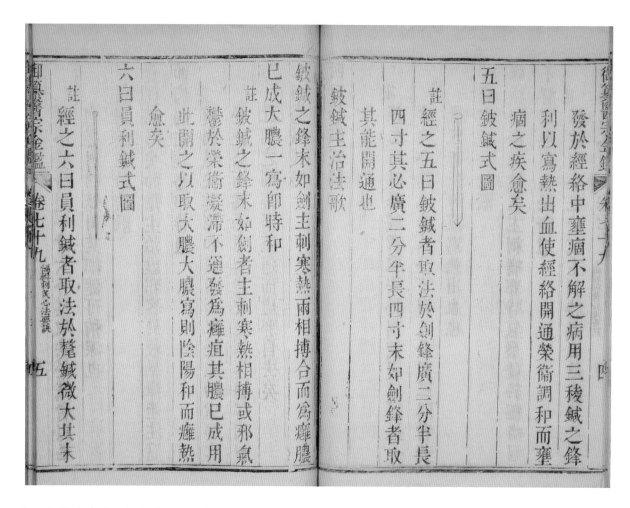

发于经络中壅瘤不解之病，用三棱针之锋利，以泻热出血，使经络开通，荣卫调和，而壅瘤之疾愈矣。

五曰：铍针式图（图见上）

注：经之五曰：铍针者，取法于剑锋，广二分半，长四寸。其必广二分半长四寸，末如剑锋者，取其能开通也。

铍针主治法歌

铍针之锋末如剑，主刺寒热两相搏，合而为痈脓已成，大脓一泻即时和。

注：铍针之锋末如剑者，主刺寒热相搏，或邪气郁于荣卫，凝滞不通，发为痈疽。其脓已成，用此开之，以取大脓。大脓泻则阴阳和，而痈热愈矣。

六曰：圆利针式图（图见上）

注：经之六曰：圆利针者，取法于犛针，微大其末，

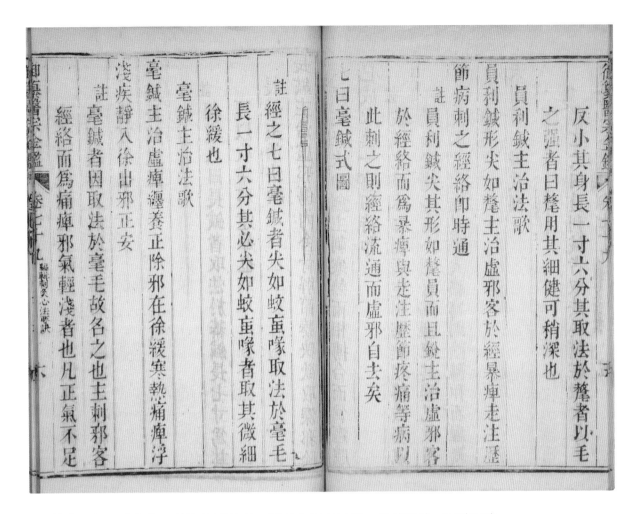

反小其身，长一寸六分。其取法于氂者，以毛之强者曰氂，用其细健，可稍深也。

圆利针主治法歌

圆利针形尖如氂，主治虚邪客于经，暴痹走注历节病，刺之经络即时通。

注：员利针，尖其形如氂，圆而且锐。主治虚邪客于经络，而为暴痹与走注历节疼痛等病。以此刺之，则经络流通，而虚邪自去矣。

七曰：毫针式图 （图见上）

注：经之七曰：毫针者，尖如蚊虻喙。取法于毫毛，长一寸六分。其必尖如蚊虻喙者，取其微细徐缓也。

毫针主治法歌

毫针主治虚痹缠，养正除邪在徐缓，寒热痛痹浮浅疾，静入徐出邪正安。

注：毫针者，因取法于毫毛，故名之也。主刺邪客经络，而为痛痹，邪气轻浅者也。凡正气不足

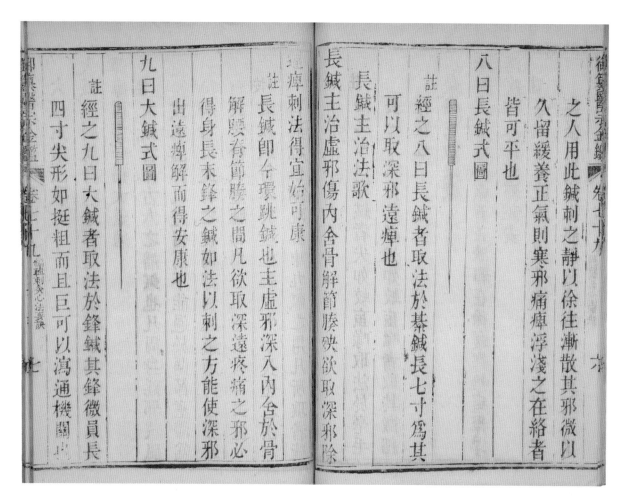

之人，用此针刺之，静以徐往，渐散其邪，微以久留，缓养正气，则寒邪痛痹浮浅之在络者，皆可平也。

八曰：长针式图 (图见上)

注：经之八曰：长针者，取法于綦针，长七寸，为其可以取深邪远痹也。

长针主治法歌

长针主治虚邪伤，内舍骨解节膝殃，欲取深邪除远痹，刺法得宜始可康。

注：长针即今环跳针也。主虚邪深入，内舍于骨解腰脊节膝之间。凡欲取深远疼痛之邪，必得身长末锋之针，如法以刺之，方能使深邪出，远痹解，而得安康也。

九曰：大针式图 (图见上)

注：经之九曰：大针者，取法于锋针，其锋微圆，长四寸，尖形如挺，粗而且巨，可以泻通机关也。

大鍼主治法歌

大鍼主刺周身病淫邪溢於肌體中爲風爲水關
節痺關節一利大氣通

註大鍼者即古人之燔鍼也凡周身淫邪或風
或水溢於肌體留而不能過於關節壅滯爲
病者以此刺之使關節利大氣通則淫邪壅
於經絡風虛腫毒傷於肌體者皆可去也

按此九鍼皆本於靈樞經中大小長短之法無
有異也但細玩經中九鍼之用凡所取者

言有餘之實邪則鍼之不宜於治虛也從可
知矣

行鍼次第手法歌

行鍼手法口訣多撮要編爲十二歌取穴持溫進
指攝退搓撚留搖拔合

註十二字分次第手法歌訣始自三衢楊繼洲
後之諸家口訣雖多皆不免於繁雜今撮其
要仍編爲十二歌訣庶簡明切當便於後學

一取穴歌

大针主治法歌

大针主刺周身病，淫邪溢于肌体中，为风为水关节痹，关节一利大气通。

注：大针者，即古人之燔针也。凡周身淫邪，或风或水，溢于肌体，留而不能过于关节，壅滞为病者，以此刺之，使关节利，大气通，则淫邪壅于经络，风虚肿毒伤于肌体者，皆可去也。

按：此九针，皆本于《灵枢经》中大小长短之法，无有异也。但细玩经中九针之用，凡所取者，皆言有余之实邪，则针之不宜于治虚也，从可知矣。

行针次第手法歌

行针手法口诀多，撮要编为十二歌。取穴持温进指摄，退搓捻留摇拔合。

注：十二字分次第手法歌诀，始自三衢杨继洲。后之诸家口诀虽多，皆不免于繁杂。今撮其要，仍编为十二歌诀，庶简明切当，便于后学。

一、取穴歌

取穴先將爪切深，須教毋外慕其心；令彼榮衛無傷礙，醫者方堪入妙鍼。

註：凡下鍼，用左手大指爪甲，重切所鍼之穴，令氣血開；教病者心專於內，不要外馳，然後下鍼，使鍼不傷榮衛，方堪入妙也。

二持鍼歌

持鍼之士要心雄，手如握虎莫放鬆；欲識機關三部奧，須將此理再推窮。

註：凡下鍼之士，須心小力雄，以右手持鍼於穴上，勢若握虎，不敢放鬆，着力旋插，直至應止之處，吸氣三口，然後提鍼，徐徐而用。凡機關三才奧理，欲識於心而行於鍼者，須將此再推窮可也。

三溫鍼歌

溫鍼之理最為良，口內溫和審穴方，毋令冷熱相爭搏，榮衛宣通始安祥。

註：凡下鍼，必先將所用之鍼入於口中，使之溫熱，審定穴所，方可與刺，勿令冷熱相爭，庶血熱審定穴所方可與刺勿令冷熱相爭庶血

取穴先将爪切深，须教毋外慕其心；令彼荣卫无伤碍，医者方堪入妙针。

注：凡下针，用左手大指爪甲，重切所针之穴，令气血开；教病者心专于内，不要外驰，然后下针，使针不伤荣卫，方堪入妙也。

二、持针歌

持针之士要心雄，手如握虎莫放松；欲识机关三部奥，须将此理再推穷。

注：凡下针之士，须心小力雄，以右手持针于穴上，势若握虎，不敢放松，着力旋插，直至应止之处，吸气三口，然后提针，徐徐而用。凡机关三才奥理，欲识于心而行于针者，须将此再三推穷可也。

三、温针歌

温针之理最为良，口内温和审穴方，毋令冷热相争搏，荣卫宣通始安祥。

注：凡下针，必先将所用之针入于口中，使之温热，审定穴所，方可与刺。勿令冷热相争，庶血

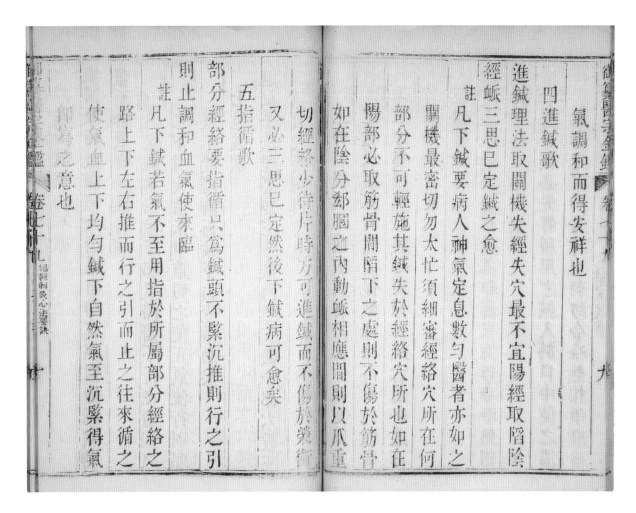

气调和，而得安祥也。

四、进针歌

进针理法取关机，失经失穴最不宜，阳经取陷阴经脉，三思已定针之愈。

注：凡下针，要病人神气定，息数匀，医者亦如之。关机最密，切勿太忙，须细审经络穴所在何部分，不可轻施其针，失于经络穴所也。如在阳部，必取筋骨间陷下之处，则不伤于筋骨；如在阴分郄腘之内，动脉相应间，则以爪重切经络，少待片时，方可进针，而不伤于荣卫。又必三思已定，然后下针，病可愈矣。

五、指循歌

部分经络要指循，只为针头不紧沉，推则行之引则止，调和血气使来临。

注：凡下针，若气不至，用指于所属部分经络之路，上下左右推而行之，引而止之，往来循之，使气血上下均匀，针下自然气至沉紧，得气即泻之意也。

御纂醫宗金鑑　卷七十九

六摄法歌

摄法原因氣滯經大指爪甲切莫輕以指攝鍼待

氣至邪氣流行鍼自輕

註凡攝鍼者因鍼下邪氣滯澀不行也隨經絡

上下用大指爪甲重切之使正氣流行則邪

氣不能滯澀而鍼下自覺活動矣

七退鍼歌

退鍼手法理要知三才訣內總玄機一部六數三

吸氣須臾疾病自然愈

註凡退鍼全在手法三才之內皆有要訣元機

不可不知如欲退鍼必須緩緩而出自地部

退至人部再漸退至天部俱用少陰之六數

瀉之每一部六數須要少停三部共行三六

一十八數令病人吸氣三口隨吸隨提徐徐

退至天部其疾病自然除矣

八搓鍼歌

搓鍼瀉氣最為奇氣至鍼纏莫就移渾如搓線攸

攸轉急則纏鍼肉不離

六、摄法歌

摄法原因气滞经，大指爪甲切莫轻，以指摄针待气至，邪气流行针自轻。

注：凡摄针者，因针下邪气滞涩不行也。随经络上下，用大指爪甲重切之，使正气流行，则邪气不能滞涩，而针下自觉活动矣。

七、退针歌

退针手法理要知，三才诀内总玄机；一部六数三吸气，须史疾病自然愈。

注：凡退针，全在手法，三才之内，皆有要诀玄机，不可不知。如欲退针，必须缓缓而出，自地部退至人部，再渐退至天部，俱用少阴之六数泻之，每一部六数，须要少停，三部共行三六一十八数，令病人吸气三口，随吸随提，徐徐退至天部，其疾病自然除矣。

八、搓针歌

搓针泻气最为奇，气至针缠莫就移，浑如搓线攸攸转，急则缠针肉不离。

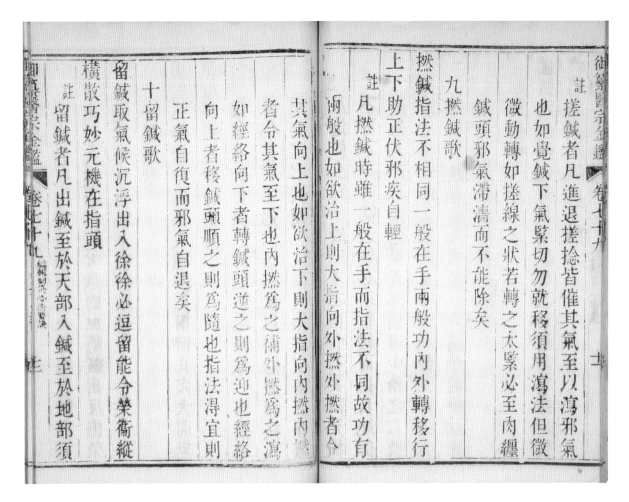

注：搓针者，凡进、退、搓、捻，皆催其气至以泻邪气也。如觉针下气紧，切勿就移，须用泻法，但微微动转，如搓线之状，若转之太紧，必至肉缠针头，邪气滞涩而不能除矣。

九、捻针歌

捻针指法不相同，一般在手两般功；内外转移行上下，助正伏邪疾自轻。

注：凡捻针时，虽一般在手，而指法不同，故功有两般也。如欲治上，则大指向外捻，外捻者令其气向上也；如欲治下，则大指向内捻，内捻者令其气至下也。内捻为之补，外捻为之泻。如经络向下者，转针头逆之则为迎也；经络向上者，移针头顺之则为随也。指法得宜，则正气自复，而邪气自退矣。

十、留针歌

留针取气候沉浮，出入徐徐必逗留；能令荣卫纵横散，巧妙玄机在指头。

注：留针者，凡出针至于天部，入针至于地部，须

在皮肤肌肉间徐徐容留，令荣卫宣散方可出针入针。若出针太急，则血随针出，反伤荣卫。其巧妙玄机，全在指头也。

十一、摇针歌

摇针三部皆六摇，依次推排在指梢；孔穴大开无窒碍，邪气退除病自消。

注：摇针者，如出针三部欲泻之际，每一部摇二三摇，多者不过六摇而已。以指捻针，如扶人头摇之之状，使孔穴开大，无有窒碍，庶邪气退除而病愈矣。

十二、拔针歌

拔针之时切勿忙，闭门存神要精详；不沉不紧求针尾，此诀须当韫锦囊。

注：凡针毕拔针，最要精详，不可轻率忙乱也。如欲出针，须待针下气缓，不沉不紧，觉轻动滑快，方以右指捻住针尾，以左手大指按其针穴，及穴外之皮，令针穴门户不开，神气内存，然后拔针，庶不致于出血。此针家要诀，须当

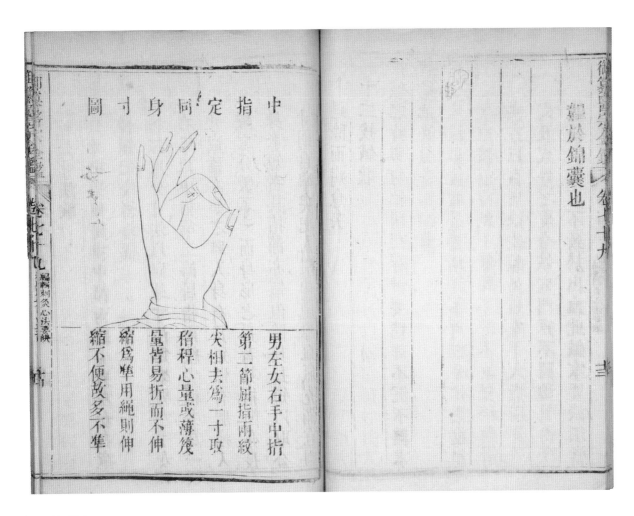

韫于锦囊也。

中指定同身寸图（图见上）

男左女右，手中指第二节屈指两纹尖，相去为一寸，取稻杆心量，或薄篾量，皆易折，而不伸缩为准。用绳则伸缩不便，故多不准。

行针分寸法歌

行针分寸中指传，屈指中节两纹尖；男左女右童稚一，长短肥瘦审经权。

注：行针取分寸法，以同身寸法为准，男左手，女右手，以中指第二节，屈指两纹尖，相去为一寸，童稚亦如之。虽人身有长短，体有肥瘦，入针之分数不一，而身形之长者，其指节亦长，身形短者，其指节亦短，但随其长短，以取分寸，则自准矣。肥人肌肉肥厚，血气充满，宜刺三分半；瘦人肌肉瘦薄，血气未盛，宜刺二分。然虽如此，犹当有经有权，不可执一而论。如遇不肥不瘦之人，只在二三分之间，酌量取之可也。

十二经井荥俞经合原刺浅深歌

出井流荥注为俞，行经入合脏俞原。春宜针荥夏针俞，秋宜针合冬井间。

脏病针俞府病合，脏腑有病皆针原。凡诸井穴肌肉浅，不宜深针自古传。

注：井、荥、俞、经、合、原，十二经穴名也。手足阳经有

原穴手足陰經無原穴陰之俞穴即陰之原
穴也所出爲井井者如水之出也所流爲榮
榮者如水之流也所注爲俞俞者如水之注
也所行爲經經者如水之行也所入爲合合
者如水之會也原者如水之源也夫春鍼榮
者取絡脉在分肉間刺之淺者也夏鍼俞者
取孫絡在肌肉皮膚之上也秋鍼合者亦取
絡脉在分肉間故如春時之所刺冬鍼井者
取絡脉孫絡之下此他時所刺則深而留之

以冬氣入藏故也經原之原手足陰陽之經
諸病皆宜刺之但所刺有深有淺不能枚舉
此四時鍼刺之大吉自古相傳者也

五藏井榮俞經合歌

太陰肺脉井少商魚際之穴號榮鄕太淵一穴名
爲俞經渠經合尺澤當
太陰脾井隱白穴流於大都榮來接太白爲俞經
商丘陰陵泉與合爲穴
少陰心脉井少衝尋至少府即名榮神門一穴爲

原穴，手足阴经无原穴，阴之俞穴，即阴之原穴也。所出为井，井者如水之出也；所流为荥，荥者如水之流也；所注为俞，俞者如水之注也；所行为经，经者如水之行也；所入为合，合者如水之会也；原者如水之源也。夫春针荥者，取络脉在分肉间，刺之浅者也；夏针俞者，取孙络在肌肉皮肤之上也；秋针合者，亦取络脉在分肉间，故如春时之所刺；冬针井者，取络脉孙络之下，比他时所刺，则深而留之，以冬气入脏故也。经原之原，手足阴阳之经，诸病皆宜刺之，但所刺有深有浅，不能枚举。此四时针刺之大旨，自古相传者也。

五脏井荥俞经合歌

　　太阴肺脉井少商，鱼际之穴号荥乡；太渊一穴名为俞，经渠经合尺泽当。

　　太阴脾井隐白穴，流于大都荥来接；太白为俞经商丘，阴陵泉与合为穴。

　　少阴心脉井少冲，寻至少府即名荥；神门一穴为俞穴，经合灵道少海真。

  少阴肾①脉井涌②泉，然谷为荥本天然；太溪为俞经复溜，阴谷为合踝前旋。

  厥阴心包井中冲，掌中劳宫即为荥；大陵穴取名为俞，间使经合曲泽终。

  厥阴肝脉井大敦，行间之穴便为荥；太冲之处为俞穴，经合中封曲泉名。

六腑井荥俞原经合歌

  阳明大肠井商阳，二间为荥俞三间；合谷原经阳溪取，曲池为合正相当。

  阳明胃脉井厉兑，内庭为荥须要会；陷谷名俞冲阳原，经合解溪三里位。

  太阳小肠井少泽，流于前谷为荥穴；后溪为俞原腕谷，经合阳谷小海歌。

  太阳膀胱井至阴，通谷为荥亦穴名；束骨为俞原京骨，昆仑为经合委中。

  少阳三焦井关冲，寻至液门号为荥；俞原中渚阳池取，经合支沟天井中。

---

①肾：原作"督"，经络名有误，据《传悟灵济录》卷上改。
②涌：原作"荥"，据《针灸大成》卷五改。

少阳胆脉井窍阴，侠溪为荥是穴名，俞原临泣丘墟穴，经归阳辅合阳陵。

十二经表里原络总歌

脏腑有病均宜刺，原络表里相随看。肺原太渊大偏历，大肺合谷列缺端；

脾原太白胃丰隆，胃脾冲阳公孙间；心原神门小支正，小心腕骨通里边；

肾原太溪膀[1]飞扬[2]，膀肾京骨大钟班；三焦阳池包内关，包原大陵焦外关；

胆原丘墟肝蠡沟，肝胆太冲光明闲。

注：凡脏腑有病，均可以刺之，即《难经》云：五脏六腑有病，皆取其原者是也。盖各经有所主之病，必随其各经表里，先主后客并刺之。主者原穴也，客者络穴也。如手太阴肺经病，可刺本经里之原穴，即太渊穴也；复刺大肠表之络穴，即偏历穴也；手阳明大肠经病，可刺本经表之原穴，即合谷穴也；复刺肺经里之络穴，即列缺穴也；足太阴脾经病，可刺本经里之原穴，即太白穴也；复刺胃经表之络穴，即

---

①膀：原作"傍"，形近之误，据《传悟灵济录》卷上改。

②飞扬：原作"飞阳"，因本书底本"飞扬""飞阳"互用，现律齐为"飞扬"。下同。

復刺膽經表之絡穴即元明穴也此十二經
陰肝經病可刺本經裏之原穴即太衝穴也
穴也復刺肝經裏之絡穴即蠡溝穴也足厥
足少陽膽經病可刺本經表之原穴即丘墟
陵穴也復刺三焦經表之絡穴即外關穴也
厥陰心包絡經病可刺本經裏之原穴即大
也復刺心包絡經表之絡穴即內關穴也手
陽三焦經病可刺本經表之原穴即陽池穴
穴也復刺腎經裏之絡穴即大鐘穴也手少
太陽膀胱經病可刺本經表之原穴即京骨
穴也復刺膀胱經表之絡穴即飛揚穴也足
足少陰腎經病可刺本經裏之原穴即太谿
腕骨穴也復刺心經裏之絡穴即通里穴也
也手太陽小腸經病可刺本經表之原穴即
神門穴也復刺小腸經表之絡穴即支正穴
穴也手少陰心經病可刺本經裏之原穴即
即衝陽穴也復刺脾經裏之絡穴即公孫
豐隆穴也足陽明胃經病可刺本經表之原

丰隆穴也；足阳明胃经病，可刺本经表之原穴，即冲阳穴也；复刺脾经里之络穴，即公孙穴也；手少阴心经病，可刺本经里之原穴，即神门穴也；复刺小肠经表之络穴，即支正穴也；手太阳小肠经病，可刺本经表之原穴，即腕骨穴也；复刺心经里之络穴，即通里穴也；足少阴肾经病，可刺本经里之原穴，即太溪穴也；复刺膀胱经表之络穴，即飞扬穴也；足太阳膀胱经病，可刺本经表之原穴，即京骨穴也；复刺肾经里之络穴，即大钟穴也；手少阳三焦经病，可刺本经表之原穴，即阳池穴也；复刺心包络经表之络穴，即内关穴也；手厥阴心包络经病，可刺本经里之原穴，即大陵穴也；复刺三焦经表之络穴，即外关穴也；足少阳胆经病，可刺本经表之原穴，即丘墟穴也；复刺肝经里之络穴，即蠡沟穴也；足厥阴肝经病，可刺本经里之原穴，即太冲穴也；复刺胆经表之络穴，即光[1]明穴也。此十二经

———

①光：原作"元"，形近之误。据上文歌诀中"肝胆太冲光明闲"句改。

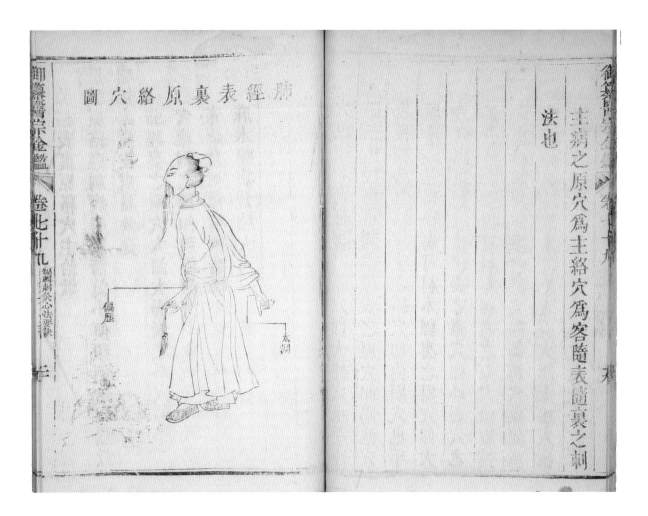

主病之原穴为主，络穴为客，随表随里之刺法也。

肺经表里原络穴图 （图见上）

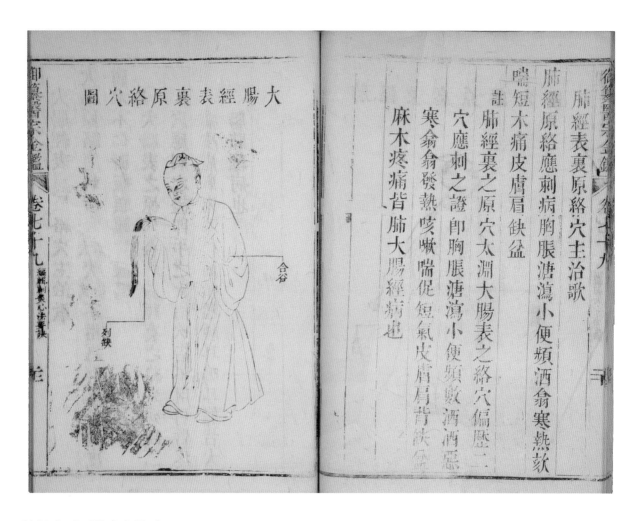

肺經表裏原絡穴主治歌

肺經原絡應刺病胸脹溏瀉小便頻洒翁寒熱欬

喘短木痛皮膚肩缺盆

註

肺經裏之原穴太淵大腸表之絡穴偏歷二

穴應刺之證即胸脹溏瀉小便頻數洒洒惡

寒翁翁發熱欬嗽喘促短氣皮膚肩背缺盆

麻木疼痛皆肺大腸經病也

肺经表里原络穴主治歌

肺经原络应刺病，胸胀溏泻小便频，洒翁寒热咳喘短，木痛皮肤肩缺盆。

注：肺经里之原穴太渊，大肠表之络穴偏历，二穴应刺之证，即胸胀，溏泻，小便频数，洒洒恶寒，翁翁发热，咳嗽，喘促，短气，皮肤、肩背、缺盆麻木疼痛。皆肺、大肠经病也。

大肠经表里原络穴图（图见上）

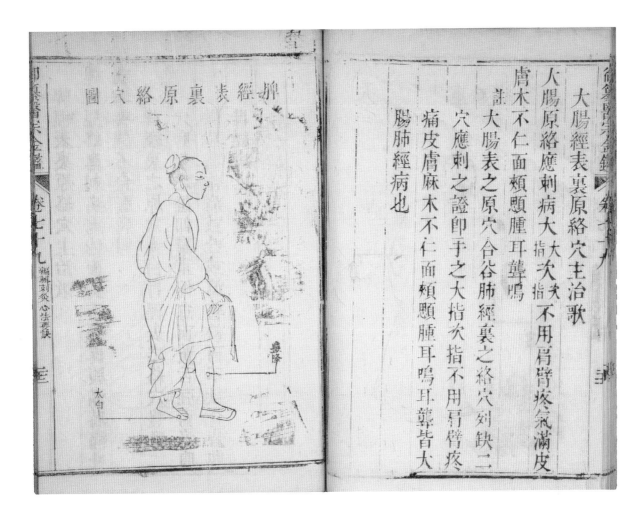

御纂医宗金鉴

大肠经表里原络穴主治歌

大肠原络应刺病，大大指次次指不用肩臂疼；气满皮肤木不仁，面颊顋肿耳聋鸣。

注：大肠表之原穴合谷，肺经里之络穴列缺，二穴应刺之证，即手之大指、次指不用，肩臂疼痛，皮肤麻木不仁，面颊顋肿，耳鸣耳聋，皆大肠、肺经病也。

脾经表里原络穴图 （图见上）

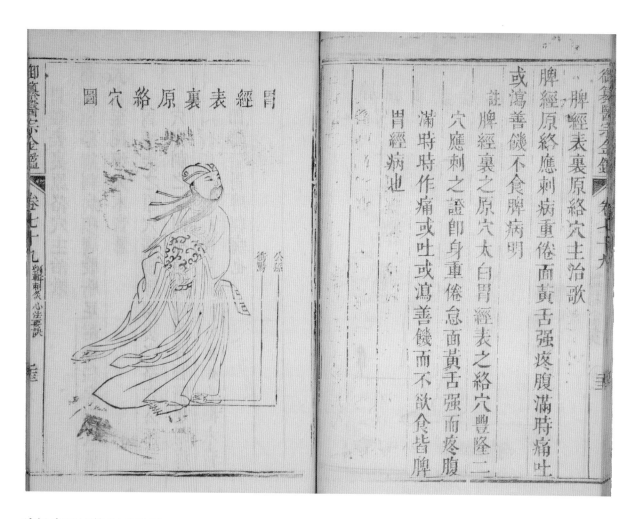

胃經表裏原絡穴圖

脾經表裏原絡穴主治歌

脾經原絡應刺病重倦面黃舌强疼腹滿時痛吐

或瀉善饑不食脾病明

註脾經裏之原穴太白胃經表之絡穴豐隆二

穴應刺之證即身重倦怠面黃舌强而疼腹

滿時時作痛或吐或瀉善饑而不欲食皆脾

胃經病也

公孫
衝陽

脾经表里原络穴主治歌

脾经原络应刺病，重倦面黄舌强疼；腹满时痛吐或泻，善饥不食脾病明。

注：脾经里之原穴太白，胃经表之络穴丰隆，二穴应刺之证，即身重，倦怠，面黄，舌强而疼，腹满，时时作痛。或吐或泻，善饥而不欲食，皆脾胃经病也。

胃经表里原络穴图（图见上）

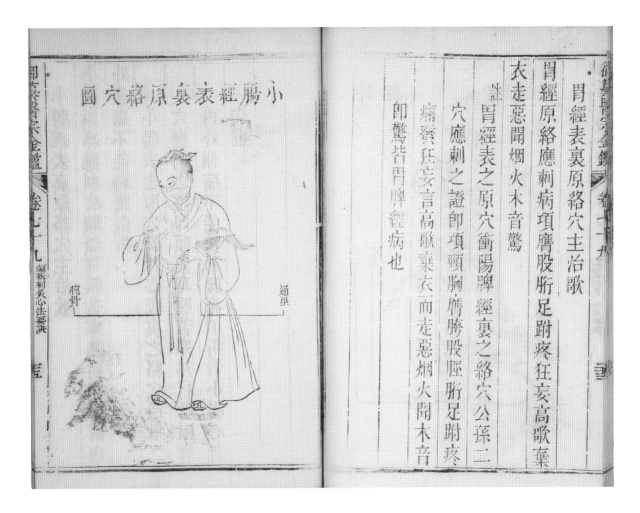

図穴絡原裏表經腸小

胭胃　　通軍

御纂醫宗金鑑　卷七十九

胃經原絡應刺病項膺股胻足蹠疼狂妄高歌棄
衣走惡聞烟火木音驚

胃經表裏原絡穴主治歌

註胃經表之原穴衝陽脾經裏之絡穴公孫二
穴應刺之證即項頸胸膺胯股胻足蹠疼
痛癲狂妄言高歌棄衣而走惡烟火聞木音
即驚皆胃脾經病也

胃经表里原络穴主治歌

　　胃经原络应刺病，项膺股胻足蹠疼；狂妄高歌弃衣走，恶闻烟火木音惊。

　　注：胃经表之原穴冲阳，脾经里之络穴公孙，二穴应刺之证，即项、颈、胸、膺、胯、股、胫、胻、足蹠疼痛，发狂，妄言，高歌，弃衣而走，恶烟火，闻木音即惊，皆胃、脾经病也。

小肠经表里原络穴图（图见上）

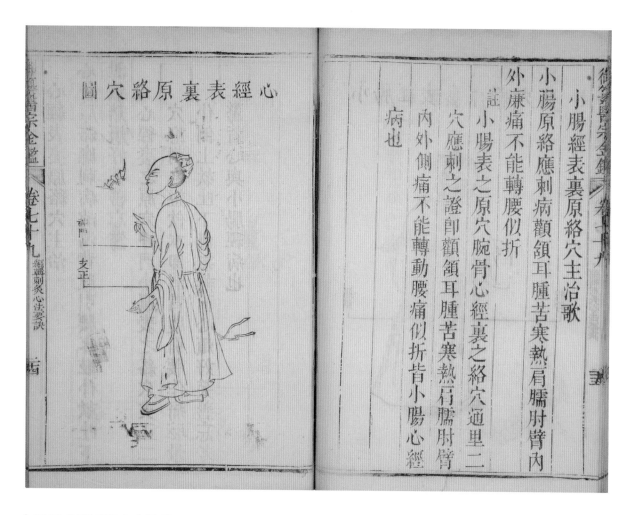

心經表裏原絡穴圖

小腸經表裏原絡穴主治歌

小腸原絡應刺病顴頷耳腫苦寒熱肩臑肘臂內

外廉痛不能轉腰似折

註 小腸表之原穴腕骨心經裏之絡穴通里二

穴應刺之證卽顴頷耳腫苦寒熱肩臑肘臂

內外側痛不能轉動腰痛似折皆小腸心經

病也

小肠经表里原络穴主治歌

　　小肠原络应刺病，颧颔耳肿苦寒热；肩臑肘臂内外廉，痛不能转腰似折。

　　注：小肠表之原穴腕骨，心经里之络穴通里，二穴应刺之证，即颧颔耳肿，苦寒热，肩、臑、肘、臂内外侧痛，不能转动，腰痛似折，皆小肠、心经病也。

　　心经表里原络穴图（图见上）

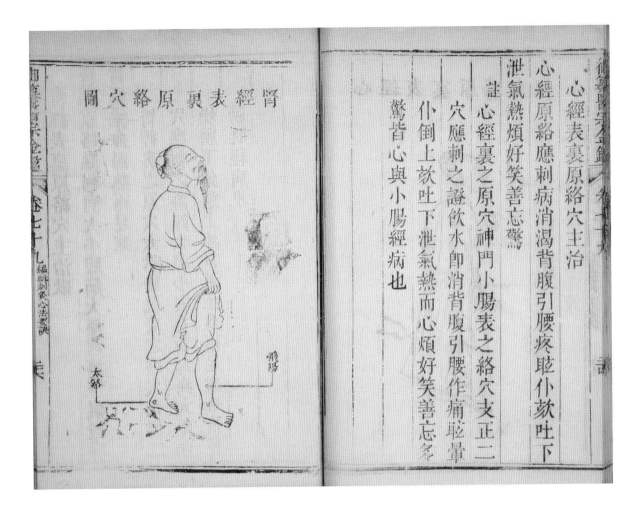

心經表裏原絡穴主治

心經原絡應刺病消渴背腹引腰疼眩仆欬吐下
泄氣熱煩好笑善忘驚

註心經裏之原穴神門小腸表之絡穴支正二
穴應刺之證飲水即消背腹引腰作痛眩暈
仆倒上欬吐下泄氣熱而心煩好笑善忘多
驚皆心與小腸經病也

圖穴絡原裏表經腎

飛陽

太谿

心经表里原络穴主治歌

心经原络应刺病，消渴背腹引腰疼；眩仆咳吐下泄气，热烦好笑善忘惊。

注：心经里之原穴神门，小肠表之络穴支正，二穴应刺之证：饮水即消，背腹引腰作痛，眩晕仆倒，上咳吐，下泄气，热而心烦，好笑善忘，多惊，皆心与小肠经病也。

肾经表里原络穴图（图见上）

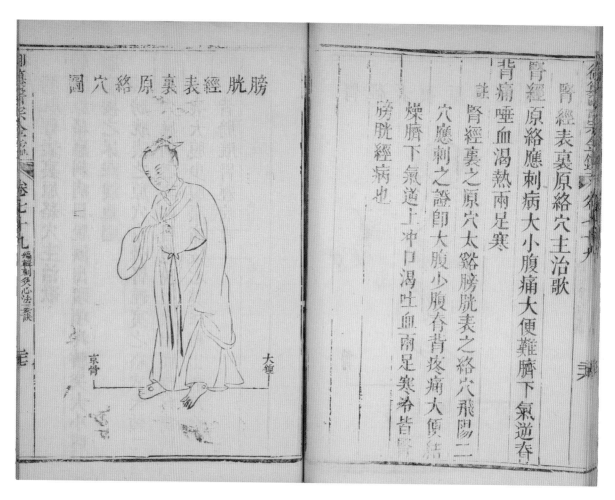

肾经表里原络穴主治歌

肾经原络应刺病，大小腹痛大便难；脐下气逆脊背痛，唾血渴热两足寒。

注：肾经里之原穴太溪，膀胱表之络穴飞扬，二穴应刺之证，即大腹、少腹、脊背疼痛，大便结燥，脐下气逆上冲，口渴吐血，两足寒冷，皆肾、膀胱经病也。

膀胱经表里原络穴图（图见上）

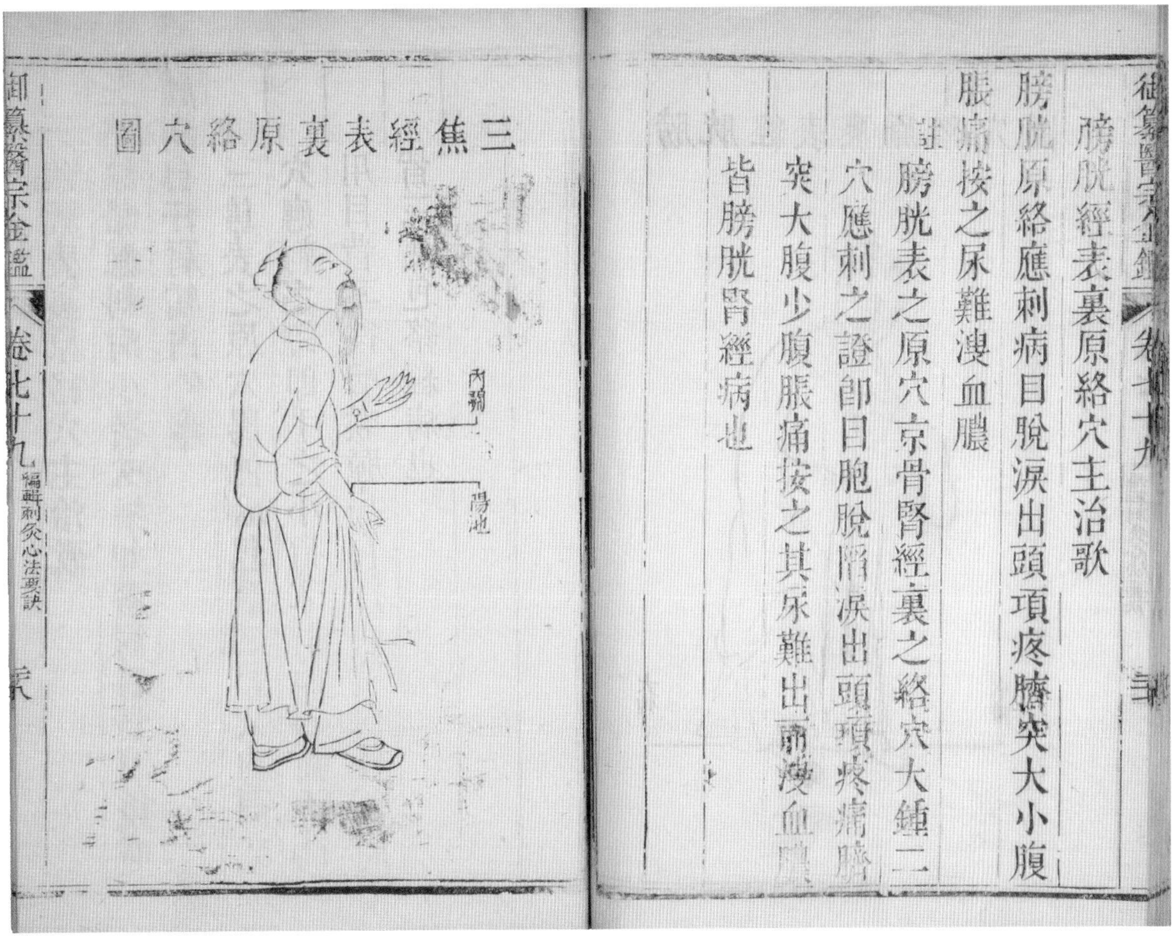
御纂醫宗金鑑　卷七十九

膀胱經表裏原絡穴主治歌

膀胱原絡應刺病目脫淚出頭項疼臍突大小腹脹痛按之尿難溲血膿

註　膀胱表之原穴京骨腎經裏之絡穴大鍾二穴應刺之證卽目胞脫陷淚出頭項疼痛臍突大腹少腹脹痛按之其尿難出而溲血膿皆膀胱腎經病也

御纂醫宗金鑑　卷七十九　編輯刺灸心法要訣

三焦經表裏原絡穴圖

膀胱经表里原络穴主治歌

膀胱原络应刺病，目脱泪出头项疼；脐突大小腹胀痛，按之尿难溲血脓。

注：膀胱表之原穴京骨，肾经里之络穴大钟，二穴应刺之证，即目胞脱陷泪出，头项疼痛，脐突，大腹、少腹胀痛，按之其尿难出而溲血脓，皆膀胱、肾经病也。

三焦经表里原络穴图（图见上）

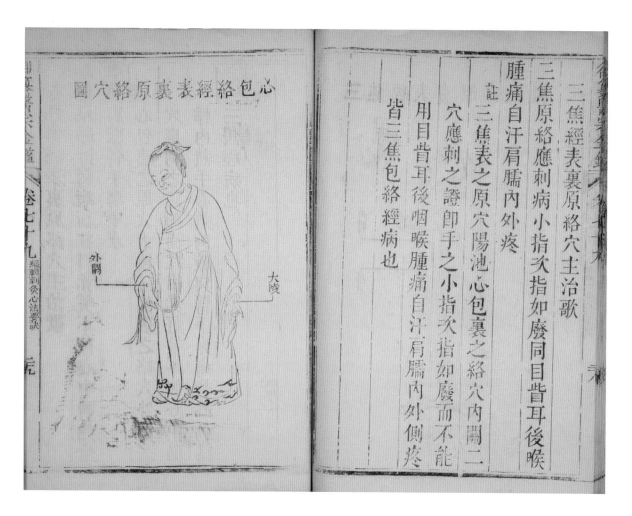

三焦经表里原络穴主治歌

三焦原络应刺病，小指次指如废同，目眦耳后喉肿痛，自汗肩臑内外疼。

注：三焦表之原穴阳池，心包里之络穴内关，二穴应刺之证，即：手之小指、次指如废而不能用，目眦、耳后、咽喉肿痛，自汗，肩臑内外侧疼，皆三焦、包络经病也。

心包络经表里原络穴图（图见上）

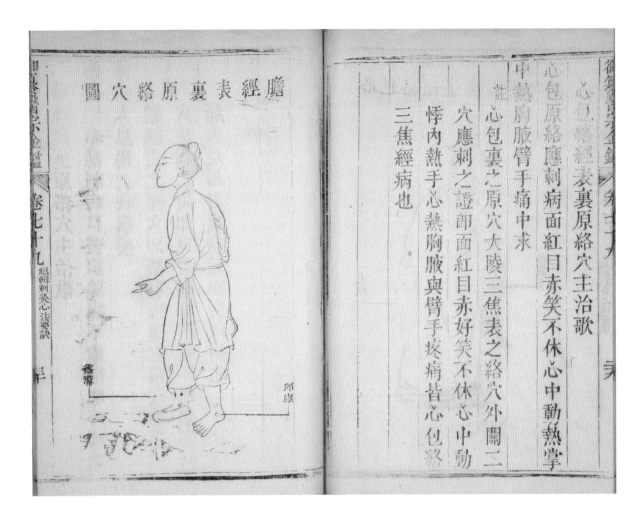

心包絡經表裏原絡穴主治歌

心包原絡應刺病面紅目赤笑不休心中動熱掌
中熱肩腋臂手痛中求

註心包裏之原穴大陵三焦表之絡穴外關二
穴應刺之證卽面紅目赤好笑不休心中動
悸內熱手心熱胸腋與臂手疼痛皆心包絡
三焦經病也

心包络经表里原络穴主治歌

　　心包原络应刺病，面红目赤笑不休；心中动热掌中热，胸腋臂手痛中求。

　　注：心包里之原穴大陵，三焦表之络穴外关，二穴应刺之证，即面红目赤，好笑不休，心中动悸，内热，手心热，胸腋与臂手疼痛，皆心包络、三焦经病也。

胆经表里原络穴图 （图见上）

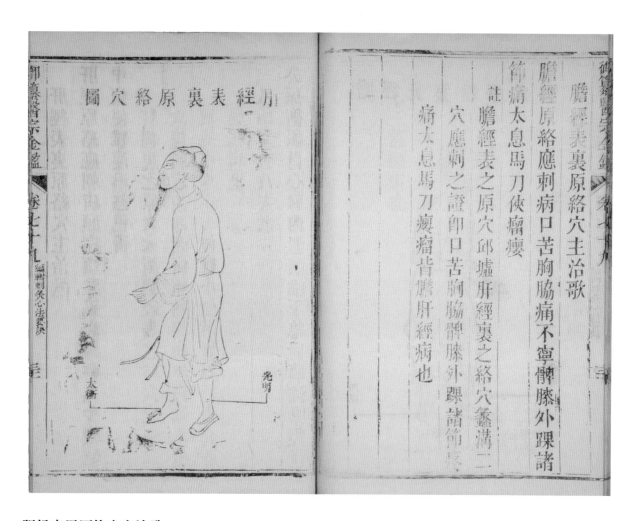

膽經表裏原絡穴主治歌

膽經原絡應刺病口苦胸脇痛不寧髀膝外踝諸
節痛太息馬刀俠癭瘻

註膽經表之原穴邱墟肝經裏之絡穴蠡溝二
穴應刺之證即口苦胸脇髀膝外踝諸節
痛太息馬刀癭瘻皆膽肝經病也

圖穴絡原裏表經膽

光明

太衝

胆经表里原络穴主治歌

　　胆经原络应刺病，口苦胸胁痛不宁；髀膝外踝诸节痛，太息马刀侠瘤瘿。

　　注：胆经表之原穴丘墟，肝经里之络穴蠡沟，二穴应刺之证，即口苦，胸、胁、髀、膝、外踝诸节疼痛，太息，马刀瘰瘤，皆胆、肝经病也。

　　肝经表里原络穴图（图见上）

肝經表裏原絡穴主治歌

肝經原絡應刺病，頭痛頰腫脇疝疼；婦人少腹胞中痛，便難溲淋怒色青。

註：肝經裏之原穴太衝，膽經表之絡穴光明，二穴應刺之證，即頭痛，頰腫，脇疝疼痛，婦人少腹胞中疼痛，大便難，小便淋，好怒色青，皆肝、膽經病也。

八脈交會八穴歌

公孫衝脈胃心胸，內關陰維下總同；臨泣膽經連帶脈，陽維目銳外關逢；後溪督脈內眥頸，申脈陽蹻絡亦通；列缺任脈行肺系，陰蹻照海膈喉嚨。

註：公孫二穴，是足太陰脾經穴也，通於衝脈；內關二穴，此二穴是手厥陰心包絡穴也。四穴通於陰維脈。四經會合循行之處，在胃、心胸之間，故主治胃與心胸之病也。○臨泣二穴，是足少陽膽經穴也，通於帶脈；外關二穴，此二穴是手少陽三焦經穴也。四穴通於陽維脈。四經會合連絡之處，在於目銳眥皆耳後頰

肝经表里原络穴主治歌

肝经原络应刺病，头痛颊肿胁疝疼；妇人少腹胞中痛，便难溲淋怒色青。

注：肝经里之原穴太冲，胆经表之络穴光明，二穴应刺之证，即头痛，颊肿，胁疝疼痛，妇人少腹胞中疼痛，大便难，小便淋，好怒色青，皆肝、胆经病也。

八脉交会八穴歌

公孙冲脉胃心胸，内关阴维下总同；临泣胆经连带脉，阳维目锐外关逢；

后溪督脉内眦颈，申脉阳蹻络亦通；列缺任脉行肺系，阴蹻照海膈喉咙。

注：公孙二穴，是足太阴脾经穴也，通于冲脉；内关二穴，此二穴是手厥阴心包络穴也。四穴通于阴维脉。四经会合循行之处，在胃、心胸之间，故主治胃与心胸之病也。

临泣二穴，是足少阳胆经穴也，通于带脉；外关二穴，此二穴是手少阳三焦经穴也。四穴通于阳维脉。四经会合联络之处，在于目锐眦、耳后、颊、

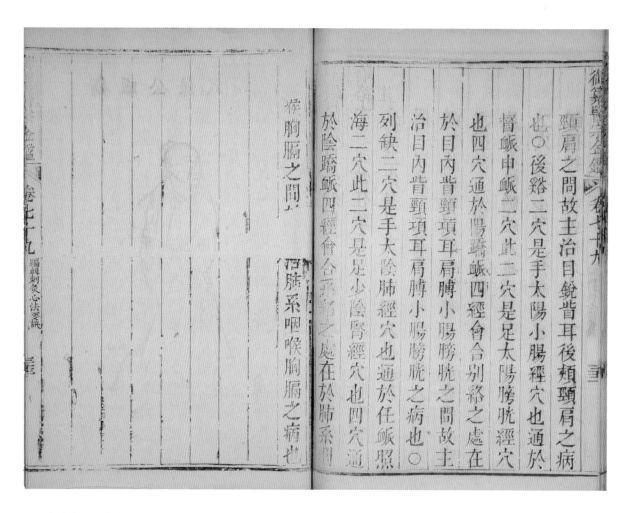

颈、肩之间，故主治目锐眦、耳后、颊、颈、肩之病也。

后溪二穴，是手太阳小肠经穴也，通于督脉；申脉二穴，此二穴是足太阳膀胱经穴也。四穴通于阳跷脉。四经会合别络之处，在于目内眦、颈、项、耳、肩、髆、小肠、膀胱之间，故主治目内眦、颈、项、耳、肩、髆、小肠、膀胱之病也。

列缺二穴，是手太阴肺经穴也，通于任脉；照海二穴，此二穴是足少阴肾经穴也。四穴通于阴跷脉。四经会合系络之处，在于肺系、咽喉、胸膈之间，故主治①肺系、咽喉、胸膈之病也。

①故主治：此三字底本版蚀，据《传悟灵济录》补。

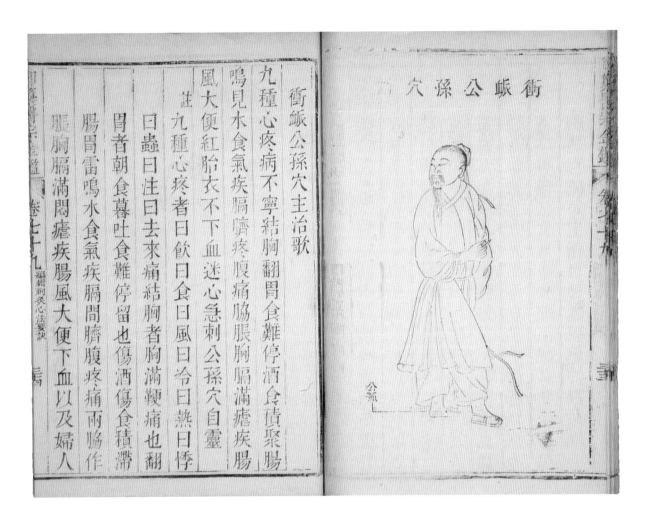

冲脉公孙穴图 （图见上）

冲脉公孙穴主治歌

九种心疼病不宁，结胸翻胃食难停；酒食积聚肠鸣见，水食气疾膈脐疼；

腹痛胁胀胸膈满，疟疾肠风大便红；胎衣不下血迷心，急刺公孙穴自灵。

注：九种心疼者：曰饮，曰食，曰风，曰冷，曰热，曰悸，曰虫，曰注，曰去来痛。结胸者，胸满硬痛也；翻胃者，朝食暮吐，食难停留也；伤酒，伤食，积滞，肠胃雷鸣；水食气疾，膈间脐腹疼痛，两胁作胀，胸膈满闷，疟疾肠风，大便下血，以及妇人

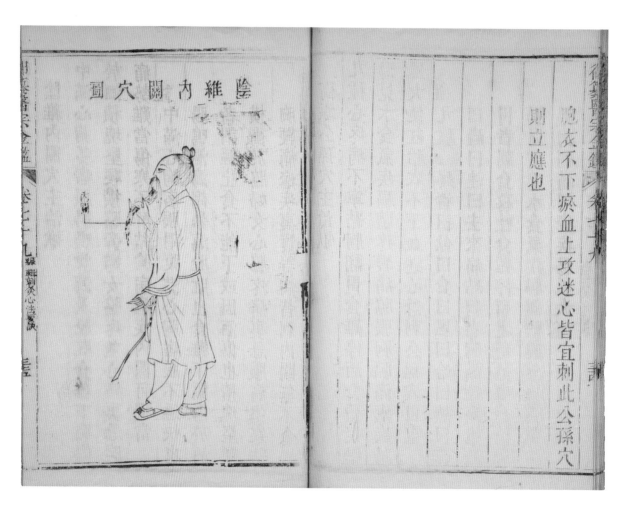

胞衣不下，瘀血上攻迷心，皆宜刺此公孙穴，则立应也。

阴维内关穴图（图见上）

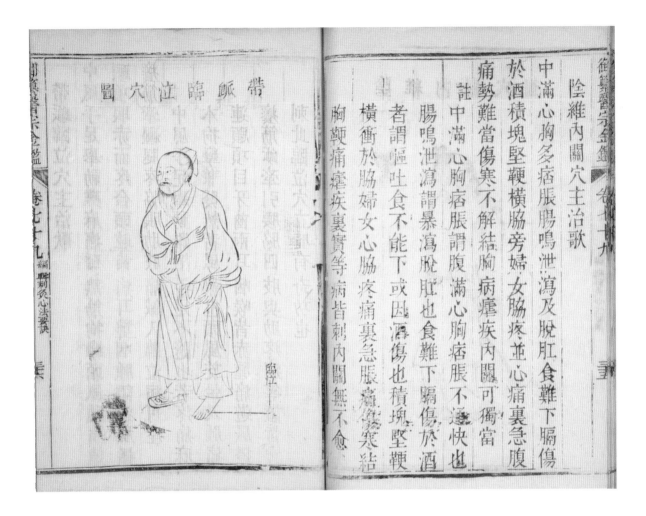

阴维内关穴主治歌

中满心胸多痞胀，肠鸣泄泻及脱肛；食难下膈伤于酒，积块坚硬横胁旁；

妇女胁疼并心痛，里急腹痛势难当；伤寒不解结胸病，疟疾内关可独当。

注：中满心胸痞胀，谓腹满心胸痞胀不通快也；肠鸣泄泻，谓暴泻脱肛也；食难下膈伤于酒者，谓呕吐食不能下，或因酒伤也；积块坚硬，横冲于胁，妇女心胁疼痛，里急胀痛，伤寒结胸硬痛，疟疾，里实等病，皆刺内关，无不愈矣。

带脉临泣穴图（图见上）

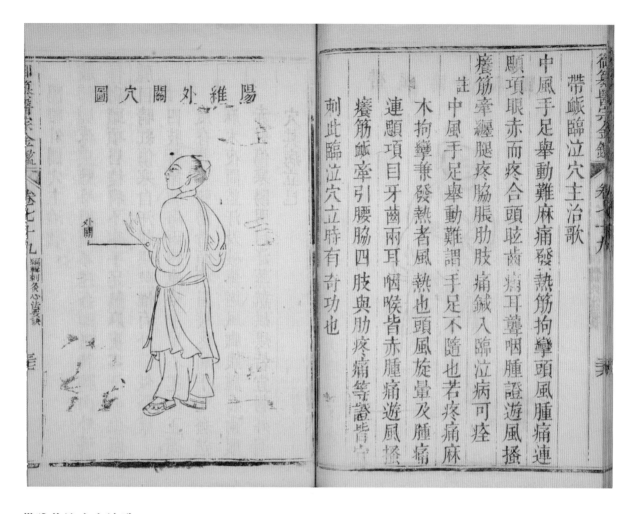

带脉临泣穴主治歌

中风手足举动难，麻痛发热筋拘挛；头风肿痛连腮项，眼赤而疼合头眩；

齿痛耳聋咽肿证，游风搔痒筋牵缠；腿疼胁胀肋肢痛，针入临泣病可痊。

注：中风手足举动难，谓手足不遂也。若疼痛麻木拘挛兼发热者，风热也。头风旋晕及肿痛连腮、项、目、牙齿、两耳、咽喉皆赤肿痛，游风搔痒，筋脉牵引，腰、胁、四肢与肋疼痛等证，皆宜刺此临泣穴，立时有奇功也。

阳维外关穴图 （图见上）

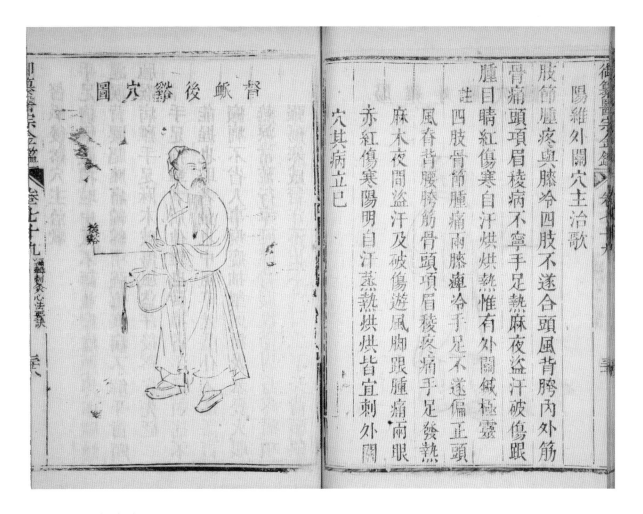

阳维外关穴主治歌

阳维外关穴主治歌

肢节肿疼与膝冷，四肢不遂合头风；背胯内外筋骨痛，头项眉棱病不宁；

手足热麻夜盗汗，破伤跟肿目睛红；伤寒自汗烘烘热，惟有外关针极灵。

注：四肢骨节肿痛，两膝痹冷，手足不遂，偏正头风，脊背、腰胯、筋骨、头项、眉棱疼痛，手足发热麻木，夜间盗汗，及破伤游风，脚跟肿痛，两眼赤红，伤寒阳明自汗，蒸热烘烘，皆宜刺外关穴，其病立已。

督脉后溪穴图 （图见上）

督脈後谿穴主治歌

手足拘攣戰掉眩中風不語並癲癇頭疼眼腫漣
漣淚背腰腿膝痛綿綿項強傷寒病不解牙齒腮連
腮喉病難手足麻木破傷風盜汗後谿穴先砭

註手足拘攣者屈伸難也戰掉者手足顫搖不
能握也眩者暈也中風卒然昏仆不能語言
癲癇不省人事瘛瘲抽掣頭痛及暴發火眼
熱淚常流行痹腿膝背腰歷節周身疼痛項
強傷寒感冒汗不出不能解上下牙齒腮齦

咽喉腫疼手足麻木不仁破傷受風寢汗等
證先砭後谿穴開通脈道無不愈矣

督脉后溪穴主治歌

　　手足拘挛战掉眩，中风不语并癫痫；头疼眼肿涟涟泪，背腰腿膝痛绵绵；

　　项强伤寒病不解，牙齿腮肿喉病难；手足麻木破伤风，盗汗后溪穴先砭。

　　注：手足拘挛者，屈伸难也；战掉者，手足颤摇不能握也；眩者，晕也。中风卒然昏仆，不能语言，癫痫不省人事，瘛疭抽掣，头痛及暴发火眼，热泪常流，行痹，腿、膝、背、腰历节，周身疼痛，项强，伤寒感冒，汗不出，不能解，上下牙齿、腮、龈、咽、喉肿疼，手足麻木不仁，破伤受风，寝汗等证，先砭后溪穴，开通脉道，无不愈矣。

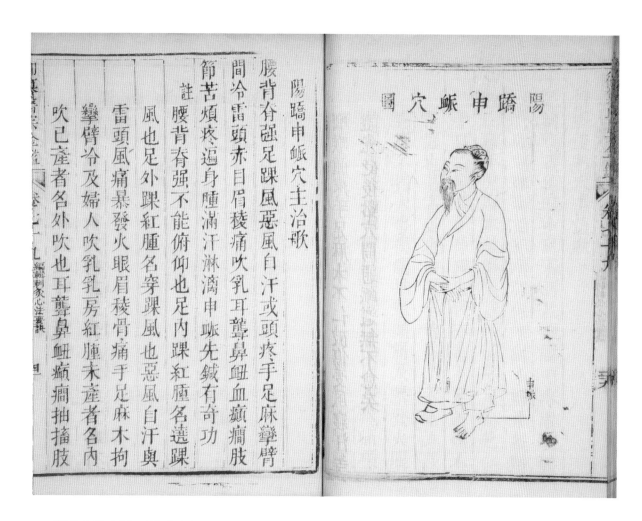

陽蹻申脉穴圖

陽蹻申脉穴主治歌

腰背脊強足踝風惡風自汗或頭疼手足麻攣臂
間冷雷頭赤目眉稜痛吹乳耳聾鼻衄癲癇肢
節苦煩疼遍身腫滿汗淋漓申脉先鍼有奇功
註腰背脊強不能俯仰也足內踝紅腫名遶踝與
風也足外踝紅腫名穿踝風也惡風自汗與
雷頭風痛暴發火眼眉稜骨痛手足麻木拘
攣臂冷及婦人吹乳乳房紅腫未產者名內
吹已產者名外吹也耳聾鼻衄癲癇抽搐肢

阳跷申脉穴图 （图见上）

阳跷申脉穴主治歌

腰背脊强足踝风，恶风自汗或头疼；手足麻挛臂间冷，雷头赤目眉棱痛；

吹乳耳聋鼻衄血，癫痫肢节苦烦疼；遍身肿满汗淋漓，申脉先针有奇功。

注：腰背脊强，不能俯仰也；足内踝红肿，名绕踝风也；足外踝红肿，名穿踝风也；恶风自汗与雷头风痛，暴发火眼，眉棱骨痛，手足麻木拘挛，臂冷，及妇人吹乳，乳房红肿，未产者名内吹，已产者名外吹也；耳聋鼻衄，癫痫抽搐，肢

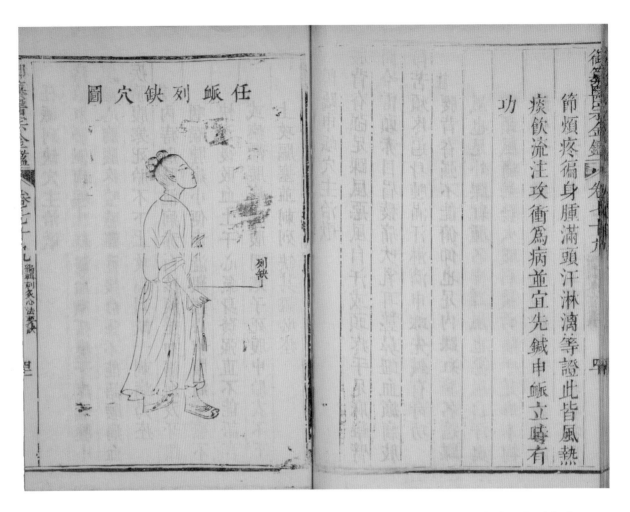

节烦疼，遍身肿满，头汗淋漓等证，此皆风热痰饮，流注攻冲为病，并宜先针申脉，立时有功。

任脉列缺穴图（图见上）

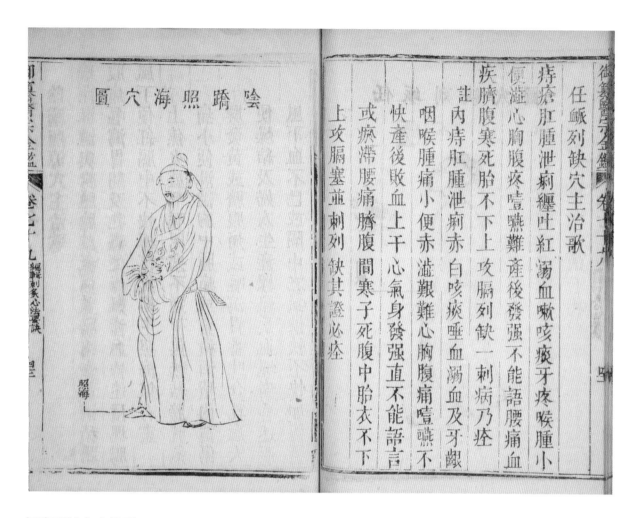

陰蹻照海穴圖

任脈列缺穴主治歌

痔瘡肛腫泄痢纏吐紅溺血嗽咳痰牙痛喉腫小
便澀心胸腹疼噎嚥難產後發強不能語腰痛血
疾臍腹寒死胎不下上攻膈列缺一刺病乃瘥

註內痔肛腫泄痢赤白咳痰唾血溺血及牙齦
咽喉腫痛小便赤澀艱難心胸腹痛噎嚥不
快產後敗血上干心氣身發強直不能語言
或瘀滯腰痛臍腹間寒子死腹中胎衣不下
上攻膈塞並刺列缺其證必瘥

任脉列缺穴主治歌

　　痔疮肛肿泄痢缠，吐红溺血嗽咳痰；牙痛喉肿小便涩，心胸腹疼噎咽难；

　　产后发强不能语，腰痛血疾脐腹寒；死胎不下上攻膈，列缺一刺病乃瘥。

　　注：内痔肛肿，泄痢赤白，咳痰唾血，溺血，及牙龈咽喉肿痛，小便赤涩艰难，心胸腹痛，噎咽不快，产后败血，上干心气，身发强直，不能语言；或瘀滞腰痛，脐腹间寒，子死腹中，胎衣不下，上攻膈塞，并刺列缺，其证必瘥。

　　阴跷照海穴图 （图见上）

陰蹻照海穴主治歌

嗽閉淋澀與胸腫膀胱氣痛並腸鳴食黃酒積臍
腹痛嘔瀉胃翻及乳癰便燥難產血昏迷積塊腸
風下便紅膈中不快梅核氣格主照海鍼有靈

註　上焦火盛咽喉閉塞不通下焦熱結膀胱氣
痛小便淋澀胸中腫痛或食積酒積內蓄傷
脾發黃或臍腹痛或嘔瀉胃翻吐食乳癰大
便燥結及婦人生產艱難瘀血塊痛昏迷腸
風下血不已或膈中之氣怏怏不快如梅氣
格塞咽喉之間咯之不出嚥之不下等疾
急刺照海穴則諸證自散

手足十二經所屬歌

五藏六府共包絡手足所屬三陰陽太陰足脾手
肺藏陽明足胃手大腸少陰足腎手心藏太陽足
膀手小腸厥陰足肝手包絡少陰足膽手焦當

註　五藏心肝脾肺腎六府膽胃大腸小腸膀胱
三焦共包絡分屬手足三陰三陽爲十二經
也如肺手太陰心手少陰心包絡手厥陰手

阴蹻照海穴主治歌

　　喉闭淋涩与胸肿，膀胱气痛并肠鸣；食黄酒积脐腹痛，呕泻胃翻及乳痛；

　　便燥难产血昏迷，积块肠风下便红；膈中不快梅核气，格主照海针有灵。

　　注：上焦火盛，咽喉闭塞不通；下焦热结，膀胱气痛，小便淋涩，胸中肿痛；或食积酒积，内蓄伤脾，发黄；或脐腹痛；或呕泻，胃翻吐食，乳痛，大便燥结，及妇人生产艰难，瘀血块痛，昏迷，肠风下血不已；或膈中之气，怏怏不快，如梅核气格塞咽喉之间，咯之不出，咽之不下等疾，急刺照海穴，则诸证自散。

手足十二经所属歌

　　五脏六腑共包络，手足所属三阴阳；太阴足脾手肺脏，阳明足胃手大肠；

　　少阴足肾手心脏，太阳足膀手小肠；厥阴足肝手包络，少阴足胆手焦当。

　　注：五脏，心、肝、脾、肺、肾；六腑，胆、胃、大肠、小肠、膀胱、三焦，共包络，分属手足三阴三阳，为十二经也。如肺手太阴，心手少阴，心包络手厥阴，手

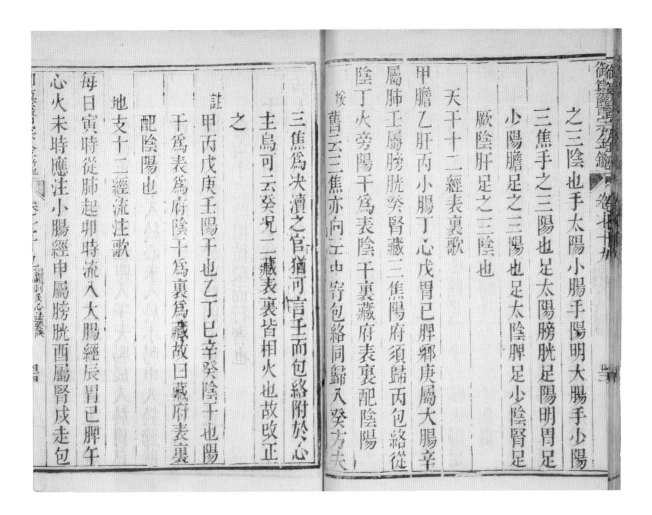

之三阴也；手太阳小肠，手阳明大肠，手少阳三焦，手之三阳也；足太阳膀胱，足阳明胃，足少阳胆，足之三阳也；足太阴脾，足少阴肾，足厥阴肝，足之三阴也。

天干十二经表里歌

甲胆乙肝丙小肠，丁心戊胃己脾乡；庚属大肠辛属肺，壬属膀胱癸肾脏；

三焦阳府须归丙，包络从阴丁火旁，阳干为表阴干里，脏腑表里配阴阳。

按：旧云：三焦亦向壬中寄，包络同归入癸方。夫三焦为决渎之官，犹可言壬，而包络附于心主，乌可云癸？况二脏表里，皆相火也，故改正之。

注：甲、丙、戊、庚、壬，阳干也；乙、丁、己、辛、癸，阴干也。阳干为表为腑，阴干为里为脏，故曰：脏腑表里配阴阳也。

地支十二经流注歌

每日寅时从肺起，卯时流入大肠经；辰胃巳脾午心火，未时应注小肠经；

申属膀胱酉属肾，戌走包

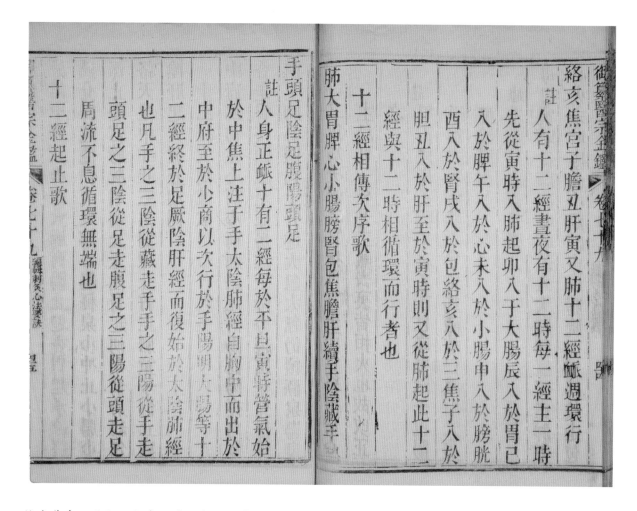

络亥焦宫；子胆丑肝寅又肺，十二经脉周环行。

注：人有十二经，昼夜有十二时，每一经主一时。先从寅时入肺起，卯入于大肠，辰入于胃，巳入于脾，午入于心，未入于小肠，申入于膀胱，酉入于肾，戌入于包络，亥入于三焦，子入于胆，丑入于肝，至于寅时，则又从肺起。此十二经与十二时，相循环而行者也。

十二经相传次序歌

肺大胃脾心小肠，膀肾包焦胆肝续；手阴脏手阳[①]手头，足阴足腹阳头足。

注：人身正脉十有二经，每于平旦寅时，营气始于中焦，上注于手太阴肺经，自胸中而出于中府，至于少商，以次行于手阳明大肠等十二经，终于足厥阴肝经，而复始于太阴肺经也。凡手之三阴，从脏走手；手之三阳，从手走头；足之三阴，从足走腹；足之三阳，从头走足。周流不息，循环无端也。

十二经起止歌

---

① 阳：底本版蚀，据《传悟灵济录》补。

肺起中府止少商大腸商陽止迎香胃起承泣終
厲兌脾起隱白大包鄉心起極泉少冲止小腸少
澤止聽宮膀胱睛明止至陰腎起湧泉俞府終包
絡天池中冲止三焦關冲止竹空膽瞳子髎止窍
陰肝起大敦止期門

十二經穴周流歌

中府爲初注少商少商別絡注商陽商陽復向迎
香走香接頭維至庫房維下降分趨厲兌兌傳隱
白至胸鄉隱白上升達大包大包仍續極泉場

貫少冲心部井少澤相連即小腸澤會聽宮睛明
分睛明下造至陰强至陰斜出湧泉底泉穴還歸
俞府藏俞府天池橫絡截池出中冲心主張中冲
並與關冲合關冲宛轉絲竹傍絲竹更貫瞳髎穴
瞳髎下入窍陰方窍陰橫亘大敦井敦上期門肝
祇當期門歷遍還中府經絡周流仔細詳

十二經氣血多少歌

多氣多血惟陽明少氣太陽厥陰同二少太陰常
少血六經氣血要分明

肺起中府止少商，大肠商阳止迎香；胃起承泣终厉兑，脾起隐白大包乡；
心起极泉少冲止，小肠少泽止听宫；膀胱睛明止至阴，肾起涌泉俞府终；
包络天池中冲止，三焦关冲止竹空，胆瞳子髎止窍阴，肝起大敦止期门。

十二经穴周流歌

中府为初注少商，少商别络注商阳；商阳复向迎香走，香接头维至库房；
维下降分趋厉兑，兑传隐白至胸乡；隐白上升达大包，大包仍续极泉场；
泉贯少冲心部井，少泽相连即小肠；泽会听宫睛明分，睛明下造至阴强；
至阴斜出涌泉底，泉穴还归俞府藏；俞府天池横络截，池出中冲心主张；
中冲并与关冲合，关冲宛转丝竹旁；丝竹更贯瞳髎穴，瞳髎下入窍阴方；
窍阴横亘大敦井，敦上期门肝脉当；期门历遍还中府，经络周流仔细详。

十二经气血多少歌

多气多血惟阳明，少气太阳厥阴同；二少太阴常少血，六经气血要分明。

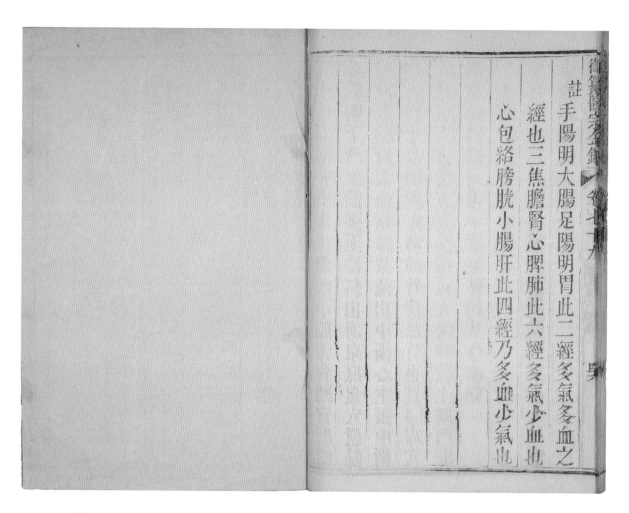

注：手阳明大肠、足阳明胃，此二经多气多血之经也；三焦、胆、肾、心、脾、肺，此六经多气少血也；心包络、膀胱、小肠、肝，此四经乃多血少气也。

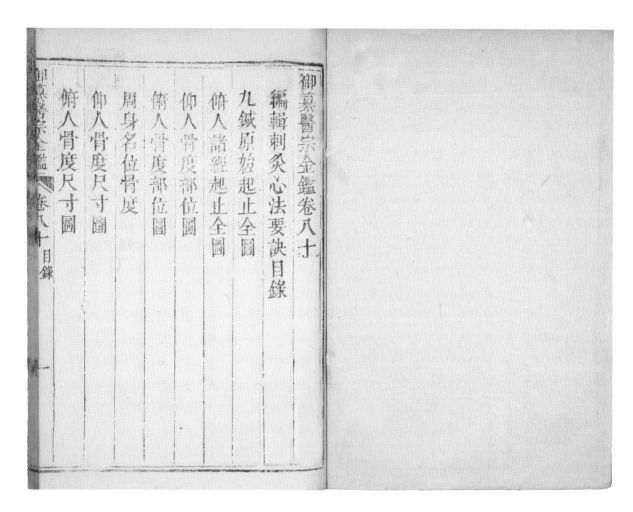

御纂医宗金鉴卷八十

编辑刺灸心法要诀目录

仰人诸经起止全图

俯人诸经起止全图

仰人骨度部位图

俯人骨度部位图

周身名位骨度

仰人骨度尺寸图

俯人骨度尺寸图

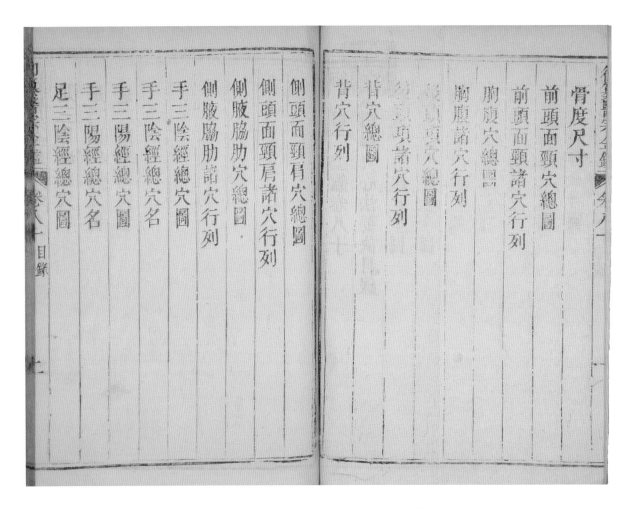

骨度尺寸

前头面颈穴总图

前头面颈诸穴行列

胸腹穴总图

胸腹诸穴行列

后头项穴总图

后头项诸穴行列

背穴总图

背穴行列

侧头面颈肩穴总图

侧头面颈肩诸穴行列

侧腋胁肋穴总图

侧腋胁肋诸穴行列

手三阴经总穴图

手三阴经总穴名

手三阳经总穴图

手三阳经总穴名

足三阴经总穴图

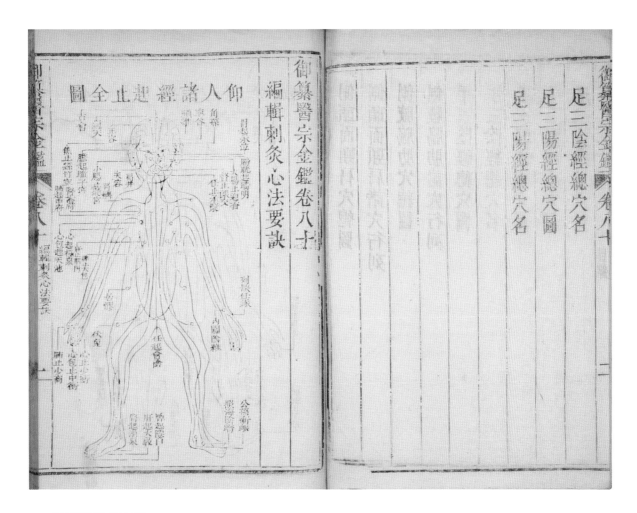

足三阴经总穴名
足三阳经总穴图
足三阳经总穴名

御纂医宗金鉴卷八十

编辑刺灸心法要诀

仰人诸经起止全图 （图见上）

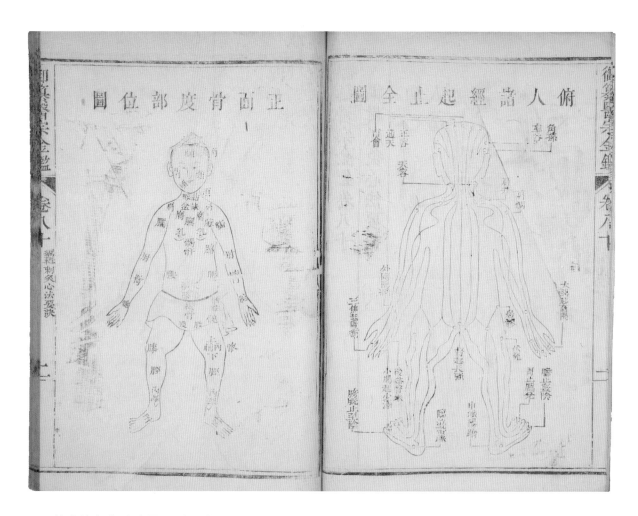

俯人诸经起止全图（图见上）

正面骨度部位图（图见上）

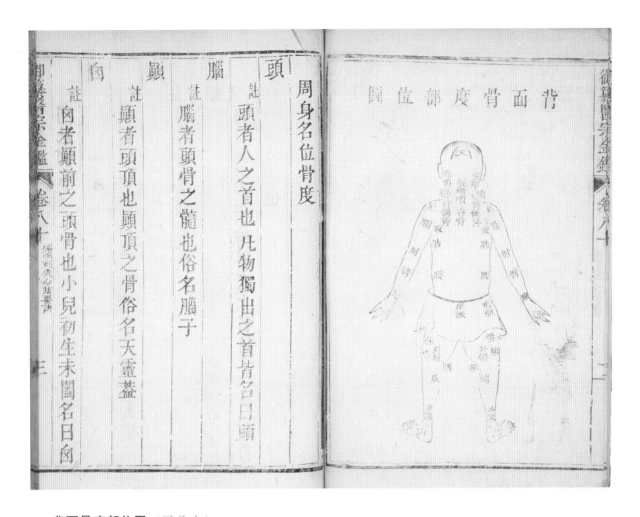

背面骨度部位圖

周身名位骨度

頭

註：頭者人之首也。凡物獨出之首皆名曰頭

腦

註：腦者頭骨之髓也俗名腦子

顛

註：顛者頭頂也顛頂之骨俗名天靈蓋

囟

註：囟者顛前之頭骨也小兒初生未闔名曰囟

背面骨度部位图 （图见上）

周身名位骨度

头

注：头者，人之首也。凡物独出之首，皆名曰头。

脑

注：脑者，头骨之髓也，俗名脑子。

颠

注：颠者，头顶也。颠顶之骨，俗名天灵盖。

囟

注：囟者，颠前之头骨也。小儿初生未合，名曰囟

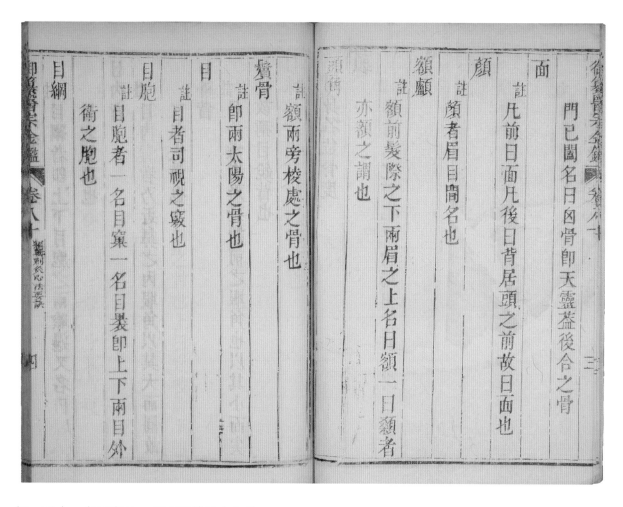

门；已合，名曰囟骨。即天灵盖后合之骨。

面

注：凡前曰面，凡后曰背。居头之前，故曰面也。

颜

注：颜者，眉目间名也。

额颅

注：额前发际之下，两眉之上，名曰额。一曰颡者，亦额之谓也。

头角

注：额两旁棱处之骨也。

鬓骨

注：即两太阳之骨也。

目

注：目者，司视之窍也。

目胞

注：目胞者，一名目窠，一名目裹。即上下两目外卫之胞也。

目纲

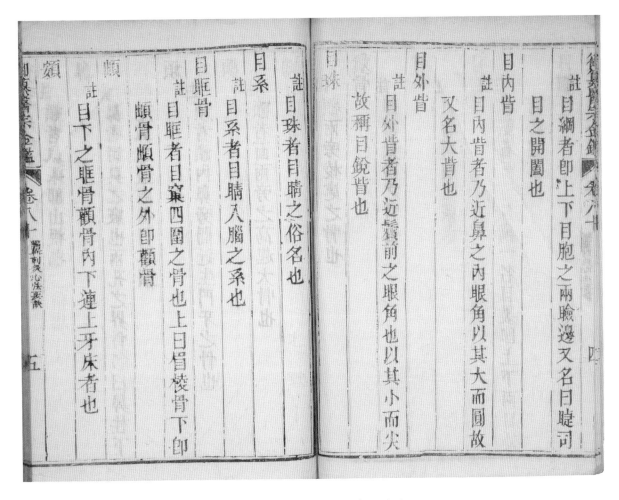

注：目纲者，即上下目胞之两睑边。又名曰睫，司目之开合也。

目内眦

注：目内眦者，乃近鼻之内眼角。以其大而圆，故又名大眦也。

目外眦

注：目外眦者，乃近鬓前之眼角也。以其小而尖，故称目锐眦也。

目珠

注：目珠者，目睛之俗名也。

目系

注：目系者，目睛入脑之系也。

目眶骨

注：目眶者，目窠四围之骨也。上曰眉棱骨，下即頄骨，頄骨之外即颧骨。

頄

注：目下之眶骨，颧骨内下连上牙床者也。

颏

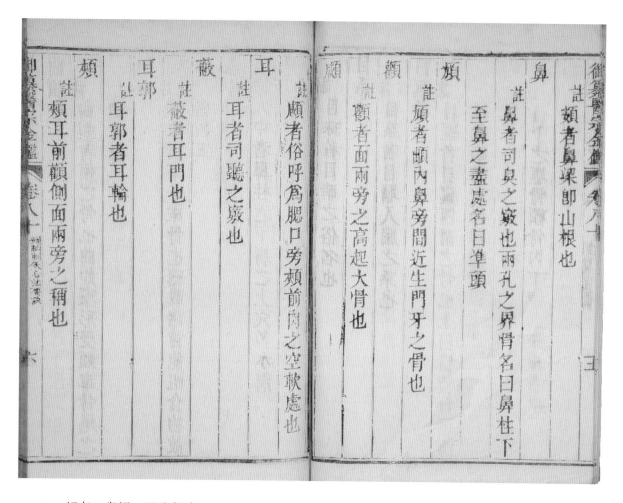

注：颏者，鼻梁，即山根也。

鼻

注：鼻者，司臭之窍也。两孔之界骨，名曰鼻柱；下至鼻之尽处，名曰准头。

颎

注：颎者，颐内鼻旁间，近生门牙之骨也。

颧

注：颧者，面两旁之高起大骨也。

顐

注：顐者，俗呼为腮，口旁颊前肉之空软处也。

耳

注：耳者，司听之窍也。

蔽

注：蔽者，耳门也。

耳郭

注：耳郭者，耳轮也。

颊

注：颊，耳前颧侧面两旁之称也。

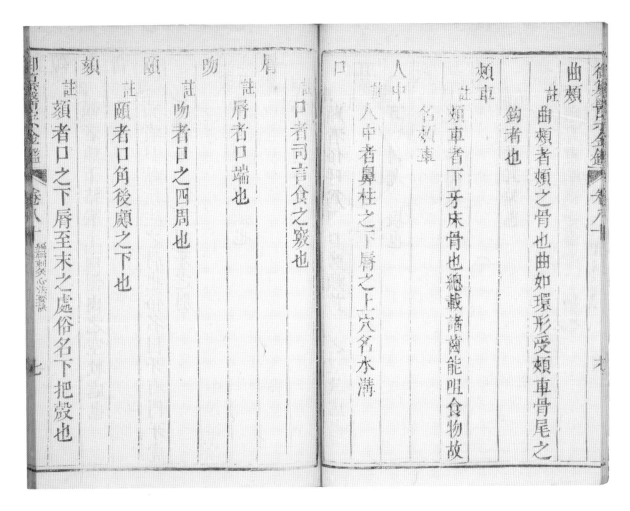

曲颊

注：曲颊者，颊之骨也。曲如环形，受颊车骨尾之钩者也。

颊车

注：颊车者，下牙床骨也。总载诸齿，能咀食物，故名颊车。

人中

注：人中者，鼻柱之下，唇之上，穴名水沟。

口

注：口者，司言食之窍也。

唇

注：唇者，口端也。

吻

注：吻者，口之四周也。

颐

注：颐者，口角后颅之下也。

颏

注：颏者，口之下唇至末之处，俗名下把壳也。

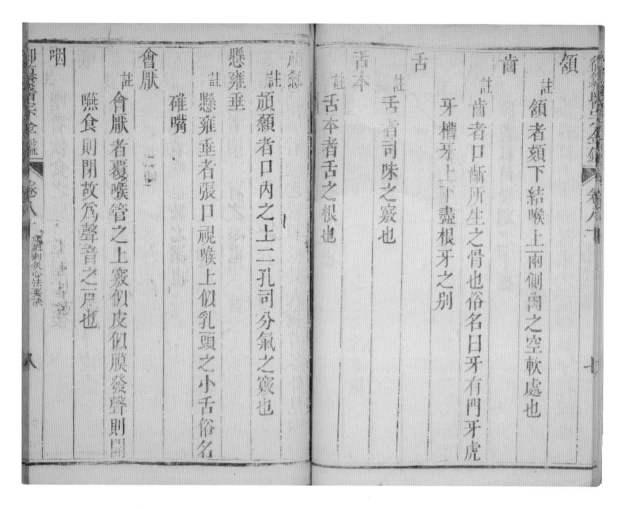

颔

注：颔者，颏下结喉上，两侧肉之空软处也。

齿

注：齿者，口龈所生之骨也，俗名曰牙。有门牙、虎牙、槽牙、上下尽根牙之别。

舌

注：舌者，司味之窍也。

舌本

注：舌本者，舌之根也。

颃颡

注：颃颡者，口内之上二孔，司分气之窍也。

悬雍垂

注：悬雍垂者，张口视喉上，似乳头之小舌，俗名碓嘴。

会厌

注：会厌者，覆喉管之上窍，似皮似膜，发声则开，咽食则闭，故为声音之户也。

咽

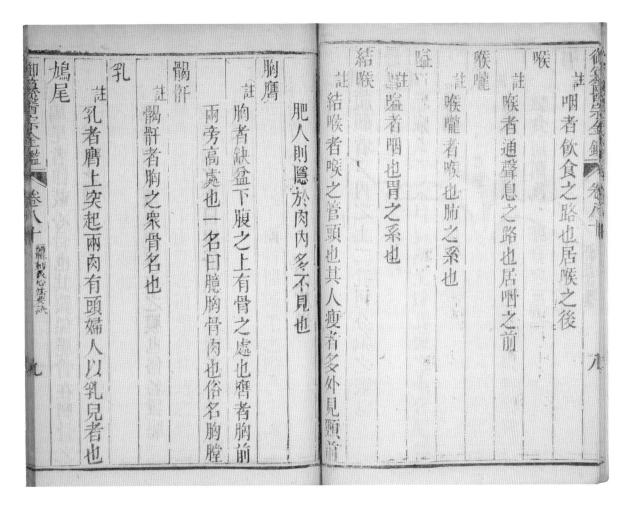

注：咽者，饮食之路也，居喉之后。

喉

注：喉者，通声息之路也，居咽之前。

喉咙

注：喉咙者，喉也，肺之系也。

嗌

注：嗌者，咽也，胃之系也。

结喉

注：结喉者，喉之管头也。其人瘦者多外见颈前，肥人则隐于肉内，多不见也。

胸膺

注：胸者，缺盆下，腹之上，有骨之处也；膺者，胸前两旁高处也，一名曰臆，胸骨肉也。俗名胸膛。

髑骭

注：髑骭者，胸之众骨名也。

乳

注：乳者，膺上突起两肉有头，妇人以乳儿者也。

鸠尾

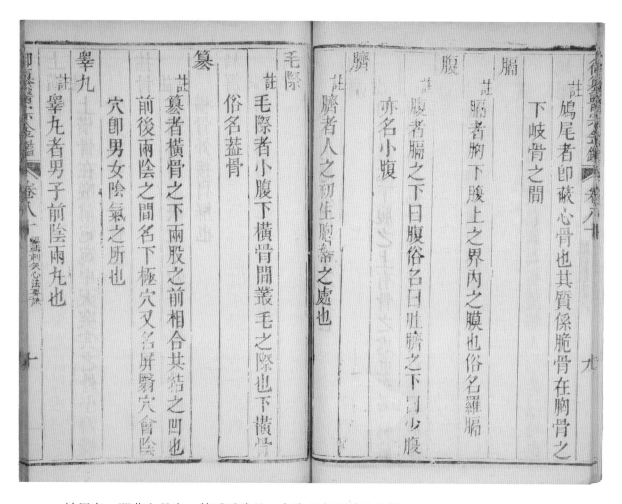

注：鸠尾者，即蔽心骨也。其质系脆骨，在胸骨之下歧骨之间。

膈

注：膈者，胸下腹上之界内之膜也，俗名罗膈。

腹

注：腹者，膈之下曰腹，俗名曰肚；脐之下曰少腹，亦名小腹。

脐

注：脐者，人之初生胞蒂之处也。

毛际

注：毛际者，小腹下横骨间丛毛之际也。下横骨俗名盖骨。

篡

注：篡者，横骨之下，两股之前，相合共结之凹也。前、后两阴之间，名下极穴，又名屏翳穴、会阴穴，即男女阴气之所也。

睾丸

注：睾丸者，男子前阴两丸也。

上橫骨

注：上橫骨在喉前宛宛中，天突穴之外，小湾橫骨旁，接拄骨之骨也。

拄骨

注：拄骨者，膺上缺盆之外，俗名锁子骨也。内接橫骨，外接肩解也。

肩解

注：肩解者，肩端之骨节解处也。

髃骨

注：髃骨者，肩端之骨也，即肩胛骨头臼之上棱骨也。其臼接臑骨上端，俗曰肩头。其外曲卷翘骨，肩后之棱骨也。其下棱骨，在背肉内。

肩胛

注：肩胛者，即髃骨之末成片骨也，亦名肩膊，俗名锨板子骨。

臂

注：臂者，上身两大肢之通称也。一名曰肱，俗名肬膊。肬膊中节上下骨交接处，名曰肘；肘上

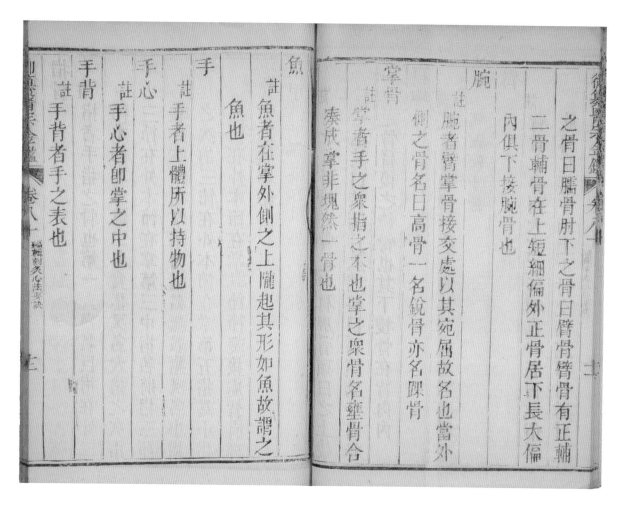

之骨曰臑骨；肘下之骨曰臂骨。臂骨有正、辅二骨，辅骨在上，短细偏外；正骨居下，长大偏内，俱下接腕骨也。

腕

注：腕者，臂掌骨接交处，以其宛屈故名也。当外侧之骨，名曰高骨，一名锐骨，亦名踝骨。

掌骨

注：掌者，手之众指之本也。掌之众骨名壅骨，合凑成掌，非块然一骨也。

鱼

注：鱼者，在掌外侧之上陇起，其形如鱼，故谓之鱼也。

手

注：手者，上体所以持物也。

手心

注：手心者，即掌之中也。

手背

注：手背者，手之表也。

指骨

注：指者，手指之骨也。第一大指名巨指，在外二节，本节在掌；第二名食指，又名大指之次指，三节在外，本节在掌；第三中指名将指，三节在外，本节在掌；第四指名无名指，又名小指之次指，三节在外，本节在掌；第五指为小指，三节在外，本节在掌。其节节交接处，皆有碎骨筋膜联络。

爪甲

注：爪甲者，指之甲也，足趾同。

歧骨

注：歧骨者，凡骨之两叉者，皆名歧骨，手足同。

臑

注：臑者，肩髃下内侧对腋处，高起软白肉也。

腋

注：腋者，肩之下胁之上际，俗名肐肢窝。

胁肋

注：肋者，腋下至肋骨尽处之统名也。曰肋者，胁

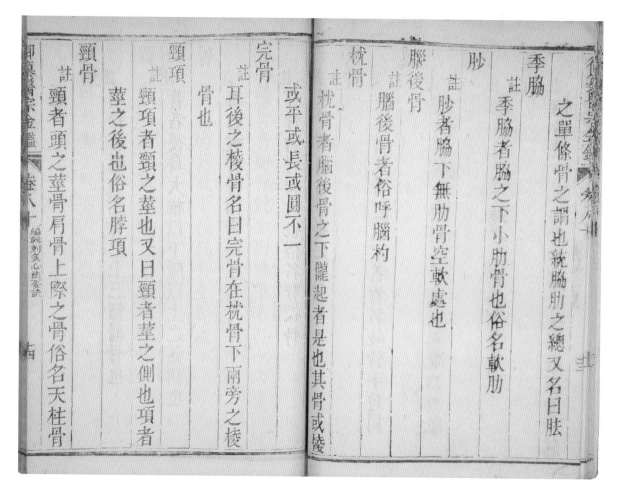

之单条骨之谓也。统胁肋之总，又名曰胠。

季胁

注：季胁者，胁之下小肋骨也，俗名软肋。

胁

注：胁者，胁下无肋骨空软处也。

脑后骨

注：脑后骨者，俗呼脑勺。

枕骨

注：枕骨者，脑后骨之下陇起者是也。其骨或棱，或平，或长，或圆不一。

完骨

注：耳后之棱骨，名曰完骨，在枕骨下两旁之棱骨也。

颈项

注：颈项者，颈之茎也。又曰颈者，茎之侧也；项者，茎之后也，俗名脖项。

颈骨

注：颈者，头之茎骨，肩骨上际之骨，俗名天柱骨

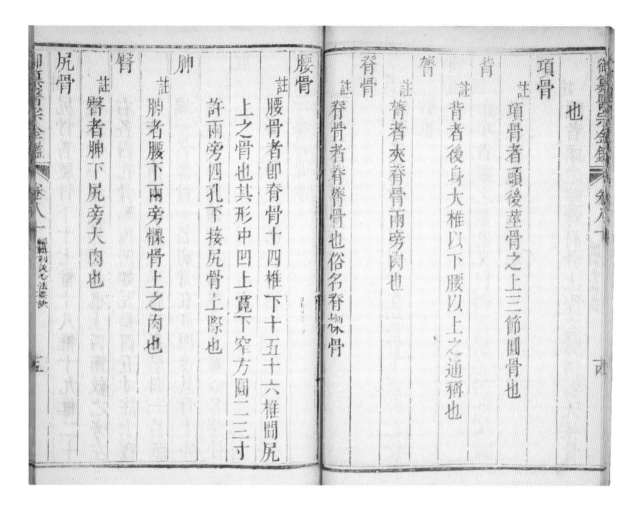

也。

项骨

注：项骨者，头后茎骨之上三节圆骨也。

背

注：背者，后身大椎以下，腰以上之通称也。

膂

注：膂者，夹脊骨两旁肉也。

脊骨

注：脊骨者，脊膂骨也，俗名脊梁骨。

腰骨

注：腰骨者，即脊骨十四椎下，十五、十六椎间，尻上之骨也。其形中凹，上宽下窄，方圆二三寸许，两旁四孔，下接尻骨上际也。

胂

注：胂者，腰下两旁，髁骨上之肉也。

臀

注：臀者，胂下尻旁大肉也。

尻骨

注：尻骨者，腰骨下十七椎、十八椎、十九椎、二十椎、二十一椎，五节之骨也。上四节纹之旁，左右各四孔，骨形内凹如瓦，长四五寸许，上宽下窄，末节更小，如人参芦形，名尾闾，一名骶端，一名橛骨，一名穷骨；在肛门后，其骨上外两旁形如马蹄，附着两髁骨上端，俗名髂骨。

肛

注：肛者，大肠下口也。

下横骨、髁骨、楗骨

注：下横骨在少腹下，其形如盖，故名盖骨也。其骨左右二大孔，上两分出向后之骨，首如张扇，下寸许附着于尻骨之上，形如马蹄之处，名曰髁骨。下两分出向前之骨，末如楗柱，在于臀内，名曰楗骨，与尻骨成鼎足之势，为坐之主骨也。妇人俗名交骨。其骨面名曰髋，侠髋之臼名曰机，又名髀枢，外接股之髀骨也，即环跳穴处。此一骨五名也。

股

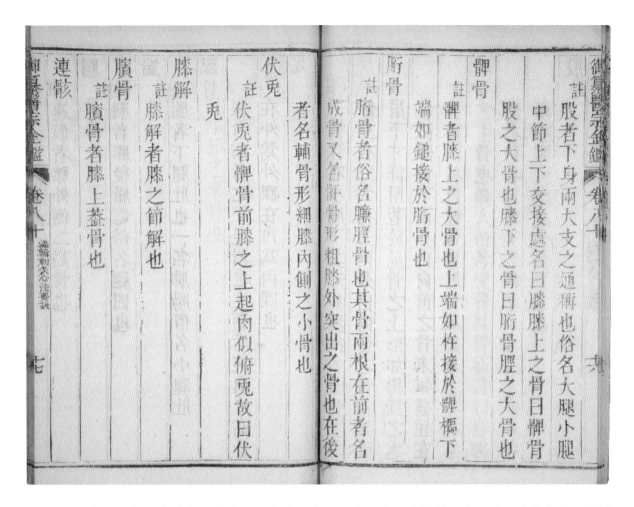

注：股者，下身两大肢之通称也，俗名大腿小腿。中节上下交接处，名曰膝。膝上之骨曰髀骨，股之大骨也；膝下之骨曰胻骨，胫之大骨也。

髀骨

注：髀者，膝上之大骨也。上端如杵，接于髀枢，下端如锤，接于胻骨也。

胻骨

注：胻骨者，俗名臁胫骨也。其骨两根，在前者名成骨，又名骭骨，形粗，膝外突出之骨也；在后者名辅骨，形细，膝内侧之小骨也。

伏兔

注：伏兔者，髀骨前，膝之上，起肉似俯兔，故曰伏兔。

膝解

注：膝解者，膝之节解也。

膑骨

注：膑骨者，膝上盖骨也。

连骸

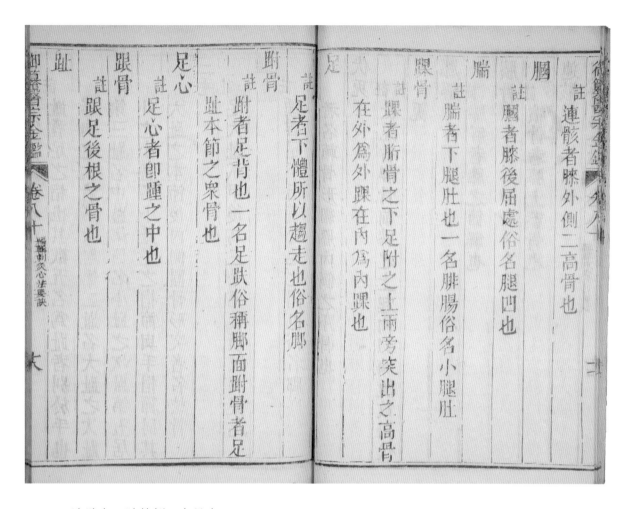

注：连骸者，膝外侧二高骨也。

腘

注：腘者，膝后屈处，俗名腿凹也。

腨

注：腨者，下腿肚也，一名腓肠，俗名小腿肚。

踝骨

注：踝者，胻骨之下，足跗之上，两旁突出之高骨。在外为外踝，在内为内踝也。

足

注：足者，下体所以趋走也，俗名脚。

跗骨

注：跗者，足背也，一名足跗，俗称脚面。跗骨者，足趾本节之众骨也。

足心

注：足心者，即踵之中也。

跟骨

注：跟，足后根之骨也。

趾

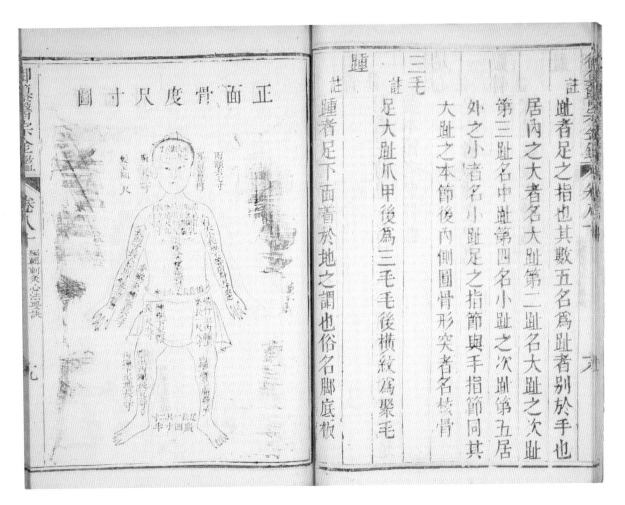

注：趾者，足之指也。其数五。名为趾者，别于手也。居内之大者名大趾，第二趾名大趾之次趾，第三趾名中趾，第四名小趾之次趾，第五居外之小者名小趾。足之趾节与手指节同，其大趾之本节后内侧，圆骨形突者，名核骨。

三毛

注：足大趾爪甲后为三毛。毛后横纹为聚毛。

踵

注：踵者，足下面着于地之谓也，俗名脚底板。

正面骨度尺寸图 （图见上）

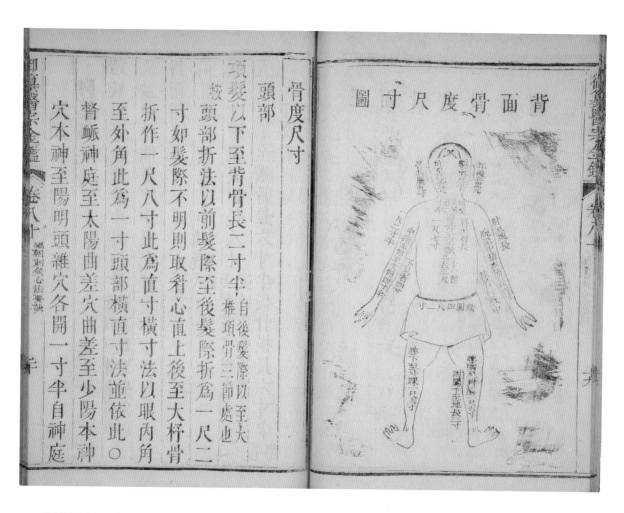

背面骨度尺寸图（图见上）

骨度尺寸

头部

项发以下至背骨，长二寸半。自后发际以至大椎项骨三节处也。

按：头部折法：以前发际至后发际，折为一尺二寸。如发际不明，则取眉心直上，后至大杼骨，折作一尺八寸，此为直寸。横寸法，以眼内角至外角，此为一寸。头部横直寸法，并依此。督脉神庭至太阳曲差穴，曲差至少阳本神穴，本神至阳明头维穴，各开一寸半。自神庭

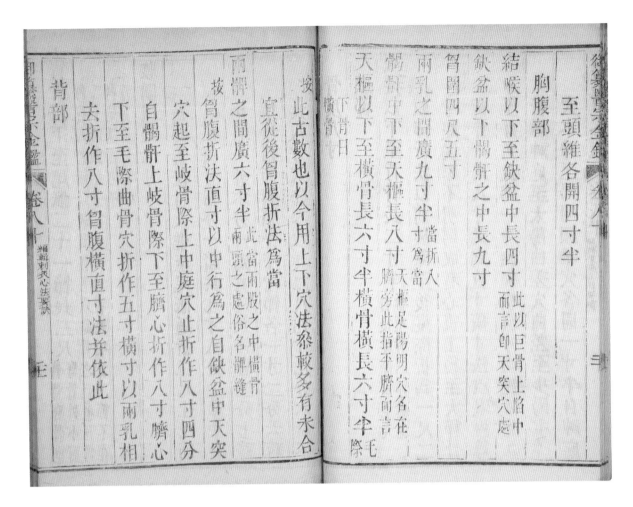

至头维，各开四寸半。

胸腹部

结喉以下至缺盆，中长四寸。此以巨骨上陷中而言，即天突穴处。

缺盆以下，髑骬之中，长九寸。

胸围四尺五寸。

两乳之间，广九寸半。当折八寸为当。

髑骬中下至天枢，长八寸。天枢，足阳明穴名，在脐旁，此指平脐而言。

天枢以下至横骨，长六寸半。横骨横长六寸半。毛际下骨曰横骨。

按：此古数也。以今用上下穴法参较，多有未合，宜从后胸腹折法为当。

两髀之间，广六寸半。此当两股之中横骨两头之处，俗名髀缝。

按：胸腹折法：直寸以中行为之，自缺盆中天突穴起，至歧骨际上中庭穴止，折作八寸四分；自髑骬上歧骨际，下至脐心，折作八寸；脐心卜全毛际曲骨穴，折作五寸。横寸以两乳相去，折作八寸。胸腹横直寸法，并依此。

背部

髃骨以下至尾骶，二十一节，长三尺。髃骨，脊骨也。脊骨外小而内巨，人之所以能负任者，以是骨之巨也。脊骨二十四节，今云二十一节者，除项骨三节不在内。尾骶骨男子者尖，女人者平。

腰围四尺二寸。

按：背部折法：自大椎至尾骶，通折三尺。上七节各长一寸四分一厘，共九寸八分七厘；中七节各一寸六分一厘，共一尺一寸二分七厘；第十四节与脐平，下七节各一寸二分六厘，共八寸八分二厘。共二尺九寸九分六厘。不足四厘者，有零未尽也。直寸依此，横寸用中指同身寸法。

脊骨内阔一寸。凡云第二行侠脊一寸半，三行侠脊三寸者，皆除脊一寸外，净以寸半三寸论，故在二行当为二寸，在三行当为三寸半也。

侧部

自拄骨下行腋中不见者，长四寸。拄骨，颈项根骨也。

腋以下至季胁，长一尺二寸。季胁，小肋也。

季胁以下至髀枢，长六寸。大腿曰股，股上曰髀，楗骨之下，大腿之上，两骨

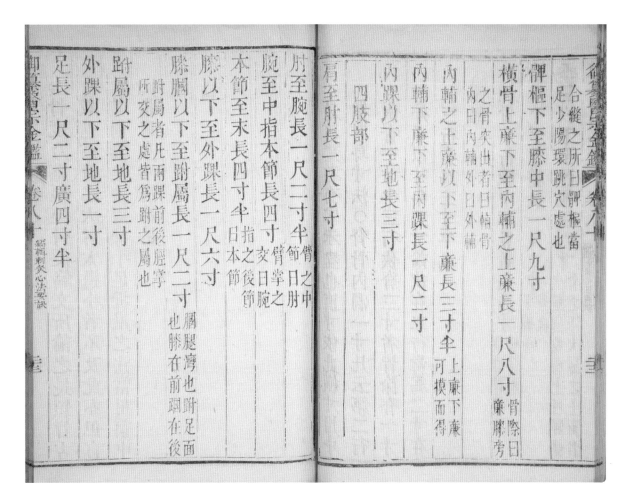

合缝之所曰髀枢，当足少阳环跳穴处也。

髀枢下至膝中，长一尺九寸。

横骨上廉下至内辅之上廉，长一尺八寸。骨际曰廉，膝旁之骨突出者曰辅骨，内曰内辅，外曰外辅。

内辅之上廉以下至下廉，长三寸半。上廉、下廉，可摸而得。

内辅下廉下至内踝，长一尺二寸。

内踝以下至地，长三寸。

四肢部

肩至肘，长一尺七寸。

肘至腕，长一尺二寸半。臂之中节曰肘。

腕至中指本节，长四寸。臂掌之交曰腕。

本节至末，长四寸半。指之后节曰本节。

膝以下至外踝，长一尺六寸。

膝腘以下至跗属，长一尺二寸。腘，腿弯也；跗，足面也。膝在前，腘在后。跗属者，凡两踝前后胫掌所交之处，皆为跗之属也。

跗属以下至地，长三寸。

外踝以下至地，长一寸。

足长一尺二寸，广四寸半。

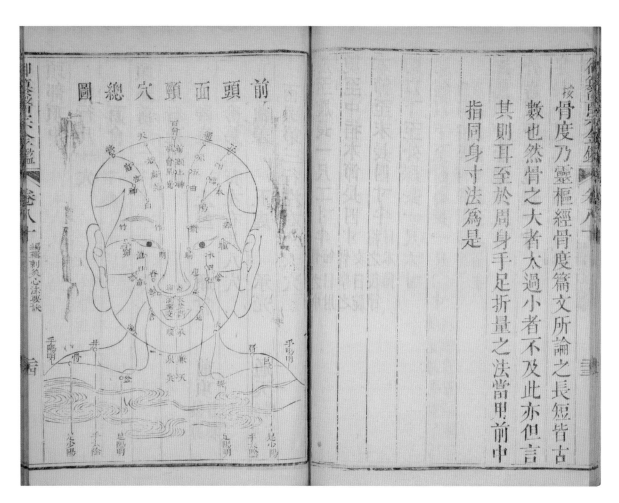

按：骨度乃《灵枢经·骨度篇》文所论之长短，皆古数也。然骨之大者太过，小者不及，此亦但言其则耳。至于周身手足折量之法，当用前中指同身寸法为是。

前头面颈穴总图 （图见上）

頭部頂中
中行凡一穴
百會屬督脈

頭部前
中行凡四穴
神庭 上星 顖會 前頂俱屬督脈
兩旁第二行左右凡八穴
曲差 五處 承光 通天俱足太陽穴
兩旁第三行左右凡六穴

正面部
中行凡五穴
素髎 水溝 兌端 齗交俱督 承漿陽穴
兩旁第二行左右凡十穴
攢竹 睛明俱足太陽穴 迎香 禾髎俱手陽明穴 巨髎足陽明穴
兩旁第三行左右凡十穴

头部顶中

中行凡一穴

百会属督脉

头部前

中行凡四穴

神庭　上星　囟会　前顶俱属督脉

两旁第二行左右凡八穴

曲差　五处　承光　通天俱足太阳穴

两旁第三行左右凡六穴

临泣　目窗　正营俱足少阳穴

正面部

中行凡五穴

素髎　水沟　兑端　龈交俱督脉穴　承浆任脉穴

两旁第二行左右凡十穴

攒竹　睛明俱足太阳穴　迎香　禾髎俱手阳明穴　巨髎足阳明穴

两旁第三行左右凡十穴

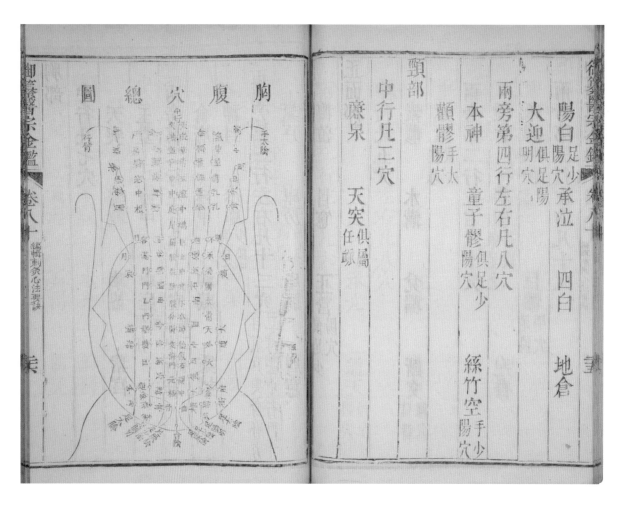

阳白足少阳穴　承泣　四白　地仓　大迎俱足阳明穴

两旁第四行左右凡八穴

本神　童子髎俱足少阳穴　丝竹空手少阳穴　颧髎手太阳穴

颈部

中行凡二穴

廉泉　天突俱属任脉

胸腹穴总图（图见上）

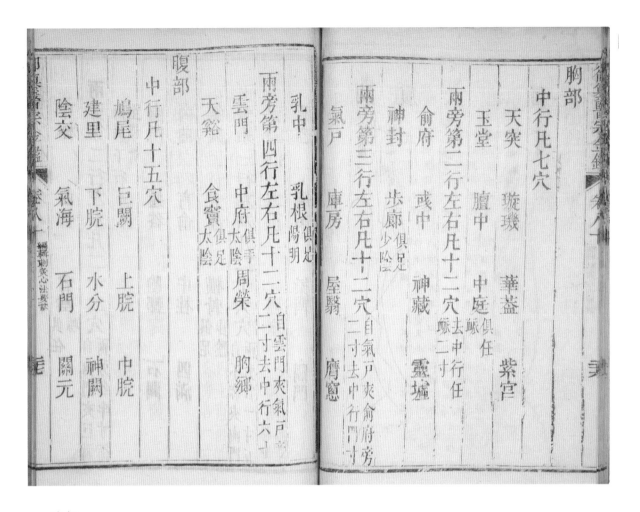

胸部

中行凡七穴

天突　璇玑　华盖　紫宫　玉堂　膻中　中庭俱任脉

两旁第二行左右凡十二穴去中行任脉二寸

俞府　彧中　神藏　灵墟　神封　步廊俱足少阴

两旁第三行左右凡十二穴自气户挟俞府旁二寸，去中行四寸。

气户　库房　屋翳　膺窗　乳中　乳根俱足阳明

两旁第四行左右凡十二穴自云门挟气户旁二寸，去中行六寸。

云门　中府俱手太阴　周荣　胸乡　天溪　食窦俱足太阴

腹部

中行凡十五穴

鸠尾　巨阙　上脘　中脘　建里　下脘　水分　神阙　阴交　气海　石门　关元

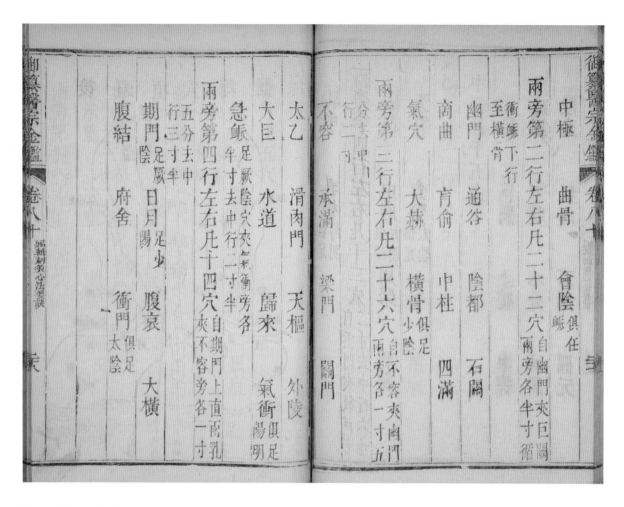

中极　曲骨　会阴俱任脉

　　两旁第二行左右凡二十二穴自幽门挟巨阙两旁各半寸，循冲脉下行至横骨。

　　幽门　通谷　阴都　石关　商曲　肓俞　中柱　四满　气穴　大赫　横骨俱足少阴

　　两旁第三行左右凡二十六穴自不容挟幽门两旁各一寸五分，去中行二寸。

　　不容　承满　梁门　关门　太乙　滑肉门　天枢　外陵　大巨　水道　归来　气冲俱足阳明　急

脉足厥阴穴，挟气冲旁各半寸，去中行二寸半。

　　两旁第四行左右凡十四穴自期门上直两乳，挟不容旁各一寸五分，去中行三寸半。

　　期门足厥阴　日月足少阳　腹哀　大横　腹结　府舍　冲门俱足太阴

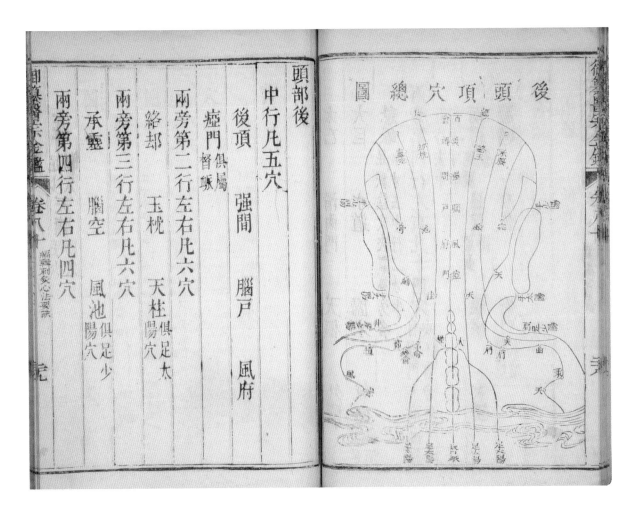

頭部後

中行凡五穴

後頂　強間　腦戶　風府

瘂門俱屬督脈

兩旁第二行左右凡六穴

絡却　玉枕　天柱俱足太陽穴

兩旁第三行左右凡六穴

承靈　腦空　風池俱足少陽穴

兩旁第四行左右凡四穴

后头项穴总图（图见上）

头部后

中行凡五穴

后顶　强间　脑户　风府　哑门俱属督脉

两旁第二行左右凡六穴

络却　玉枕　天柱俱足太阳穴

两旁第三行左右凡六穴

承灵　脑空　风池俱足少阳穴

两旁第四行左右凡四穴

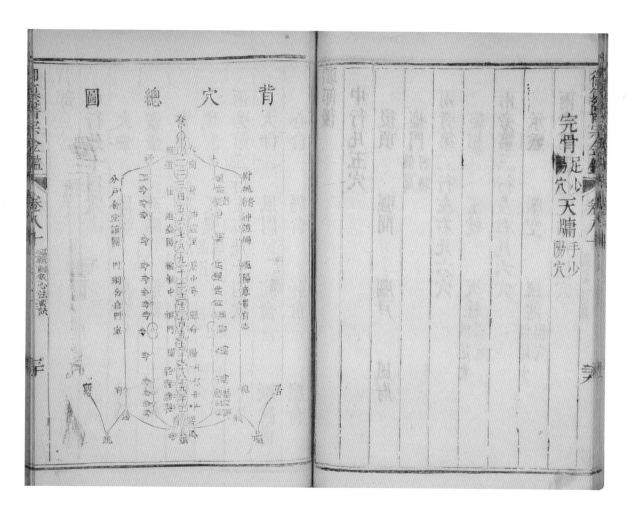

完骨足少阳穴 天牖手少阳穴

背穴总图（图见上）

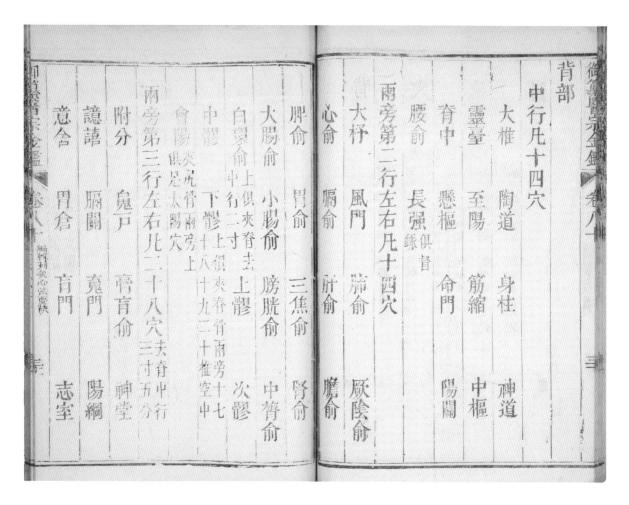

背部

中行凡十四穴

大椎　陶道　身柱　神道　灵台　至阳　筋缩　中枢　脊中　悬枢　命门　阳关　腰俞　长强 俱督脉

两旁第二行左右凡十四穴

大杼　风门　肺俞　厥阴俞　心俞　膈俞　肝俞　胆俞　脾俞　胃俞　三焦俞　肾俞　大肠俞 小肠俞　膀胱俞　中膂俞　白环俞上俱挟脊，去中行二寸　上髎　次髎　中髎　下髎上俱挟脊骨两旁，十七、十八、十九、二十椎空中。　会阳挟尻骨两旁，上俱足太阳穴。

两旁第三行左右凡二十八穴去脊中行三寸五分

附分　魄户　膏肓俞　神堂　噫嘻　膈关　魂门　阳纲　意舍　胃仓　肓门　志室

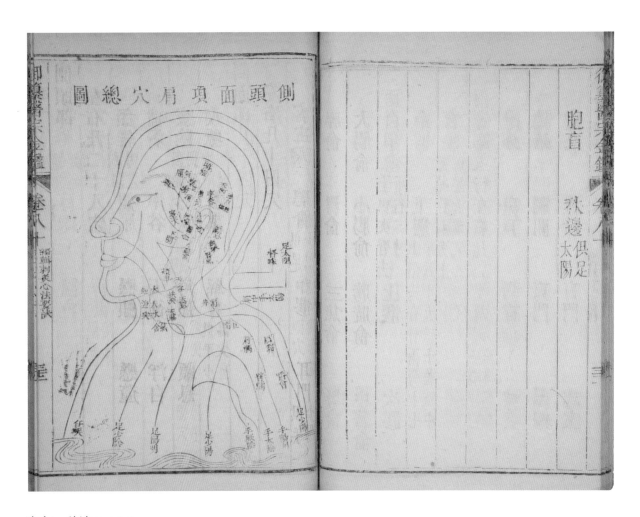

胞肓　秩边俱足太阳

侧头面项肩穴总图（图见上）

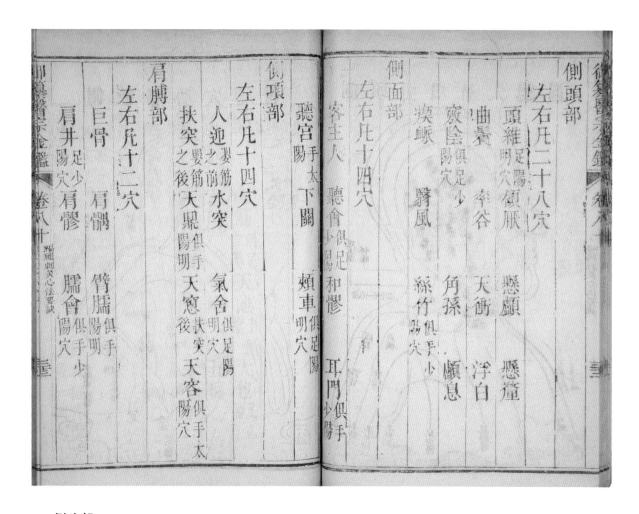

侧头部

左右凡二十八穴

头维足阳明穴　颔厌　悬颅　悬厘　曲鬓　率谷　天冲　浮白　窍阴俱足少阳穴　角孙　颅息

瘛脉　翳风　丝竹俱手少阳穴

侧面部

左右凡十四穴

客主人　听会俱足少阳　和髎　耳门俱手少阳　听宫手太阳　下关　颊车俱足阳明穴

侧项部

左右凡十四穴

人迎婴筋之前　水突　气舍俱足阳明穴　扶突婴筋之后　天鼎俱手阳明　天窗扶突后　天容俱手太

阳穴

肩膊部

左右凡十二穴

巨骨　肩髃　臂臑俱手阳明　肩井足少阳穴　肩髎　臑会俱手少阳穴

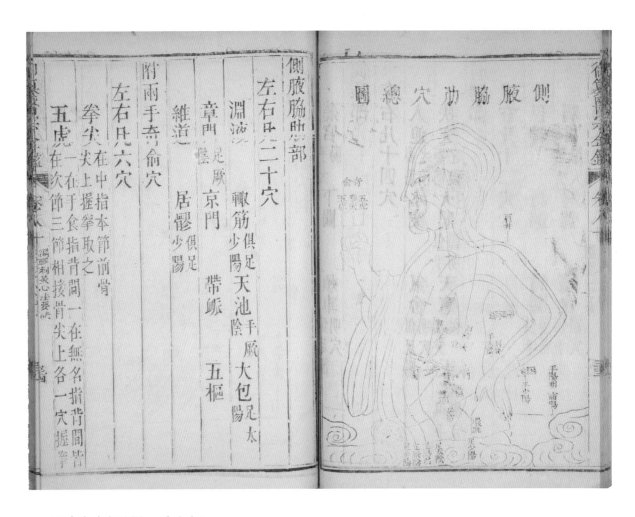

侧腋胁肋穴总图（图见上）

侧腋胁肋部

左右凡二十穴

渊液　辄筋俱足少阳　天池手厥阴　大包足太阳　章门足厥阴　京门　带脉　五枢　维道　居髎俱
足少阳

附：两手奇俞穴

左右凡六穴

拳尖在中指本节前骨尖上，握拳取之。五虎一在手食指背间，一在无名指背间，皆在次节三节相接骨尖上各
一穴，握拳

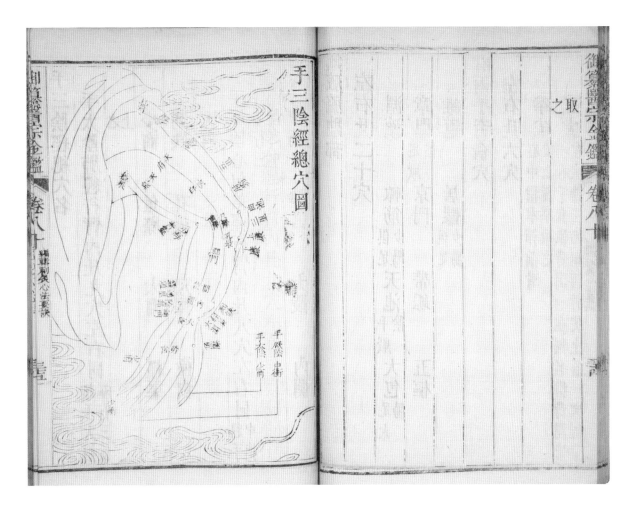

取之。

手三阴经总穴图（图见上）

御纂醫宗金鑑／卷八十　編輯刺灸心法要訣

手三陰經總穴名

手太陰肺經行臂內凡九穴左右同　起手大指端行三陰之上

少商　魚際　太淵　經渠　列缺　孔最　尺澤　俠白　天府

手厥陰心包絡經行臂內凡八穴左右同　起手中指端行三陰之中

中衝　勞宮　大陵　內關　間使　郄門　曲澤　天泉

手少陰心經行臂內凡九穴左右同　起手小指內側端行三陰之下

少衝　少府　神門　陰郄　通里　靈道　少海　青靈　極泉

手三阴经总穴名

手太阴肺经，行臂内凡九穴，左右同。起手大指端，行三阴之上。

少商　鱼际　太渊　经渠　列缺　孔最　尺泽　侠白　天府

手厥阴心包络经，行臂内凡八穴，左右同。起手中指端，行三阴之中。

中冲　劳宫　大陵　内关　间使　郄门　曲泽　天泉

手少阴心经，行臂内凡九穴，左右同。起手小指内侧端，行三阴之下。

少冲　少府　神门　阴郄　通里　灵道　少海　青灵　极泉

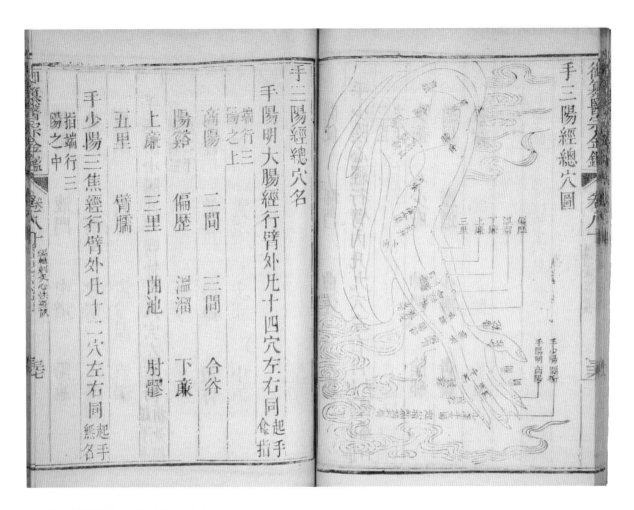

手三陽經總穴名

手陽明大腸經行臂外凡十四穴左右同　起手食指
端行三陽之上

商陽　二間　三間　合谷　陽谿　偏歷　溫溜　下廉　上廉　三里　曲池　肘髎　五里　臂臑

手少陽三焦經行臂外凡十二穴左右同　起手無名
指端行三陽之中

手三阳经总穴图（图见上）

手三阳经总穴名

手阳明大肠经，行臂外，凡十四穴，左右同。起手食指端，行三阳之上。

商阳　二间　三间　合谷　阳溪　偏历　温溜　下廉　上廉　三里　曲池　肘髎　五里　臂臑

手少阳三焦经，行臂外，凡十二穴，左右同。起手无名指端，行三阳之中。

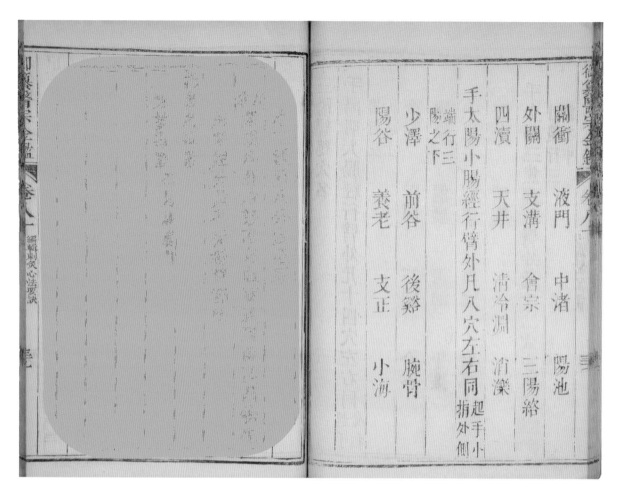

关冲　液门　中渚　阳池　外关　支沟　会宗　三阳络　四渎　天井　清冷渊　消泺

手太阳小肠经，行臂外，凡八穴，左右同。起手小指外侧端，行三阳之下。

少泽　前谷　后溪　腕骨　阳谷　养老　支正　小海[①]

---

①小海：上图左半页文字为错简，已乙正至相应位置。图片效果由整理者所加。

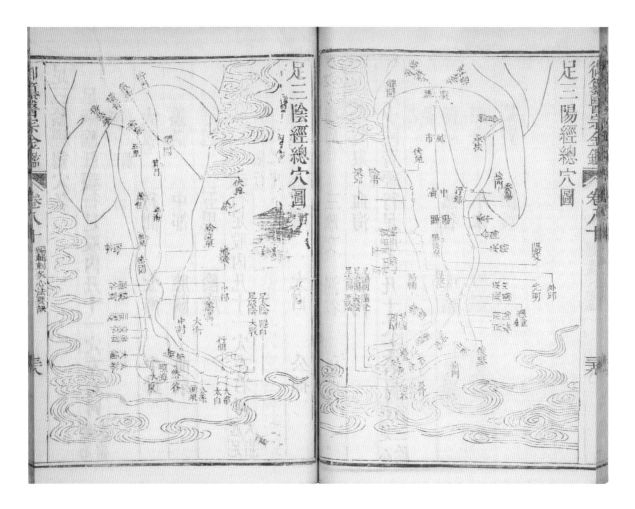

足三阳经总穴图 （图见上）

足三阴经总穴图 （图见上）

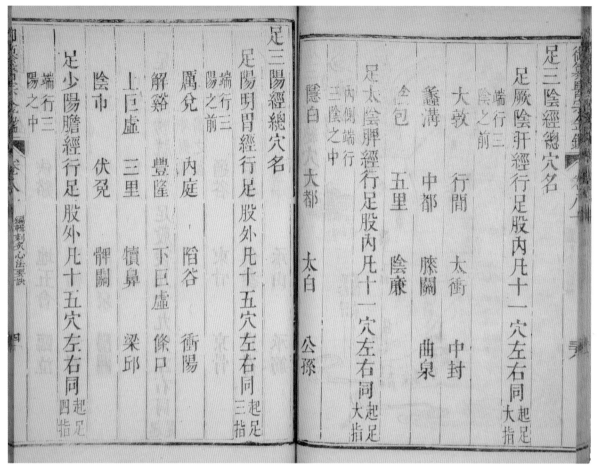

足三阴经总穴名

足厥阴肝经，行足股内，凡十一穴，左右同。起足大趾端，行三阴之前。

大敦　行间　太冲　中封　蠡沟　中都　膝关　曲泉　阴包　五里　阴廉

足太阴脾经，行足股内，凡十一穴，左右同。起足大趾内侧端，行三阴之中。

隐白　大都　太白　公孙　商丘①　三阴交　漏谷　地机　阴陵泉　血海
箕门

足少阴肾经，行足股内，凡十穴，左右同。起足心，行三阴之后。

涌泉　然谷　太溪　大钟　照海　水泉　复溜　交信　筑宾　阴谷

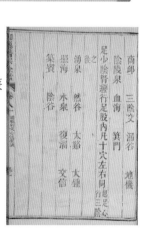

足三阳经总穴名

足阳明胃经，行足股外，凡十五穴，左右同。起足三趾端，行三阳之前。

厉兑　内庭　陷谷　冲阳　解溪　丰隆　下巨虚　条口　上巨虚　三里　犊鼻　梁丘　阴市　伏
兔　髀关

足少阳胆经，行足股外，凡十五穴，左右同。起足四趾端，行三阳之中。

---

①商丘：此下至"阴谷"共59字错简至"足三阳经总穴图"前，现乙正至此。

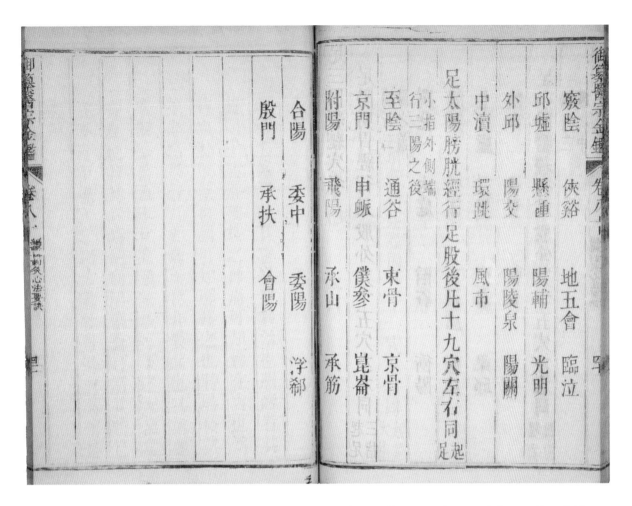

窍阴　侠溪　地五会　临泣　丘墟　悬钟　阳辅　光明　外丘　阳交　阳陵泉　阳关　中渎　环跳　风市

足太阳膀胱经，行足股后，凡十九穴，左右同。起足小趾外侧端，行三阳之后。

至阴　通谷　束骨　京骨　金门　申脉　仆参　昆仑　跗阳　飞扬　承山　承筋　合阳　委中　委阳　浮郄　殷门　承扶　会阳

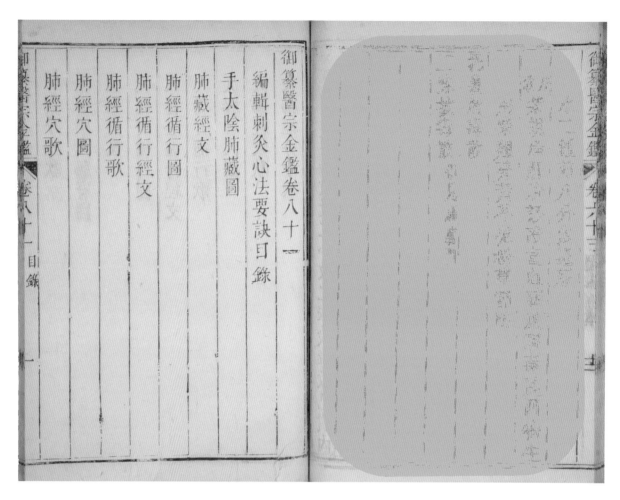

御纂医宗金鉴卷八十一

编辑刺灸心法要诀目录

手太阴肺脏图①

肺脏经文

肺经循行图

肺经循行经文

肺经循行歌

肺经穴图

肺经穴歌

---

①手太阴肺脏图：上图右页文字，为《医宗金鉴》卷六十三内容错简至此，已移至相应位置。

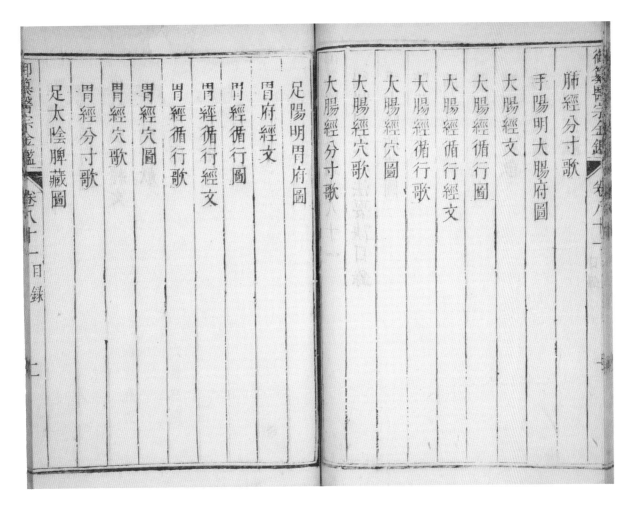

肺经分寸歌

手阳明大肠腑图

大肠经文

大肠经循行图

大肠经循行经文

大肠经循行歌

大肠经穴图

大肠经穴歌

大肠经分寸歌

足阳明胃腑图

胃腑经文

胃经循行图

胃经循行经文

胃经循行歌

胃经穴图

胃经穴歌

胃经分寸歌

足太阴脾脏图

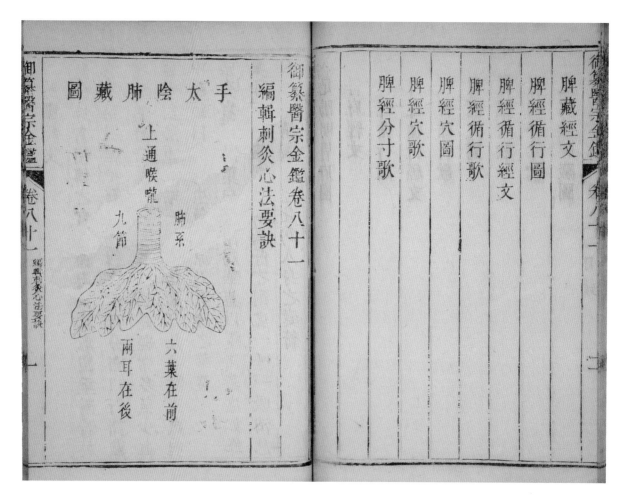

御纂醫宗金鑑卷八十一

編輯刺灸心法要訣

手太陰肺臟圖

肺系

上通喉嚨

九節

六葉在前

兩耳在後

脾臟经文

脾经循行图

脾经循行经文

脾经循行歌

脾经穴图

脾经穴歌

脾经分寸歌

御纂医宗金鉴卷八十一

编辑刺灸心法要诀

手太阴肺脏图 （图见上）

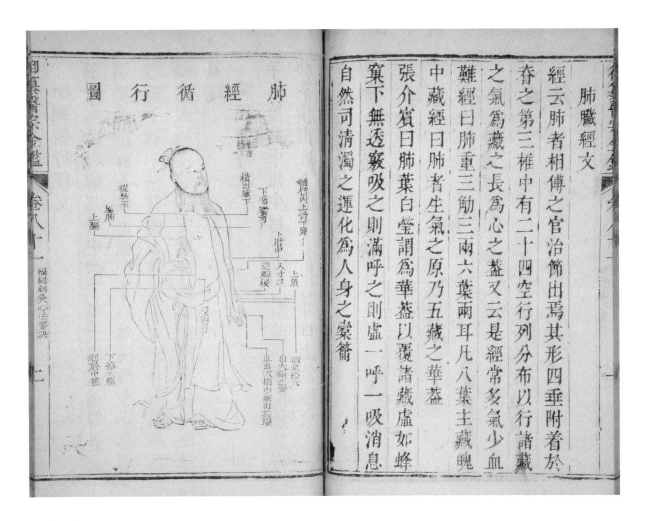

肺臟經文

经云：肺者，相傅之官，治节出焉。其形四垂，附着于脊之第三椎中。有二十四空，行列分布，以行诸脏之气，为脏之长，为心之盖。又云：是经常多气少血。《难经》曰：肺重三斤三两，六叶两耳，凡八叶，主藏魄。《中藏经》曰：肺者生气之原，乃五脏之华盖。

张介宾曰：肺叶白莹，谓为华盖，以覆诸脏。虚如蜂窠，下无透窍，吸之则满，呼之则虚，一呼一吸，消息自然，司清浊之运化，为人身之橐籥。

肺经循行图 (图见上)

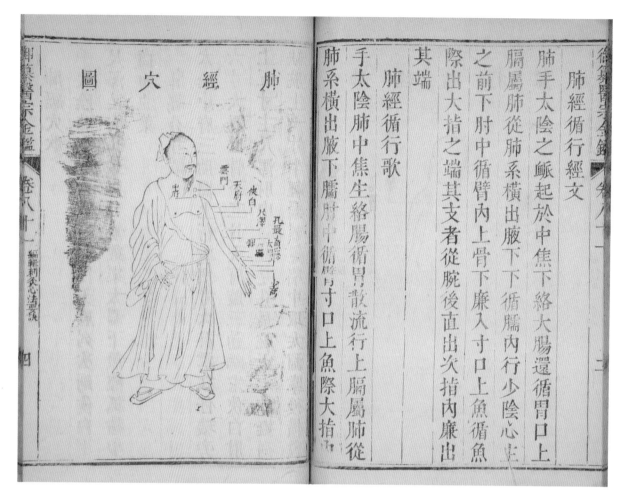

肺经循行经文

肺手太阴之脉，起于中焦，下络大肠，还循胃口，上膈属肺，从肺系横出腋下，下循臑内，行少阴心主之前，下肘中，循臂内上骨下廉，入寸口，上鱼，循鱼际，出大指之端。其支者，从腕后直出次指内廉，出其端。

肺经循行歌

手太阴肺中焦生，络肠循胃散流行；上膈属肺从肺系，横出腋下臑肘中；

循臂寸口上鱼际，大指内侧①爪端通；支络还从腕后出，接次指属阳明经。

注：手太阴肺经之脉，起于中焦者，言起于任脉中脘穴也。下络大肠，还循胃口者，谓本经之络，散布流行，下则络于大肠，还上而循胃口，非上膈属肺直行之经也。夫经络流行，循环无端。故手太阴之脉，必自足厥阴经之支者期门穴，循行中脘穴，上膈属肺，以交于手太阴肺经也。从肺系横出腋下，至于中府、云门穴，下循于臑内天府、侠白穴；从侠白行少阴心主经脉之前，下行肘中尺泽穴；从尺泽循臂内上骨下廉孔最穴，从孔最入寸口列缺、经渠、太渊穴；从太渊上鱼入鱼际穴；从鱼际出大指之端少商穴而终焉。其支者从腕后直出，循行次指内廉出其端，以交于手阳明大肠经也。

肺经穴图（图见上）

①侧：此下至歌诀末，及以下全段注文原脱，据清光绪二年江西书局刻本《医宗金鉴》补录于此。

肺經穴歌
手太陰肺十一穴中府雲門天府列次則俠白下
尺澤又次孔最與列缺經渠太淵下魚際抵指少
商如韭葉

肺經分寸歌
太陰中府三肋間上行雲門寸六許雲在任璣旁
六寸大腸巨骨下二骨天府腋三動脈求俠白肘
上五寸主尺澤肘中約紋是孔最腕上七寸擬列
缺腕上一寸半經渠寸口陷中取太淵掌後橫紋
頭魚際節後散脈裏少商大指端內側鼻衄刺之
立時止
　註
中府在任脈中行華蓋穴旁直開去六寸乳
上三肋間陷中動脈應手仰而取之是其穴
也○上直行一寸六分在手陽明大腸經巨
骨之下陷中動脈應手舉臂取之雲門穴也
○從雲門穴下循臑內腋下三寸動脈陷中
以鼻尖點墨取之天府穴也○從天府穴下
行肘中約紋上去五寸動脈中俠白穴也○

肺经穴歌

手太阴肺十一穴，中府云门天府列；次则侠白下尺泽，又次孔最与列缺；

经渠太渊下鱼际，抵指少商如韭叶。

肺经分寸歌

太阴中府三肋间，上行云门寸六许；云在任玑旁六寸，大肠巨骨下二骨；

天府腋三动脉求，侠白肘上五寸主；尺泽肘中约纹是，孔最腕上七寸拟；

列缺腕上一寸半，经渠寸口陷中取；太渊掌后横纹头，鱼际节后散脉里；

少商大指端内侧，鼻衄刺之立时止。

注：中府在任脉中行华盖穴旁，直开去六寸，乳上三肋间陷中，动脉应手，仰而取之，是其穴也。

上直行一寸六分，在手阳明大肠经巨骨之下陷中，动脉应手，举臂取之，云门穴也。

从云门穴下循臑内，腋下三寸动脉陷中，以鼻尖点墨取之，天府穴也。

从天府穴下行肘中，约纹上去五寸动脉中，侠白穴也。

從俠白穴下行肘中，約紋上屈肘橫紋筋骨罅中，動脉應手，尺澤穴也。○從尺澤穴下行腕前，約紋上七寸，上骨、下骨間陷中，孔最穴也。○從孔最穴循外側行腕後，側上一寸五分，以兩手交叉，當食指末筋骨罅中，列缺穴也。○從列缺穴循行寸口陷中，經渠穴也。○從經渠穴內循手掌後陷中，太淵穴也。○太淵穴上魚，手大指本節後，內側陷中散脉中白肉際，魚際穴也。○從魚際穴循行手大指內側之端，去爪甲角如韭葉許白肉際，少商穴也。

从侠白穴下行肘中，约纹上屈肘横纹筋骨罅中，动脉应手，尺泽穴也。

从尺泽穴下行腕前，约纹上七寸，上骨、下骨间陷中，孔最穴也。

从孔最穴循外侧行腕后，侧上一寸五分，以两手交叉，当食指末筋骨罅中，列缺穴也。

从列缺穴循行寸口陷中，经渠穴也。

从经渠穴内循手掌后陷中，太渊穴也。

从太渊穴上鱼，手大指本节后，内侧陷中散脉中白肉际，鱼际穴也。

从鱼际穴循行手大指内侧之端，去爪甲角如韭叶许白肉际，少商穴也。

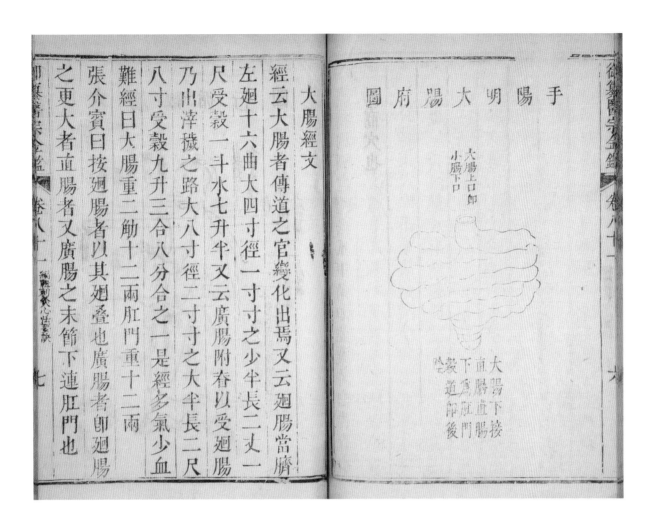

手阳明大肠腑图（图见上）

大肠经文

经云：大肠者，传道之官，变化出焉。又云：回肠当脐左回十六曲，大四寸，径一寸，寸之少半，长二丈一尺，受谷一斗，水七升半。又云：广肠附脊以受回肠，乃出滓秽之路，大八寸，径二寸，寸之大半，长二尺八寸，受谷九升三合八分合之一。是经多气少血。《难经》曰：大肠重二斤十二两，肛门重十二两。

张介宾曰：按回肠者，以其回叠也；广肠者，即回肠之更大者；直肠者，又广肠之末节，下连肛门也。

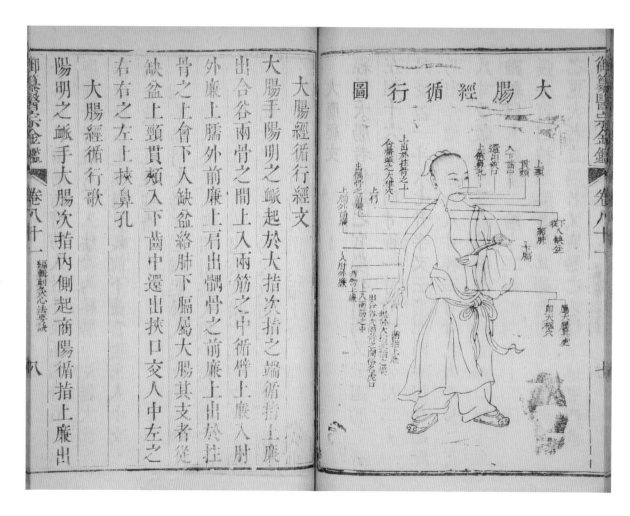

大肠经循行图 （图见上）

大肠经循行经文

大肠手阳明之脉，起于大指、次指之端，循指上廉，出合谷两骨之间，上入两筋之中，循臂上廉，入肘外廉，上臑外前廉，上肩出髃骨之前廉，上出于柱骨之上会，下入缺盆，络肺下膈属大肠。其支者，从缺盆上颈贯颊，入下齿中，还出挟口，交人中，左之右，右之左，上挟鼻孔。

大肠经循行歌

阳明之脉手大肠，次指内侧起商阳；循指上廉出

合谷岐骨兩筋循臂肪入肘外廉循臑外肩端前
廉拄骨旁從肩下入缺盆內絡肺下膈屬大腸支
從缺盆直上頸斜貫頰前下齒當環出人中交左
右上俠鼻孔注迎香

註手陽明大腸經之眿起於大指次指內廉之
端出於大指者謂出於大指少商穴也本經
之絡其支者直出於次指之端以交於手陽
明大腸經之商陽穴故曰起於大指次指之
端也從商陽穴循食指上廉二間三間穴也

從三間穴循出兩骨之間合谷穴也從合谷
上兩筋之間陽谿穴也從陽谿穴循臂上廉
至偏歷溫溜下廉上廉三里穴也從三里穴
入肘外廉曲池穴也從曲池穴上臑外前廉
肘髎五里臂臑穴也從臂臑穴上肩肩髃穴
也從肩髃穴出髃骨之前廉巨骨穴也從巨
骨穴上出於拄骨之會上言會於督眿之大
椎穴也白督眿大椎穴入交足陽明胃經之
缺盆穴絡肺下膈屬大腸者謂其支從缺盆

合谷，歧骨两筋循臂肪；

入肘外廉循臑外，肩端前廉拄骨旁；从肩下入缺盆内，络肺下膈属大肠。

支从缺盆直上颈，斜贯颊前下齿当；环出人中交左右，上挟鼻孔注迎香。

注：手阳明大肠经之脉，起于大指、次指内廉之端。出于大指者，谓出于大指少商穴也，本经之络。其支者，直出于次指之端，以交于手阳明大肠经之商阳穴，故曰：起于大指、次指之端也。从商阳穴循食指上廉，二间、三间穴也。从三间穴循出两骨之间，合谷穴也。从合谷上两筋之间，阳溪穴也。从阳溪穴循臂上廉至偏历、温溜、下廉、上廉、三里穴也。从三里穴入肘外廉，曲池穴也。从曲池穴上臑外前廉，肘髎、五里、臂臑穴也。从臂臑穴上肩，肩髃穴也。从肩髃穴出髃骨之前廉，巨骨穴也。从巨骨穴上出于拄骨之会上，言会于督脉之大椎穴也。自督脉大椎穴入交足阳明胃经之缺盆穴。络肺下膈属大肠者，谓其支从缺盆

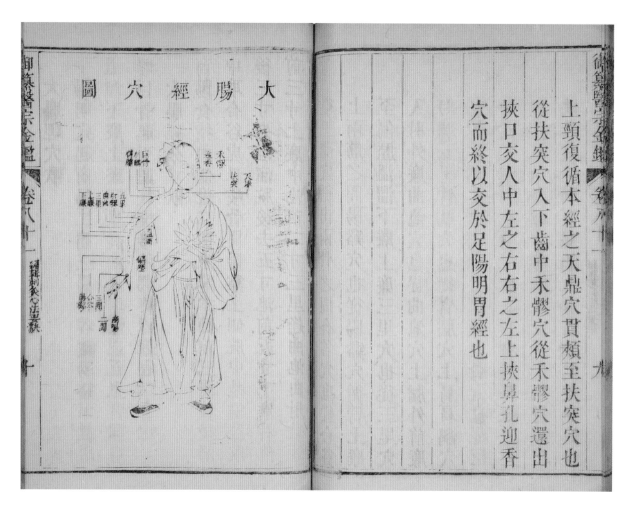

大肠经穴图

上頸復循本經之天鼎穴貫頰至扶突穴也

從扶突穴入下齒中禾髎穴從禾髎穴還出

挾口交人中左之右右之左上挾鼻孔迎香

穴而終以交於足陽明胃經也

上颈，复循本经之天鼎穴，贯颊至扶突穴也。从扶突穴入下齿中禾髎穴，从禾髎穴还出挟口交人中，左之右，右之左，上挟鼻孔迎香穴而终，以交于足阳明胃经也。

大肠经穴图 （图见上）

大腸經穴歌

手陽明穴起商陽二間三間合谷藏陽谿偏歷
溫溜下廉上廉三里長曲池肘髎迎五里臂臑肩
髎巨骨起天鼎扶突接禾髎終以迎香二十止

大腸經分寸歌

商陽食指內側邊二間來尋本節前三間節後陷
中取合谷虎口岐骨間陽谿上側腕中是偏歷腕
後三寸安溫溜腕後去五寸池前五寸下廉看
前三寸上廉中池前二寸三里逢曲池曲肘紋頭
盡肘髎上臑外廉近大筋中央尋五里肘上三寸
行向裏臂臑肘上七寸量肩髃肩端舉臂取巨骨
肩尖端上行天鼎喉旁四寸真扶突天突旁三寸
禾髎水溝旁五分迎香禾髎上一寸大腸經穴自
分明

註

商陽穴在手食指內側端後去爪甲角如韭
葉許是其穴也〇從商陽穴循食指上廉本
節前內側陷中二間穴也〇從二間穴循食
指本節後內側陷中三間穴也〇從三間穴

大肠经穴歌

手阳明穴起商阳，二间三间合谷藏；阳溪偏历历温溜，下廉上廉三里长；

曲池肘髎迎五里，臂臑肩髃巨骨起；天鼎扶突接禾髎，终以迎香二十止。

大肠经分寸歌

商阳食指内侧边，二间来寻本节前；三间节后陷中取，合谷虎口歧骨间；

阳溪上侧腕中是，偏历腕后三寸安；温溜腕后去五寸，池前五寸下廉看；

池前三寸上廉中，池前二寸三里逢；曲池曲肘纹头尽，肘髎上臑外廉近；

大筋中央寻五里，肘上三寸行向里，臂臑肘上七寸量，肩髃肩端举臂取；

巨骨肩尖端上行，天鼎喉旁四寸真；扶突天突旁三寸，禾髎水沟旁五分；

迎香禾髎上一寸，大肠经穴自分明。

注：商阳穴在于食指内侧端后，去爪甲角如韭叶许，是其穴也。

从商阳穴循食指上廉，本节前内侧陷中，二间穴也。

从二间穴循食指本节后，内侧陷中，三间穴也。

从三间穴

循行手大指次指岐骨間陷中合谷穴也。○從合谷穴循行手腕中上側兩筋間陷中張大指次指取之陽谿穴也。○從陽谿穴上行手腕後上側三寸偏歷穴也。○從偏歷穴上行三寸溫溜穴也。○從溫溜穴上行二寸五分輔銳肉分下廉穴也。○從下廉穴上行一寸上廉穴也。○從上廉穴上行一寸銳肉之端按之肉起于三里穴也。○從于三里穴上二寸以手拱胸屈肘橫紋頭陷中取之曲池穴也。○從曲池穴上行大骨外廉陷中肘髎穴也。○從肘髎穴循行肘上三寸向裏大脈中央五里穴也。○從五里穴上行四寸兩筋兩骨罅宛宛陷中伸臂平手取之臂臑穴也。○從臂臑穴上行髃骨頭肩端上兩骨罅陷處宛宛中舉臂取之有空肩髃穴也。○從肩髃穴上行臂端兩叉骨間陷中巨骨穴也。○從巨骨穴循頸缺盆上直行扶突下一寸天鼎穴也。○從天鼎穴上直行曲頰下一寸人

循行手大指、次指歧骨间陷中，合谷穴也。

从合谷穴循行手腕中上侧，两筋间陷中，张大指、次指取之，阳溪穴也。

从阳溪穴上行手腕后，上侧三寸，偏历穴也。

从偏历穴上行三寸，温溜穴也。

从温溜穴上行二寸五分，辅锐肉分，下廉穴也。

从下廉穴上行一寸，上廉穴也。

从上廉穴上行一寸，锐肉之端，按之肉起，手三里穴也。

从手三里穴上二寸，以手拱胸屈肘，横纹头陷中取之，曲池穴也。

从曲池穴上行大骨外廉陷中，肘髎穴也。

从肘髎穴循行肘上三寸，向里大脉中央，五里穴也。

从五里穴上行四寸，两筋两骨罅宛宛陷中，伸臂平手取之，臂臑穴也。

从臂臑穴上行髃骨头，肩端上两骨罅陷处宛宛中，举臂取之，有空，肩髃穴也。

从肩髃穴上行臂端，两叉骨间陷中，巨骨穴也。

从巨骨穴循颈，缺盆上直行扶突下一寸，天鼎穴也。

从天鼎穴上直行曲颊下一寸，人

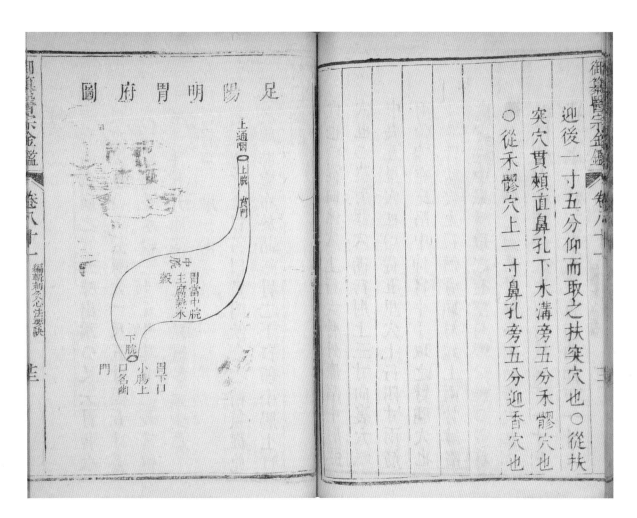

迎後一寸五分仰而取之扶突穴也○從扶
突穴貫頰直鼻孔下水溝旁五分禾髎穴也
○從禾髎穴上一寸鼻孔旁五分迎香穴也

迎后一寸五分，仰而取之，扶突穴也。

从扶突穴贯颊直鼻孔下，水沟旁五分，禾髎穴也。

从禾髎穴上一寸，鼻孔旁五分，迎香穴也。

足阳明胃腑图（图见上）

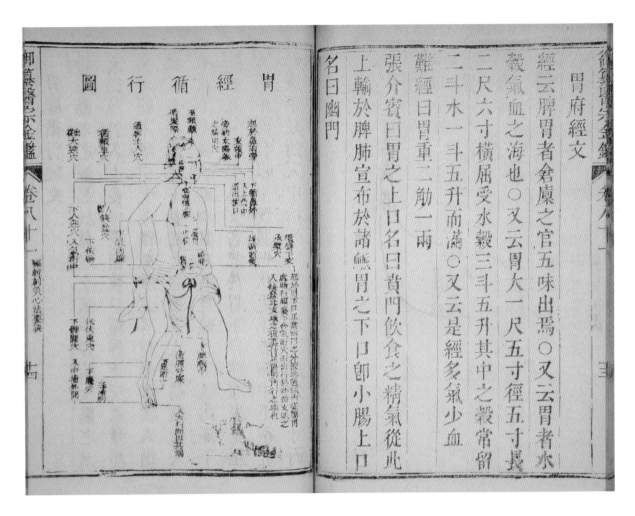

胃腑经文

　　经云：脾胃者，仓廪之官，五味出焉。

　　又云：胃者，水谷气血之海也。

　　又云：胃大一尺五寸，径五寸，长二尺六寸，横屈，受水谷三斗五升。其中之谷，常留二斗，水一斗五升而满。

　　又云：是经多气少血。

　　《难经》曰：胃重二斤一两。

　　张介宾曰：胃之上口名曰贲门，饮食之精气，从此上输于脾肺，宣布于诸脉。胃之下口，即小肠上口，名曰幽门。

　　胃经循行图（图见上）

胃經循行經文

胃足陽明之脈，起於鼻之交頞中，旁約太陽之脈，下循鼻外，入上齒中，還出俠口環唇，下交承漿，却循頤後下廉，出大迎，循頰車，上耳前，過客主人，循髮際，至額顱。其支者，從大迎前下人迎，循喉嚨，入缺盆，下膈，屬胃，絡脾。其直者，從缺盆下乳內廉，下挾臍，入氣街中。其支者，起於胃下口，循腹裏，下至氣街中而合，以下髀關，抵伏兔，下膝臏中，下循脛外廉，下足跗，入中指外間；其支者，下廉穴三寸而別，入中指外間；其支者，別跗上，入大指間，出其端。

胃經循行歌

胃足陽明交鼻起，下循鼻外入上齒；還出俠口繞承漿，頤後大迎頰車裏；耳前髮際至額顱，支下人迎缺盆底；下膈入胃絡脾宮，直者缺盆下乳內；一支幽門循腹中，下行直合氣街逢，遂由髀關抵膝臏，臍跗足指內間同；一支下膝注三里，前出中指外間通；一支別走足跗指，大指之端經盡已。

註：足陽明胃經之脈，起於鼻者，是謂由迎香穴

胃经循行经文

胃足阳明之脉，起于鼻之交頞中，旁约太阳之脉，下循鼻外，入上齿中，还出挟口环唇，下交承浆，却循颐后下廉，出大迎，循颊车，上耳前，过客主人，循发际，至额颅。其支者，从大迎前下人迎，循喉咙，入缺盆，下膈，属胃，络脾。其直者，从缺盆下乳内廉，下挟脐，入气街中。其支者，起于胃下口，循腹里，下至气街中而合，以下髀关，抵伏兔，下膝膑中，下循胫外廉，下足跗，入中趾内[1]间；其支者，下廉穴三寸而别，入中趾外间；其支者，别跗上，入大趾间，出其端。

胃经循行歌

胃足阳明交鼻起，下循鼻外入上齿；还出挟口绕承浆，颐后大迎颊车里；

耳前发际至额颅，支下人迎缺盆底；下膈入胃络脾宫，直者缺盆下乳内；

一支幽门循腹中，下行直合气街逢，遂由髀关抵膝膑，脐跗足趾内间同；

一支下膝注三里，前出中趾外间通；一支别走足跗趾，大趾之端经尽已。

注：足阳明胃经之脉，起于鼻者，是谓由迎香穴

---

① 内：原作"外"，据《灵枢·经脉》改。

上交頻中兩旁約過足太陽脉之睛明穴分
下循鼻外始交於足陽明之承泣四白巨髎
穴也從巨髎入上齒中還出俠口之地倉穴
還繞唇下交會任脉之承漿穴却循頤後下
廉復交本經之大迎穴由大迎出循頰車穴
上行耳前過客主人穴合少陽經循髮際至
額顱兩旁之懸顱穴頷厭穴復交足陽明之
頭維穴下關穴其支者行大迎穴從大迎前
循人迎水突穴氣舍穴循喉嚨入缺盆穴下
膈屬胃絡脾散布藏府其直者從缺盆穴直
行氣戶庫房屋翳膺窗乳中乳根等穴下乳
內廉不容穴也從不容循承滿梁門關門太
乙滑肉門等穴下俠臍天樞穴也從天樞外
陵大巨水道歸來等穴入氣街中氣衝穴也
其支者起於胃口是謂前之屬胃絡脾之支
下循腹裏下至氣街中而合氣街穴會衝脉
上行者也其下行本經者髀關穴也抵伏兔
至伏兔穴下從伏兔行陰市穴梁邱穴下膝

上交颊中两旁，约过足太阳脉之睛明穴，分下循鼻外，始交于足阳明之承泣、四白、巨髎穴也；从巨髎入上齿中，还出挟口之地仓穴；还绕唇下，交会任脉之承浆穴，却循颐后下廉，复交本经之大迎穴，由大迎出循颊车穴，上行耳前，过客主人穴，合少阳经，循发际至额颅两旁之悬颅穴、颔厌穴，复交足阳明之头维穴、下关穴。其支者，行大迎穴，从大迎前循人迎、水突穴、气舍穴，循喉咙入缺盆穴，下膈属胃络脾，散布脏腑。其直者，从缺盆穴，直行气户、库房、屋翳、膺窗、乳中、乳根等穴，下乳内廉不容穴也；从不容循承满、梁门、关门、太乙、滑肉门等穴，下夹脐天枢穴也；从天枢、外陵、大巨、水道、归来等穴，入气街中，气冲穴也。其支者，起于胃口，是谓前之属胃络脾之支，下循腹里，下至气街中而合气街穴，会冲脉上行者也；其下行本经者，髀关穴也。抵伏兔，至伏兔穴下，从伏兔行阴市穴、梁丘穴，下膝

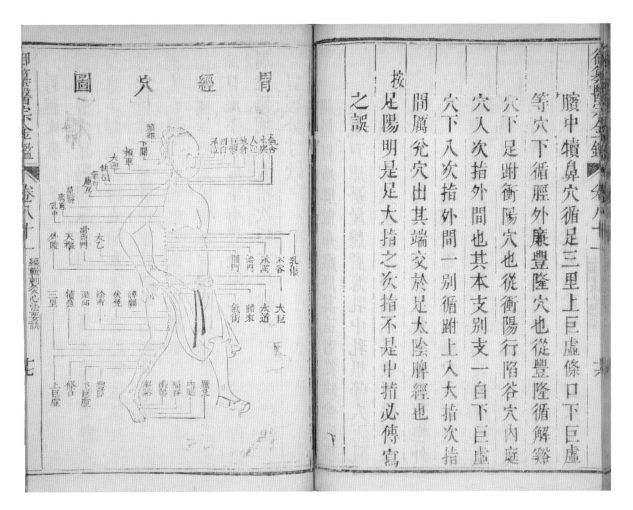

膑中犊鼻穴，循足三里、上巨虚、条口、下巨虚等穴，下循胫外廉丰隆穴也；从丰隆循解溪穴，下足跗冲阳穴也；从冲阳行陷谷穴、内庭穴，入次趾外间也。其本支别支，一自下巨虚穴下入次趾外间；一别循跗上入大趾、次趾间厉兑穴，出其端，交于足太阴脾经也。

　按：足阳明是足大趾之次趾，不是中趾，必传写之误。

胃经穴图（图见上）

胃經穴歌

四十五穴足陽明，承泣四白巨髎經地倉大迎登
頬車下關頭維對人迎水突氣舍連缺盆氣戶庫
房屋翳膺窗乳中下乳根不容承滿出梁門關
門太乙滑肉起天樞外陵大巨裏水道歸來達氣
街髀關伏兔走陰市梁邱犢鼻足三里上巨虛連
條口底下巨虛下有豐隆解谿衝陽陷谷同內庭
厲兌陽明穴大指次指之端終

胃經分寸歌

胃之經兮足陽明承泣目下七分尋再下三分名
四白巨髎鼻孔旁八分地倉俠吻四分近大迎頷
下寸三中頬車耳下八分陷下關耳前動脈行頭
維神庭旁四五人迎喉旁寸五真水突筋前人迎
下氣舍喉下一寸乘缺盆舍下橫骨陷氣戶下行
一寸明庫房下行一寸六屋翳膺窗乳中根不容
巨闕旁二寸一寸承滿與梁門關門太乙滑肉門
天樞臍旁二寸尋樞下一寸外陵穴陵下一寸大
巨陳巨下三寸水道穴水下二寸歸來存氣街歸

胃经穴歌

　　四十五穴足阳明，承泣四白巨髎经；地仓大迎登颊车，下关头维对人迎；

　　水突气舍连缺盆，气户库房屋翳寻；膺窗乳中下乳根，不容承满出梁门；

　　关门太乙滑肉起，天枢外陵大巨里；水道归来达气街，髀关伏兔走阴市；

　　梁丘犊鼻足三里，上巨虚连条口底；下巨虚下有丰隆，解溪冲阳陷谷同；

　　内庭厉兑阳明穴，大趾次趾之端终。

胃经分寸歌

　　胃之经兮足阳明，承泣目下七分寻；再下三分名四白，巨髎鼻孔旁八分。

　　地仓挟吻四分近，大迎颔下寸三中。颊车耳下八分陷，下关耳前动脉行。

　　头维神庭旁四五，人迎喉旁寸五真；水突筋前人迎下，气舍喉下一寸乘。

　　缺盆舍下横骨陷，气户下行一寸明；库房下行一寸六，屋翳膺窗乳中根。

　　不容巨阙旁二寸，一寸承满与梁门；关门太乙滑肉门，天枢脐旁二寸寻。

　　枢下一寸外陵穴，陵下一寸大巨陈；巨下三寸水道穴，水下二寸归来存。

　　气街归

来下一寸共去中行二寸匀髀關膝上尺二許伏兔髀下六寸是陰市伏兔下三寸梁邱市下一寸記犢鼻膝膑陷中取膝眼三寸下三里里下三寸上廉穴廉下二寸條口舉再下二寸下廉穴復上外踝上八寸却是豐隆穴當記解溪則從豐隆下內循足腕上陷中衝陽解下高骨動陷谷衝下二寸名內庭次趾外歧骨厲兌大次趾端中

註承泣穴在目下七分目下胞陷中上直瞳子正視取之是其穴也○從承泣直下三分額空骨內亦直瞳子取之四白穴也○從四白下行挟鼻孔旁八分亦直瞳子取之巨髎穴也○從巨髎下行挟口吻旁四分外許近下微有動脉地倉穴也○從地倉行腮頷下前一寸三分骨陷中動脉大迎穴也○從大迎行耳下曲頰端近前八分陷中側臥開口取之頰車穴也○從頰車上行耳前動脉側臥合口有空取之下關穴也○從下關上行額角入髮際以督脉中行神庭穴旁開四寸半

来下一寸，共去中行二寸匀；髀关膝上尺二许，伏兔髀下六寸是。

阴市伏兔下三寸，梁丘市下一寸记；犊鼻膝膑陷中取，膝眼三寸下三里。

里下三寸上廉穴，廉下二寸条口举；再下二寸下廉穴，复上外踝上八寸，

却是丰隆穴当记。解溪则从丰隆下，内循足腕上陷中；冲阳解下高骨动，

陷谷冲下二寸名；内庭次趾外歧骨，厉兑大次趾端中。

注：承泣穴，在目下七分，目下胞陷中，上直瞳子正视取之，是其穴也。

从承泣直下三分，颧空骨内，亦直瞳子取之，四白穴也。

从四白下行，挟鼻孔旁八分，亦直瞳子取之，巨髎穴也。

从巨髎下行，挟口吻旁四分外许，近下微有动脉，地仓穴也。

从地仓行腮颔下前一寸三分，骨陷中动脉，大迎穴也。

从大迎行耳下曲颊端，近前八分陷中，侧卧开口取之，颊车穴也。

从颊车上行，耳前动脉，侧卧合口有空取之，下关穴也。

从下关上行额角，入发际，以督脉中行神庭穴旁开四寸半，

頭維穴也。○從頭維下行頸下俠結喉旁一寸五分大動脈應乎伸頭取之人迎穴也。○從人迎下直行頸大筋前內貼氣喉水突穴也。○從水突下直行頸大筋前結喉下一寸許陷中貼骨尖上有缺處氣舍穴也。○從舍下行肩上橫骨陷中缺盆穴也。○從缺盆下行巨骨下一寸旁開中行四寸陷中仰而取之氣戶穴也。○從氣戶下行一寸六分亦旁開中行四寸陷中仰而取之庫房穴也。○

從庫房下行一寸六分亦旁開中行四寸陷中仰而取之屋翳穴也。○從屋翳下行一寸六分亦旁開中行四寸陷中仰而取之膺窗穴也。○從膺窗下行當乳頭之中乳中穴也。○從乳中下行一寸六分亦旁開中行四寸陷中仰而取之乳根穴也。○從乳根行在第四肋端旁開中行二寸不容穴也。○從不容穴下一寸亦旁開中行二寸承滿穴也。○從承滿下一寸亦旁開中行二寸梁門穴也。○

头维穴也。

从头维下行，颈下挟结喉旁一寸五分，大动脉应手，伸头取之，人迎穴也。

从人迎下直行，颈大筋前内贴气喉，水突穴也。

从水突下直行，颈大筋前结喉下一寸许陷中，贴骨尖上有缺处，气舍穴也。

从气舍下行，肩上横骨陷中，缺盆穴也。

从缺盆下行，巨骨下一寸，旁开中行四寸陷中，仰而取之，气户穴也。

从气户下行一寸六分，亦旁开中行四寸陷中，仰而取之，库房穴也。

从库房下行一寸六分，亦旁开中行四寸陷中，仰而取之，屋翳穴也。

从屋翳下行一寸六分，亦旁开中行四寸陷中，仰而取之，膺窗穴也。

从膺窗下行，当乳头之中，乳中穴也。

从乳中下行一寸六分，亦旁开中行四寸陷中，仰而取之，乳根穴也。

从乳根行在第四肋端，旁开中行二寸，不容穴也。

从不容穴下一寸，亦旁开中行二寸，承满穴也。

从承满下一寸，亦旁开中行二寸，梁门穴也。

從梁門下一寸，亦旁開中行二寸，關門穴也。

從關門下一寸，亦旁開中行二寸，太乙穴也。

從太乙下一寸，亦旁開中行二寸，滑肉門穴也。

從滑肉門下一寸，夾臍旁二寸許陷中，天樞穴也。

從天樞下一寸，亦旁開中行二寸，外陵穴也。

從外陵下一寸，亦旁開中行二寸，大巨穴也。

從大巨下三寸，亦旁開中行二寸，即水道穴也。

從水道下二寸，亦旁開中行二寸，即歸來穴也。

從歸來下行，在腿班中有肉核，名曰鼠蹊，直上一寸，動脉應手，亦旁開中行二寸，氣街穴也。

從氣街下行，膝上一尺二寸許，中行左右各三指按捺，上有肉起如伏兔之狀，故名伏兔。在此肉起後，交紋中，髀關穴也。

從髀關下行，膝上六寸起肉間，正跪坐而取之，伏兔穴也。

從伏兔下行三寸，在伏兔之下陷中，拜揖而取之，陰市穴也。

從陰市下行一寸，兩筋間，梁邱穴也。

從梁邱下行，過膝蓋骨，下胻骨

从梁门下一寸，亦旁开中行二寸，关门穴也。

从关门下一寸，亦旁开中行二寸，太乙穴也。

从太乙下一寸，亦旁开中行二寸，滑肉门穴也。

从滑肉门下一寸，夹脐旁二寸许陷中，天枢穴也。

从天枢下一寸，亦旁开中行二寸，外陵穴也。

从外陵下一寸，亦旁开中行二寸，大巨穴也。

从大巨下三寸，亦旁开中行二寸，即水道穴也。

从水道下二寸，亦旁开中行二寸，即归来穴也。

从归来下行，在腿班中有肉核，名曰鼠蹊，直上一寸，动脉应手，亦旁开中行二寸，气街穴也。

从气街下行，膝上一尺二寸许，中行左右各三指按捺，上有肉起如伏兔之状，故名伏兔。在此肉起后，交纹中，髀关穴也。

从髀关下行，膝上六寸起肉间，正跪坐而取之，伏兔穴也。

从伏兔下行三寸，在伏兔之下陷中，拜揖而取之，阴市穴也。

从阴市下行一寸，两筋间，梁丘穴也。

从梁丘下行，过膝盖骨，下胻骨

上陷中俗名膝眼此處陷中兩旁有空狀如
牛鼻在外側者犢鼻穴也○從犢鼻下行骭
骨外側大筋內宛中足三里穴也犢鼻即
膝眼處也○從足三里下行三寸兩筋骨陷
中舉足取之上巨虛穴也○從上巨虛下行
二寸舉足取之條口穴也○從條口下行一
寸兩筋骨陷中蹲地舉足取之下巨虛穴也
○從下巨虛復斜向後上行在足外踝上八
寸骭骨外廉陷中豐隆穴也○從豐隆內循

下足腕上中行陷中解谿穴也○從解谿下
行足跗上即脚面也高骨間動脉衝陽穴也
○從衝陽下行二寸至足大指之次指本節
後陷中陷谷穴也○從陷谷下至足大指之
次指本節前岐骨外間陷中內庭穴也從內
庭下行足大指之次指之端去爪角如韭葉
許厲兌穴也

上陷中，俗名膝眼，此处陷中两旁有空，状如牛鼻，在外侧者，犊鼻穴也。

从犊鼻下行，骭骨外侧大筋内宛宛中，足三里穴也。犊鼻即膝眼处也。

从足三里下行三寸，两筋骨陷中，举足取之，上巨虚穴也。

从上巨虚下行二寸，举足取之，条口穴也。

从条口下行一寸，两筋骨陷中，蹲地举足取之，下巨虚穴也。

从下巨虚复斜向后，上行，在足外踝上八寸，骭骨外廉陷中，丰隆穴也。

从丰隆内循下足腕上，中行陷中，解溪穴也。

从解溪下行足跗上，即脚面也；高骨间动脉，冲阳穴也。

从冲阳下行二寸，至足大趾之次趾，本节后陷中，陷谷穴也。

从陷谷下至足大趾之次趾，本节前歧骨外间陷中，内庭穴也。

从内庭下行足大趾之次趾之端，去爪角如韭叶许，厉兑穴也。

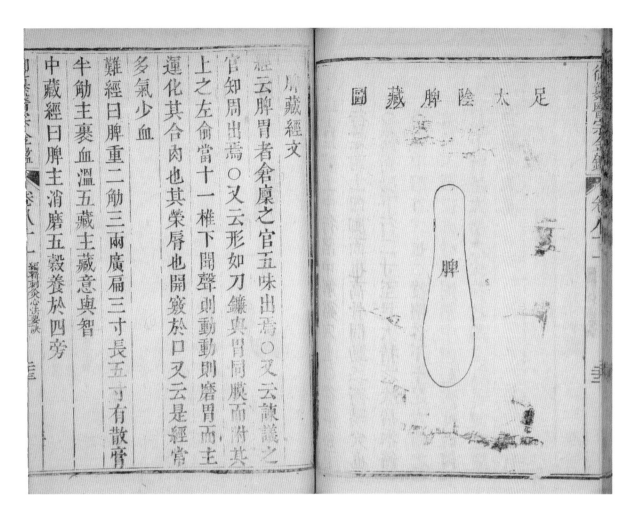

脾脏经文

经云：脾胃者，仓廪之官，五味出焉。

又云：谏议之官，知周出焉。

又云：形如刀镰，与胃同膜，而附其上之左俞，当十一椎下。闻声则动，动则磨胃而主运化。其合肉也，其荣唇也，开窍于口。又云：是经常多气少血。

《难经》曰：脾重二斤三两，广扁三寸，长五寸，有散膏半斤。主裹血，温五脏，主藏意与智。

《中藏经》曰：脾主消磨五谷，养于四旁。

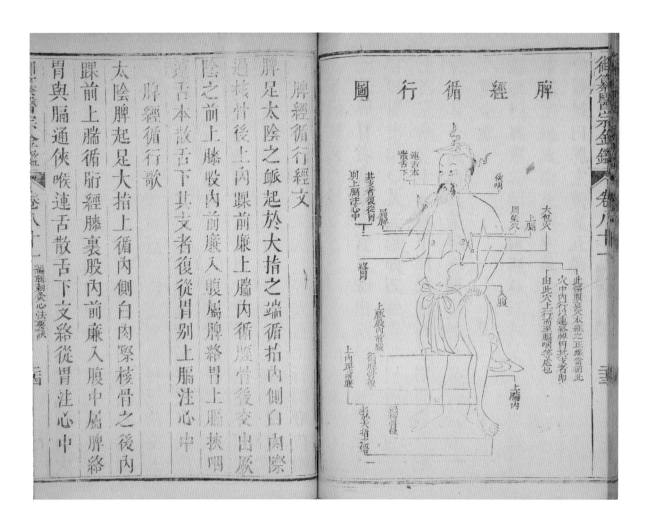

脾經循行圖

脾經循行經文

脾足太陰之脈起於大指之端循指內側白肉際
過核骨後上內踝前廉上腨內循脛當後交出厥
陰之前上膝股內前廉入腹屬脾絡胃上膈挾咽
連舌本散舌下其支者復從胃別上膈注心中

脾經循行歌

太陰脾起足大指上循內側白肉際核骨之後內
踝前上腨循胻經膝裏股內前廉入腹中屬脾絡
胃與膈通俠喉連舌散舌下支絡從胃注心中

脾经循行图（图见上）

脾经循行经文

　　脾足太阴之脉，起于大趾之端，循趾内侧白肉际，过核骨后。上内踝前廉，上腨内，循胫骨后，交出厥阴之前，上膝股内前廉，入腹，属脾络胃，上膈，挟咽，连舌本，散舌下。其支者，复从胃别上膈，注心中。

脾经循行歌

　　太阴脾起足大趾，上循内侧白肉际；核骨之后内踝前，上腨循胻经膝里；

　　股内前廉入腹中，属脾络胃与膈通；挟喉连舌散舌下，支络从胃注心中。

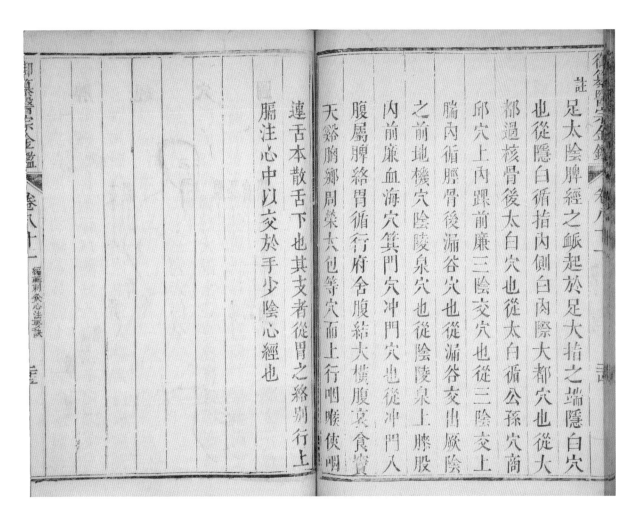

注：足太阴脾经之脉，起于足大趾之端，隐白穴也。从隐白循趾内侧白肉际，大都穴也。从大都过核骨后，太白穴也。从太白循公孙穴、商丘穴，上内踝前廉，三阴交穴也。从三阴交上腨内循胫骨后，漏谷穴也。从漏谷交出厥阴之前，地机穴、阴陵泉穴也。从阴陵泉上膝股内前廉，血海穴、箕门穴、冲门穴也。从冲门入腹，属脾络胃，循行府舍、腹结、大横、腹哀、食窦、天溪、胸乡、周荣、大包等穴而上行咽喉，挟咽，连舌本，散舌下也。其支者，从胃之络别行上膈，注心中，以交于手少阴心经也。

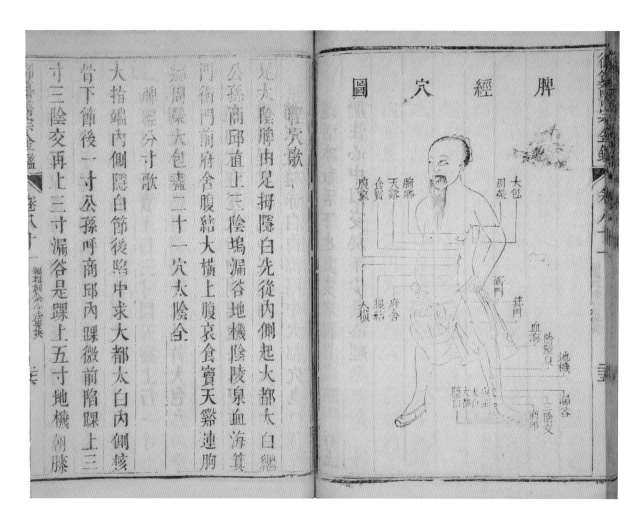

脾经穴图（图见上）

脾经穴歌

足太阴脾由足踇，隐白先从内侧起；大都太白继公孙，商丘直上三阴坞；

漏谷地机阴陵泉，血海箕门冲门前；府舍腹结大横上，腹哀食窦天溪连；

胸乡周荣大包尽，二十一穴太阴全。

脾经分寸歌

大趾端内侧隐白，节后陷中求大都；太白内侧核骨下，节后一寸公孙呼；

商丘内踝微前陷，踝上三寸三阴交；再上三寸漏谷是，踝上五寸地机朝；

膝

下内侧阴陵泉血海膝膑上内廉箕门穴在鱼腹
上动脉应手越筋间冲门横骨两端动府舍上行
七分看腹结上行三寸入大横上行一寸三腹哀
上行三寸半食窦上行三寸间天溪上行一寸六
胸乡周荣亦同然外斜腋下六寸许大包九肋季
胁端

注 隐白穴在足大指内侧端后去爪甲角如韭
叶许是其穴也○从隐白行足大指内侧
节末骨缝赤白肉际陷中大都穴也○从大
都行足大指后内侧内踝前核骨下赤白肉
际陷中太白穴也○从太白上行足大指本
节后一寸内踝前陷中公孙穴也○从公孙
上行内踝下微前陷中商丘穴也○从商丘
上行内踝踝尖上三寸夹骨陷中三阴交穴
也○从三阴交上行三寸夹骨陷中漏谷穴
也○从漏谷上行五寸在膝下五寸内侧夹
骨陷中伸足取之地机穴也○从地机上行
膝下内侧曲膝横纹头陷中阴陵泉穴也○

下内侧阴陵泉，血海膝膑上内廉；箕门穴在鱼腹上，动脉应手越筋间；

冲门横骨两端动，府舍上行七分看；腹结上行三寸入，大横上行一寸三；

腹哀上行三寸半，食窦上行三寸间；天溪上行一寸六，胸乡周荣亦同然。

外斜腋下六寸许，大包九肋季胁端。

注：隐白穴，在足大趾内侧端后，去爪甲角如韭叶许，是其穴也。

从隐白行足大趾内侧，次节末骨缝，赤白肉际陷中，大都穴也。

从大都行足大趾后内侧，内踝前核骨下，赤白肉际陷中，太白穴也。

从太白上行，足大趾本节后一寸，内踝前陷中，公孙穴也。

从公孙上行，内踝下微前陷中，商丘穴也。

从商丘上行，内踝踝尖上三寸，夹骨陷中，三阴交穴也。

从三阴交上行三寸，夹骨陷中，漏谷穴也。

从漏谷上行五寸，在膝下五寸内侧，夹骨陷中，伸足取之，地机穴也。

从地机上行，膝下内侧，曲膝横纹头陷中，阴陵泉穴也。

从阴陵泉上行，在膝膑上一寸，内廉白肉际陷中，血海穴也。

从血海上行，在鱼腹上越两筋间，阴股内廉，动脉应手，不禁重按，箕门穴也。

从箕门上行，横骨两端约纹中动脉，去腹中行旁开三寸半，冲门穴也。

从冲门上行七分，去腹中行亦旁开三寸半，府舍穴也。

从府舍上行三寸，去腹中行亦旁开三寸半，腹结穴也。

从腹结上行一寸三分，去腹中行亦旁开三寸半，大横穴也。

从大横上行三寸半，去腹中行亦旁开三寸半，腹哀穴也。

从腹哀上行三寸，或从乳上三肋间，动脉应手处，往下六寸四分，去胸中行旁开六寸，举臂取之，食窦穴也。

从食窦上行一寸六分，去胸中行旁开六寸，仰而取之，天溪穴也。

从天溪上行一寸六分，去胸中行亦旁开六寸，仰而取之，胸乡穴也。

从胸乡上行一寸六分，去胸中行亦旁开六寸，仰而取之，周荣穴也。

从周荣外斜下行，过少阳胆

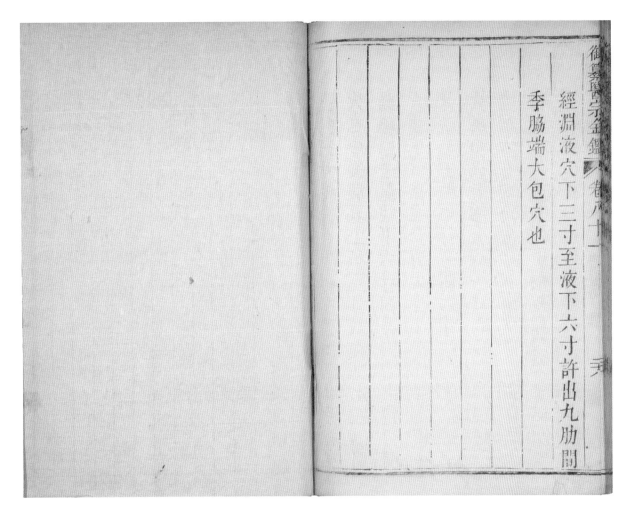

經淵液穴下三寸至液下六寸許出九肋間
季脇端大包穴也

经渊腋穴下三寸，至腋下六寸许，出九肋间季胁端，大包穴也。

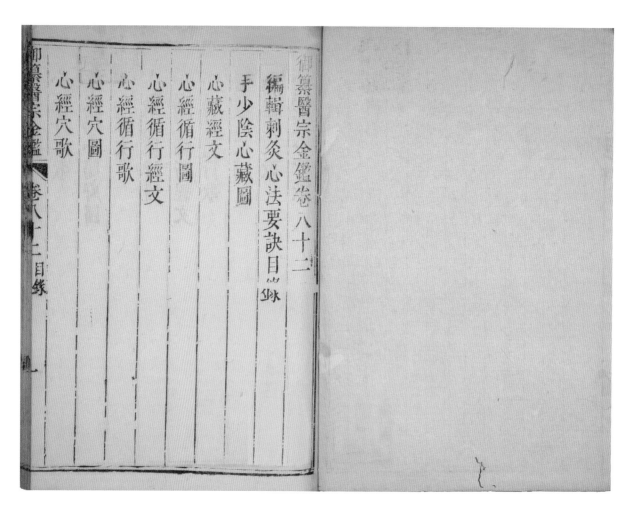

御纂醫宗金鑑卷八十二

編輯刺灸心法要訣目錄

手少陰心藏圖
心藏經文
心經循行圖
心經循行經文
心經循行歌
心經穴圖
心經穴歌

御纂医宗金鉴卷八十二

编辑刺灸心法要诀目录

手少阴心脏图

心脏经文

心经循行图

心经循行经文

心经循行歌

心经穴图

心经穴歌

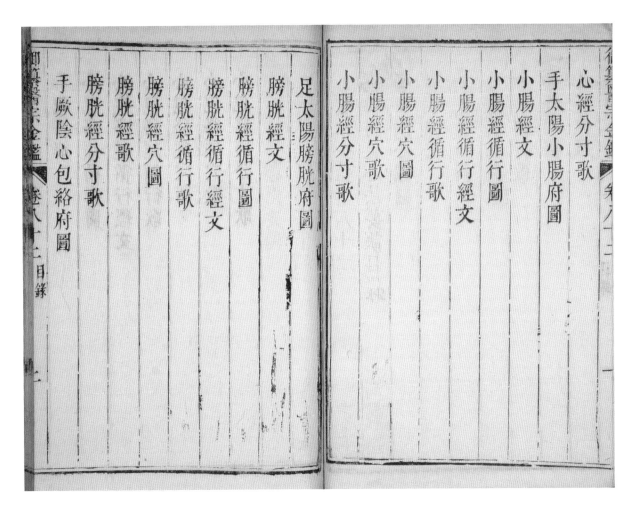

心经分寸歌

手太阳小肠腑图

小肠经文

小肠经循行图

小肠经循行经文

小肠经循行歌

小肠经穴图

小肠经穴歌

小肠经分寸歌

足太阳膀胱腑图

膀胱经文

膀胱经循行图

膀胱经循行经文

膀胱经循行歌

膀胱经穴图

膀胱经穴①歌

膀胱经分寸歌

手厥阴心包络腑图

①穴：原脱，据体例补。

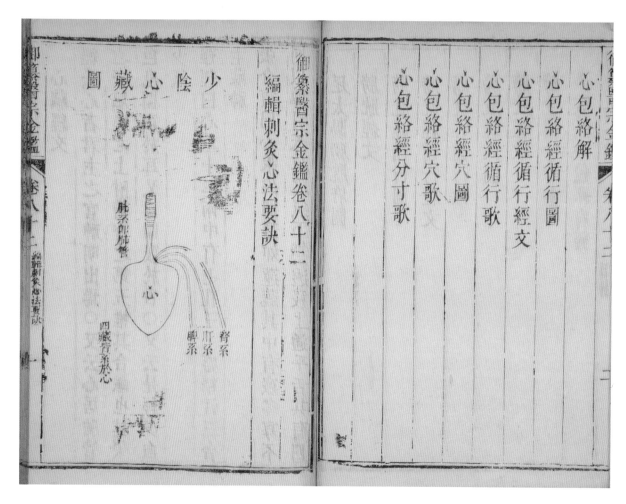

心包络解

心包络经循行图

心包络经循行经文

心包络经循行歌

心包络经穴图

心包络经穴歌

心包络经分寸歌

御纂医宗金鉴卷八十二

编辑刺灸心法要诀

手①**少阴心脏图**（图见上）

---

①手：原脱，据体例补。

心藏經文

經云心者君主之官神明出焉○又云心居肺管之下膈膜之上附着脊之第五椎其合眿也其榮色也開竅於耳又曰開竅於舌○又云是經少血多氣

少氣

難經曰心重十二兩中有七孔三毛盛精汁三合主藏神

張介賓曰心象尖圓形如蓮蕊其中有竅多寡不同以導引天真之氣下無透竅上通乎舌共有四系以通四藏心外有赤黃脂裏是爲心包絡心下有膈膜與脊脇周廻相着遮蔽濁氣使不得上熏心肺所謂膻中也

心脏经文

经云：心者，君主之官，神明出焉。

又云：心居肺管之下，膈膜之上，附着脊之第五椎。其合脉也，其荣色也。开窍于耳，又曰开窍于舌。

又云：是经少血多[1]气。

《难经》曰：心重十二两，中有七孔三毛，盛精汁三合。主藏神。

张介宾曰：心象尖圆，形如莲蕊。其中有窍，多寡不同，以导引天真之气。下无透窍，上通乎舌，共有四系，以通四脏。心外有赤黄脂裹，是为心包络。心下有膈膜，与脊胁周回相着，遮蔽浊气，使不得上熏心肺，所谓膻中也。

---

①多：原作"少"，据《素问·血气形志篇》改。

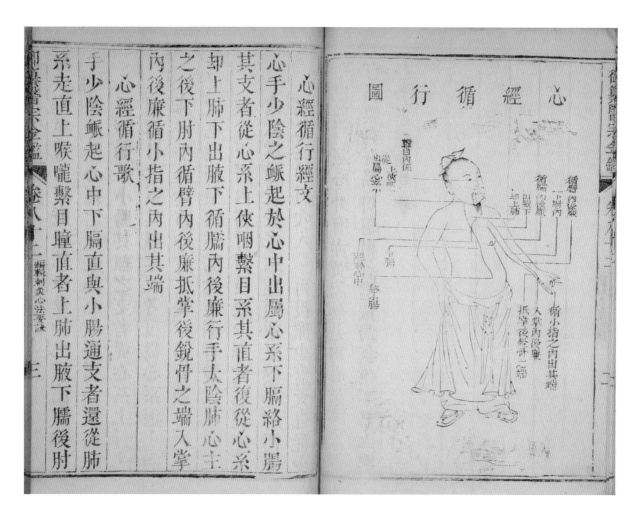

心经循行图（图见上）

心经循行经文

心手少阴之脉，起于心中，出属心系，下膈，络小肠。其支者，从心系上挟咽，系目系。其直者，复从心系却上肺，下出腋下，循臑内后廉，行手太阴肺心主之后，下肘内，循臂内后廉，抵掌后锐骨之端，入掌内后廉，循小指之内，出其端。

心经循行歌

手少阴脉起心中，下膈直与小肠通；支者还从肺系走，直上喉咙系目瞳。

直者上肺出腋下，臑后肘

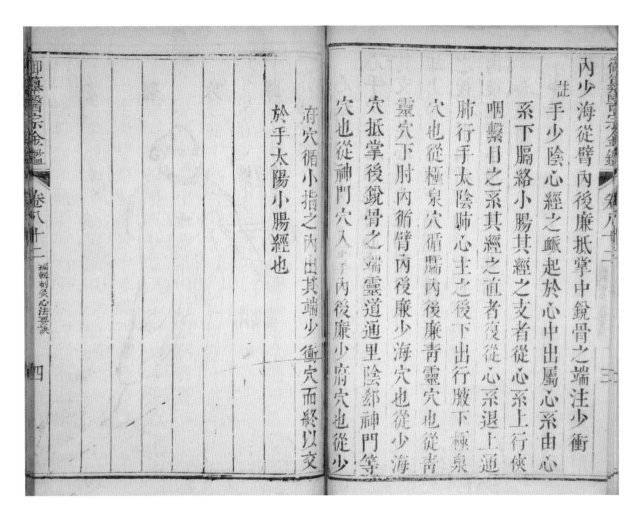

於手太陽小腸經也

府穴循小指之內出其端少衝穴而終以交

穴也從神門穴入手內後廉少府穴也從少

穴抵掌後銳骨之端靈道通里陰郄神門等

靈穴下肘內循臂內後廉少海穴也從少海

穴也從極泉穴循臑內後廉青靈穴也從青

肺行手太陰肺心主之後下出行腋下極泉

咽繫目之系其經之直者復從心系退上通

系下膈絡小腸其經之支者從心系上行俠

莖手少陰心經之脈起於心中出屬心系由心

內少海從臂內後廉抵掌中銳骨之端注少衝

内少海从，臂内后廉抵掌中，锐骨之端注少冲。

注：手少阴心经之脉，起于心中，出属心系，由心系下膈，络小肠。其经之支者，从心系上行挟咽，系目之系。其经之直者，复从心系退上通肺，行手太阴肺心主之后，下出行腋下，极泉穴也。从极泉穴循臑内后廉，青灵穴也。从青灵穴下肘内，循臂内后廉，少海穴也。从少海穴抵掌后锐骨之端，灵道、通里、阴郄、神门等穴也。从神门穴入掌内后廉，少府穴也。从少府穴循小指之内，出其端，少冲穴而终，以交于手太阳小肠经也。

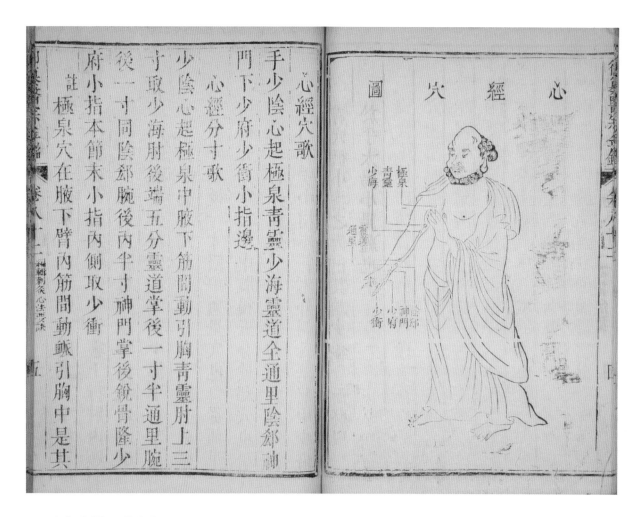

心经穴图 （图见上）

心经穴歌

手少阴心起极泉，青灵少海灵道全；通里阴郄神门下，少府少冲小指边。

心经分寸歌

少阴心起极泉中，腋下筋间动引胸；青灵肘上三寸取，少海肘后端五分；

灵道掌后一寸半，通里腕后一寸同；阴郄腕后内半寸，神门掌后锐骨隆；

少府小指本节末，小指内侧取少冲。

注：极泉穴，在腋下臂内筋间动脉引胸中，是其

穴也。○從極泉下行至肘在肘上三寸伸肘
舉臂取之青靈穴也。○從青靈下行肘內廉
節後大骨外上去肘端五分肘內橫紋頭屈
肘向頭取之少海穴也。○從少海下行掌後
一寸五分靈道穴也。○從靈道下行五分循
腕側外腕後一寸陷中通里穴也。○從通里
內行五分掌後脈中腕後五分陰郄穴也。○從
從陰郄行掌後銳骨端陷中神門穴也。○從
神門行手小指本節末外側骨縫陷中少府
穴也。○從少府行小指內中行去爪甲角如
韭葉少衝穴也

穴也。

从极泉下行至肘，在肘上三寸，伸肘举臂取之，青灵穴也。

从青灵下行肘内廉，节后大骨外上去肘端五分，肘内横纹头，屈肘向头取之，少海穴也。

从少海下行掌后一寸五分，灵道穴也。

从灵道下行五分，循腕侧外腕后一寸陷中，通里穴也。

从通里内行五分，掌后脉中，腕后五分，阴郄穴也。

从阴郄行掌后锐骨端陷中，神门穴也。

从神门行手小指本节末，外侧骨缝陷中，少府穴也。

从少府行小指内，中行去爪甲角如韭叶，少冲穴也。

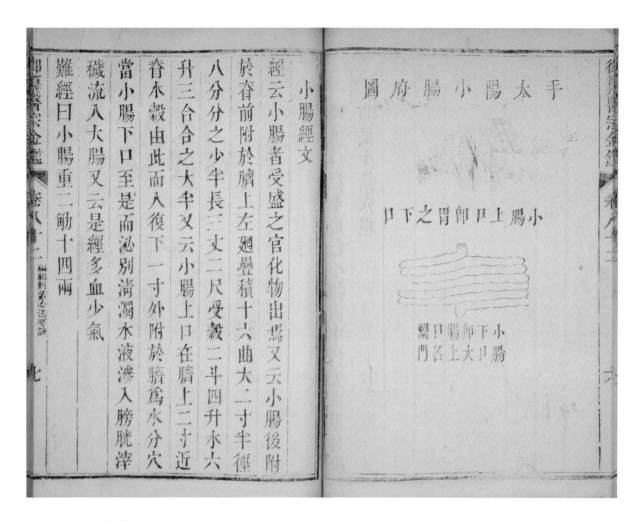

手太阳小肠腑图 （图见上）

小肠经文

经云：小肠者，受盛之官，化物出焉。又云：小肠后附于脊，前附于脐，上左回叠，积十六曲，大二寸半，径八分分之少半，长三丈二尺，受谷二斗四升，水六升三合合之大半。又云：小肠上口在脐上二寸近脊，水谷由此而入。复下一寸，外附于脐，为水分穴，当小肠下口，至是而泌别清浊，水液渗入膀胱，滓秽流入大肠。又云：是经多血少气。

《难经》曰：小肠重二斤十四两。

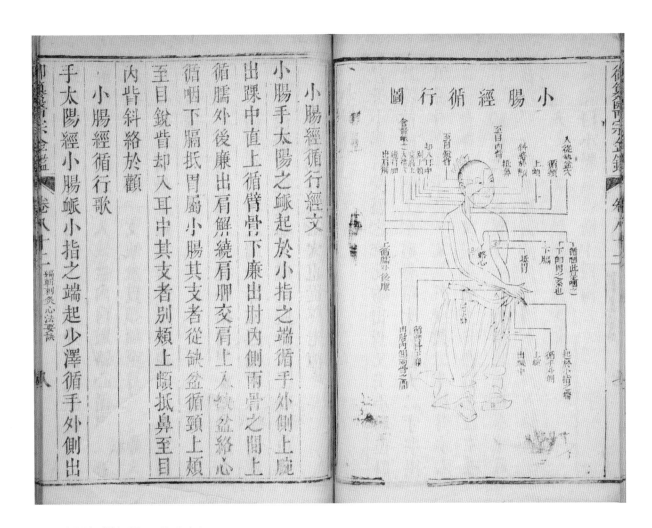

手太陽經小腸𧿹小指之端起少澤循手外側出

小腸經循行歌

內背斜絡於顏

至目銳眥却入耳中其支者別頰上顎抵鼻至目

循咽下膈抵胃屬小腸其支者從缺盆循頸上頰

循臑外後廉出肩解繞肩胛交肩上入缺盆絡心

出踝中直上循臂骨下廉出肘內側兩骨之間上

小腸手太陽之𧿹起於小指之端循手外側上腕

小腸經循行經文

小肠经循行图（图见上）

小肠经循行经文

小肠手太阳之脉，起于小指之端，循手外侧，上腕，出踝中，直上循臂骨下廉，出肘内侧两骨之间，上循臑外后廉，出肩解，绕肩胛，交肩上，入缺盆，络心，循咽，下膈，抵胃，属小肠。其支者，从缺盆循颈上颊，至目锐眦，却入耳中。其支者，别颊上颙，抵鼻，至目内眦，斜络于颧。

小肠经循行歌

手太阳经小肠脉，小指之端起少泽；循手外侧出

踝中循臂骨出肘內側上循臑外出後廉直過肩

解繞肩胛交肩下入缺盆內向腋絡心循咽嗌

下膈抵胃屬小腸一支缺盆貫頸頰至目銳眥却入

耳復從耳前仍上頰抵鼻升至目內眥斜絡於顴

別絡接

註 手太陽小腸之脈從小指內側少陰之脈少

衝穴循小指之端少澤穴起循手外側前谷

後谿穴從後谿上腕至腕骨穴從腕骨出踝

中入陽谷養老穴也從養老直上循臂骨下

廉支正穴也從支正出肘內側兩筋間小海

穴也從小海上循臑外後廉出肩解肩貞穴

繞肩胛臑俞穴上肩天宗穴也從天宗循行

秉風曲垣等穴從肩中俞入缺盆穴散而內

行絡心循咽抵胃屬小腸之分其支者

從缺盆循頸入天窗天容穴上頰顴髎穴至

目銳眥却入耳中聚於聽宮穴也其別支從

頰上䪼抵鼻至目內眥以交於足太陽經

踝中，循臂骨出肘内侧；

上循臑外出后廉，直过肩解绕肩胛；交肩下入缺盆内，向腋络心循咽嗌，

下膈抵胃属小肠。一支缺盆贯颈颊，至目锐眦却入耳，复从耳前仍上颊；

抵鼻升至目内眦，斜络于颧别络接。

注：手太阳小肠之脉，从小指内侧少阴之脉少冲穴，循小指之端少泽穴起，循手外侧前谷后溪穴，从后溪上腕，至腕骨穴，从腕骨出踝中，入阳谷、养老穴也。从养老直上，循臂骨下廉，支正穴也。从支正出肘内侧两筋间，小海穴也。从小海上循臑外后廉，出肩解肩贞穴，绕肩胛臑俞穴上肩，天宗穴也。从天宗循行秉风、曲垣等穴，从肩中俞入缺盆穴，散而内行，络心，循咽下膈，抵胃，属小肠之分。其支者，从缺盆循颈入天窗、天容穴，上颊颧髎穴，至目锐眦，却入耳中，聚于听宫穴也。其别支，从颊上䪼抵鼻，至目内眦，以交于足太阳经。

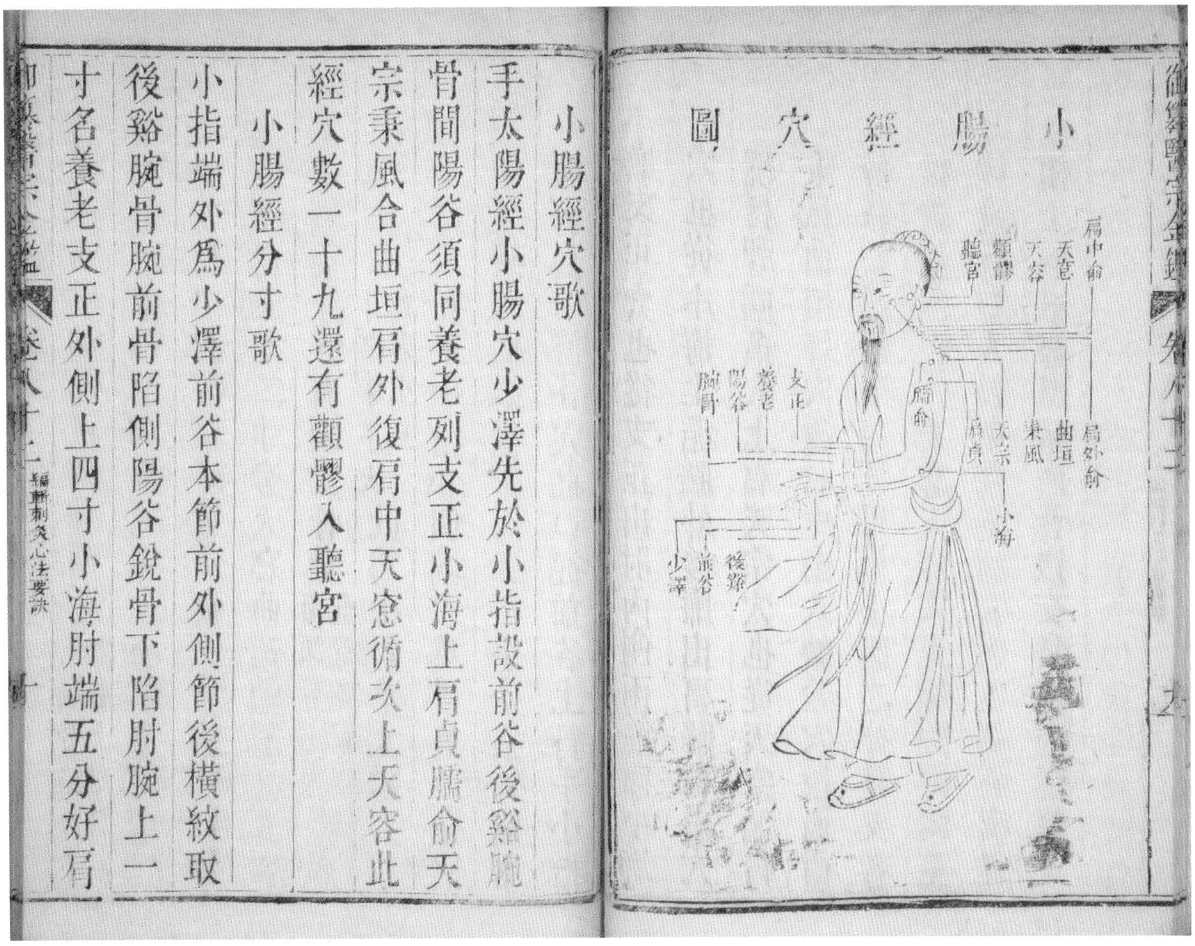
御纂醫宗金鑑 卷八十一 編輯刺灸心法要訣

小腸經穴歌

手太陽經小腸穴少澤先於小指設前谷後谿腕骨間陽谷須同養老列支正小海上肩貞臑俞天宗秉風合曲垣肩外復肩中天窗循次上天容此經穴數一十九還有顴髎入聽宮

小腸經分寸歌

小指端外爲少澤前谷本節前外側節後横紋取後谿腕骨腕前骨陷側陽谷鋭骨下陷肘腕上一寸名養老支正外側上四寸小海肘端五分好肩

小腸經穴圖

小肠经穴图（图见上）

小肠经穴歌

手太阳经小肠穴，少泽先于小指设；前谷后溪腕骨间，阳谷须同养老列；

支正小海上肩贞，臑俞天宗秉风合；曲垣肩外复肩中，天窗循次上天容。

此经穴数一十九，还有颧髎入听宫。

小肠经分寸歌

小指端外为少泽，前谷本节前外侧；节后横纹取后溪，腕骨腕前骨陷侧；

阳谷锐骨下陷肘，腕上一寸名养老；支正外侧上四寸，小海肘端五分好；

肩

貞肩端後陷中臑俞肩臑骨陷考肩臑骨陷者下
之也取天宗肩骨下陷中秉風肩上小髃空肩上髃骨後舉肩
有曲垣肩中曲胛陷外俞上胛一寸從即外肩俞肩胛上廉去
脊三寸中俞大椎二寸旁天窗曲頰動陷詳天容
耳下曲頰後顴髎面頄銳骨量面頄骨下廉銳骨端陷中聽宮
耳中珠子上如赤小豆此為小腸手太陽
註少澤穴在手小指外側端去爪甲角一分陷
中是其穴也○從少澤上行手小指外側本
節前陷中前谷穴也○從前谷上行手小指

本節後外側橫紋尖上陷中仰手握拳取之
後谿穴也○從後谿上行手掌外側腕前起
骨下罅縫陷中腕骨穴也○從腕骨上行手
掌外側腕下銳骨下陷中陽谷穴也○從陽
谷上行手下銳骨上一空腕後一寸許陷中
養老穴也○從養老上行外廉四寸支正穴
也○從支正上行肘外大骨外去肘端五分
陷中屈手向頭取之小海穴也○從小海上
行肩曲胛骨下大骨旁兩骨解間肩端後陷

贞肩端后陷中，臑俞肩臑骨陷考肩臑骨陷者，下胛骨上举臂陷中取之也；

天宗肩骨下陷中，秉风肩上小髃空肩上髃骨后，举肩有空；

曲垣肩中曲胛陷，外俞上胛一寸从即外肩俞，肩胛上廉，去脊三寸；中俞大椎二寸旁，天窗曲颊动陷详；

天容耳下曲颊后，颧髎面頄锐骨量面頄骨下廉锐骨端陷中；听宫耳中珠子上耳中珠子大如赤小豆，此为小肠手太阳。

注：少泽穴，在手小指外侧端，去爪甲角一分陷中，是其穴也。

从少泽上行，手小指外侧本节前陷中，前谷穴也。

从前谷上行，手小指本节后，外侧横纹尖上陷中，仰手握拳取之，后溪穴也。

从后溪上行，手掌外侧，腕前起骨下罅缝陷中，腕骨穴也。

从腕骨上行，手掌外侧，腕下锐骨下陷中，阳谷穴也。

从阳谷上行，手下锐骨上一空，腕后一寸许陷中，养老穴也。

从养老上行，外廉四寸，支正穴也。

从支正上行，肘外大骨外，去肘端五分陷中，屈手向头取之，小海穴也。

从小海上行，肩曲胛骨下，大骨旁，两骨解间，肩端后陷

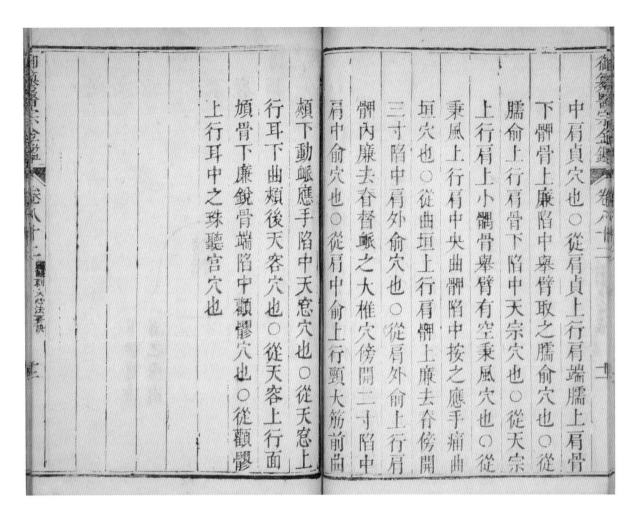

中，肩贞穴也。

从肩贞上行肩端，髃上肩骨下，胛骨上廉陷中，举臂取之，臑俞穴也。

从臑俞上行，肩骨下陷中，天宗穴也。

从天宗上行，肩上小髃骨，举臂有空，秉风穴也。

从秉风上行，肩中央曲胛陷中，按之应手痛，曲垣穴也。

从曲垣上行，肩胛上廉，去脊旁开三寸陷中，肩外俞穴也。

从肩外俞上行，肩胛内廉，去脊督脉之大椎穴旁开二寸陷中，肩中俞穴也。

从肩中俞上行，颈大筋前曲，颊下动脉应手陷中，天窗穴也。

从天窗上行，耳下曲颊后，天容穴也。

从天容上行，面颇骨下廉，锐骨端陷中，颧髎穴也。

从颧髎上行，耳中之珠，听宫穴也。

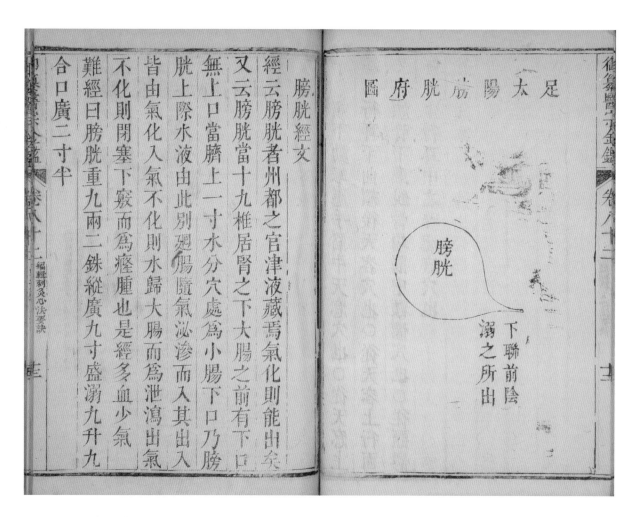

合口廣二寸半

難經曰膀胱重九兩二銖縱廣九寸盛溺九升九

不化則閉塞下竅而為癃腫也是經多血少氣

皆由氣化入氣不化則水歸大腸而為泄瀉出氣

胱上際水液由此別廻腸隨氣泌滲而入其出入

無上口當臍上一寸水分穴處為小腸下口乃膀

又云膀胱當十九椎居腎之下大腸之前有下口

經云膀胱者州都之官津液藏焉氣化則能出矣

膀胱經文

足太阳膀胱腑图

膀胱

下聯前陰
溺之所出

足太阳膀胱腑图（图见上）

膀胱经文

经云：膀胱者，州都之官，津液藏焉，气化则能出矣。又云：膀胱当十九椎，居肾之下，大肠之前。有下口，无上口。当脐上一寸水分穴处为小肠下口，乃膀胱上际，水液由此别回肠，随气泌渗而入。其出入皆由气化，入气不化，则水归大肠，而为泄泻；出气不化，则闭塞下窍，而为癃肿也。是经多血少气。

《难经》曰：膀胱重九两二铢，纵广九寸，盛尿九升九合，口广二寸半。

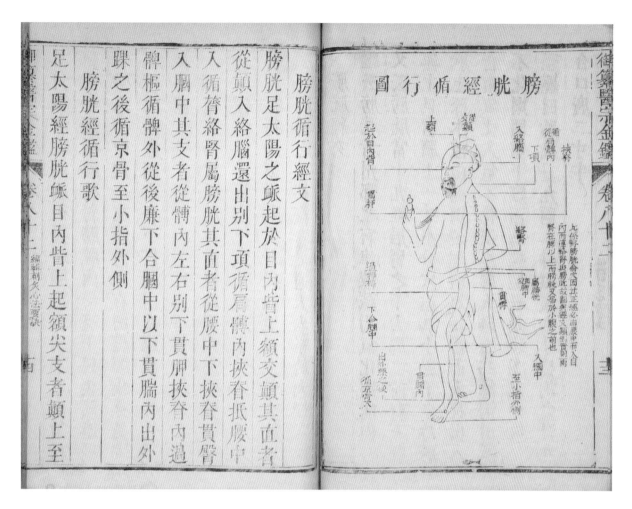

膀胱經循行圖

膀胱循行經文

膀胱足太陽之脈，起於目內眥上額交巔其直者從巔入絡腦還出別下項循肩髆內挾脊入循膂絡腎屬膀胱其直者從腰中下挾脊貫臀入膕中其支者從髆內左右別下貫胛挾脊內過髀樞循髀外從後廉下合膕中以下貫腨內出外踝之後循京骨至小指外側

膀胱經循行歌

足太陽經膀胱脈目內眥上起額尖支者巔上至

膀胱经循行图 （图见上）

膀胱循行经文

膀胱足太阳之脉，起于目内眦，上额交颠。其直者，从颠入络脑，还出别下项，循肩髆内挟脊，抵腰中，入循膂，络肾，属膀胱。其支者，从腰中下挟脊，贯臀入腘中。其支者，从髆内左右别下贯胛，挟脊，内过髀枢，循髀外，从后廉下合腘中，以下贯腨内，出外踝之后，循京骨，至小趾外侧。

膀胱经循行歌

足太阳经膀胱脉，目内眦上起额尖。支者颠上至

耳角直者從顛腦後懸絡腦還出別下項仍循肩
膊俠脊邊抵腰膂腎膀胱內一支下與後陰連貫
臀斜入委中穴一支膊內左右別貫胛俠脊過髀
樞臂內後廉腘中合下貫腨內外踝後京骨骨下
指外側

註：足太陽之脈起目內眥睛明穴從睛明循行
攢竹曲差五處上額交顛入承光穴從承光
循行通天穴其支者從顛至耳上角交於足
少陽之經其直者從通天入絡於大杼穴從

大杼循行肩膊內風門穴從風門循行肺俞
穴挟脊抵腰中厥陰俞穴從厥陰俞循行
心俞膈俞肝俞膽俞脾俞胃俞三焦俞入循
脊絡腎從腎俞穴循行氣海俞從腰中下挟
脊大腸俞穴從大腸俞循行關元俞膀胱俞
中膂俞白環俞等穴別行上髎次髎中髎下
髎等穴其支者又復上肩膊內從附分穴循
行貫胛魄戶穴從魄戶循行挟脊內膏肓神
堂噫嘻膈關魂門陽綱意舍胃倉肓門志室

耳角，直者从颠脑后悬；

络脑还出别下项，仍循肩膊挟脊边；抵腰膂肾膀胱内，一支下与后阴连；

贯臀斜入委中穴，一支膊内左右别；贯胛挟脊过髀枢，臂内后廉腘中合；

下贯腨内外踝后，京骨骨下趾外侧。

注：足太阳之脉，起目内眦睛明穴，从睛明循行攒竹、曲差、五处，上额交颠，入承光穴；从承光循行通天穴。其支者，从颠至耳上角，交于足少阳之经。其直者，从通天入络于大杼穴，从大杼循行肩膊内风门穴，从风门循行肺俞穴，挟脊抵腰中厥阴俞穴，从厥阴俞穴循行心俞、膈俞、肝俞、胆俞、脾俞、胃俞、三焦俞，入循脊，络肾，从肾俞穴循行气海俞，从腰中下挟脊大肠俞穴，从大肠俞循行关元俞、膀胱俞、中膂俞，白环俞等穴，别行上髎、次髎、中髎、下髎等穴。其支者，又复上肩膊内，从附分穴循行贯胛魄户穴，从魄户循行挟脊内膏肓、神堂、噫嘻、膈关、魂门、阳纲、意舍、胃仓、肓门、志室、

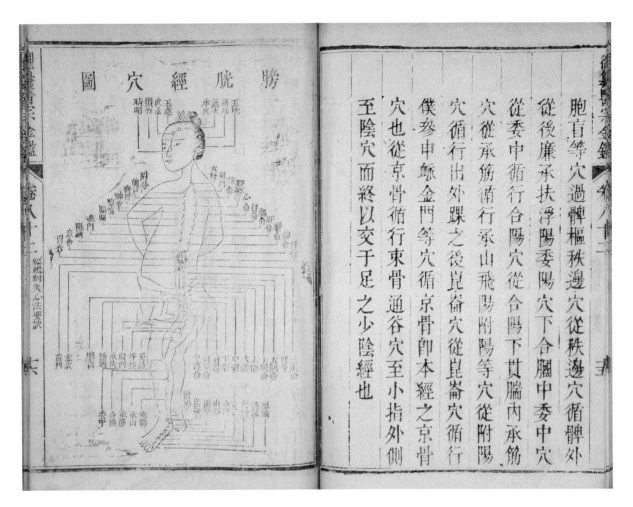

膀胱經穴圖

胞肓等穴，过髀枢秩边穴，从秩边穴循髀外，从后廉、承扶、浮郄[1]、委阳穴，下合腘中委中穴，从委中循行合阳穴，从合阳下贯腨内承筋穴，从承筋循行承山、飞扬、附阳等穴，从附阳穴循行出外踝之后昆仑穴，从昆仑穴循行仆参、伸脉、金门等穴，循京骨即本经之京骨穴也；从京骨循行束骨、通谷穴，至小趾外侧至阴穴而终，以交于足之少阴经也。

膀胱经穴图 （图见上）

---

①郄：原作"阳"，据下文膀胱经穴歌"浮郄相邻是委阳"句改。

膀胱經穴歌

足太陽經六十三，睛明攢竹曲差參，五處承光接通天，絡却玉枕天柱邊，大杼風門引肺俞，厥陰心膈肝膽居，脾胃三焦腎俞次，大腸小腸膀胱如，中膂白環皆二行，去脊中間二寸許，上髎次髎中後下，會陽須下尻旁取，還有附分在三行，二椎三寸半相當，魄戶膏肓與神堂，譩譆膈關魂門旁，陽綱意舍及胃倉，肓門志室連胞肓，秩邊承扶殷門穴，浮郄相鄰是委陽，委中再下合陽去，承筋承山相次長，飛揚附陽達崑崙，僕參申脈過金門，京骨束骨近通谷，小指外側尋至陰。

膀胱經分寸歌

足太陽兮膀胱經，目內眥角始睛明，眉頭陷中攢竹取，曲差神庭傍寸五，五處直行後五分，承光通天絡却玉枕穴，後循俱是寸五行，天柱項後髮際內，大筋外廉之陷中，自此脊中開二寸，第一大杼二風門，三椎肺俞厥陰四，心五督六膈七論，肝九膽十脾十一，胃俞十二椎下尋，十三三焦十四腎，氣海

膀胱经穴歌

　　足太阳经六十三，睛明攒竹曲差参；五处承光接通天，络却玉枕天柱边；

　　大杼风门引肺俞，厥阴心膈肝胆居；脾胃三焦肾俞次，大肠小肠膀胱如；

　　中膂白环皆二行，去脊中间二寸许；上髎次髎中后下，会阳须下尻旁取；

　　还有附分在三行，二椎三寸半相当；魄户膏肓与神堂，噫嘻膈关魂门旁；

　　阳纲意舍及胃仓，肓门志室连胞肓；秩边承扶殷门穴，浮郄相邻是委阳；

　　委中再下合阳去，承筋承山相次长；飞扬附阳达昆仑，仆参申脉过金门；

　　京骨束骨近通谷，小趾外侧寻至阴。

膀胱经分寸歌

　　足太阳分膀胱经，目内眦角始睛明；眉头陷中攒竹取，曲差神庭旁寸五；

　　五处直行后五分，承通络却玉枕穴，后循俱是寸五行；天柱项后发际内，

　　大筋外廉之陷中，自此脊中开二寸；第一大杼二风门，三椎肺俞厥阴四，

　　心五督六膈七论，肝九胆十脾十一，胃俞十二椎下寻，十三三焦十四肾，

　　气海

俞在十五椎，大肠十六小十八，膀胱俞穴十九椎，中膂内俞二十下，
　白环俞穴廿一椎，小肠俞至白环内，腰空上次中下髎，会阳阴微尻骨旁，
　背开二寸二行了，别从脊中三寸半，第二椎下为附分，三椎魄户四膏肓，
　第五椎下神堂尊，第六噫嘻膈关七，第九魂门阳纲十，十一意舍之穴存，
　十二会仓穴已分，十三肓门端正在，十四志室不须论，十九胞肓廿秩边，
　背部三行下行循，承扶臀下股上约，下行六寸是殷门，从殷外斜上一寸，
　曲膝得之浮郄寻，委阳承扶下六寸，从郄内斜并殷门，委中膝腘约纹里，
　此下三寸寻合阳，承筋脚跟上七寸，穴在腨肠之中央，承山腿肚分肉间，
　外踝七寸上飞扬，附阳外踝上三寸，昆仑外跟陷中央，仆参亦在踝骨下，
　申脉踝下五分张，金门申脉下一寸，京骨外侧大骨当，束骨本节后陷中，
　通谷节前限中量，至阴小趾外侧端，去爪甲之韭叶方。

注：晴明穴，在目内眦外一分宛宛中，是其穴也。

从晴明上行，眉头陷者中，攒竹穴也。

从

攢竹上行髮際間俠督脈之神庭穴傍開一寸五分正頭取之曲差穴也○從曲差後行五分俠督脈之上星傍開一寸五分五處穴也○從五處後行一寸五分承光穴也○從承光後行一寸五分俠督脈之百會穴傍開一寸五分通天穴也○從通天後行一寸五分絡却穴也○從絡却後行一寸五分玉枕穴也○從玉枕俠項後大筋外廉下行髮際陷中天柱穴也○從天柱下行以項後第一椎下兩旁相去脊中各二寸陷中正坐取之大杼穴也○從大杼下行二椎下兩旁各去脊中二寸正坐取之風門穴也○從風門行三椎下去脊中各二寸又以手搭背左取右右取左當中指末是穴之處正坐取之肺俞穴也○從肺俞行四椎下去脊中二寸正坐取之厥陰俞穴也○從厥陰俞行五椎下去脊中二寸正坐取之心俞穴也○從心俞行六椎下去脊中二寸正坐取之督俞穴也○

攒竹上行发际间，挟督脉之神庭穴旁开一寸五分，正头取之，曲差穴也。

从曲差后行五分，挟督脉之上星，旁开一寸五分，五处穴也。

从五处后行一寸五分，承光穴也。

从承光后行一寸五分，挟督脉之百会穴，旁开一寸五分，通天穴也。

从通天后行一寸五分，络却穴也。

从络却穴后行一寸五分，玉枕穴也。

从玉枕挟项后大筋外廉，下行发际陷中，天柱穴也。

从天柱下行，以项后第一椎下，两旁相去脊中各二寸陷中，正坐取之，大杼穴也。

从大杼下行，二椎下两旁，各去脊中二寸，正坐取之，风门穴也。

从风门行三椎下，去脊中各二寸，又以手搭背，左取右，右取左，当中指末是穴之处，正坐取之，肺俞穴也。

从肺俞行四椎下，去脊中二寸，正坐取之，厥阴俞穴也。

从厥阴俞行五椎下，去脊中二寸，正坐取之，心俞穴也。

从心俞行六椎下，去脊中二寸，正坐取之，督俞穴也。

從督俞行七椎下，去脊中二寸，正坐取之，膈俞穴也。○從膈俞行九椎下，去脊中二寸，正坐取之，膽俞穴也。○從膽俞行十一椎下，去脊中二寸，正坐取之，脾俞穴也。○從脾俞行十二椎下，去脊中二寸，正坐取之，胃俞穴也。○從胃俞行十三椎下，去脊中二寸，正坐取之，三焦俞穴也。○從三焦俞行十四椎下，與臍平，去脊中二寸，正坐取之，腎俞穴也。○從腎俞行十五椎下，去脊中二寸，正坐取之，氣海俞穴也。○從氣海俞行十六椎下，去脊中二寸，伏而取之，大腸俞穴也。○從大腸俞行十七椎下，去脊中二寸，伏而取之，關元俞穴也。○從關元俞行十八椎下，去脊中二寸，伏而取之，小腸俞穴也。○從小腸俞行十九椎下，去脊中二寸，伏而取之，膀胱俞穴也。○從膀胱俞行二十椎下，去脊中二寸，俠脊脂起肉間，伏而取之，中膂俞穴也。○從中膂俞行二十椎下，去脊中二寸，伏而取之，白環俞穴

从督俞行七椎下，去脊中二寸，正坐以之，膈俞穴也。

从膈俞行九椎下，去脊中二寸，正坐取之，胆俞穴也。

从胆俞行十一椎下，去脊中二寸，正坐取之，脾俞穴也。

从脾俞行十二椎下，去脊中二寸，正坐取之，胃俞穴也。

从胃俞行十三椎下，去脊中二寸，正坐取之，三焦俞穴也。

从三焦俞行十四椎下，与脐平，去脊中二寸，正坐取之，肾俞穴也。

从肾俞行十五椎下，去脊中二寸，正坐取之，气海俞穴也。

从气海俞行十六椎下，去脊中二寸，伏而取之，大肠俞穴也。

从大肠俞行十七椎下，去脊中二寸，伏而取之，关元俞穴也。

从关元俞行十八椎下，去脊中二寸，伏而取之，小肠俞穴也。

从小肠俞行十九椎下，去脊中二寸，伏而取之，膀胱俞穴也。

从膀胱俞行二十椎下，去脊中二寸，挟脊胂起肉间，伏而取之，中膂俞穴也。

从中膂俞行二十椎下，去脊中二寸，伏而取之，白环俞穴

也。○從白環俞行腰髁骨下一寸俠脊兩旁第一空陷中上髎穴也。○從上髎行俠脊旁第二空陷中次髎穴也。○從次髎行俠脊旁第三空陷中中髎穴也。○從中髎行俠脊旁第四空陷中下髎穴也。○從下髎行陰尾尻骨兩旁五分許會陽穴也。○自大杼別脈其支者從肩膊內循行第二椎下附項內廉兩傍相去脊中各三寸半正坐取之附分穴也○從附分下行第三椎下去脊中各三寸半正坐取之魄戶穴也。○從魄戶下行第四椎下五椎上此穴居中去脊中各三寸半正坐曲脊取之膏肓穴也如取其穴先令病人正坐曲脊伸兩手以臂著膝前令正直手大指與膝頭齊以物支肘勿令臂動乃從胛骨上角摸索至胛骨下頭其間當有四肋三間依胛骨之際相去骨際如容側指許按其中一間空處自覺牽引肩是其穴也○從膏肓下行第五椎下去脊中各三寸半陷中正坐取

也。

从白环俞行腰髁骨下一寸，夹脊两旁第一空陷中，上髎穴也。

从上髎行夹脊旁第二空陷中，次髎穴也。

从次髎行夹脊旁第三空陷中，中髎穴也。

从中髎行夹脊旁第四空陷中，下髎穴也。

从下髎行阴尾尻骨两旁五分许，会阳穴也。

自大杼别脉，其支者，从肩膊内循行第二椎下，附项内廉两旁相去脊中各三寸半，正坐取之，附分穴也。

从附分下行第三椎下，去脊中各三寸半，正坐取之，魄户穴也。

从魄户下行第四椎下，五椎上，此穴居中，去脊中各三寸半，正坐曲脊取之，膏肓穴也。如取其穴，先令病人正坐，曲脊，伸两手，以臂着膝前令正，直手大指与膝头齐，以物支肘，勿令臂动，乃从胛骨上角，摸索至胛骨下头，其间当有四肋三间，依胛骨之际，相去骨际如容侧指许，按其中一间空处，自觉牵引肩，是其穴也。

从膏肓下行第五椎下，去脊中各三寸半陷中，正坐取

之神堂穴也。○從神堂下行第六椎下去脊中各三寸半正坐取之噫嘻穴也以手重按病人呼噫嘻是其穴處蓋因其痛也○從噫嘻下行第七椎下去脊中各三寸半陷中正坐開肩取之膈關穴也。○從膈關下行第九椎下相去脊中各三寸半陷中正坐取之魂門穴也。○從魂門下行第十椎下去脊中三寸半陷中正坐取之陽綱穴也。○從陽綱下行第十一椎下去脊中三寸半正坐取之意舍穴也。○從意舍下行第十椎下去脊中各三寸半正坐取之胃倉穴也。○從胃倉下行第十三椎下去脊中各三寸半正坐取之肓門穴也。○從肓門下行第十四椎下去脊中各三寸半陷中正坐取之志室穴也。○從志室下行第十九椎下去脊中各三寸半伏而取之胞肓穴也。○從胞肓下行第二十一椎下去脊中各三寸半陷中伏而取之秩邊穴也。○從秩邊下行在尻臀下陰股上約紋中

之，神堂穴也。

从神堂下行第六椎下，去脊中各三寸半，正坐取之，噫嘻穴也。以手重按，病人呼"噫嘻"，是其穴处，盖因其痛也。

从噫嘻下行第七椎下，去脊中各三寸半陷中，正坐，开肩取之，膈关穴也。

从膈关下行第九椎下，相去脊中各三寸半陷中，正坐取之，魂门穴也。

从魂门下行第十椎下，去脊中三寸半陷中，正坐取之，阳纲穴也。

从阳纲下行第十一椎下，去脊中三寸半，正坐取之，意舍穴也。

从意舍下行第十①椎下，去脊中各三寸半，正坐取之，胃仓穴也。

从胃仓下行第十三椎下，去脊中各三寸半，正坐取之，肓门穴也。

从肓门下行第十四椎下，去脊中各三寸半陷中，正坐取之，志室穴也。

从志室下行第十九椎下，去脊中各三寸半，伏而取之，胞肓穴也。

从胞肓下行第二十一椎下，去脊中各三寸半陷中，伏而取之，秩边穴也。

从秩边下行，在尻臀下，阴股上约纹中，

---

① 十：依顺序，此下当有"二"字。

承扶穴也。○从殷门外循斜上一寸屈膝得之浮郄穴也，故在委阳穴上一寸也。○从浮郄下行仍在承扶穴下六寸屈伸取之委阳穴也，而与会阳下合腘中也。○从委阳下行腘中央约纹动脉陷中，令人仰颏至地伏卧取之委中穴也。○从委中下行膝腘约纹下三寸合阳穴也。○从合阳下行腨肠中央陷中脚跟上七寸承筋穴也。○从承筋下行腿肚下尖分肉间陷中承山穴也。○从承山斜行足外踝后上七寸陷中飞阳穴也。○从飞阳下行足外踝上三寸筋骨之间附阳穴也。○从附阳下行足外踝后五分跟骨上陷中细动脉应手昆仑穴也。○从昆仑下行足跟骨下陷中拱足取之仆参穴也。○从仆参行足外踝下五分陷中容爪甲许白肉际申脉穴也。○从申脉下行一寸金门穴也。○从金门行足外侧大骨下赤白肉际陷中京骨穴也，按而得之小指本节后大骨名京骨其穴

承扶穴也。

从殷门外循斜上一寸，屈膝得之，浮郄穴也，故在委阳穴上一寸也。

从浮郄下行，仍在承扶穴下六寸，屈伸取之，委阳穴也。而与会阳下合腘中也。

从委阳下行，腘中央约纹动脉陷中，令人仰颏至地，伏卧取之，委中穴也。

从委中下行，膝腘约纹下三寸，合阳穴也。

从合阳下行，腨肠中央陷中，脚跟上七寸，承筋穴也。

从承筋下行，腿肚下尖分肉间陷中，承山穴也。

从承山斜行，足外踝后上七寸陷中，飞扬穴也。

从飞扬下行，足外踝上三寸筋骨之间，附阳穴也。

从附阳下行，足外踝后五分，跟骨上陷中，细动脉应手，昆仑穴也。

从昆仑下行，足跟骨下陷中，拱足取之，仆参穴也。

从仆参行足外踝下五分陷中，容爪甲许白肉际，申脉穴也。

从申脉下行一寸，金门穴也。

从金门行足外侧大骨下，赤白肉际陷中，京骨穴也。按而得之，小指本节后大骨，名京骨，其穴

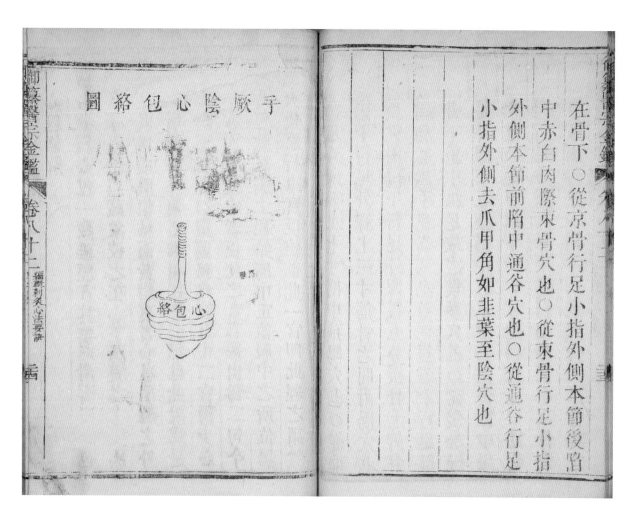

手厥阴心包络图

在骨下。

从京骨行足小趾外侧，本节后陷中赤白肉际，束骨穴也。

从束骨行足小趾外侧，本节前陷中，通谷穴也。

从通谷行足小趾外侧，去爪甲角如韭叶，至阴穴也。

手厥阴心包络图（图见上）

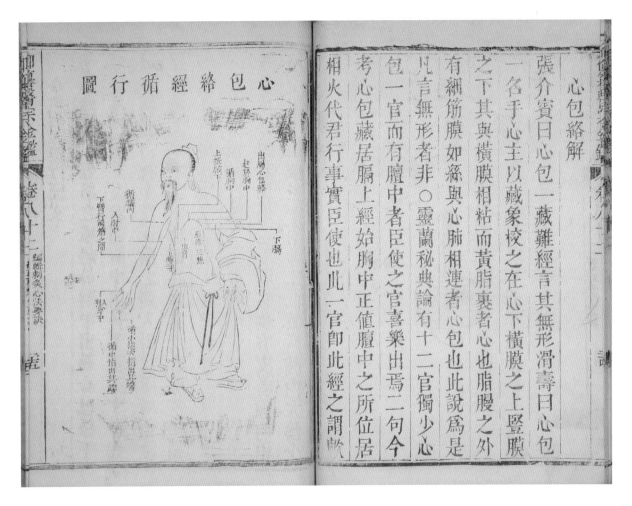

心包络解

张介宾曰：心包一脏，《难经》言其无形。滑寿曰：心包，一名手心主。以脏象校之，在心下横膜之上，竖膜之下，其与横膜相粘，而黄脂裹者，心也；脂膜之外，有细筋膜如丝，与心肺相连者，心包也。此说为是，凡言无形者非。

《灵兰秘典论》有十二官，独少心包一官。而有膻中者，臣使之官，喜乐出焉二句。今考心包，脏居膈上，经始胸中，正值膻中之所，位居相火，代君行事，实臣使也。此一官即此经之谓欤。

心包络经循行图 （图见上）

心包絡循行經文

手厥陰心主包絡之衇起於胸中出屬心包絡下
膈歷絡三焦其支者循胸中出脇下腋三寸上抵
腋下循臑內行太陰少陰之間入肘中下臂行兩
筋之間入掌中循中指出其端其支者別掌中循
小指次指出其端

心包絡經循行歌

手厥陰心主起胸屬包下膈三焦宮支者循胸出
脇下脇下連腋三寸同仍上抵腋循臑內太陰少
陰兩經中指透中衝支者別小指次指絡相通
註手厥陰心包絡之衇起於胸中出而外行天
池穴屬心包絡之經也內行下膈歷絡三焦
者散布於腹之上中下也其支者循胸中出
腋下三寸卽天池穴處也從天池循臑內至
天泉從天泉穴行手太陰手少陰兩脉之間
入肘內曲澤穴下臂行兩筋之間郄門間使
內關大陵四穴入掌中勞宮穴從勞宮循中
指出其端中衝穴出其本支之別支別行掌

心包络循行经文

手厥阴心主包络之脉，起于胸中，出属心包络，下膈，历络三焦。其支者，循胸中，出胁，下腋三寸，上抵腋下，循臑内，行太阴少阴之间，入肘中，下臂行两筋之间，入掌中，循中指，出其端。其支者，别掌中，循小指、次指，出其端。

心包络经循行歌

手厥阴心主起胸，属包下膈三焦宫；支者循胸出胁下，胁下连腋三寸同；

仍上抵腋循臑内，太阴少阴两经中；指透中冲支者别，小指次指络相通。

注：手厥阴心包络之脉，起于胸中，出而外行天池穴，属心包络之经也。内行下膈，历络三焦者，散布于腹之上、中、下也。其支者，循胸中，出腋下三寸，即天池穴处也。从天池循臑内至天泉，从天泉穴行手太阴、手少阴两脉之间，入肘内曲泽穴，下臂行两筋之间，郄门、间使、内关、大陵四穴，入掌中劳宫穴，从劳宫循中指出其端，中冲穴也。其本支之别支，别行掌

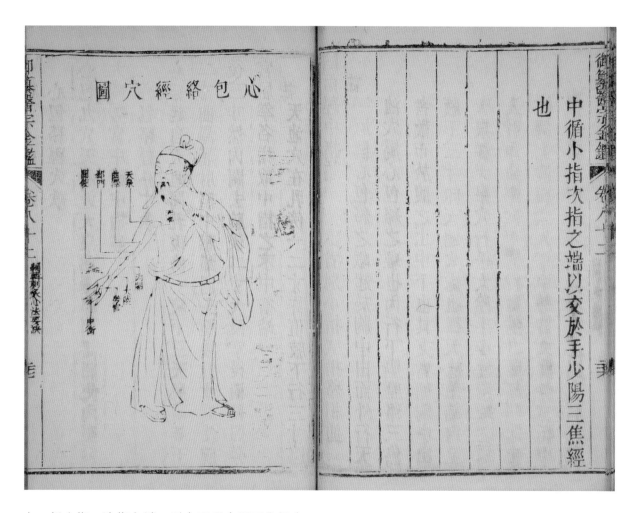

也

中循小指次指之端以交於手少陽三焦經

中，循小指、次指之端，以交于手少阳三焦经也。

心包络经穴图（图见上）

心包絡經穴歌
心包九穴天池近天泉曲澤郄門認間使內關踰大陵勞宮中衝中指盡

心包絡經分寸歌
心絡起自天池間乳後傍一腋下三天泉繞腋下二寸曲澤屈肘陷中參郄門去腕後五寸間使腕後三寸然內關去腕後二寸大陵掌後橫紋間勞宮屈拳名指取中指之末中衝端

註天池穴在乳傍一二寸許直腋下行三寸脇之撅起肋骨間是其穴也○從天池穴斜上繞腋循臂內廉下行二寸舉臂取之天泉穴也○從天泉穴下行肘內廉大筋內側橫紋頭下陷中動脈曲澤穴也○從曲澤穴下行掌後去腕五寸郄門穴也○從郄門穴下行掌後去腕三寸兩筋間陷中間使穴也○從間使穴下行掌後去腕二寸兩筋間內關穴也○從內關穴下行掌後去腕骨下橫紋中兩筋間陷中大陵穴也○從大陵穴下行掌中央

御纂醫宗金鑑　卷八十二　纂輯刺灸心法要訣

心包络经穴歌

心包九穴天池近，天泉曲泽郄门认；间使内关逾大陵，劳宫中冲中指尽。

心包络经分寸歌

心络起自天池间，乳后旁一腋下三；天泉绕腋下二寸，曲泽屈肘陷中参；

郄门去腕后五寸，间使腕后三寸然；内关去腕后二寸，大陵掌后横纹间；

劳宫屈拳名指取，中指之末中冲端。

注：天池穴，在乳旁一二寸许，直腋下行三寸，胁之撅起肋骨间，是其穴也。

从天池穴斜上绕腋，循臂内廉下行二寸，举臂取之，天泉穴也。

从天泉穴下行，肘内廉大筋内侧横纹头下陷中动脉，曲泽穴也。

从曲泽穴下行，掌后去腕五寸，郄门穴也。

从郄门穴下行，掌后去腕三寸，两筋间陷中，间使穴也。

从间使穴下行，掌后去腕二寸两筋间，内关穴也。

从内关穴下行，掌后骨下横纹中两筋间陷中，大陵穴也。

从大陵穴下行，掌中央

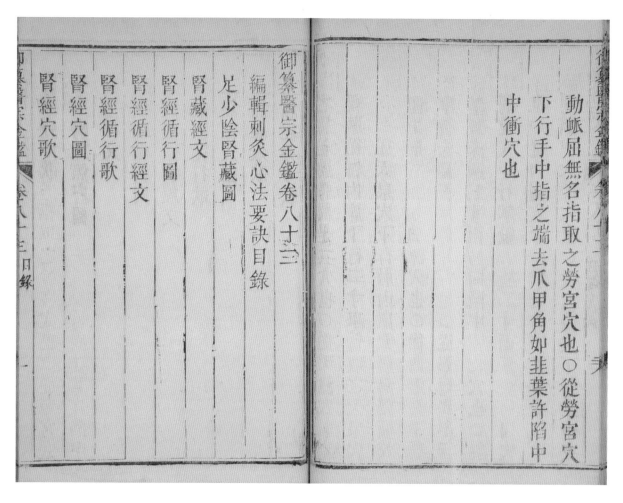

动脉，屈无名指取之，劳宫穴也。

从劳宫穴下行，手中指之端，去爪甲角如韭叶许陷中，中冲穴也。

御纂医宗金鉴卷八十三

编辑刺灸心法要诀目录

足少阴肾脏图

肾脏经文

肾经循行图

肾经循行经文

肾经循行歌

肾经穴图

肾经穴歌

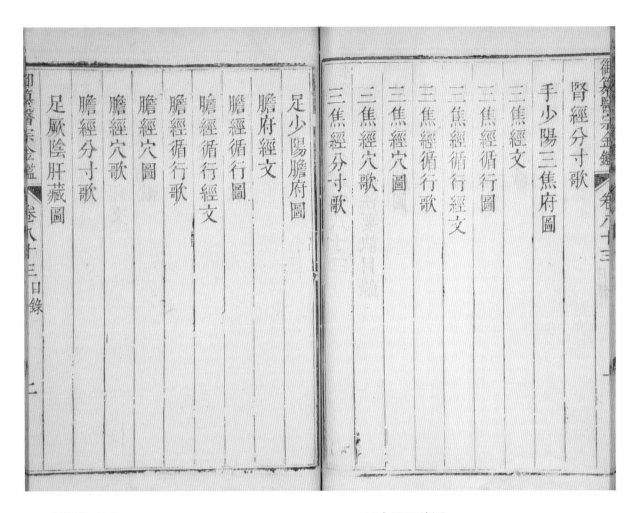

足少阳胆腑图
胆腑经文
胆经循行图
胆经循行经文
胆经循行歌
胆经穴图
胆经穴歌
胆经分寸歌
足厥阴肝脏图

肾经分寸歌
手少阳三焦腑图
三焦经文
三焦经循行图
三焦经循行经文
三焦经循行歌
三焦经穴图
三焦经穴歌
三焦经分寸歌

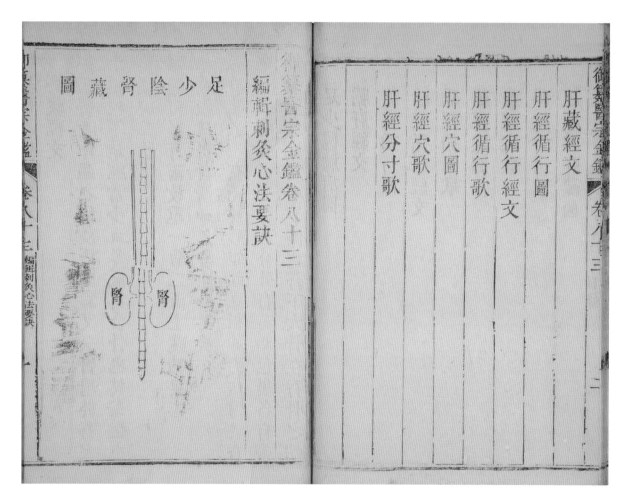

肝脏经文

肝经循行图

肝经循行经文

肝经循行歌

肝经穴图

肝经穴歌

肝经分寸歌

御纂医宗金鉴卷八十三

编辑刺灸心法要诀

足少阴肾脏图 （图见上）

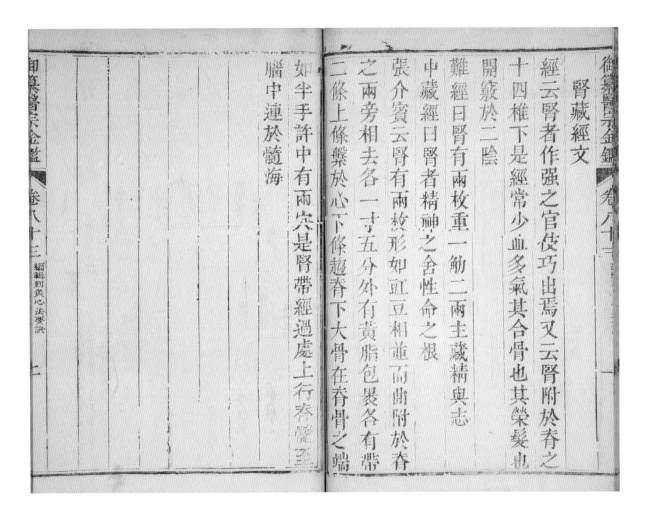

肾脏经文

经云：肾者，作强之官，伎巧出焉。又云：肾附于脊之十四椎下。是经常少血多气。其合骨也，其荣发也，开窍于二阴。

《难经》曰：肾有两枚，重一斤二两，主藏精与志。

《中藏经》曰：肾者，精神之舍，性命之根。

张介宾云：肾有两枚，形如豇豆，相并而曲，附于脊之两旁，相去各一寸五分；外有黄脂包裹，各有带二条，上条系于心，下条趋脊下大骨，在脊骨之端，如半手许；中有两穴，是肾带经过处，上行脊髓至脑中，连于髓海。

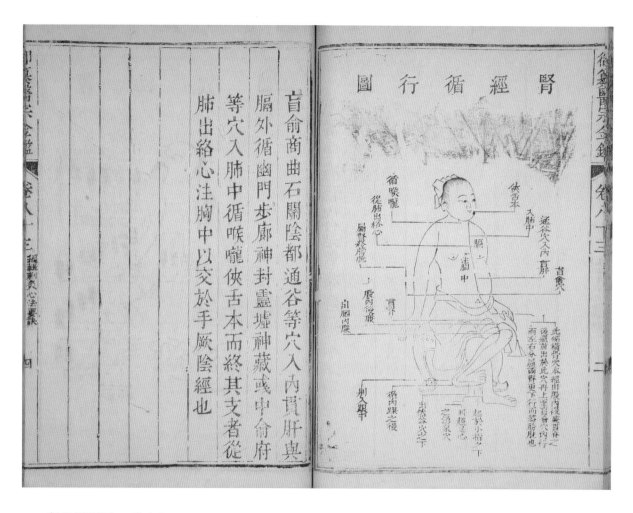

肾经循行图（图见上）

肾经循行经文[①]

肾足少阴之脉，起于小趾之下，斜趋足心之涌泉穴，出于然谷之下，循内踝之后，别入跟中，以上腨内，出腘内廉，上股内后廉，贯脊属肾，络膀胱。其直者，从肾上贯肝膈，入肺中，循喉咙，挟舌本。其支者，从肺出络心，注胸中。

肾经循行歌

足肾经脉属少阴，小趾斜趋涌泉心；然骨之下内踝后，别入跟中腨内侵；
出腘内廉上股内，贯脊属肾膀胱临；直者属肾贯肝膈，入肺循喉舌本寻。
支者从肺络心内，仍至胸中部分深。

注：足少阴肾经之脉，起自足太阳小趾之下至阴穴，斜趋足心涌泉穴，出然谷穴之下，循内踝后太溪穴，从太溪别入跟中大钟穴，从大钟循行水泉、照海、复溜、交信穴，上腓内筑宾穴也。从筑宾出腘内廉阴谷穴，从阴谷上股内后廉横骨穴，从横骨内贯行脊属肾络膀胱也。其直者，从肾外行大赫、气穴、四满、中注、肓俞、商曲、石关、阴都、通谷等穴，入内贯肝与膈，外循幽门、步廊、神封、灵墟、神藏、或中、俞府等穴，入肺中，循喉咙，挟舌本而终。其支者，从肺出络心，注胸中，以交于手厥阴经也。

[①] 肾经循行经文：此下至"从肾外行大赫、气穴、四满、中注"止，共二百八十余字，因底本缺页，据清光绪二年江西书局刻本《医宗金鉴》补。

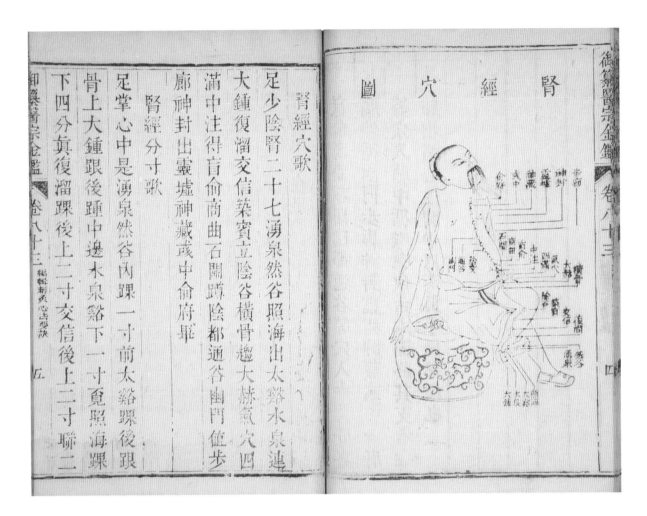

腎經穴歌

足少陰腎二十七湧泉然谷照海出太谿水泉連
大鍾復溜交信築賓立陰谷橫骨趨大赫氣穴四
滿中注得肓俞商曲石關蹲陰都通谷幽門值步
廊神封出靈墟神藏或中俞府畢

腎經分寸歌

足掌心中是湧泉然谷內踝一寸前太谿踝後跟
骨上大鍾跟後踵中邊水泉谿下一寸覓照海踝
下四分真復溜踝後上二寸交信後上二寸聯二

肾经穴图（图见上）

肾经穴歌

　　足少阴肾二十七，涌泉然谷照海出；太溪水泉连大钟，复溜交信筑宾立；

　　阴谷横骨趋大赫，气穴四满中注得；肓俞商曲石关蹲，阴都通谷幽门值；

　　步廊神封出灵墟，神藏或中俞府毕。

肾经分寸歌

　　足掌心中是涌泉，然谷内踝一寸前；太溪踝后跟骨上，大钟跟后踵中边；

　　水泉溪下一寸觅，照海踝下四分真；复溜踝后上二寸，交信后上二寸联；

　　二

穴也○從復溜斜外上行復溜穴之後二寸
足內踝後除踝上二寸許前傍骨陷中復溜
下有軟骨之中陷中照海穴也○從照海行
水泉行足內踝下四分前後有筋上有踝骨
大鍾行太谿下一寸內踝下水泉穴也○從
足跟後跟中大骨上兩筋間大鍾穴也○從
分跟骨上動脈陷中太谿穴也○從太谿行
下陷中然谷穴也○從然谷行足內踝後五
是其穴也○從湧泉上行足內踝前起大骨

寸觀
　註湧泉穴在足心陷中伸腿屈足卷指宛宛中
神藏或中俞府安上行寸六旁二寸俞府璇璣二
上下一寸取各開中行五分前步廊神封靈墟
寸中行旁開五分邊肓俞上行亦一寸但在臍旁
骨大赫并氣穴四滿中注亦相連五穴上行皆一
一條筋築賓內踝上腨分陰谷膝下曲膝間横
二穴只隔筋前後太陰之後少陰前前傍骨是復溜
穴只隔筋前後大陰之後少陰前前傍骨是復溜

穴只隔筋前后，太阴之后少阴前前傍骨是复溜，后傍骨是交信，二穴只隔一条筋；筑宾内踝上腨分，阴谷膝下曲膝间；

横骨大赫并气穴，四满中注亦相连；五穴上行皆一寸，中行旁开五分边；

肓俞上行亦一寸，但在脐旁半寸间；商曲石关阴都穴，通谷幽门五穴联；

五穴上下一寸取，各开中行五分前；步廊神封灵墟穴，神藏彧中俞府安；

上行寸六旁二寸，俞府璇玑二寸观。

注：涌泉穴，在足心陷中，伸腿屈足，卷指宛宛中，是其穴也。

从涌泉上行足内踝，前起大骨下陷中，然谷穴也。

从然谷行足内踝后五分，跟骨上动脉陷中，太溪穴也。

从太溪行足跟后，跟中大骨上两筋间，大钟穴也。

从大钟行太溪下一寸，内踝下，水泉穴也。

从水泉行足内踝下四分，前后有筋，上有踝骨，下有软骨之中陷中，照海穴也。

从照海行足内踝后，除踝上二寸许，前傍骨陷中，复溜穴也。

从复溜斜外，上行复溜穴之后，二寸

亦去中行旁开五分。○从四满上行一寸中注穴也亦去中行旁开五分。○从中注上行一寸盲俞穴也直脐旁去脐中五分。○从盲俞上行二寸商曲穴也亦去中行旁开五分。○从商曲上行一寸石关穴也亦去中行旁开五分。○从石关上行一寸阴都穴也亦去中行旁开五分。○从阴都上行一寸陷中通谷穴也亦去中行旁开五分。○从通谷上行一寸陷中幽门穴也亦去中行旁开五分。○

许后傍筋交信穴也。○从交信斜外上行过三阴交穴上腨分中筑宾穴也腨者俗名腿肚也。○从筑宾上行膝下内辅骨后大筋下小筋上按之应手屈膝得之阴谷穴也。○从阴谷上行入腹阴上横骨中宛曲如仰月中央去任脉之中行旁开五分横骨穴也。○从横骨上行一寸大赫穴也亦去中行旁开五分。○从大赫上行一寸气穴穴也亦去中行旁开五分。○从气穴穴上行一寸四满穴也

许后傍筋，交信穴也。

从交信斜外，上行过三阴交穴，上腨分中，筑宾穴也。腨者，俗名腿肚也。

从筑宾上行，膝下内辅骨后，大筋下，小筋上，按之应手，屈膝得之，阴谷穴也。

从阴谷上行，入腹，阴上横骨中，宛曲如仰月中央，去任脉之中行旁开五分，横骨穴也。

从横骨上行一寸，大赫穴也，亦去中行旁开五分。

从大赫上行一寸，气穴穴也，亦去中行旁开五分。

从气穴穴上行一寸，四满穴也，亦去中行旁开五分。

从四满上行一寸，中注穴也，亦去中行旁开五分。

从中注上行一寸，盲俞穴也，直脐旁，去脐中五分。

从盲俞上行二寸，商曲穴也，亦去中行旁开五分。

从商曲上行一寸，石关穴也，亦去中行旁开五分。

从石关上行一寸，阴都穴也，亦去中行旁开五分。

从阴都上行一寸陷中，通谷穴也，亦去中行旁开五分。

从通谷上行一寸陷中，幽门穴也，亦去中行旁开五分。

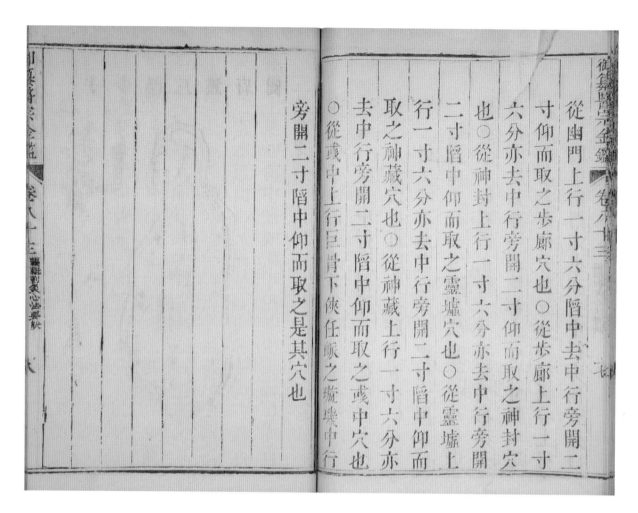

从幽门上行一寸六分陷中，去中行旁开二寸，仰而取之，步廊穴也。

从步廊上行一寸六分，亦去中行旁开二寸，仰而取之，神封穴也。

从神封上行一寸六分，亦去中行旁开二寸陷中，仰而取之，灵墟穴也。

从灵墟上行一寸六分，亦去中行旁开二寸陷中，仰而取之，神藏穴也。

从神藏上行一寸六分，亦去中行旁开二寸陷中，仰而取之，彧中穴也。

从彧中上行巨骨，下挟任脉之璇玑，中行旁开二寸陷中，仰而取之，是其穴也。

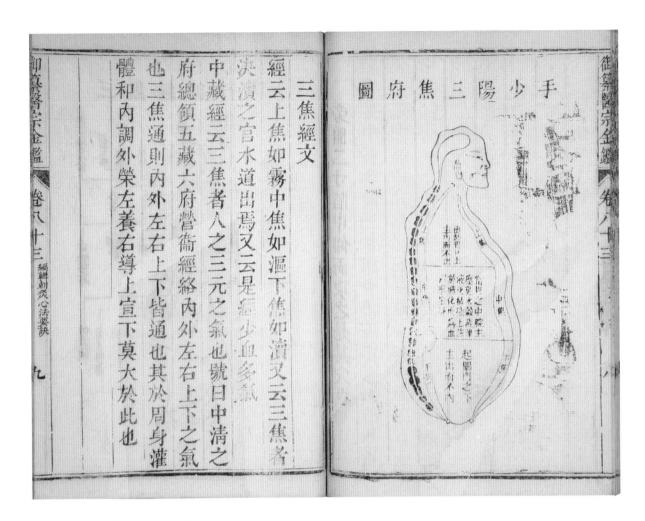

三焦經文

經云上焦如霧中焦如漚下焦如瀆又云三焦者
決瀆之官水道出焉又云是經少血多氣

中藏經云三焦者人之三元之氣也號曰中清之
府總領五藏六府營衛經絡內外左右上下之氣
也三焦通則內外左右上下皆通也其於周身灌
體和內調外榮左養右導上宣下莫大於此也

手少阳三焦腑图（图见上）

三焦经文

经云：上焦如雾，中焦如沤，下焦如渎。又云：三焦者，决渎之官，水道出焉。又云：是经少血多气。

《中藏经》云：三焦者，人之三元之气也，号曰中清之府。总领五脏六腑，营卫经络，内外左右上下之气也。三焦通则内外左右上下皆通也。其于周身灌体，和内调外，荣左养右，导上宣下，莫大于此也。

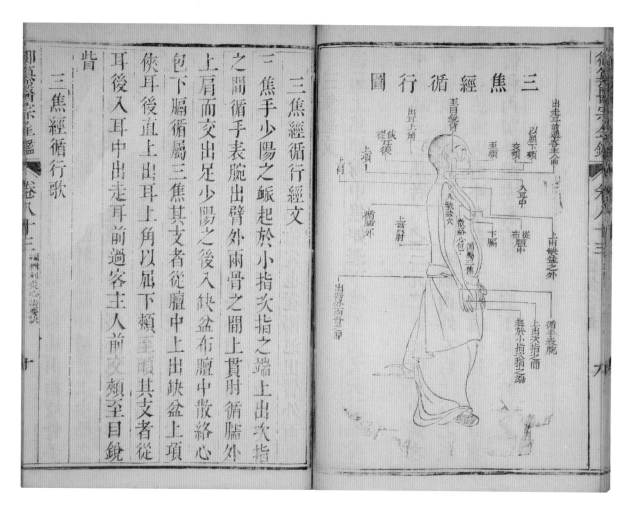

三焦经循行图（图见上）

三焦经循行经文

　　三焦手少阳之脉，起于小指、次指之端，上出次指之间，循手表腕，出臂外两骨之间，上贯肘，循臑外，上肩，而交出足少阳之后，入缺盆，布膻中，散络心包，下膈，循属三焦。其支者，从膻中上出缺盆，上项，挟耳后，直上出耳上角，以屈下颊，至𫦭。其支者，从耳后，入耳中，出走耳前，过客主人前交颊，至目锐眦。

三焦经循行歌

手經少陽三焦䐃起自小指次指端兩指歧骨手腕表上出臂外兩骨間肘後臑外循肩上少陽之後交別傳下入缺盆膻中分散絡心包膈裏穿支者膻中缺盆上上項耳後耳角旋屈下至頤仍注頰一支出耳入耳前卻從上關交曲頰至目銳眥乃盡焉

註手少陽三焦之䐃起於手小指次指外側之端關衝穴從關衝上出兩指之間液門中渚穴循手腕表陽池穴也從陽池出臂外兩骨之間外關支溝會宗三陽絡四瀆天井等穴上貫肘清冷淵穴也從清冷淵穴循臑外上肩循消濼臑會肩髎天髎穴從天髎穴而交出足少陽經之後入缺盆布膻中散絡心包下膈內而循行之分皆屬三焦經也其支者從膻中上外出缺盆上項天牖穴從天牖穴循繫耳後翳風瘈脈顱息穴從顱息直上出耳上角角孫穴由角孫絲竹空穴也其本空穴繞耳以屈下至頤和髎耳門穴也其本

手经少阳三焦脉，起自小指次指端；两指歧骨手腕表，上出臂外两骨间；

肘后臑外循肩上，少阳之后交别传；下入缺盆膻中分，散络心包膈里穿；

支者膻中缺盆上，上项耳后耳角旋；屈下至颐仍注颊，一支出耳入耳前，

却从上关交曲颊，至目锐眦乃尽焉。

注：手少阳三焦之脉，起于手小指、次指外侧之端关冲穴，从关冲上出两指之间液门、中渚穴，循手腕表阳池穴也。从阳池出臂外两骨之间，外关、支沟、会宗、三阳络、四渎、天井等穴，上贯肘，清冷渊穴也；从清冷渊穴循臂臑外，上肩，循消泺、臑会、肩髎、天髎穴，从天髎穴而交出足少阳经之后，入缺盆，布膻中，散络心包，下膈内而循行之分，皆属三焦经也。其支者，从膻中上，外出缺盆，上项天牖穴，从天牖穴循系耳后翳风、瘈脉、颅息穴，从颅息直上出耳上角角孙穴、丝竹空穴也；由角孙、丝竹空穴绕耳，以屈下至颐和髎、耳门穴也。其本

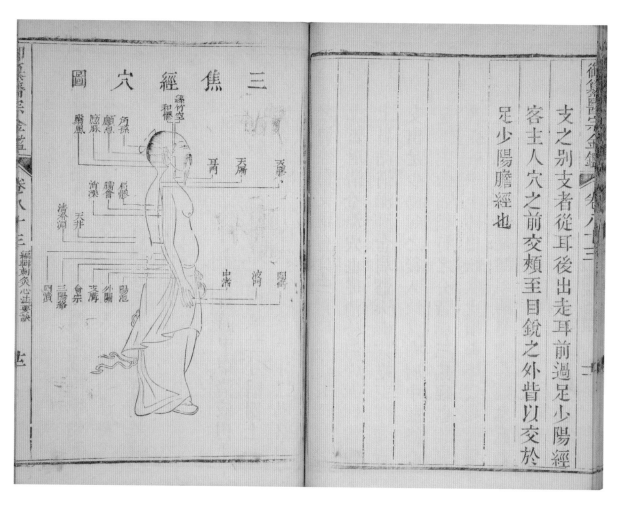

支之別支者從耳後出走耳前過足少陽經
客主人穴之前交頰至目銳之外眥以交於
足少陽膽經也

支之别，支者从耳后出走耳前，过足少阳经客主人穴之前，交颊至目锐之外眦，以交于足少阳胆经也。

三焦经穴图（图见上）

三焦經穴歌

手少三焦所從經二十二穴起關衝液門中渚陽池歷外關支溝會宗逢三陽絡入四瀆內注於天井清冷中消濼臑會肩髎穴天髎天牖經翳風瘈脈顱息角耳門和髎上行絲竹空

三焦經分寸歌

無名外側端關衝液門小次指陷中中渚液門上一寸陽池腕前表陷中外關腕後二寸陷關上一寸支溝名外關一寸會宗平斜上一寸三陽絡肘前五寸四瀆稱天井肘外大骨後肘上一寸骨罅中井上一寸清冷淵消濼臂肘分肉端臑會肩端前二寸肩髎臑上陷中看天髎肩井後一寸天牖耳下一寸間翳風耳後尖角陷瘈脈耳後青脈看顱息青絡脈之上角孫耳上髮下間耳門耳前缺處陷和髎橫動脈耳前欲覓絲竹空何在眉後陷中仔細觀

註關衝穴在手四指外側端去爪甲角如韭葉許是其穴也〇從關衝上行手小指次指歧

三焦经穴歌

　　手少三焦所从经，二十二穴起关冲；液门中渚阳池历，外关支沟会宗逢；

　　三阳络入四渎内，注于天井清冷中，消泺臑会肩髎穴，天髎天牖经翳风；

　　瘈脉颅息角耳门，和髎上行丝竹空。

三焦经分寸歌

　　无名外侧端关冲，液门小次指陷中；中渚液门上一寸，阳池腕前表陷中；

　　外关腕后二寸陷，关上一寸支沟名；外关一寸会宗平，斜上一寸三阳络，

　　肘前五寸四渎称，天井肘外大骨后，肘上一寸骨罅中；井上一寸清冷渊，

　　消泺臂肘分肉端，臑会肩端前二寸；肩髎臑上陷中看，天髎肩井后一寸；

　　天牖耳下一寸间，翳风耳后尖角陷；瘈脉耳后青脉看，颅息青络脉之上，

　　角孙耳上发下间；耳门耳前缺处陷，和髎横动脉耳前；欲觅丝竹空何在，

　　眉后陷中仔细观。

　　注：关冲穴，在手四指外侧端，去爪甲角如韭叶许，是其穴也。

　　从关冲上行手小指、次指歧

骨間陷中握拳取之液門穴也○從液門上行一寸陷中中渚穴也○從中渚由四指本節直上行手表腕上陷中陽池穴也○從陽池上行手腕後二寸兩骨間陷中外關穴也○從外關上行一寸兩骨間陷中支溝穴也○從支溝外開一寸會宗穴也以支溝會宗二穴相並平直空中相離一寸也○從會宗內斜上行一寸臂上大交脈三陽絡穴也○從三陽絡上行肘前五寸外廉陷中四瀆穴也○從四瀆斜外上行肘外大骨尖後肘上一寸兩筋叉骨罅中屈肘拱胸取之天井穴也○從天井上行一寸伸肘舉臂取之清冷淵穴也○從清冷淵上行肩下臂外肘上分肉間消濼穴也○從消濼上行臑外去肩端三寸宛宛中臑會穴也○從臑會上行肩端臑上陷中斜舉臂取之肩髎穴也○從肩髎上行肩缺盆中直是少陽經之肩井穴後一寸天髎穴也○從天髎上行頸大筋外缺盆

骨间陷中，握拳取之，液门穴也。

从液门上行一寸陷中，中渚穴也。

从中渚由四指本节直上，行手表腕上陷中，阳池穴也。

从阳池上行手腕后二寸，两骨间陷中，外关穴也。

从外关上行一寸，两骨间陷中，支沟穴也。

从支沟外开一寸，会宗穴也。以支沟会宗二穴相并平直，空中相离一寸也。

从会宗内斜上行一寸，臂上大交脉，三阳络穴也。

从三阳络上行肘前五寸外廉陷中，四渎穴也。

从四渎斜外上行，肘外大骨尖后，肘上一寸，两筋叉骨罅中，屈肘拱胸取之，天井穴也。

从天井上行一寸，伸肘举臂取之，清冷渊穴也。

从清冷渊上行，肩下臂外肘上分肉间，消泺穴也。

从消泺上行，臑外去肩端三寸宛宛中，臑会穴也。

从臑会上行，肩端臑上陷中，斜举臂取之，肩髎穴也。

从肩髎上行，肩缺盆中，直是少阳经之肩井穴，后一寸，天髎穴也。

从天髎上行，颈大筋外缺盆，

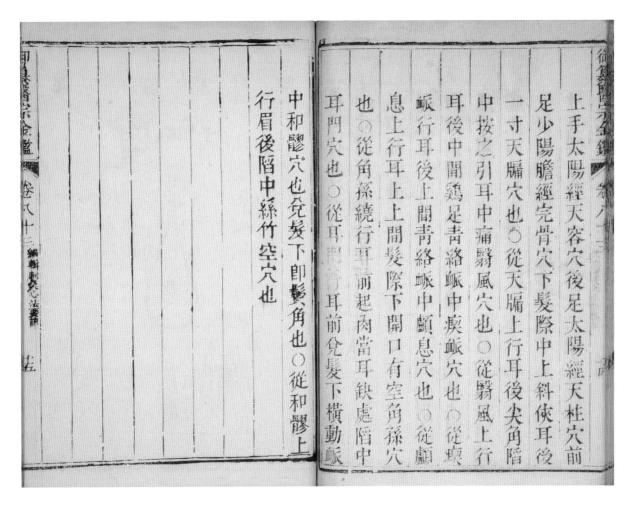

上手太陽經天容穴後足太陽經天柱穴前

足少陽膽經完骨穴下髮際中上斜俠耳後

一寸天牖穴也〇從天牖上行耳後尖角陷

中按之引耳中痛翳風穴也〇從翳風上行

耳後中間鷄足青絡脈中瘈脈穴也〇從瘈

脈行耳後上間青絡脈中顱息穴也〇從顱

息上行耳上上間髮際下開口有空角孫穴

也〇從角孫繞行耳前起肉當耳缺處陷中

耳門穴也〇從耳門行耳前兌髮下橫動脈

中和髎穴也兌髮下卽鬢角也〇從和髎上

行眉後陷中絲竹空穴也

上手太阳，经天容穴后，足太阳经天柱穴前，足少阳胆经完骨穴下，发际中上斜，挟耳后一寸，天牖穴也。

从天牖上行，耳后尖角陷中，按之引耳中痛，翳风穴也。

从翳风上行，耳后中间鸡足青络脉中，瘈脉穴也。

从瘈脉行耳后上间青络脉中，颅息穴也。

从颅息上行，耳上上间，发际下开口有空，角孙穴也。

从角孙绕行耳前，起肉当耳缺处陷中，耳门穴也。

从耳门行耳前，兑发下横动脉中，和髎穴也。兑发下，即鬓角也。

从和髎上行眉后陷中，丝竹空穴也。

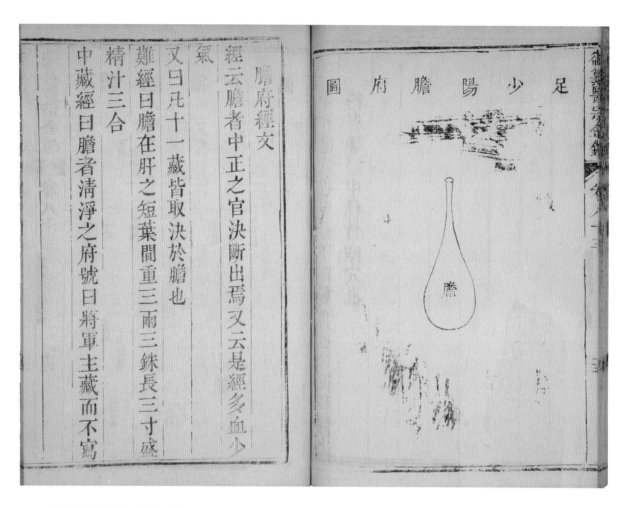

足少阳胆腑图（图见上）

胆腑经文

经云：胆者，中正之官，决断出焉。又云：是经多血少气[1]。

又曰：凡十一脏皆取决于胆也。

《难经》曰：胆在肝之短叶间，重三两三铢，长三寸，盛精汁三合。

《中藏经》曰：胆者清净之府，号曰将军，主藏而不泻。

---

[1]多血少气：《素问·血气形志篇》称"少阳常少血多气"，与此有异。

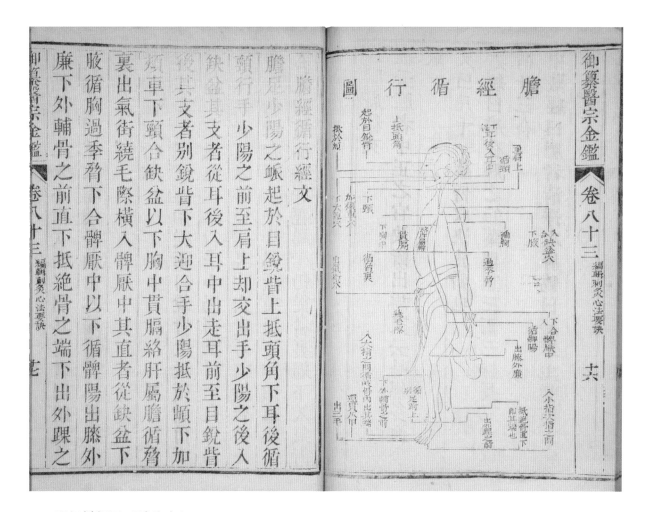

膽經循行經文

膽足少陽之脈，起於目銳眥，上抵頭角，下耳後，循頸行手少陽之前，至肩上，却交出手少陽之後，入缺盆。其支者，從耳後入耳中，出走耳前，至目銳眥後。其支者，別銳眥，下大迎，合手少陽，抵於䪼下，加頰車，下頸，合缺盆以下胸中，貫膈，絡肝，屬膽，循脅裏，出氣街，繞毛際，橫入髀厭中。其直者，從缺盆下腋，循胸，過季脅，下合髀厭中，以下循髀陽，出膝外廉，下外輔骨之前，直下抵絕骨之端，下出外踝之

胆经循行图（图见上）

胆经循行经文

　　胆足少阳之脉，起于目锐眦，上抵头角，下耳后，循颈行手少阳之前，至肩上，却交出手少阳之后，入缺盆。其支者，从耳后，入耳中，出走耳前，至目锐眦后。其支者，别锐眦，下大迎，合手少阳，抵于䪼下，加颊车，下颈，合缺盆以下胸中，贯膈，络肝，属胆，循胁里，出气街，绕毛际，横入髀厌中。其直者，从缺盆下腋，循胸，过季胁，下合髀厌中，以下循髀阳，出膝外廉，下外辅骨之前，直下抵绝骨之端，下出外踝之

膽經循行歌

足脈少陽膽之經，始從兩目銳眥生；抵頭循角下耳後，腦空風池次第行；手少陽前至肩上，交少陽右上缺盆；支者耳後貫耳內，出走耳前銳眥循；一支銳眥大迎下，合手少陽抵項根；下加頰車缺盆合，入胸貫膈絡肝經；屬膽仍從脅裏過，下入氣街毛際縈；橫入髀厭環跳內，直者缺盆下腋膺過；脅下髀厭內出膝外廉是陽陵，外輔絕骨踝前過；足跗小指次指分，一支別從大指去，三毛之際接肝經。

肝經

註：足少陽膽經之脈，起於目之銳眥瞳子髎穴，循聽會、客主人穴，上抵頭角頷厭穴也。從頷厭循懸顱、懸釐、曲鬢、率谷，折而下行於耳後之天衝、浮白、竅陰、完骨等穴；折外上行至眉頭之本神、陽白、臨泣、目窗、正營、承靈、腦空等

前，循足跗上入小趾、次趾之间。其支者，别跗上，入大趾之间，循大趾歧骨内，出其端，还贯爪甲，出三毛。

胆经循行歌

足脉少阳胆之经，始从两目锐眦生；抵头循角下耳后，脑空风池次第行；

手少阳前至肩上，交少阳右上缺盆；支者耳后贯耳内，出走耳前锐眦循；

一支锐眦大迎下，合手少阳抵项根；下加颊车缺盆合，入胸贯膈络肝经；

属胆仍从胁里过，下入气街毛际萦；横入髀厌环跳内，直者缺盆下腋膺；

过季胁下髀厌内，出膝外廉是阳陵；外辅绝骨踝前过，足跗小指次指分；

一支别从大指去，三毛之际接肝经。

注：足少阳胆经之脉，起于目之锐眦瞳子髎穴，循听会、客主人穴，上抵头角颔厌穴也。从颔厌循悬颅、悬厘、曲鬓、率谷，折而下行于耳后之天冲、浮白、窍阴、完骨等穴；折外上行至眉头之本神、阳白、临泣、目窗、正营、承灵、脑空等

穴循頸至風池穴過于少陽經天牖穴之前
至肩上本經之肩井穴從肩井穴却交出於
手少陽之後入缺盆處也其支者從耳後入
耳中出走耳前至目銳眥後此一小支之脉
行於頭之無穴處也又其支者別銳眥下手
陽明之大迎穴合手少陽抵於頷下加頰車
下頸合缺盆穴以下入胸中貫膈絡肝屬膽
循脅裏出氣街散布藏府外繞毛際橫入髀
厭中環跳穴也其支者從缺盆下腋淵液穴

從淵液穴循胸輒筋穴也從輒筋日月穴過
季脅至京門穴從京門循行帶脉五樞維道
居髎下合髀厭中環跳穴也從環跳穴以下
循髀陽風市穴從風市循行中瀆陽關出膝
外廉陽陵泉穴也從陽陵泉穴循行陽交外
邱光明等穴下外輔骨之前陽輔穴也從陽
輔穴直下抵絕骨之端懸鍾穴從懸鍾下出
外踝之前邱墟穴從邱墟穴循足跗上臨泣
穴也從臨泣入小指次指之間俠谿竅陰穴

穴；循颈至风池穴，过手少阳，经天牖穴之前，至肩上本经之肩井穴；从肩井穴却交出于手少阳之后，入缺盆处也。其支者，从耳后入耳中，出走耳前，至目锐眦后，此一小支之脉，行于头之无穴处也。又其支者，别锐眦，下手阳明之大迎穴，合手少阳，抵于颔下，加颊车，下颈，合缺盆穴，以下入胸中，贯膈，络肝，属胆，循胁里，出气街，散布脏腑，外绕毛际，横入髀厌中环跳穴也。其支者，从缺盆下腋渊液穴；从渊液穴循胸辄筋穴也。从辄筋、日月穴过季胁，至京门穴；从京门循行带脉、五枢、维道、居髎，下合髀厌中环跳穴也。从环跳穴以下循髀阳风市穴，从风市循行中渎、阳关，出膝外廉阳陵泉穴也；从阳陵泉穴循行阳交、外丘、光明等穴，下外辅骨之前阳辅穴也；从阳辅穴直下抵绝骨之端悬钟穴；从悬钟下出外踝之前丘墟穴；从丘墟穴循足跗上临泣穴也；从临泣入小指、次指之间侠溪、窍阴穴

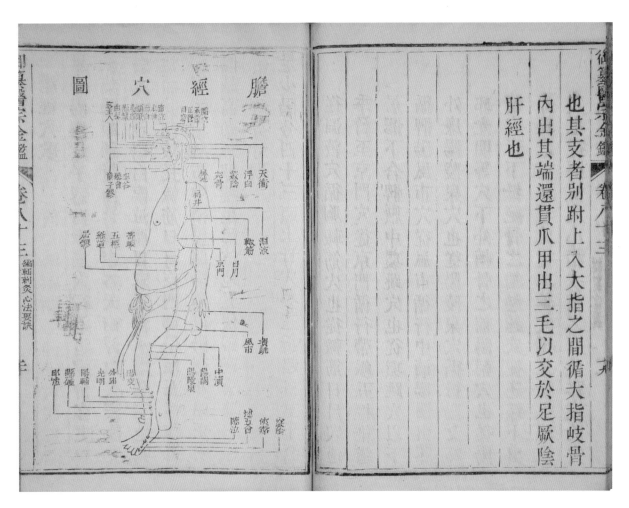

膽經穴圖

也其支者別跗上入大指之間循大指岐骨
內出其端還貫爪甲出三毛以交於足厥陰

肝經也

也。其支者，别跗上，入大指之间，循大指歧骨内，出其端，还贯爪甲，出三毛，以交于足厥阴肝经也。

胆经穴图（图见上）

胆经穴歌

　　足少阳经瞳子髎，四十三穴行迢迢；听会客主颔厌集，悬颅悬厘曲鬓翘；

　　率谷天冲浮白次，窍阴完骨本神至；阳白临泣开目窗，正营承灵脑空是；

　　风池肩井渊液长，辄筋日月京门乡；带脉五枢维道续，居髎环跳市中渎；

　　阳关阳陵复阳交，外丘光明阳辅高；悬钟丘墟足临泣，地五侠溪窍阴毕。

胆经分寸歌

　　足少阳兮四十三，头上廿穴分三折；起自瞳子至风池，积数陈之依次第；

　　外眦五分瞳子髎，耳前陷中寻听会；上行一寸客主人，内斜曲角上颔厌；

　　后行颅中厘下穴，曲鬓耳前上发际；率谷入发寸半安，天冲耳后斜二寸，

　　浮白下行一寸间，窍阴穴在枕骨下，完骨耳后入发际，量得四分须用记；

　　本神神庭旁三寸，入发四分耳上系，阳白眉上一寸许，上行五分是临泣；

　　临后寸半目窗穴，正营承灵及脑空；后行相去一寸五，风池耳后发陷中；

　　肩井肩上陷中取，大骨之前寸半明，渊液腋下行三寸，辄

筋復前一寸行，日月乳下二肋縫下行五分是穴名；臍上五分傍九五，季肋夾脊是京門；季下寸八尋帶脈，帶下三寸穴五樞，維道章下五三定，維下三寸居髎名；環跳髀樞宛中陷，風市垂手中指終；膝上五寸中瀆穴，膝上二寸陽關尋；陽陵膝下一寸住，陽交外踝上七寸；外丘外踝七寸同，此係斜屬三陽分；踝上五寸定光明，踝上四寸陽輔穴，上三寸是懸鍾，邱墟踝前陷中取，邱下三寸臨泣存，臨下五分地五會，會下一寸俠谿輪，欲覓竅陰穴何在？小指次指外側尋。

註：瞳子髎，在目銳眥去眥五分，是其穴也。從童子髎下外斜行，耳前起骨上面下一寸，耳珠下動脈宛宛中，開口有空，側臥張口取之，聽會穴也。○從聽會上直行一寸，開口有空，側臥張口取之，客主人穴也。○從客主人上內斜行，兩太陽曲角上廉，頷厭穴也。○從頷厭後行耳前曲角上，兩太陽之中，懸顱穴也。○從懸顱後行，耳前曲角上，兩太陽下廉，懸

筋复前一寸行，

日月乳下二肋缝，下行五分是穴名；脐上五分旁九五，季肋夹脊是京门；

季下寸八寻带脉，带下三寸穴五枢，维道章下五三定，维下三寸居髎名；

环跳髀枢宛中陷，风市垂手中指终；膝上五寸中渎穴，膝上二寸阳关寻；

阳陵膝下一寸住，阳交外踝上七寸；外丘外踝七寸同，此系斜属三阳分；

踝上五寸定光明，踝上四寸阳辅穴，踝上三寸是悬钟，丘墟踝前陷中取，

丘下三寸临泣存，临下五分地五会，会下一寸侠溪轮，欲觅窍阴穴何在？

小指次指外侧寻。

注：瞳子髎，在目锐眦去眦五分，是其穴也。

从瞳子髎下外斜行，耳前起骨上面，下一寸，耳珠下动脉宛宛中，开口有空，侧卧张口取之，听会穴也。

从听会上直行一寸，开口有空，侧卧张口取之，客主人穴也。

从客主人上内斜行，两太阳曲角上廉，颔厌穴也。

从颔厌后行耳前曲角上，两太阳之中，悬颅穴也。

从悬颅后行，耳前曲角上，两太阳下廉，悬

釐穴也。○從懸釐後行耳前入髮際曲隅陷
中鼓頷有空曲鬢穴也。○從曲鬢後行耳上
入髮際寸半陷者宛宛中嚼牙取之率谷穴
也。○從率谷後行耳後三分許入髮際二寸
天衝穴也。○從天衝下行耳後入髮際一寸
浮白穴也。○從浮白下行耳後高上枕骨下
搖動有空竅陰穴也。○從竅陰行耳後入髮
際四分完骨穴也。○從完骨折上行神庭旁
三寸直耳上入髮際四分本神穴也。○從本

神行眉上一寸直瞳子陽白穴也。○從陽白
上直行入髮際五分陷中正睛取之臨泣穴
也。○從臨泣後行一寸目窗穴也。○從目窗
後行一寸正營穴也。○從正營後行一寸五
分承靈穴也。○從承靈後行一寸五分腦空
穴也。○從腦空下行耳後下髮際陷中大筋
外廉按之引於耳中風池穴也。○從風池下
行肩上會其支者合缺盆上大骨前一寸半
以三指按取當中指下陷中有肩井穴也。○從

厘穴也。

　　从悬厘后行，耳前入发际曲隅陷中，鼓颔有空，曲鬓穴也。

　　从曲鬓后行耳上，入发际寸半陷者宛宛中，嚼牙取之，率谷穴也。

　　从率谷后行耳后三分许，入发际二寸，天冲穴也。

　　从天冲下行耳后，入发际一寸，浮白穴也。

　　从浮白下行耳后，高上枕骨下，摇动有空，窍阴穴也。

　　从窍阴行耳后，入发际四分，完骨穴也。

　　从完骨折上行，神庭旁三寸，直耳上入发际四分，本神穴也。

　　从本神行眉上一寸，直瞳子，阳白穴也。

　　从阳白上直行，入发际五分陷中，正睛取之，临泣穴也。

　　从临泣后行一寸，目窗穴也。

　　从目窗后行一寸，正营穴也。

　　从正营后行一寸五分，承灵穴也。

　　从承灵后行一寸五分，脑空穴也。

　　从脑空下行耳后，下发际陷中，大筋外廉，按之引于耳中，风池穴也。

　　从风池下行肩上，会其支者，合缺盆，上大骨前一寸半，以三指按取，当中指下陷中，肩井穴也。

　　从

肩井下行腋下三寸宛宛中举臂取之淵液
穴也〇從淵液下行復前一寸三肋端横直
蔽骨旁七寸五分半直兩乳側卧屈上足取
之輒筋穴也〇從輒筋行乳下二肋端縫下
五分日月穴也〇從日月行監骨腰中季肋
本俠脊臍上五分旁開九寸半側卧屈上足
伸下足舉臂取之京門穴也〇從京門下行
季脅下一寸八分陷中臍上二分旁開八寸
半帶脈穴也〇從帶脈下三寸五樞穴也〇

從五樞下行過肝經之章門穴下五寸三分
維道穴也〇從維道下行三寸監骨上陷中
居髎穴也〇從居髎下行髀樞中側卧伸下
足屈上足取之環跳穴也〇從環跳下行膝
上外廉兩筋中以手着腿中指盡處風市穴
也〇從風市下髀骨外膝上外廉五寸分肉
間陷中中瀆穴也〇從中瀆下行膝上二寸
犢鼻外陷中陽關穴也〇從陽關下行膝下
一寸外廉陷中尖骨前筋骨間蹲坐取之陽

肩井下行腋下三寸宛宛中，举臂取之，渊液穴也。

从渊液下行，复前一寸，三肋端，横直蔽骨旁七寸五分半，直两乳，侧卧屈上足取之，辄筋穴也。

从辄筋行乳下二肋端缝下五分，日月穴也。

从日月行监骨腰中季肋本，挟脊脐上五分，旁开九寸半，侧卧屈上足伸下足举臂取之，京门穴也。

从京门下行季肋下一寸八分陷中，脐上二分，旁开八寸半，带脉穴也。

从带脉下三寸，五枢穴也。

从五枢下行，过肝经之章门穴下五寸三分，维道穴也。

从维道下行三寸，监骨上陷中，居髎穴也。

从居髎下行髀枢中，侧卧伸下足屈上足取之，环跳穴也。

从环跳下行膝上外廉两筋中，以手着腿，中指尽处，风市穴也。

从风市下髀骨外，膝上外廉五寸，分肉间陷中，中渎穴也。

从中渎下行，膝上二寸，犊鼻外陷中，阳关穴也。

从阳关下行膝下一寸，外廉陷中，尖骨前筋骨间，蹲坐取之，阳

節後足跗間陷中，臨泣穴也。○從臨泣下行

穴也。○從邱墟下行三寸，在足小指四指本

鍾穴也。○從懸鍾行外踝下斜前陷中邱墟

下行三寸外踝骨尖內動脈中尋按取之懸

骨前絕骨端內斜三分陽輔穴也。○從陽輔

踝上五寸光明穴也。○從光明下行一寸輔

踝上七寸外斜外邱穴也。○從外邱下行外

內斜三陽分肉髀陽交穴也。○從陽交行外

陵泉穴也。○從陽陵泉下行足外踝上七寸

五分足小指四指本節後間陷中地五會穴

也。○從地五會下行一寸足小指四指本節

前岐骨間陷中俠谿穴也。○從俠谿下行足

小指四指外側端去爪甲角如韭葉竅陰穴

也

陵泉穴也。

从阳陵泉下行，足外踝上七寸，内斜三阳分肉间，阳交穴也。

从阳交行外踝上七寸外斜，外丘穴也。

从外丘下行外踝上五寸；光明穴也。

从光明下行一寸，辅骨前绝骨端，内斜三分，阳辅穴也。

从阳辅下行三寸，外踝骨尖内动脉中，寻按取之，悬钟穴也。

从悬钟行外踝下，斜前陷中，丘墟穴也。

从丘墟下行三寸，在足小趾、四趾本节后，足跗间陷中，临泣穴也。

从临泣下行五分，足小趾、四趾本节后间陷中，地五会穴也。

从地五会下行一寸，足小趾、四趾本节前，歧骨间陷中，侠溪穴也。

从侠溪下行足小趾、四趾外侧端，去爪甲角如韭叶，窍阴穴也。

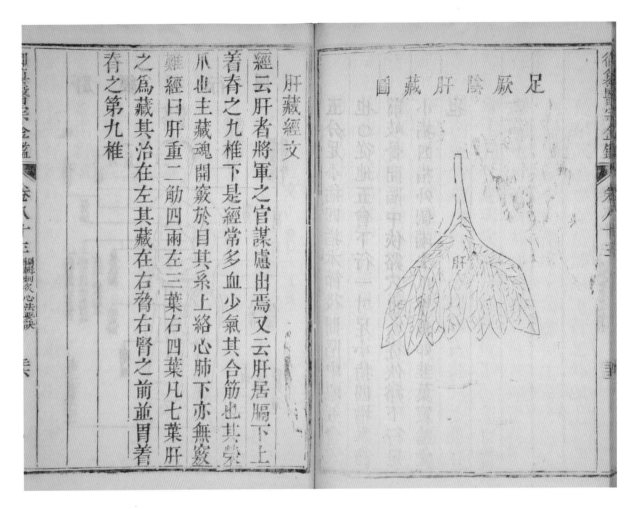

足厥阴肝脏图 （图见上）

肝脏经文

经云：肝者，将军之官，谋虑出焉。又云：肝居膈下，上着脊之九椎下。是经常多血少气。其合筋也，其荣爪也。主藏魂，开窍于目。其系上络心肺，下亦无窍。

《难经》曰：肝重二斤四两，左三叶右四叶，凡七叶。肝之为脏，其治在左，其脏在右胁右肾之前，并胃着脊之第九椎。

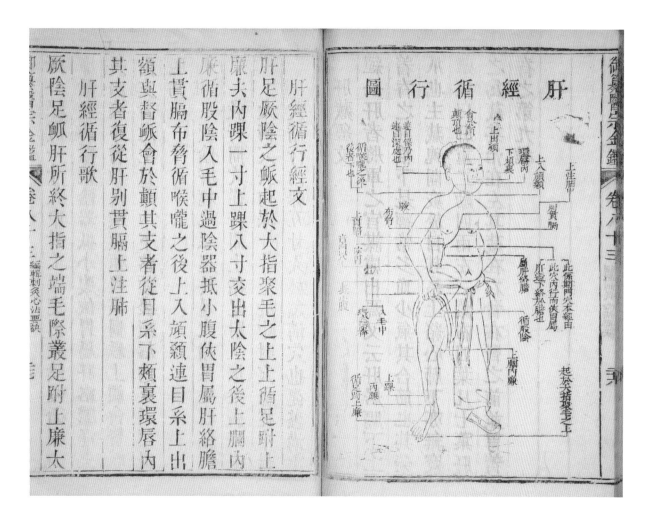

肝经循行图（图见上）

肝经循行经文

肝足厥阴之脉，起于大趾聚毛之上，上循足跗上廉，去内踝一寸，上踝八寸，交出太阴之后，上腘内廉，循股阴，入毛中，过阴器，抵小腹，挟胃，属肝，络胆，上贯膈，布胁，循喉咙之后，上入颃颡，连目系，上出额与督脉会于颠。其支者，从目系下颊里，环唇内；其支者，复从肝别贯膈，上注肺。

肝经循行歌

厥阴足脉肝所终，大趾之端毛际丛；足跗上廉太

衝分踝前一寸入中封　上踝交出太陰後循胷內
廉陰股衝環繞陰器抵小腹俠胃屬肝絡膽逢　上
貫膈裏布脅肋俠喉頏顙目繫同　脈上顛會督脈
出支者還生目繫中　下絡頰裏環唇內支者便從
膈肺通

註　足厥陰肝經之脈起於足大指聚毛之際大
敦行間穴從行間上循足跗上廉太衝穴從
太衝穴去內踝一寸至於中封穴也從中封
穴循行內踝五寸入於蠡溝穴也從蠡溝上
踝七寸中都穴上內踝八寸交出於足太陰
陰經之後上踝內廉膝關曲泉穴也從曲泉
循股陰陰包五里穴入於毛中之陰廉穴過
陰器入抵小腹上行於章門穴從章門循行
期門穴從期門內行俠胃屬肝絡膽上貫膈
布脅肋散布於藏腑循喉嚨之後上入頏顙
連目繫上額與督脈會於顛也其有一支者
不上會於顛但從目下頰裏環唇內又一支
復從肝別貫膈上注於肺以交於手太陰肺

冲分，踝前一寸入中封；

上踝交出太阴后，循胭内廉阴股冲；环绕阴器抵小腹，挟胃属肝络胆逢；

上贯膈里布胁肋，挟喉颃颡目系同；脉上颠会督脉出，支者还生目系中；

下络颊里环唇内，支者便从膈肺通。

注：足厥阴肝经之脉，起于足大趾聚毛之际大敦行间穴，从行间上循足跗上廉太冲穴，从太冲穴去内踝一寸，至于中封穴也。从中封穴循行内踝五寸，入于蠡沟穴也。从蠡沟上踝七寸中都穴，上内踝八寸，交出于足太阴阴经之后，上踝内廉，膝关曲泉穴也。从曲泉循股阴阴包五里穴，入于毛中之阴廉穴，过阴器，入抵小腹，上行于章门穴；从章门循行期门穴，从期门内行，挟胃，属肝，络胆，上贯膈，布胁肋，散布于脏腑，循喉咙之后，上入颃颡，连目系，上额，与督脉会于颠也。其有一支者，不上会于颠，但从目下颊里环唇内。又一支复从肝别贯膈，上注于肺，以交于手太阴肺

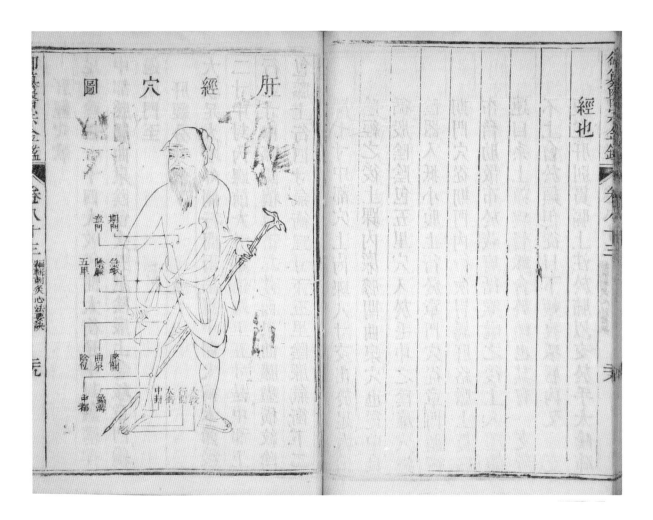

经也。

肝经穴图（图见上）

肝經穴歌

足厥陰經一十四大敦行間太衝是中封蠡溝伴
中都膝關曲泉陰包次五里陰廉上急脈章門縱
過期門至

肝經分寸歌

大敦足大端外側行間兩指縫中間太衝本節後
二寸中封內踝前一寸蠡溝踝上五寸是中都上
行二寸中膝關犢鼻下二寸曲泉曲膝盡橫紋陰
包膝上行四寸氣衝三寸下五里陰廉氣衝下二

寸急脈毛際旁二五厥陰大絡系睾丸章門臍上
二旁六期門從章斜行乳直乳二肋端縫已

註大敦穴在足大指端去爪甲後如韭葉許外
側聚毛中是其穴也○從大敦上行足大指
次指岐骨縫間動脈應手陷中行間穴也○
從行間上行二寸許足跗間動脈應手陷中
太衝穴也○從太衝上行足內踝前一寸筋
裏宛宛中中封穴也○從中封上行內踝上
五寸蠡溝穴也○從蠡溝上行二寸當胻骨

肝经穴歌

足厥阴经一十四，大敦行间太冲是；中封蠡沟伴中都，膝关曲泉阴包次；

五里阴廉上急脉，章门才过期门至。

肝经分寸歌

大敦足大端外侧，行间两趾缝中间；太冲本节后二寸，中封内踝前一寸；

蠡沟踝上五寸是，中都上行二寸中；膝关犊鼻下二寸，曲泉曲膝尽横纹；

阴包膝上行四寸，气冲三寸下五里；阴廉气冲下二寸，急脉毛际旁二五；

厥阴大络系睾丸，章门脐上二旁六；期门从章斜行乳，直乳二肋端缝已。

注：大敦穴，在足大趾端，去爪甲后如韭叶许，外侧聚毛中，是其穴也。

从大敦上行足大趾、次趾歧骨缝间，动脉应手陷中，行间穴也。

从行间上行二寸许，足跗间动脉应手陷中，太冲穴也。

从太冲上行，足内踝前一寸，筋里宛宛中，中封穴也。

从中封上行，内踝上五寸，蠡沟穴也。

从蠡沟上行二寸，当胻骨

中，中都穴也。

从中都上行，犊鼻下二寸旁陷者中，膝关穴也。

从膝关上行膝内辅骨下，大筋上，小筋下陷中，屈膝，横纹头取之，曲泉穴也。

从曲泉上行，膝上四寸，股内廉两筋间，蜷足取之，看膝内侧有槽中，阴包穴也。

从阴包上行，在足阳明胃经之气冲穴下三寸，阴股中动脉应手，五里穴也。

从五里上行羊矢下，斜里三分，直上气冲下二寸，动脉陷中，阴廉穴也。

从阴廉上行阴上，中行两旁相去二寸半，按之隐指而坚，甚按则痛引上下，此厥阴之大络，为睾之系，急脉穴也。

从急脉上行足太阴脾经之大横穴外，季肋直脐软骨端，脐上二寸，两旁开六寸，侧卧取肘尖尽处，章门穴也。

从章门上行，足阳明胃经之不容穴旁一寸五分，上直乳第二肋端，期门穴也。

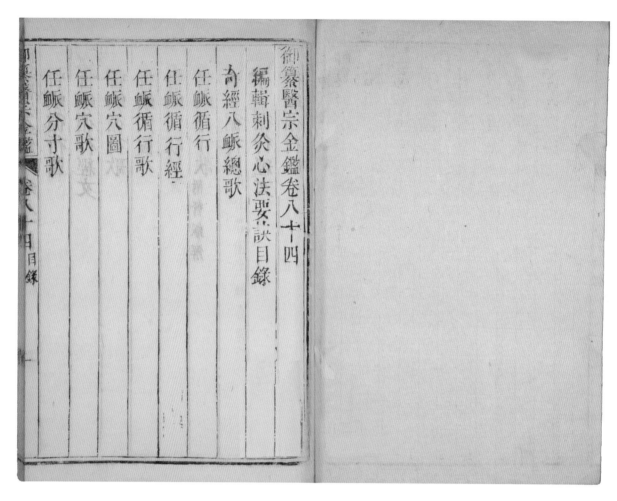

御纂医宗金鉴卷八十四

编辑刺灸心法要诀目录

奇经八脉总歌

任脉循行图①

任脉循行经文②

任脉循行歌

任脉穴图

任脉穴歌

任脉分寸歌

---

①图：原版蚀，据正文补。

②文：原版蚀，据正文补。

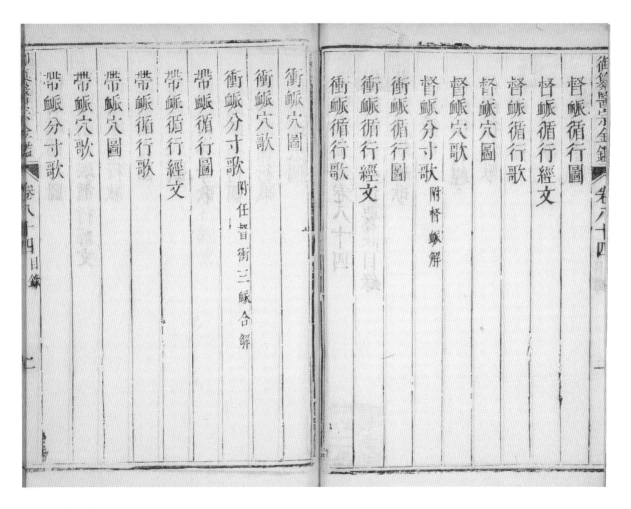

督脉循行图
督脉循行经文
督脉循行歌
督脉穴图
督脉穴歌
督脉分寸歌附：督脉解
冲脉循行图
冲脉循行经文
冲脉循行歌

冲脉穴图
冲脉穴歌
冲脉分寸歌附：任督冲三脉合解
带脉循行图
带脉循行经文
带脉循行歌
带脉穴图
带脉穴歌
带脉分寸歌

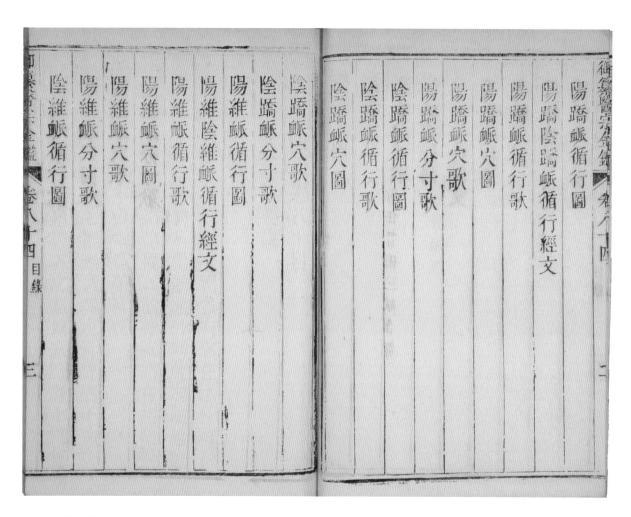

阳蹻脉循行图

阳蹻阴蹻脉循行经文

阳蹻脉循行歌

阳蹻脉穴图

阳蹻脉穴歌

阳蹻脉分寸歌

阴蹻脉循行图

阴蹻脉循行歌

阴蹻脉穴图

阴蹻脉穴歌

阴蹻脉分寸歌

阳维脉循行图

阳维阴维脉循行经文

阳维脉循行歌

阳维脉穴图

阳维脉穴歌

阳维脉分寸歌

阴维脉循行图

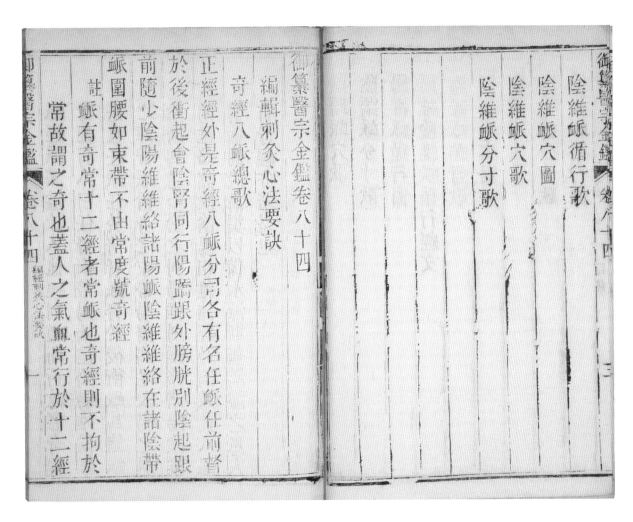

阴维脉循行歌

阴维脉穴图

阴维脉穴歌

阴维脉分寸歌

御纂医宗金鉴卷八十四

编辑刺灸心法要诀

奇经八脉总歌

正经经外是奇经，八脉分司各有名。任脉任前督于后，冲起会阴肾同行；

阳跷跟外膀胱别，阴起跟前随少阴；阳维维络诸阳脉，阴维维络在诸阴；

带脉围腰如束带，不由常度号奇经。

注：脉有奇常。十二经者，常脉也；奇经则不拘于常，故谓之奇也。盖人之气血常行于十二经

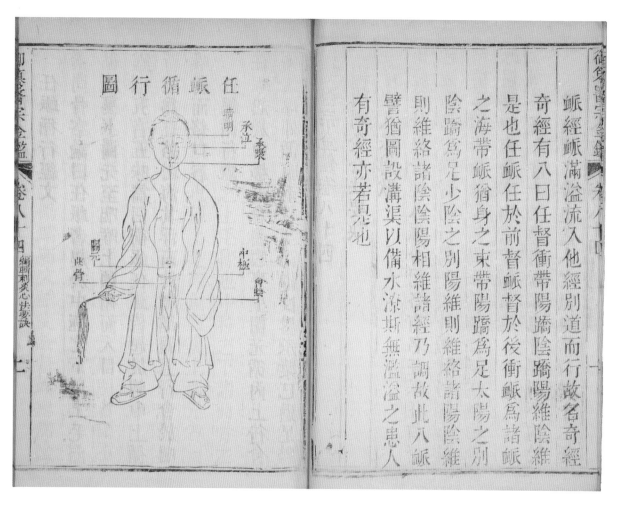

脉，经脉满溢，流入他经，别道而行，故名奇经。奇经有八，曰：任、督、冲、带、阳跷、阴跷、阳维、阴维是也。任脉任于前，督脉督于后；冲脉为诸脉之海，带脉犹身之束带；阳跷为足太阳之别，阴跷为足少阴之别；阳维则维络诸阳，阴维则维络诸阴；阴阳相维，诸经乃调。故此八脉，譬犹图设沟渠，以备水潦，斯无滥溢之患。人有奇经亦若是也。

任脉循行图（图见上）

任脈循行經文

素問骨空論曰任脈者起於中極之下以上毛際循腹裏上關元至咽喉上頤循面入目

靈樞五音五味篇曰衝脈任脈皆起於胞中上循背裏為經絡之海其浮而外者循腹上行會於咽喉別而絡口唇

任脈循行歌

任脈起於中極下會陰腹裏上關元循內上行會衝脈浮外循腹至喉咽別絡口唇承漿已過足

明上頤間循面入目至睛明交督陰脈海名傳

註任脈者起於中極之下中極者穴名也在少腹聚毛處之上毛際也中極之下謂曲骨之下會陰穴也以上毛際循腹裏上關元者謂從會陰循內上行會於衝脈為經絡之海也其浮而外者循腹上行至於咽喉別絡口唇至承漿而終上頤循面入目至睛明者謂不直交督脈由足陽明承泣穴上頤循面入目內眥之足太陽睛明穴始交於督脈總為陰

任脉循行经文

《素问·骨空论》曰：任脉者，起于中极之下，以上毛际，循腹里，上关元，至咽喉，上颐，循面，入目。

《灵枢·五音五味篇》曰：冲脉、任脉皆起于胞中，上循背里，为经络之海。其浮而外者，循腹上行，会于咽喉，别而络口唇。

任脉循行歌

任脉起于中极下，会阴腹里上关元；循内上行会冲脉，浮外循腹至喉咽；

别络口唇承浆已，过足阳明上颐间；循面入目至睛明，交督阴脉海名传。

注：任脉者，起于中极之下。中极者，穴名也，在少腹聚毛处之上毛际也。中极之下，谓曲骨之下会阴穴也。以上毛际，循腹里，上关元者，谓从会阴循内上行，会于冲脉，为经络之海也。其浮而外者，循腹上行，至于咽喉，别络口唇，至承浆而终；上颐，循面，入目，至睛明者，谓不直交督脉，由足阳明承泣穴上颐，循面，入目内眦之足太阳睛明穴，始交于督脉。总为阴

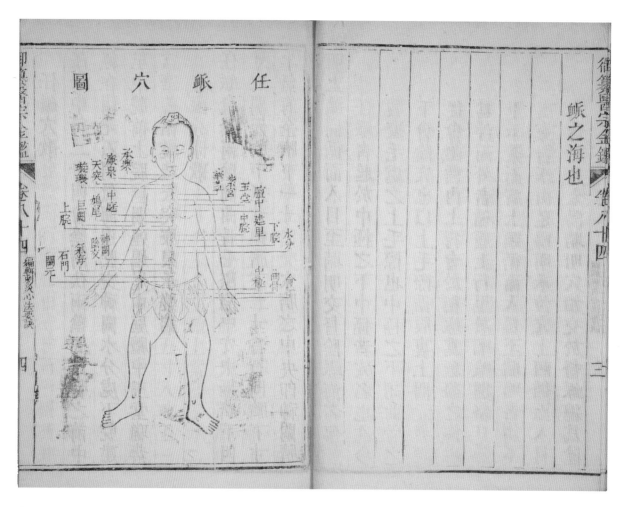

脉之海也。

任脉穴图 （图见上）

任脈穴歌

任脈中行二十四，會陰潛伏兩陰間，曲骨之前中極在，關元石門氣海邊，陰交神闕水分處，下脘建里中脘前，上脘巨闕連鳩尾，中庭膻中玉堂聯，紫宮華蓋循璇璣，天突廉泉承漿端。

任脈分寸歌

任脈會陰兩陰間，曲骨毛際陷中安，中極臍下四寸取，關元臍下三寸連，臍下二寸名石門，臍下寸半氣海全，臍下一寸陰交穴，臍之中央即神闕，臍上一寸為水分，臍上二寸下脘列，臍上三寸名建里，臍上四寸中脘許，臍上五寸上脘在，巨闕臍上六寸五，鳩尾蔽骨下五分，中庭膻下六寸取，膻中卻在兩乳間，膻上寸六玉堂主，膻上紫宮三寸二，膻上華蓋四八舉四寸八分，膻上璇璣五寸八，璣上一寸天突起，天突喉下約四寸，廉泉頜下骨尖已，承漿頤前唇棱下任脈中央行腹裏。

註會陰穴在前陰後陰之中間任督衝三脈所起督由會陰而行背任由會陰而行腹衝由會陰而行臍衝三脈所

任脉穴歌

任脉中行二十四，会阴潜伏两阴间；曲骨之前中极在，关元石门气海边；

阴交神阙水分处，下脘建里中脘前；上脘巨阙连鸠尾，中庭膻中玉堂联；

紫宫华盖循璇玑，天突廉泉承浆端。

任脉分寸歌

任脉会阴两阴间，曲骨毛际陷中安；中极脐下四寸取，关元脐下三寸连；

脐下二寸名石门，脐下寸半气海全；脐下一寸阴交穴，脐之中央即神阙；

脐上一寸为水分，脐上二寸下脘列；脐上三寸名建里，脐上四寸中脘许；

脐上五寸上脘在，巨阙脐上六寸五；鸠尾蔽骨下五分，中庭膻下六寸取；

膻中却在两乳间，膻上寸六玉堂主，膻上紫宫三寸二，膻上华盖四八举四寸八分；

膻上璇玑五寸八，玑上一寸天突起，天突喉下约四寸，廉泉颔下骨尖已，

承浆颐前唇棱下，任脉中央行腹里。

注：会阴穴，在前阴后阴之中间，任、督、冲三脉所起，督由会阴而行背，任由会阴而行腹，冲由

會陰而行足也。○從會陰上行橫骨上毛際陷中動脈應手臍下五寸曲骨穴也。○從曲骨上行在臍下四寸中極穴也。○從中極上行在臍下三寸即關元穴也。○從關元上行在臍下二寸石門穴也。○從石門上行在臍下一寸五分宛宛中氣海穴也。○從氣海上行在臍下一寸陰交穴也。○從陰交上行當臍之中神闕穴也。○從神闕上行臍上一寸水分穴也。○從水分上行臍上二寸下脘穴也。○從下脘上行臍上三寸建里穴也。○從建里上行在臍上四寸中脘穴也。○從中脘上行在臍上五寸上脘穴也。○從上脘上行在兩岐骨下二寸巨闕穴也。○從巨闕上行一寸鳩尾穴也。○從鳩尾上行一寸陷中中庭穴也。○從中庭上行一寸六分膻中穴也。○從膻中上行一寸六分陷中玉堂穴也。○從玉堂上行一寸六分陷中紫宮穴也。○從紫宮上行一寸六分陷中華蓋穴也。○從華

会阴而行足也。

从会阴上行横骨，上毛际陷中，动脉应手，脐下五寸，曲骨穴也。

从曲骨上行，在脐下四寸，中极穴也。

从中极上行，在脐下三寸，即关元穴也。

从关元上行，在脐下二寸，石门穴也。

从石门上行，在脐下一寸五分宛宛中，气海穴也。

从气海上行，在脐下一寸，阴交穴也。

从阴交上行，当脐之中，神阙穴也。从神阙上行，脐上一寸，水分穴也。

从水分上行，脐上二寸，下脘穴也。从下脘上行，脐上三寸，建里穴也。

从建里上行，在脐上四寸，中脘穴也。

从中脘上行，在脐上五寸，上脘穴也。

从上脘上行，在两歧骨下二寸，巨阙穴也。

从巨阙上行一寸，鸠尾穴也。从鸠尾上行一寸陷中，中庭穴也。

从中庭上行一寸六分，膻中穴也。

从膻中上行一寸六分陷中，玉堂穴也。

从玉堂上行一寸六分陷中，紫宫穴也。

从紫宫上行一寸六分陷中，华盖穴也。

从华

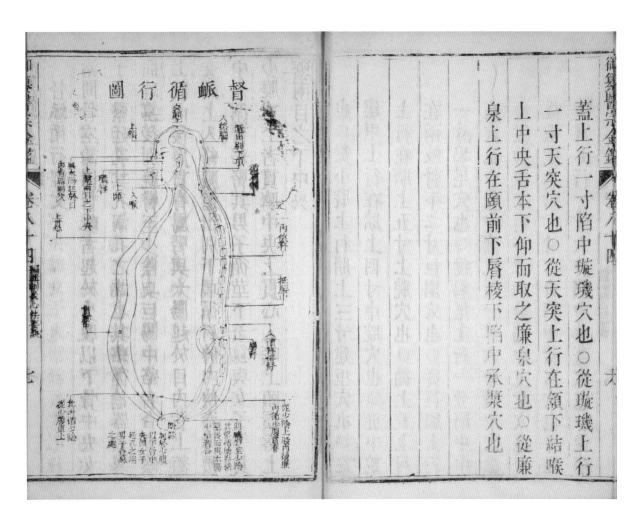

盖上行一寸陷中，璇玑穴也。

从璇玑上行一寸，天突穴也。

从天突上行，在颔下结喉上，中央舌本下，仰而取之，廉泉穴也。

从廉泉上行，在颐前下唇棱下陷中，承浆穴也。

督脉循行图（图见上）

督脉循行经文

《素问·骨空论》曰：督脉者，起于少腹以下骨中央。女子入系廷孔，其孔，溺孔之端也，其络循阴器，合篡间，绕篡后；别绕臀，至少阴与巨阳中络者合，少阴上股内后廉，贯脊，属肾；与太阳起于目内眦，上额，交颠上，入络脑，还出别下项，循肩髆，内挟脊，抵腰中，入循膂，络肾。其男子循茎，下至篡，与女子等。其少腹直上者，贯脐中央，上贯心，入喉，上颐，环唇，上系两目之下中央。

督脉循行歌

督脉少腹骨中央，女子入系溺孔疆；男子之络循阴器，绕篡之后别臀方；

至少阴者循腹里，会任直上关元行；属肾会冲衔腹气，入喉上颐环唇当；

上系两目中央下，始合内眦络太阳；上额交颠入络脑，还出下项肩髆场；

挟脊抵腰入循膂，络肾茎篡等同乡。此是申明督脉路，总为阳脉之督纲。

注：督脉者，起于少腹下骨中央，谓男女少腹以下，横骨内之中央，即女子入系廷孔之端，男

子陰器合篡間也男子陰莖盡處精室孔溺
孔合並一路合篡處也即女子胞孔溺孔合
並之處廷孔之端即下文曰與女子等也其
絡循陰器合篡間繞篡後行是謂本絡外合
太陽中絡也別絡繞篡是謂別絡內並少陰
腹裡也故經曰至少陰與巨陽中絡者合也
至少陰者循行上股內後廉循腹裡與任脈
上會於關元貫脊屬腎挾腎上行與衝脈會
於腹氣之街故經曰自少腹直上貫臍中央

上貫心入喉上頤環脣內行至督脈齦交而
終外行繫兩目之下中央循行目內眥會於
太陽故經曰與太陽起於目內眥上額交顛
上入絡腦還出別下項循肩髆內挾脊抵腰
中入循脊絡腎復會於少陰此督脈之循行
也

子阴器合篡间也。男子阴茎尽处，精室孔、溺孔合并一路，合篡处也，即女子胞孔、溺孔合并之处。廷孔之端，即下文曰与女子等也。其络循阴器，合篡间，绕篡后行，是谓本络外合太阳中络也。别络绕篡，是谓别络内并少阴腹里也。故经曰：至少阴与巨阳中络者合也。至少阴者，循行上股内后廉，循腹里，与任脉上会于关元，贯脊属肾，挟肾上行，与冲脉会于腹气之街，故经曰：自少腹直上，贯脐中央，上贯心，入喉，上颐，环唇，内行至督脉龈交而终。外行系两目之下中央，循行目内眦，会于太阳，故经曰：与太阳起于目内眦，上额，交颠上，入络脑，还出别下项，循肩髆内挟脊，抵腰中，入循脊，络肾，复会于少阴。此督脉之循行也。

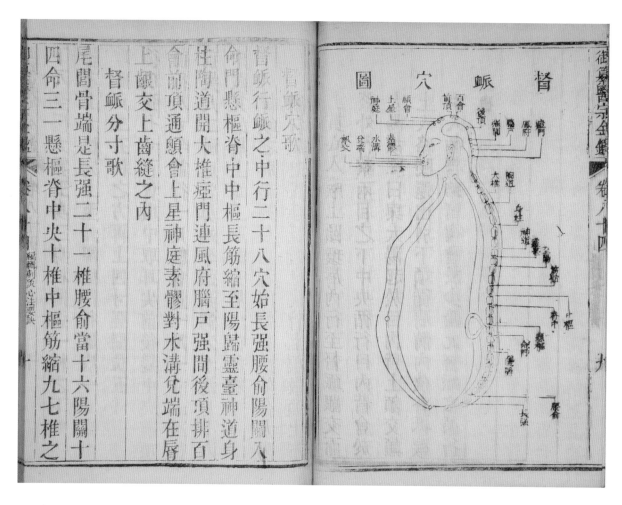

督脉穴图（图见上）

督脉穴歌

督脉行脉之中行，二十八穴始长强；腰俞阳关入命门，悬枢脊中中枢长；

筋缩至阳归灵台，神道身柱陶道开；大椎哑门连风府，脑户强间后顶排；

百会前顶通囟会，上星神庭素髎对；水沟兑端在唇上，龈交上齿缝之内。

督脉分寸歌

尾闾骨端是长强，二十一椎腰俞当；十六阳关十四命，三一悬枢脊中央；

十椎中枢筋缩九，七椎之

下乃至陽；六靈五身三身柱，陶道一椎之下鄉；

一椎之上大椎穴，上至髮際瘂門行；風府一寸宛中取，腦戶二五枕之方；

再上四寸強間位，五寸五分後頂強；七寸百會頂中取，耳尖前後髮中央；

前頂前行八寸半，前行一尺顖會量；一尺一寸上星位，前髮尺二神庭當；

鼻端準頭素髎穴，水溝鼻下人中藏；兌端唇上端上取，齦交唇內齒縫鄉。

注：督脈之別，起於長強者，即繞篡後，外合太陽，循行尾閭間，長強穴也。挾脊上項，散頭上，下當肩左右，別走太陽，入貫脊，謂督脈循外而上行也。故《難經》曰：起於下極之俞。即長強尾閭間也。並於脊里，即挾脊也。上至風府，入屬於腦，即上項散頭也。從長強貫脊上行二十一椎下，腰俞穴也。十六椎下，陽關穴也。十四椎下，命門穴也。十三椎下，懸樞穴也。十一椎下，脊中穴也。十椎下，中樞穴也。九椎下，筋縮穴也。七椎下，至陽穴也。六椎下，靈台穴也。五椎下，神道穴也。三椎下，身柱穴也。一椎下，陶

道穴也。一椎之上，大椎穴也。上至上髮際，瘂門穴也。從瘂門入髮際，風府穴也。從風府上行一寸五分枕骨上，腦戶穴也。從腦戶上行一寸五分，強間穴也。從強間上行一寸五分，後頂穴也。從後頂上行一寸五分，直兩耳尖頂陷中，百會穴也。從百會前行一寸五分，前頂穴也。從前頂前行一寸五分，囟會穴也。從顖會又前行一寸，上星穴也。從上星至前髮際，神庭穴也。前後髮際，合骨度共一尺二寸。也從前髮際下至鼻端準頭，素窌穴也。鼻柱下溝中央近鼻孔陷中，水溝穴也。唇上端，兌端穴也。唇內齒上齦縫中，齦交穴也。凡二十八穴，循行背之中行者也。

按督脈始於長強者，本自《靈樞·經脈篇》，曰：督脈之別名長強，俠脊上項，散頭上下，當肩胛左右，別走太陽，入貫脊。《難經》二十八難曰：督脈者，起於下極之俞，並於脊裡之上，至風府，入屬於腦，乃指穴而言也。前論督脈起於少腹

道穴也。一椎之上，大椎穴也。上至上发际，哑门穴也。从哑门入发际，风府穴也。从风府上行一寸五分枕骨上，脑户穴也。从脑户上行一寸五分，强间穴也。从强间上行一寸五分，后顶穴也。从后顶上行一寸五分，直两耳尖顶陷中，百会穴也。从百会前行一寸五分，前顶穴也。从前顶前行一寸五分，囟会穴也。从囟会又前行一寸，上星穴也。从上星至前发际，神庭穴也。前后发际，合骨度共一尺二寸。从前发际下至鼻端准头，素髎穴也。鼻柱下沟中央近鼻孔陷中，水沟穴也。唇上端，兑端穴也。唇内齿上龈缝中，龈交穴也。凡二十八穴，循行背之中行者也。

按：督脉始于长强者，本自《灵枢·经脉篇》，曰：督脉之别名长强，挟脊上项，散头上下，当肩胛左右，别走太阳，入贯脊。《难经》二十八难曰：督脉者，起于下极之俞，并于脊里之上，至风府，入属于脑，乃指穴而言也。前论督脉起于少腹

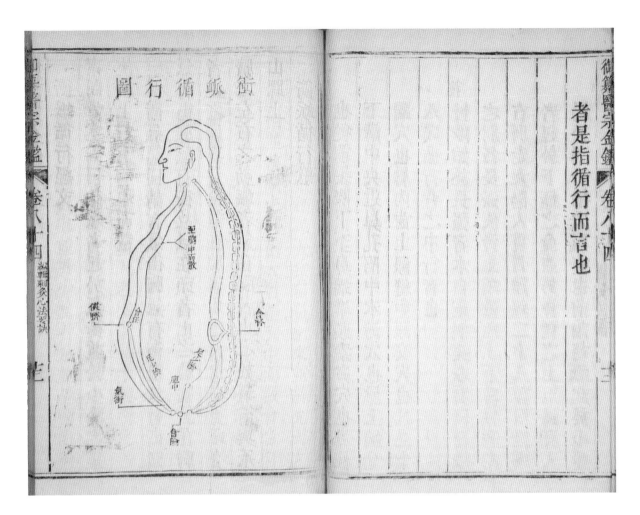

者，是指循行而言也。

冲脉循行图（图见上）

衝脈循行經文

素問骨空論曰衝脈者起於氣街並於少陰之經

俠臍上行至胸中而散

靈樞衛氣篇曰請言氣街胸氣有街腹氣有街頭

氣有街脛氣有街故氣在頭者止之於腦氣在

胸者止之膺與背俞氣在腹者止之背俞與衝脈在

臍之左右之動脈者氣在脛者止之於氣街與承

山蹻上

衝脈循行歌

衝脈起於腹氣街後天宗氣氣衝來並於先天之

真氣相並俠臍上胸街大氣至胸中而散會合督之

氣街者是謂氣所行之街也一身之大氣積

衝脈者起於腹氣街是起於腹氣之街也名曰

在本身懷分布藏府諸經絡名之曰海不為乖

腎間動氣也有後天之宗氣是水穀所化者

於胸中者有先天之真氣是所受者即人之

即人之胃氣也此所謂起於腹氣之街者是

起胃中穀氣此並於少陰者是並於腎間動

冲脉循行经文

《素问·骨空论》曰：冲脉者，起于气街，并于少阴之经，挟脐上行，至胸中而散。

《灵枢·卫气篇》曰：请言气街。胸气有街，腹气有街，头气有街，胫气有街，故气在头者，止之于脑；气在胸者，止之膺与背俞；气在腹者，止之背俞与冲脉在脐之左右之动脉者；气在胫者，止之于气街与承山踝上。

冲脉循行歌

冲脉起于腹气街，后天宗气气冲来；并于先天之真气，相并挟脐上胸街；

大气至胸中而散，会合督任充身怀；分布脏腑诸经络，名之曰海不为乖。

注：冲脉者，起于气街，是起于腹气之街也。名曰气街者，是谓气所行之街也。一身之大气，积于胸中者，有先天之真气，是所受者，即人之肾间动气也；有后天之宗气，是水谷所化者，即人之胃气也。此所谓起于腹气之街者，是起胃中谷气也；并于少阴者，是并于肾间动

气也。其真气与谷气相并，挟脐上行，至胸中而散，是谓大气至胸中，分布五脏六腑诸经，而充身者也。《灵枢·顺逆肥瘦篇》曰：冲脉者，五脏六腑之海也，五脏六腑皆禀气焉。《灵枢·动俞篇》又曰：冲脉者十二经之海，与少阴之大络，起于肾下，出于气街也。《灵枢·五音五味篇》又曰：冲脉任脉皆起于胞中者，即此之起于肾下之谓也。而谓起于肾下者，即并于少阴之经，肾间动气上行也。《素问·骨空论》曰：冲脉起于气冲者，即此出于气街之谓也。不曰起而曰出者，谓谷气由阳明胃经出，而会于气街也。

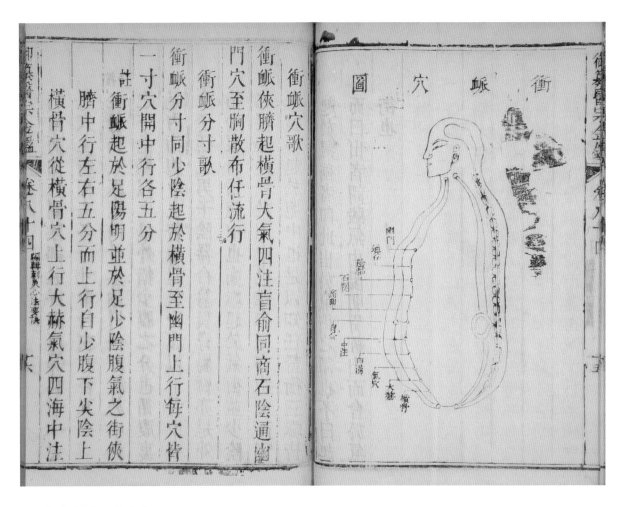

冲脉穴图（图见上）

冲脉穴歌

冲脉挟脐起横骨，大气四注肓俞同；商石阴通幽门穴，至胸散布任流行。

冲脉分寸歌

冲脉分寸同少阴，起于横骨至幽门；上行每穴皆一寸，穴开中行各五分。

注：冲脉起于足阳明，并于足少阴腹气之街，挟脐中行左右五分，而上行自少腹下尖阴上横骨穴，从横骨穴上行大赫、气穴、四满、中注、

肓俞、商曲、石关、阴都、通谷、幽门等共十一穴，每穴上行相去各一寸，中行左右各五分。

按：任、督、冲三脉，《素问·骨空论》曰：任脉起于中极之下，毛际以上，是外指少腹之分也。循腹里，是内指胞中也。督脉起于少腹以下骨中央，女子廷孔，男子阴器，合篡，贯脊，属肾，亦是外指少腹，内指胞中也。冲脉起于气街，并少阴之经，亦是指于胞中也。虽未明言胞中，而实未尝不起于胞中也。是以知任、督、冲三脉，皆起于胞中。然三脉皆后天水谷所化，胃气出于气街，会于胞中，与先天肾间动之真气并行而充身者也。由此观之，三脉同出一源无疑矣。故王冰《内经注》《甲乙经》《针灸图经》以任脉循背者谓之督脉，自少腹上谓之任脉，亦谓之督脉，则是以背腹阴阳别为名目耳。然冲脉亦起于胞中，并足少阴而上行。是任脉、督脉、冲脉乃一源而三岐者。故人身之有腹背，犹天地之有子午；任督之有前后，犹二陆

之分陰陽也胞中者謂男女丹田之通稱也

在女子謂之女子胞在男子即精室也

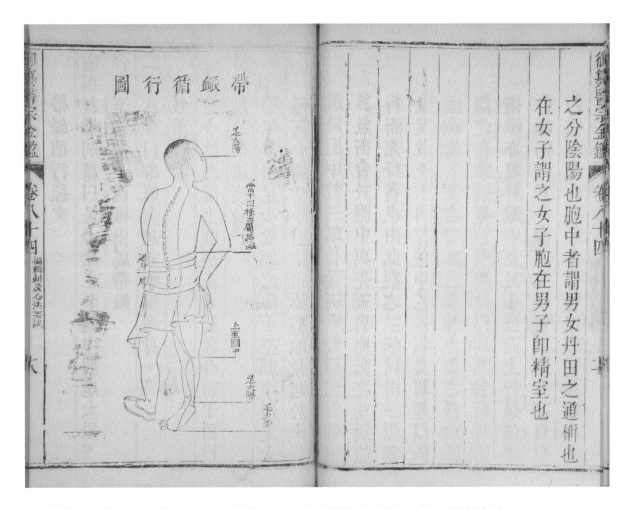

之分阴阳也。胞中者，谓男女丹田之通称也，在女子谓之女子胞，在男子即精室也。

带脉循行图（图见上）

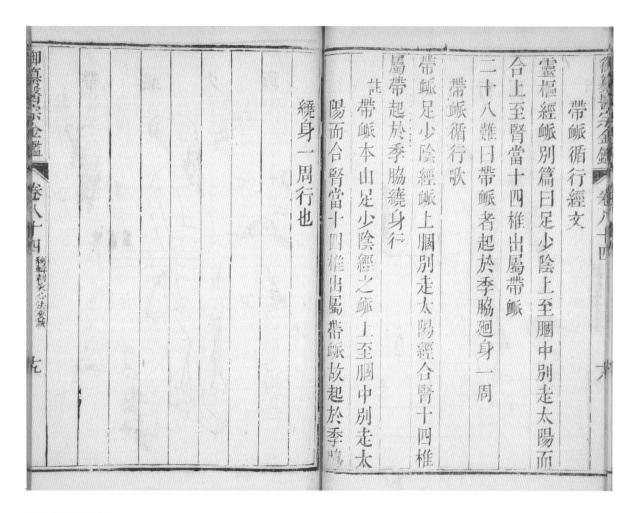

带脉循行经文

《灵枢·经脉别篇》曰：足少阴上至腘中，别走太阳而合，上至肾，当十四椎，出属带脉。

《二十八难》曰：带脉者，起于季胁，回身一周。

带脉循行歌

带脉足少阴经脉，上腘别走太阳经；合肾十四椎属带，起于季胁绕身行。

注：带脉本由足少阴经之脉，上至腘中，别走太阳而合肾，当十四椎，出属带脉，故起于季胁，绕身一周行也。

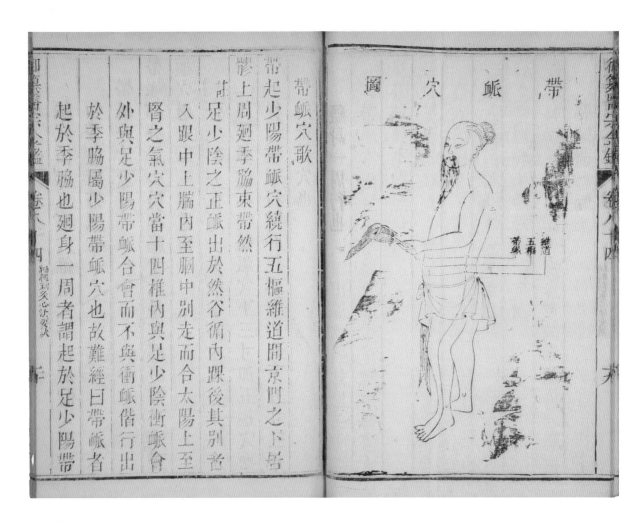

带脉穴图 （图见上）

带脉穴歌

带起少阳带脉穴，绕行五枢维道间；京门之下居髎上，周回季胁束带然。

注：足少阴之正脉，出于然谷，循内踝后。其别者入跟中，上腨内，至腘中，别走而合太阳，上至肾之气穴穴，当十四椎内与足少阴冲脉会，外与足少阳带脉合会，而不与冲脉偕行，出于季胁，属少阳带脉穴也。故《难经》曰：带脉者，起于季胁也。回身一周者，谓起于足少阳带

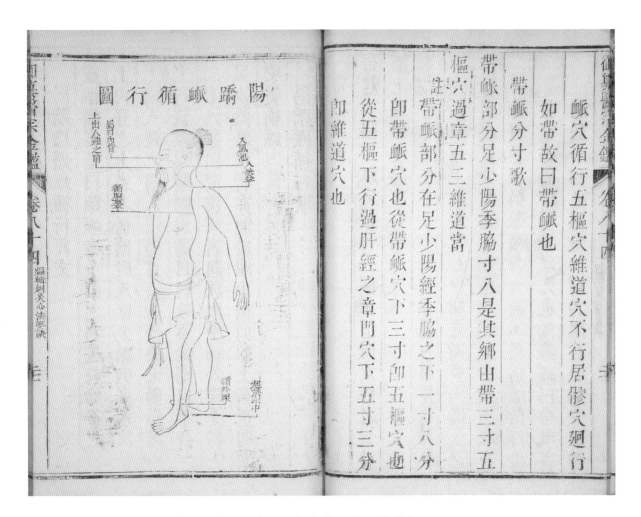

陽蹻脉循行圖

脉穴，循行五枢穴、维道穴，不行居髎穴，回行如带，故曰带脉也。

带脉分寸歌

带脉部分足少阳，季胁寸八是其乡；由带三寸五枢穴，过章五三维道当。

注：带脉部分，在足少阳经季胁之下一寸八分，即带脉穴也。从带脉穴下三寸，即五枢穴也。从五枢下行，过肝经之章门穴下五寸三分，即维道穴也。

阳跷脉循行图（图见上）

阳跷阴跷脉循行经文

《灵枢·脉度篇》曰：跷脉者，少阴之别，起于然谷之后，上内踝之上，直上循阴股，入阴，上循胸里，入缺盆，上出人迎之前，入颃，属目内眦，合于太阳、阳跷而上行。气并相还，则为濡目，目气不荣，则目不合。

《二十八难》曰：阳跷脉者，起于跟中，循外踝上行，入风池。阴跷脉者，亦起于跟中，循内踝上行，至咽喉交贯冲脉。

阳跷脉循行歌

阳跷脉起于跟中，上合三阳外踝行；从胁循肩入颈颃，属目内眦太阳经。

注：阳跷之脉，起于足跟之中，上合三阳外踝上行，从胁少阳居髎之穴，上循肩，入颈颃阳明之肩髃、承泣等穴，属目内眦而会太阳也。

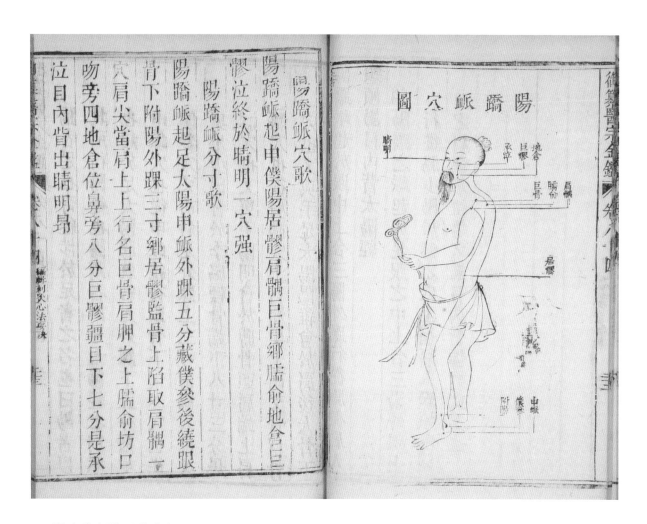

阳跷脉穴图 （图见上）

阳跷脉穴歌

阳跷脉起申仆阳，居髎肩髃巨骨乡；臑俞地仓巨髎泣，终于睛明一穴强。

阳跷脉分寸歌

阳跷脉起足太阳，申脉外踝五分藏；仆参后绕跟骨下，附阳外踝三寸乡；

居髎监骨上陷取，肩髃一穴肩尖当；肩上上行名巨骨，肩胛之上臑俞坊；

口吻旁四地仓位，鼻旁八分巨髎疆；目下七分是承泣，目内眦出睛明昂。

注蹻者足也奇经涉于足者之名也曰阳者以
其所行阳经也阳蹻者谓足太阳经之别脉
也起于足太阳膀胱经足外踝下五分陷中
申脉穴也从申脉绕后跟骨下仆参穴也从
仆参穴又前斜足外踝上三寸附阳穴也又
与足少阳会于季胁软骨端下八寸三分居
髎穴也又与手阳明会于膊骨头肩端上肩
髃穴也从肩髃穴上行肩尖上两叉骨巨骨
穴也又与手足太阳阳维会于肩后大骨下
胛上廉臑俞穴也又与手足阳明会于挟口
吻旁四分地仓穴也从地仓穴行于鼻孔旁
八分巨髎穴也又与任脉足阳明会于目下
七分承泣穴也又与手足太阳足阳明阴蹻
会于目内眦外一分睛明穴也

注：蹻者，足也，奇经涉于足者之名也。曰阳者，以其所行阳经也。阳蹻者，谓足太阳经之别脉也。起于足太阳膀胱经，足外踝下五分陷中申脉穴也。从申脉绕后跟骨下，仆参穴也。从仆参穴又前斜足外踝上三寸，附阳穴也。又与足少阳会于季胁软骨端下八寸三分，居髎穴也。又与手阳明会于膊骨头肩端上，肩髃穴也。从肩髃穴上行肩尖上两叉骨，巨骨穴也。又与手足太阳阳维，会于肩后大骨下胛上廉，臑俞穴也。又与手足阳明会于挟口吻旁四分，地仓穴也。从地仓穴行于鼻孔旁八分，巨髎穴也。又与任脉足阳明会于目下七分，承泣穴也。又与手足太阳、足阳明、阴蹻会于目内眦外一分，睛明穴也。

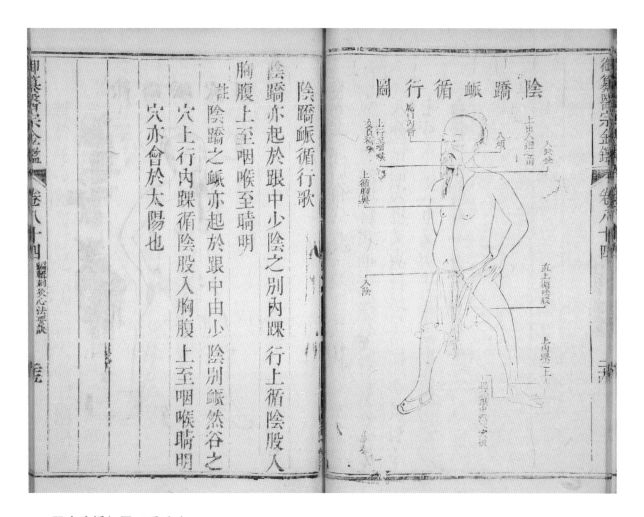

阴跷脉循行图（图见上）

阴跷脉循行歌

阴跷亦起于跟中，少阴之别内踝行；上循阴股入胸腹，上至咽喉至晴明。

注：阴跷之脉，亦起于跟中，由少阴别脉然谷之穴，上行内踝，循阴股，入胸腹，上至咽喉、晴明穴，亦会于太阳也。

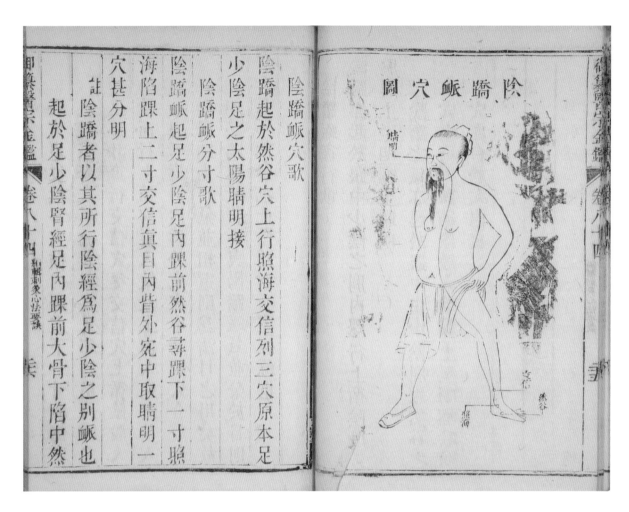

阴跷脉穴图（图见上）

阴跷脉穴歌

阴跷起于然谷穴，上行照海交信列；三穴原本足少阴，足之太阳睛明接。

阴跷脉分寸歌

阴跷脉起足少阴，足内踝前然谷寻；踝下一寸照海陷，踝上二寸交信真；

目内眦外宛中取，睛明一穴甚分明。

注：阴跷者，以其所行阴经，为足少阴之别脉也。起于足少阴肾经，足内踝前大骨下陷中，然

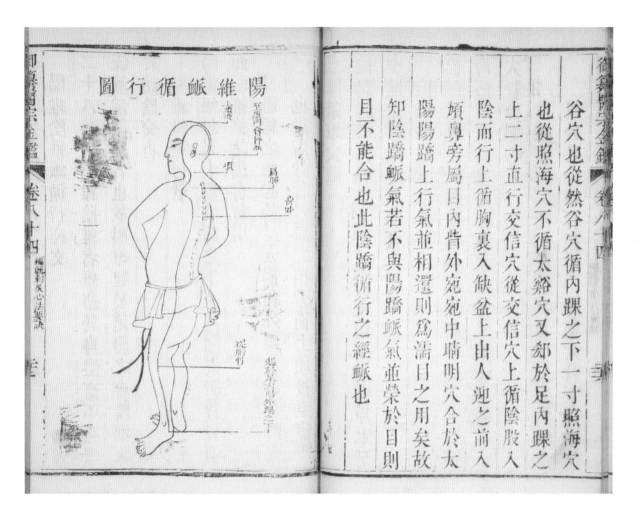

陽維脈循行圖

谷穴也。從然谷穴循内踝之下一寸，照海穴也。從照海穴不循太谿穴，又郄於足内踝之上二寸直行交信穴。從交信穴上循陰股，入陰而行，上循胸裏，入缺盆，上出人迎之前，入頄鼻旁，屬目内眥外宛宛中睛明穴，合於太陽、陽蹻上行，氣並相還，則爲濡目之用矣。故知陰蹻脈氣，若不與陽蹻脈氣並榮於目，則目不能合也。此陰蹻循行之經脈也。

谷穴也。从然谷穴循内踝之下一寸，照海穴也。从照海穴不循太溪穴，又郄于足内踝之上二寸直行交信穴。从交信穴上循阴股，入阴而行，上循胸里，入缺盆，上出人迎之前，入頄鼻旁，属目内眦外宛宛中睛明穴，合于太阳、阳跷上行，气并相还，则为濡目之用矣。故知阴跷脉气，若不与阳跷脉气并荣于目，则目不能合也。此阴跷循行之经脉也。

阳维脉循行图 （图见上）

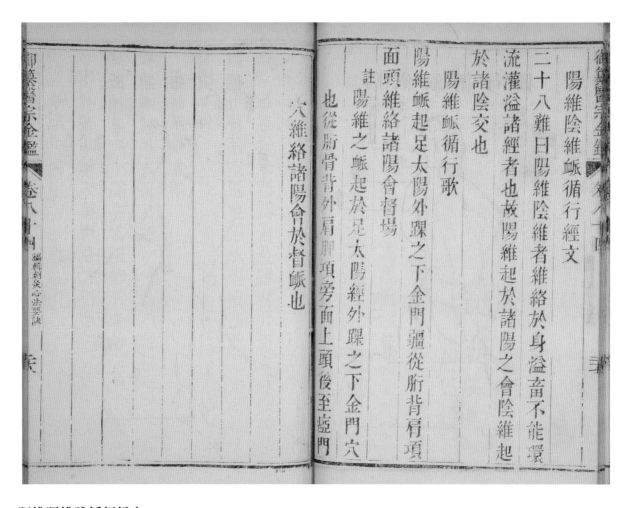

阳维阴维脉循行经文

《二十八难》曰：阳维阴维者，维络于身，溢蓄不能环流，灌溢诸经者也。故阳维起于诸阳之会，阴维起于诸阴交也。

阳维脉循行歌

　　阳维脉起足太阳，外踝之下金门疆；从胕背肩项面头，维络诸阳会督场。

　　注：阳维之脉，起于足太阳经外踝之下金门穴也。从胕骨、背外、肩胛、项旁、面上、头后至哑门穴，维络诸阳会于督脉也。

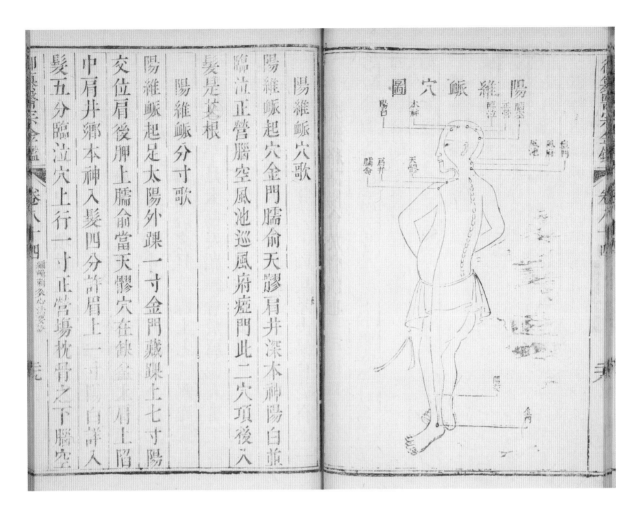

阳维脉穴图（图见上）

阳维脉穴歌

阳维脉起穴金门，臑俞天髎肩井深；本神阳白并临泣，正营脑空风池巡；

风府哑门此二穴，项后入发是其根。

阳维脉分寸歌

阳维脉起足太阳，外踝一寸金门藏；踝上七寸阳交位，肩后胛上臑俞当；

天髎穴在缺盆上，肩上陷中肩井乡；本神入发四分许，眉上一寸阳白详；

入发五分临泣穴，上行一寸正营场；枕骨之下脑空

位風池耳後陷中藏項後入髮瘂門穴入髮一寸
風府疆

註陽維起於諸陽之會者謂起於足太陽膀胱
經之足外踝下一寸金門穴也從金門穴行
於足少陽膽經之足外踝上七寸陽交穴也
又與手足太陽及蹻脉會於肩後大骨下胛
上廉臑俞穴也又與手足少陽會於缺盆中
上毖骨際天髎穴也又會於肩上陷中肩井
穴也從肩井穴上頭與足少陽會於眉上一
寸陽白穴也從陽白穴上行於目上直入髮
際本神臨泣穴也從臨泣穴上行二寸正營
穴也從正營穴循行枕骨下腦空穴也從腦
空穴下行至耳後大筋外廉風池穴也又與
督脉會於項後風府瘂門穴此陽維脉氣所
發也

位，风池耳后陷中藏；

项后入发哑门穴，入发一寸风府疆。

注：阳维起于诸阳之会者，谓起于足太阳膀胱经之足外踝下一寸金门穴也。从金门穴行于足少阳胆经之足外踝上七寸，阳交穴也。又与手足太阳及跷脉，会于肩后大骨下胛上廉，臑俞穴也。又与手足少阳会于缺盆中上毖骨际，天髎穴也。又会于肩上陷中，肩井穴也。从肩井穴上头，与足少阳会于眉上一寸，阳白穴也。从阳白穴上行于目上，直入发际，本神、临泣穴也。从临泣穴上行二寸，正营穴也。从正营穴循行枕骨下，脑空穴也。从脑空穴下行，至耳后大筋外廉，风池穴也。又与督脉会于项后风府、哑门穴，此阳维脉气所发也。

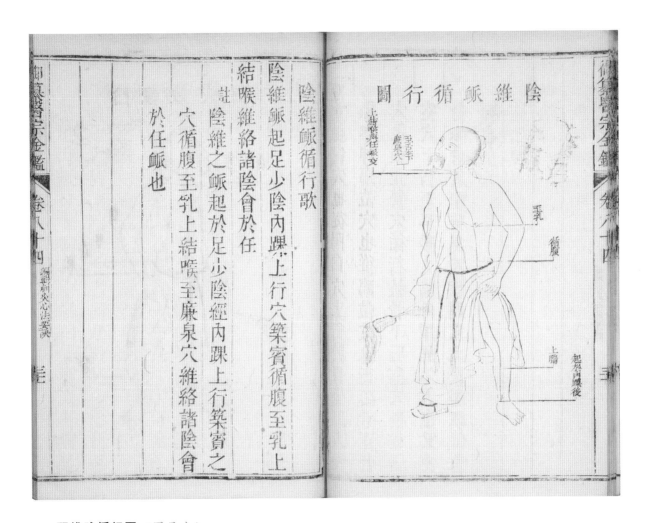

陰維脈循行歌

陰維脈循行歌

陰維脈起足少陰內踝上行穴築賓循腹至乳上結喉維絡諸陰會於任

註

陰維之脈起於足少陰經內踝上行築賓之穴循腹至乳上結喉至廉泉穴維絡諸陰會於任脈也

阴维脉循行图 （图见上）

阴维脉循行歌

阴维脉起足少阴，内踝上行穴筑宾；循腹至乳上结喉，维络诸阴会于任。

注：阴维之脉，起于足少阴经内踝上行筑宾之穴，循腹至乳上结喉，至廉泉穴，维络诸阴，会于任脉也。

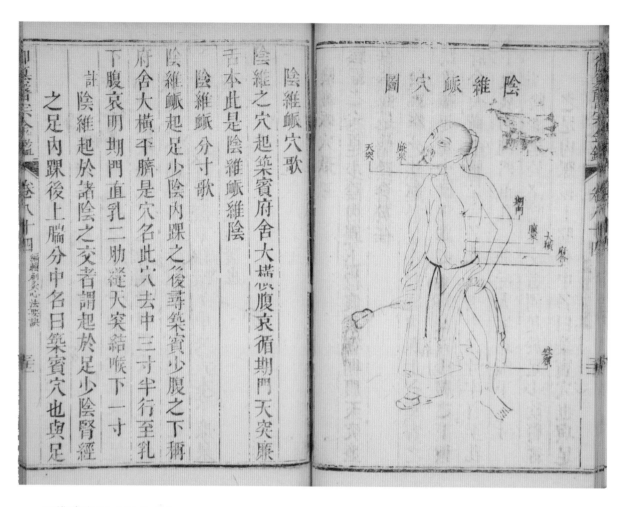

阴维脉穴图 （图见上）

阴维脉穴歌

阴维之穴起筑宾，府舍大横腹哀循；期门天突廉舌本，此是阴维脉维阴。

阴维脉分寸歌

阴维脉起足少阴，内踝之后寻筑宾；少腹之下称府舍，大横平脐是穴名；

此穴去中三寸半，行至乳下腹哀明；期门直乳二肋缝，天突结喉下一寸。

注：阴维起于诸阴之交者，谓起于足少阴肾经之足内踝后，上腨分中，名曰筑宾穴也。与足

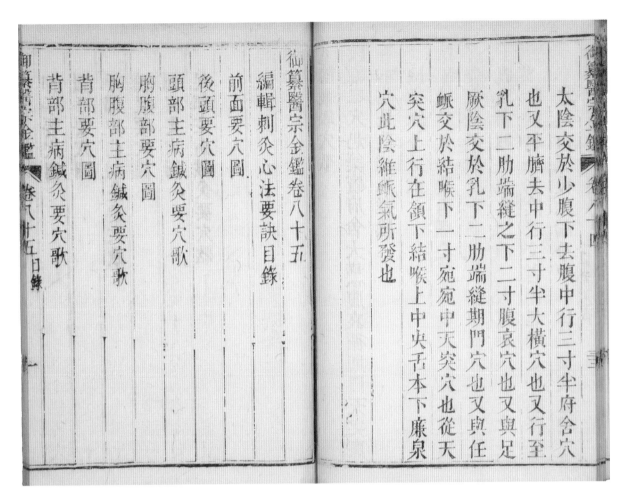

太陰交于少腹下，去腹中行三寸半，府舍穴也。又平脐去中行三寸半，大横穴也。又行至乳下二肋端缝之下二寸，腹哀穴也。又与足厥阴交于乳下二肋端缝，期门穴也。又与任脉交于结喉下一寸宛宛中，天突穴也。从天突穴上行，在颔下结喉上中央舌本下，廉泉穴。此阴维脉气所发也。

御纂医宗金鉴卷八十五

编辑刺灸心法要诀目录

前面要穴图

后头要穴图

头部主病针灸要穴歌

胸腹部要穴图

胸腹部主病针灸要穴歌

背部要穴图

背部主病针灸要穴歌

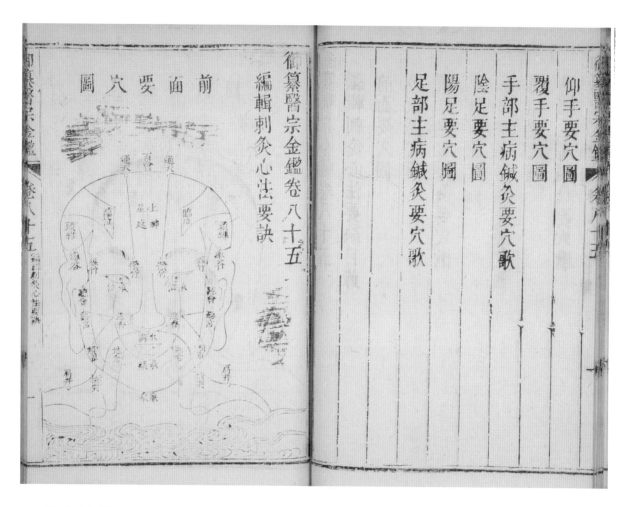

仰手要穴图

覆手要穴图

手部主病针灸要穴歌

阴足要穴图

足部主病针灸要穴歌

御纂医宗金鉴卷八十五

编辑刺灸心法要诀

前面要穴图（图见上）

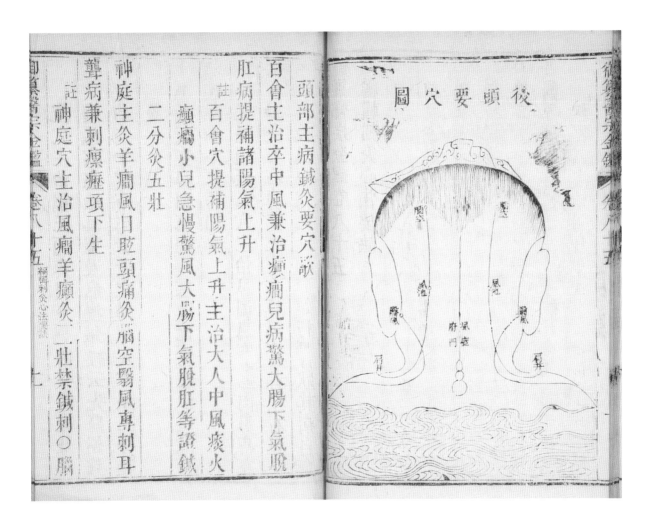

頭部主病鍼灸要穴歌

百會主治卒中風兼治癲癇見病驚大腸下氣脫
肛病提補諸陽氣上升

註百會穴提補陽氣上升主治大人中風痰火癲癇小兒急慢驚風大腸下氣脫肛等證鍼二分灸五壯

神庭主灸羊癇風目眩頭痛灸腦空翳風專刺耳
聾病兼刺瘰癧項下生

註神庭穴主治風癇羊癲灸三壯禁鍼刺○腦

后头要穴图（图见上）

头部主病针灸要穴歌

百会主治卒中风，兼治癫痫儿病惊；大肠下气脱肛病，提补诸阳气上升。

注：百会穴，提补阳气上升。主治大人中风，痰火癫痫，小儿急慢惊风，大肠下气，脱肛等证。针二分，灸五壮。

神庭主灸羊痫风，目眩头痛灸脑空；翳风专刺耳聋病，兼刺瘰疬项下生。

注：神庭穴，主治风痫，羊癫。灸三壮，禁针刺。脑

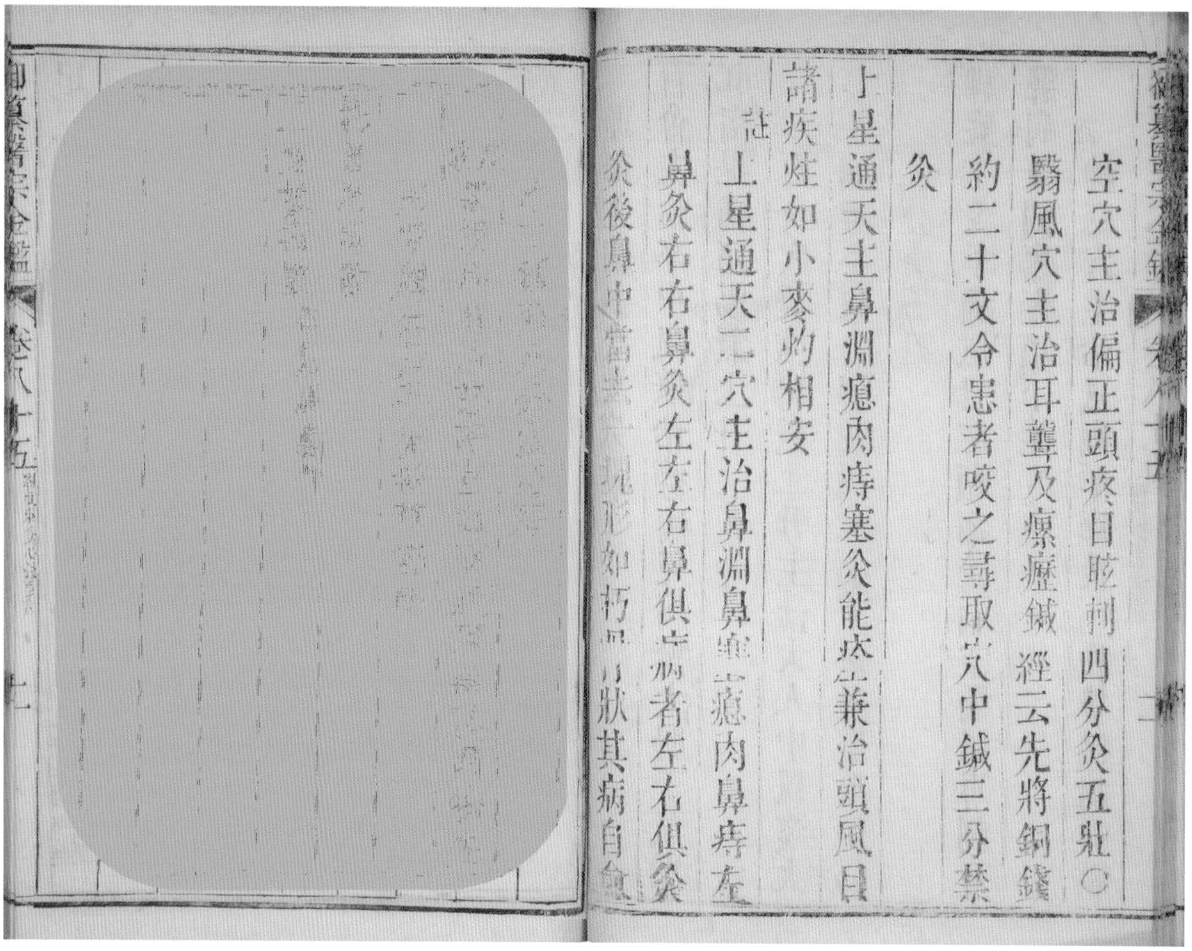

空穴主治偏正頭疼目眩刺四分灸五壯○
翳風穴主治耳聾及瘰癧鍼經云先將銅錢
約二十文令患者咬之尋取穴中鍼三分禁
灸
上星通天主鼻淵瘜肉痔塞灸能痊兼治頭風目
諸疾炷如小麥灼相安
註上星通天二穴主治鼻淵鼻塞瘜肉鼻痔左
鼻灸右右鼻灸左左右鼻俱病者左右俱灸
灸後鼻中當去一塊形如朽骨狀其病自愈

空穴，主治偏正头疼，目眩。刺四分，灸五壮。翳风穴，主治耳聋及瘰疬。《针经》云：先将铜钱约二十文，令患者咬之，寻取穴中。针三分，禁灸。

上星通天主鼻渊，息肉痔塞灸能痊；兼治头风目诸疾，炷如小麦灼相安。

注：上星、通天二穴，主治鼻渊，鼻塞，息肉，鼻痔。左鼻灸右，右鼻灸左，左右鼻俱病者，左右俱灸。灸后鼻中当去一块，形如朽骨状，其病自愈[1]。兼治头风目疾等证也。上星穴宜刺三分，留六呼，灸五壮。一云宜三棱针出血，以泻诸阳之热气。通天穴宜刺三分，留七呼，灸三壮。其壮如小麦大，始相宜也。

哑门风府只宜刺，中风舌缓不能言；颈项强急及瘛疭，头风百病与伤寒。

注：哑门、风府二穴，主治中风舌缓，暴喑不语，伤风伤寒，头痛项急，不得回顾，及抽搐等病。哑门穴针二分，不可深入，禁灸。风府穴针三分，

①自愈：此下至页末，底本与225页左半页重复，其文字据清光绪二年江西书局刻本补。

留三呼，禁灸。

头维主刺头风疼，目痛如脱泪不明；禁灸随皮三分刺，兼刺攒竹更有功。

注：头维、攒竹二穴，主治头风疼痛如破，目痛如脱，泪出不明。头维穴随皮针三分，禁灸。攒竹穴刺一分，留六呼，禁灸。随皮者，针入即眠，针随皮刺去也。

率谷酒伤吐痰眩，风池主治肺中寒；兼治偏正头疼痛，颊车落颊风自瘥。

注：率谷穴，主治伤酒呕吐痰眩。刺三分，灸三壮。风池穴，治肺受风寒及偏正头风。刺四分，灸三壮七壮。灸宜小。颊车穴，治落颊风。落颊风者，下颊脱落也。刺三分，灸三壮。灸如小麦。

临泣主治鼻不通，眵矇冷泪云翳生；惊痫反视卒暴厥，日晡发疟胁下疼。

注：临泣穴，主治鼻塞目眩，生翳眵矇眼目诸疾，及惊痫反视，卒暴痰厥，疟疾晚发等病。刺三分，留七呼，禁灸。

水溝中風口不開中惡癲癇口眼歪刺治風水頭
面腫灸兒風急慢災
　　註水溝穴主治中風口噤牙關不開卒中惡邪
　　鬼擊不省人事癲癇卒倒口眼歪邪風水面
　　腫及小兒急慢驚風等病刺三分留六呼灸
　　三壯至七壯炷如小麥然灸不及鍼
承漿主治男七疝女子瘕聚兒緊唇偏風不遂刺
之效消渴牙疳灸功深
　　註承漿穴主治男子諸疝女子瘕聚小兒撮
　　口及偏風半身不遂口眼喎斜口噤不開消
　　渴飲水不休口齒疳蝕生瘡等證刺二分留五
　　呼灸三壯
迎香主刺鼻失臭兼刺面癢若蟲行先補後瀉三
分刺此穴須知禁火攻
　　註迎香穴主治鼻塞不聞香臭浮腫風動面癢
　　狀如蟲行等證鍼三分禁灸
口眼歪邪灸地倉頰腫唇弛牙噤強失音不語目
不開瞤動視物目眩眩

水沟中风口不开，中恶癫痫口眼歪；刺治风水头面肿，灸治儿风急慢灾。

注：水沟穴，主治中风口噤，牙关不开，卒中恶邪鬼击，不省人事，癫痫卒倒，口眼歪斜，风水面肿，及小儿急慢惊风等病。刺三分，留六呼，灸三壮至七壮。炷如小麦。然灸不及针。

承浆主治男七疝，女子瘕聚儿紧唇；偏风不遂刺之效，消渴牙疳灸功深。

注：承浆穴，主治男子诸疝，女子瘕聚，小儿撮口，及偏风半身不遂，口眼喎斜，口噤不开，消渴饮水不休，口齿疳蚀生疮等证。刺二分，留五呼，灸三壮。

迎香主刺鼻失臭，兼刺面痒若虫行；先补后泻三分刺，此穴须知禁火攻。

注：迎香穴，主治鼻塞不闻香臭，浮肿风动，面痒状如虫行等证。针三分，禁灸。

口眼歪邪灸地仓，颊肿唇弛牙噤强；失音不语目不闭，瞤动视物目眩眩。

註：地倉穴主偏風口眼歪斜牙關不開齒痛頰
腫目不能閉唇緩不收飲食難進失音不語
眼目瞤動視物琉琉昏夜無見等證刺三分
留五呼灸七壯或二七壯重者七七壯俱可

聽會主治耳聾鳴兼刺迎香功最靈中風瘲瘲喎
斜病牙車脫臼齒根疼

註：聽會穴主治耳聾耳鳴牙車脫臼齒痛中風
瘲瘲喎斜等證鍼四分灸三壯兼瀉迎香功
效如神迎香穴鍼三分禁灸

聽宮主治耳聾鳴睛明攢竹目昏矇迎風流淚眥
癢痛雀目攀睛白翳生

註：聽宮穴主治耳內蟬鳴耳聾刺三分灸三壯
睛明攢竹二穴主治目痛視不明迎風淚眥
肉攀睛白翳眥癢雀目諸證睛明穴鍼分半
留六呼禁灸○攢竹穴治證同前刺三分留
六呼禁灸

注：地仓穴，主偏风口眼歪斜，牙关不开，齿痛颊肿，目不能闭，唇缓不收，饮食难进，失音不语，眼目瞤动，视物琉琉，昏夜无见等证。刺三分，留五呼，灸七壮，或二七壮。重者七七壮俱可。

听会主治耳聋鸣，兼刺迎香功最灵；中风瘲瘲喎斜病，牙车脱臼齿根疼。

注：听会穴，主治耳聋耳鸣，牙车脱臼，齿痛，中风瘲瘲，喎斜等证。针四分，灸三壮。兼泻迎香，功效如神。迎香穴，针三分，禁灸。

听宫主治耳聋鸣，睛明攒竹目昏蒙；迎风流泪眥痒痛，雀目攀睛白翳生。

注：听宫穴，主治耳内蝉鸣，耳聋。刺三分，灸三壮。睛明、攒竹二穴，主治目痛视不明，迎风泪，胬肉攀睛，白翳眥痒，雀目诸证。睛明穴，针分半，留六呼，禁灸。攒竹穴治证同前，刺三分，留六呼，禁灸。

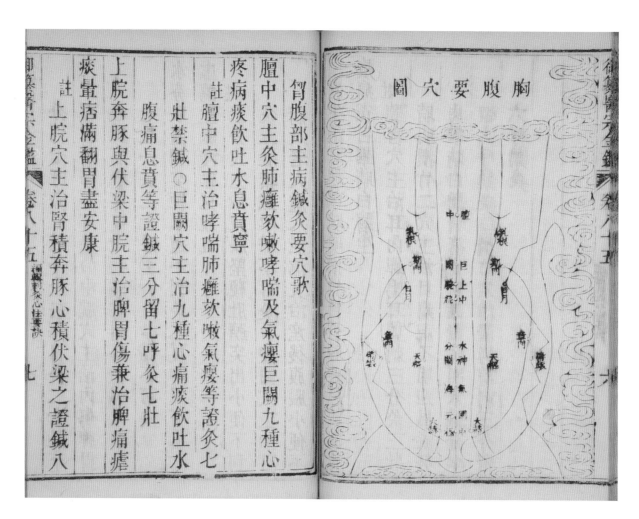

胸腹要穴图 （图见上）

胸腹部主病针灸要穴歌

膻中穴主灸肺痈，咳嗽哮喘及气瘿；巨阙九种心疼病，痰饮吐水息贲宁。

注：膻中穴，主治哮喘，肺痈，咳嗽，气瘿等证。灸七壮，禁针。巨阙穴，主治九种心痛，痰饮吐水，腹痛息贲等证。针三分，留七呼，灸七壮。

上脘奔豚与伏梁，中脘主治脾胃伤；兼治脾痛疟痰晕，痞满翻胃尽安康。

注：上脘穴，主治肾积奔豚，心积伏梁之证。针八

分留七呼，灸五壯。千金云，每日灸二七壯至
百壯。孕婦不可灸。○中脘穴，主治內傷脾胃，
心脾痛，瘧疾痰暈，痞滿翻胃等證。鍼八分，灸
七壯。一云二七壯至百壯。孕婦不可灸。

水分脹滿臍突鞕，水道不利灸之良；神闕百病老
虛瀉，產脹溲難兒脫肛。

註：水分穴，主治鼓脹堅鞕，肚臍突出，小便不利。
灸五壯，禁鍼。孕婦不可灸。○神闕穴，主治百
病及老人虛人泄瀉，又治產後腹脹，小便不

通，小兒脫肛等證。灸三壯，禁鍼。一法納炒乾
淨鹽填滿臍上，加厚薑一片蓋定，上加艾炷，
灸百壯；或以川椒代鹽亦妙。

氣海主治臍下氣，關元諸虛瀉濁遺；中極下元虛
寒病，一切癩冷總皆宜。

註：氣海穴，主治一切氣疾，陰證癩冷及風寒暑
濕，水腫，心腹鼓脹，諸虛，癥瘕等證。鍼八分，灸
五壯。○關元穴，主治諸虛腎積，及虛老人泄
瀉遺精白濁等證。鍼八分，留七呼，灸七壯。千

分，留七呼，灸五壯。《千金》云：每日灸二七壯至百壯。孕婦不可灸。中脘穴，主治內傷脾胃，心脾痛，瘧疾痰晕，痞滿翻胃等证。針八分，灸七壯。一云二七壯至百壯。孕婦不可灸。

水分胀满脐突硬，水道不利灸之良；神阙百病老虚泻，产胀溲难儿脱肛。

注：水分穴，主治鼓胀坚硬，肚脐突出，小便不利。灸五壯，禁针。孕妇不可灸。神阙穴，主治百病及老人虚人泄泻，又治产后腹胀，小便不通，小儿脱肛等证。灸三壯，禁针。一法：纳炒干净盐填满脐上，加厚姜一片盖定，上加艾炷，灸百壯；或以川椒代盐亦妙。

气海主治脐下气，关元诸虚泻浊遗；中极下元虚寒病，一切癩冷总皆宜。

注：气海穴，主治一切气疾，阴证癩冷及风寒暑湿，水肿，心腹鼓胀，诸虚，癥瘕等证。针八分，灸五壯。关元穴，主治诸虚肾积，及虚老人泄泻，遗精，白浊等证。针八分，留七呼，灸七壯。《千

金云婦人鍼之則無子〇中極穴主治下元
寒冷虛損及婦人月事不調赤白帶下鍼八
分留十呼灸三壯孕婦不可灸

膺腫乳癰灸乳根小兒龜胸灸亦同嘔吐吞酸
日月大赫專治病遺精

註乳根穴主治胸前腫乳癰小兒龜胸等證鍼
三分灸三壯〇日月穴主治嘔吐吞酸鍼七
分灸五壯〇大赫穴主治遺精鍼三分灸五
壯

天樞主灸脾胃傷脾瀉痢疾甚相當兼灸鼓脹癥
瘕病艾火多加病必康

註天樞穴主治內傷脾胃赤白痢疾脾瀉及臍
腹鼓脹癥瘕等證鍼五分留七呼灸五壯千
金云魂魄之舍不可鍼孕婦不可灸

章門主治痞塊病但灸左邊可拔根若灸腎積臍
下氣兩邊齊灸自然平

註章門穴主治痞塊病多灸左邊腎積灸兩邊鍼
六分留六呼灸三壯一云百壯

金》云：妇人针之则无子。中极穴，主治下元寒冷虚损，及妇人月事不调，赤白带下。针八分，留十呼，灸三壮。孕妇不可灸。

膺肿乳痈灸乳根，小儿龟胸灸亦同；呕吐吞酸灸日月，大赫专治病遗精。

注：乳根穴，主治胸前肿，乳痈，小儿龟胸等证。针三分，灸三壮。日月穴，主治呕吐吞酸。针七分，灸五壮。大赫穴，主治遗精。针三分，灸五壮。

天枢主灸脾胃伤，脾泻痢疾甚相当；兼灸鼓胀癥瘕病，艾火多加病必康。

注：天枢穴，主治内伤脾胃，赤白痢疾，脾泻及脐腹鼓胀，癥瘕等证。针五分，留七呼，灸五壮。《千金》云：魂魄之舍不可针。孕妇不可灸。

章门主治痞块病，但灸左边可拔根；若灸肾积脐下气，两边齐灸自然平。

注：章门穴，主治痞块，多灸左边；肾积灸两边。针六分，留六呼，灸三壮。一云百壮。

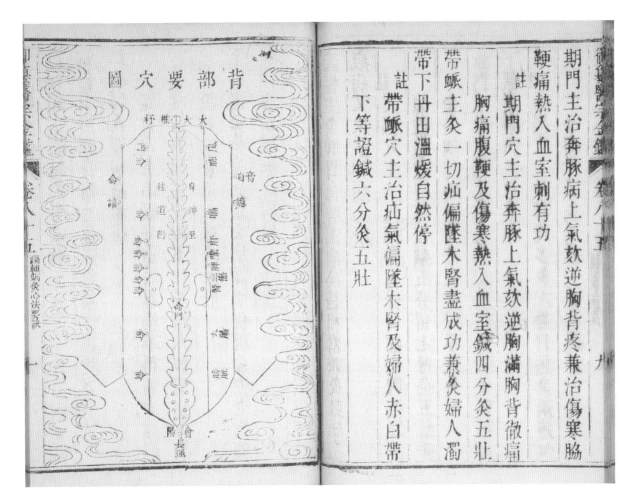

背部要穴圖

期門主治奔豚病上氣欬逆胸背疼兼治傷寒脇
鞕痛熱入血室刺有功
註 期門穴主治奔豚上氣欬逆胸滿胸背徹痛
胸痛腹鞕及傷寒熱入血室鍼四分灸五壯

帶脈主灸一切疝偏墜木腎盡成功兼灸婦人濁
帶下丹田溫煖自然停
註 帶脈穴主治疝氣偏墜木腎及婦人赤白帶
下等證鍼六分灸五壯

期门主治奔豚病，上气咳逆胸背疼；兼治伤寒胁硬痛，热入血室刺有功。

注：期门穴，主治奔豚上气，咳逆胸满，胸背彻痛，胸痛腹硬，及伤寒热入血室。针四分，灸五壮。

带脉主灸一切疝，偏坠木肾尽成功；兼灸妇人浊带下，丹田温暖自然停。

注：带脉穴，主治疝气偏坠木肾，及妇人赤白带下等证。针六分，灸五壮。

背部要穴图（图见上）

背部主病针灸要穴歌

腰俞主治腰脊痛，冷痹强急动作难；腰下至足不仁冷，妇人经病溺赤癃。

注：腰俞穴，主治腰脊重痛，举动不得，俯仰艰难，腰以下至足冷痹不仁，及妇人经闭，溺血等证。刺二分，留七呼，灸五壮。

至阳专灸黄疸病，兼灸痞满喘促声；命门老虚腰痛证，更治脱肛痔肠风。

注：至阳穴，主治身面俱黄，胸胁支满，喘促不宁。针五分，灸三壮。命门穴，主治老人肾虚腰疼，及久痔脱肛，肠风下血等证。针五分，灸三壮。若年二十以上者不宜灸，灸恐绝子。

膏肓一穴灸劳伤，百损诸虚无不良；此穴禁针惟宜艾，千金百壮效非常。

注：膏肓穴，主治诸虚百损，五劳七伤，身形羸瘦，梦遗失精，上气咳逆，痰火发狂，健忘，怔忡，胎前产后劳瘵、传尸等证。灸七七壮至百壮。

大杼主刺身发热，兼刺疟疾咳嗽痰；神道惟灸背

上病怯怯短氣艾火添

註大杼穴主治遍身發熱瘧疾欬嗽多痰鍼五
分禁灸〇神道穴主治背上冷痛怯怯短氣
灸七壯禁鍼

風門主治易感風風寒痰嗽吐血紅兼治一切
中病艾火多加嗅自通

註風門穴主治腠理不密易感風寒欬嗽吐痰
咯血鼻衂及一切鼻中諸病鍼三分灸五壯

肺俞內傷嗽吐紅兼灸肺痿與肺癰小兒龜背
註肺俞穴主治內傷外感欬嗽吐血肺痿肺癰
小兒龜背鍼三分留七呼灸三壯

膈俞主治胸脇痛兼灸痰瘧痃癖攻更治一切
血證多加艾灼總收功

註膈俞穴主治胸脇疼痛痰瘧痃癖一切血痰
灸三壯禁鍼

肝俞主灸積聚痛兼灸氣短語聲輕更同命門一
併灸能使瞽目復重明

上病，怯怯短气艾火添。

注：大杼穴，主治遍身发热，疟疾，咳嗽多痰。针五分，禁灸。神道穴，主治背上冷痛，怯怯短气。灸七壮，禁针。

风门主治易感风，风寒痰嗽吐血红；兼治一切鼻中病，艾火多加嗅自通。

注：风门穴，主治腠理不密，易感风寒，咳嗽吐痰，咯血鼻衂，及一切鼻中诸病。针三分，灸五壮。

肺俞内伤嗽吐红，兼灸肺痿与肺痈；小儿龟背亦堪灸，肺气舒通背自平。

注：肺俞穴，主治内伤外感，咳嗽吐血，肺痿，肺痈，小儿龟背。针三分，留七呼，灸三壮。

膈俞主治胸胁痛，兼灸痰疟痃癖攻；更治一切失血证，多加艾灼总收功。

注：膈俞穴，主治胸胁疼痛，痰疟痃癖，一切血痰。灸三壮，禁针。

肝俞主灸积聚痛，兼灸气短语声轻；更同命门一并灸，能使瞽目复重明。

註肝俞穴主治左脇積聚疼痛氣短不語若同
命門穴一併灸之即兩目昏暗者可使復明
肝俞穴灸七壯禁鍼命門穴鍼五分灸三壯
膽俞主灸脇滿嘔驚悸臥睡不能安兼灸酒疸目
黃色面發赤斑灸自瘥
註膽俞穴主治兩脇脹滿乾嘔驚悸睡臥不安
及酒疸目睛發黃面發赤斑等證灸三壯禁
鍼
脾俞主灸傷脾胃吐瀉疟痢疸瘕癥喘急吐血諸

般證更治嬰兒慢脾風
註脾俞穴主治內傷脾胃吐瀉疟痢黃疸食積
癥瘕吐血喘急及小兒慢脾風證灸五壯禁
鍼
三焦俞治脹滿疼積塊堅硬痛不寧更治赤白
休息痢刺灸此穴自然輕
註三焦俞穴主治脹滿積塊堅硬疼痛及赤白
痢疾不止等證鍼二分灸五壯
胃俞主治黃疸病食畢頭目即暈眩瘧疾善饑不

注：肝俞穴，主治左胁积聚疼痛，气短不语。若同命门穴一并灸之，即两目昏暗者，可使复明。肝俞穴灸七壮，禁针。命门穴针五分，灸三壮。

胆俞主灸胁满呕，惊悸卧睡不能安；兼灸酒疸目黄色，面发赤斑灸自瘥。

注：胆俞穴，主治两胁胀满，干呕，惊悸，睡卧不安及酒疸，目睛发黄，面发赤斑等证。灸三壮，禁针。

脾俞主灸伤脾胃，吐泻疟痢疸瘕癥；喘急吐血诸般证，更治婴儿慢脾风。

注：脾俞穴，主治内伤脾胃，吐泻疟痢，黄疸，食积，癥瘕，吐血，喘急，及小儿慢脾风证。灸五壮，禁针。

三焦俞治胀满疼，积块坚硬痛不宁；更治赤白休息痢，刺灸此穴自然轻。

注：三焦俞穴，主治胀满积块，坚硬疼痛，及赤白痢疾不止等证。针二分，灸五壮。

胃俞主治黄疸病，食毕头目即晕眩；疟疾善饥不

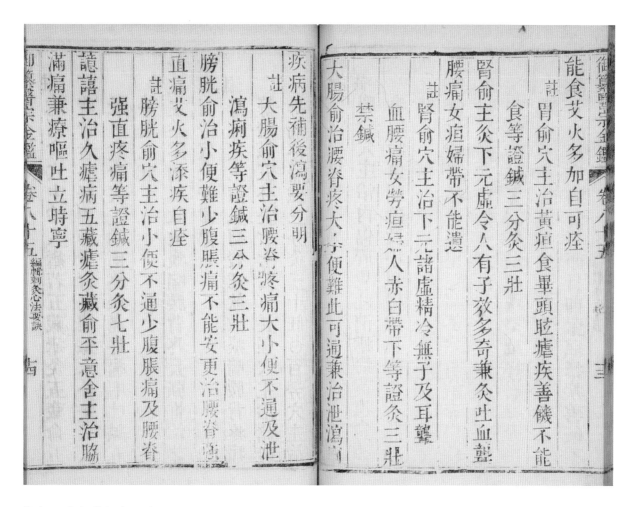

能食，艾火多加自可瘥。

注：胃俞穴，主治黄疸，食毕头眩，疟疾，善饥不能食等证。针三分，灸三壮。

肾俞主灸下元虚，令人有子效多奇；兼灸吐血聋腰痛，女疝妇带不能遗。

注：肾俞穴，主治下元诸虚，精冷无子，及耳聋，吐[1]血，腰痛，女劳疝，妇人赤白带下等证。灸三壮，禁针。

大肠俞治腰脊疼，大小便难此可通；兼治泄泻痢疾病，先补后泻要分明。

注：大肠俞穴，主治腰脊疼痛，大小便不通，及泄泻，痢疾等证。针三分，灸三壮。

膀胱俞治小便难，少腹胀痛不能安；更治腰脊强直痛，艾火多添疾自瘥。

注：膀胱俞穴，主治小便不通，少腹胀痛，及腰脊强直疼痛等证。针三分，灸七壮。

噫嘻主治久疟病，五脏疟灸脏俞平；意舍主治胁满痛，兼疗呕吐立时宁。

---

①吐：底本版蚀，据上文"兼灸吐血聋腰痛"句补。

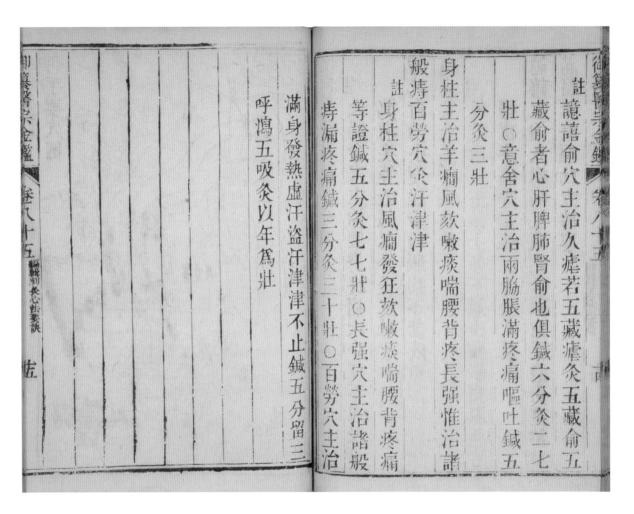

注：噫嘻俞穴，主治久疟。若五脏疟，灸五脏俞。五脏俞者，心、肝、脾、肺、肾俞也。俱针六分，灸二七壮。意舍穴，主治两胁胀满，疼痛呕吐。针五分，灸三壮。

身柱主治羊痫风，咳嗽痰喘腰背疼；长强惟治诸般痔，百劳穴灸汗津津。

注：身柱穴，主治风痫发狂，咳嗽痰喘，腰背疼痛等证。针五分，灸七七壮。长强穴，主治诸般痔漏疼痛。针三分，灸三十壮。百劳穴，主治满身发热，虚汗盗汗津津不止。针五分，留三呼，泻五吸，灸以年为壮。

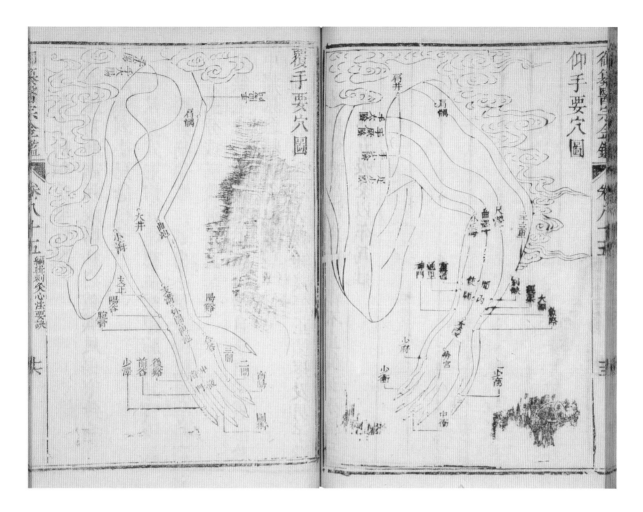

仰手要穴图（图见上）

覆手要穴图（图见上）

御纂醫宗金鑑　卷八十五

手部主病鍼灸要穴歌
尺澤主刺肺諸疾，絞腸痧痛鎖喉風傷寒熱病汗
不解兼刺小兒急慢風
　註尺澤穴主治欬唾膿血喉痺肺積息賁及絞
　腸痧痛傷寒汗不出小兒急慢驚風等證刺
　三分或三稜鍼出血禁灸
列缺主治欬嗽寒痰偏正頭疼治自瘥男子五淋陰
中痛尿血精出灸便安
　註列缺穴主治欬嗽寒痰偏正頭疼及男子五淋陰
經渠主刺瘧寒熱胸背拘急脹滿堅喉痺欬逆氣
數欠嘔吐心疼亦可瘥
　註經渠穴主治痎瘧寒熱胸背拘急膨脹喉痺
　欬逆上氣數欠嘔吐心疼等證鍼二分禁灸
太淵主刺牙齒病腕肘無力或痛疼兼刺欬嗽
風痰疾偏正頭疼效若神
　註太淵穴主治牙齒疼痛手腕無力疼痛及欬

漓陰中疼痛尿血精出等證鍼二分灸七壯
灶如小麥

手部主病针灸要穴歌

尺泽主刺肺诸疾，绞肠痧痛锁喉风；伤寒热病汗不解，兼刺小儿急慢风。

注：尺泽穴，主治咳唾脓血，喉痹，肺积息贲，及绞肠痧痛，伤寒汗不出，小儿急慢惊风等证。刺三分，或三棱针出血，禁灸。

列缺主治嗽寒痰，偏正头疼治自瘥；男子五淋阴中痛，尿血精出灸便安。

注：列缺穴，主治咳嗽寒痰，偏正头疼，及男子淋漓，阴中疼痛，尿血精出等证。针二分，灸七壮，灶如小麦。

经渠主刺疟寒热，胸背拘急胀满坚；喉痹咳逆气数欠，呕吐心疼亦可瘥。

注：经渠穴，主治痎疟寒热，胸背拘急膨胀，喉痹，咳逆上气，数欠，呕吐心疼等证。针二分，禁灸。

太渊主刺牙齿病，腕肘无力或痛疼；兼刺咳嗽风痰疾，偏正头疼效若神。

注：太渊穴，主治牙齿疼痛，手腕无力疼痛，及咳

嗽风痰，偏正头疼等证。针二分，灸三壮。

鱼际主灸牙齿痛，在左灸左右同然；更刺伤寒汗不出，兼治疟疾方欲寒。

注：鱼际穴，主治牙齿痛，疟疾初起先觉发寒，伤寒汗不出等证。针二分。惟牙痛可灸，余证禁灸。

少冲主治心胆虚，怔忡癫狂不可遗；少商惟针双鹅痹，血出喉开功最奇。

注：少冲穴，主治心虚胆寒，怔忡癫狂。针一分，灸三壮。少商穴，主治双鹅风，喉痹。以三棱针刺微出血，禁灸。

少海主刺腋下瘰，漏臂痹痛羊痫风；灵道主治心疼痛，瘶疚暴喑不出声。

注：少海穴，主治腋下瘰疬，漏臂与风吹肘臂疼痛也，及癫痫羊鸣等证。针五分，禁灸。灵道穴，主治心痛，羊痫瘶疚，肘挛，暴喑不能言等证。针三分，灸三壮。

通里主治温热病，无汗懊憹心悸惊，喉痹苦呕暴

痘瘄婦人經漏過多崩

註　通里穴主治溫病面熱無汗懊憹心悸驚恐
喉痺苦嘔暴瘂聲瘂及婦人經血過多崩漏
等證鍼三分灸三壯

神門主治悸怔忡呆癡中惡恍惚驚兼治小兒驚
癇證金鍼補瀉疾安寧

註　神門穴主治驚悸怔忡呆癡卒中鬼邪恍惚
振驚及小兒驚癇等證鍼三分留七呼灸三
壯炷如小麥

少府主治久痎瘧肘腋拘急痛引胸兼治婦人挺
痛癢男子遺尿偏墜疼

註　少府穴主治痎瘧久不愈臂痠肘腋攣急胸
中痛及婦人陰挺陰癢陰痛男子遺尿偏墜
等證鍼二分灸三壯

曲澤主治心痛驚身熱煩渴肘瘈疼兼治傷寒嘔
吐逆鍼灸同施立刻寧

註　曲澤穴主治心痛善驚身熱煩渴臂肘搖動
瘈痛不能伸傷寒嘔吐氣逆等證鍼三分留

暗哑，妇人经漏过多崩。

注：通里穴，主治温病，面热无汗，懊憹，心悸惊恐，喉痹，苦呕，暴暗声哑，及妇人经血过
多，崩漏等证。针三分，灸三壮。

神门主治悸怔忡，呆痴中恶恍惚惊；兼治小儿惊痫证，金针补泻疾安宁。

注：神门穴，主治惊悸怔忡，呆痴，卒中鬼邪，恍惚振惊，及小儿惊痫等证。针三分，留七呼，
灸三壮，炷如小麦。

少府主治久痎疟，肘腋拘急痛引胸；兼治妇人挺痛痒，男子遗尿偏坠疼。

注：少府穴，主治痎疟久不愈，臂酸，肘腋挛急，胸中痛，及妇人阴挺，阴痒，阴痛；男子遗
尿，偏坠等证。针二分，灸三壮。

曲泽主治心痛惊，身热烦渴肘瘈疼；兼治伤寒呕吐逆，针灸同施立刻宁。

注：曲泽穴，主治心痛，善惊，身热烦渴，臂肘摇动，瘈痛不能伸，伤寒，呕吐，气逆等证。针
三分，留

七呼，灸三壮。

间使主治脾寒证，九种心疼疟渴生；兼治瘰疬生项下，左右针灸自然平。

注：间使穴，主治脾寒证，九种心痛，脾疼，疟疾，口渴，及瘰疬久不愈，患左灸右，患右灸左，针六分，留七呼，灸五壮。

内关主刺气块攻，兼灸心胸胁痛疼；劳热疟疾审补泻，金针抽动立时宁。

注：内关穴，主治气块上攻心胸，胁肋疼痛，劳热，疟疾等证。针五分，灸五壮。

痰火胸疼刺劳宫，小儿口疮针自轻；兼刺鹅掌风证候，先补后泻效分明。

注：劳宫穴，主治痰火胸痛，小儿口疮及鹅掌风等证。针二分，禁灸。

商阳主刺卒中风，暴仆昏沉痰塞壅；少商中冲关冲少，少泽三棱立回生。

注：中冲穴，《乾坤生意》云：此为十井穴，凡初中风跌倒，卒暴昏沉，痰盛不省人事，牙关紧闭，药

水不下急以三稜鍼刺中衝　少衝　少商　商陽

關衝　少衝　少澤使血氣流通實起死

回生急救之妙訣也

三里三間並二間主治牙疼食物難兼治偏風眼

目疾鍼灸三穴莫教偏

註三里三間二間三穴主治牙齒疼痛食物艱

難及偏風眼目諸疾三穴併鍼灸之○三里

穴鍼二分灸三壯○二間穴鍼三分灸三壯

○三間穴鍼三分灸三壯

合谷主治破傷風痺痛筋急鍼止疼兼治頭上諸

般病水腫產難小兒驚

註合谷穴主治破傷風痺筋骨疼痛諸般頭

痛水腫產難及小兒急驚風等證鍼三分留

六呼灸三壯

陽谿主治諸熱證癮疹痂疥亦當鍼頭痛牙痛咽

喉痛狂妄驚中見鬼神

註陽谿穴主治熱病煩心癮疹痂疥厥逆頭痛

牙疼咽喉腫痛及狂妄驚恐見鬼等證鍼三

水不下，急以三棱针刺中冲、少商、商阳、关冲、少冲、少泽，使血气流通，实起死回生急救之妙诀也。

三里三间并二间，主治牙疼食物难；兼治偏风眼目疾，针灸三穴莫教偏。

注：三里、三间、二间三穴，主治牙齿疼痛，食物艰难，及偏风眼目诸疾。三穴并针灸之。三里穴针二分，灸三壮。二间穴针三分，灸三壮。三间穴针三分，灸三壮。

合谷主治破伤风，痹痛筋急针止疼；兼治头上诸般病，水肿产难小儿惊。

注：合谷穴，主治破伤风，风痹，筋骨疼痛，诸般头痛，水肿，产难，及小儿急惊风等证。针三分，留六呼，灸三壮。

阳溪主治诸热证，癮疹痂疥亦当针；头痛牙痛咽喉痛，狂妄惊中见鬼神。

注：阳溪穴，主治热病烦心，癮疹，痂疥，厥逆，头痛，牙疼，咽喉肿痛，及狂妄，惊恐见鬼等证。针三

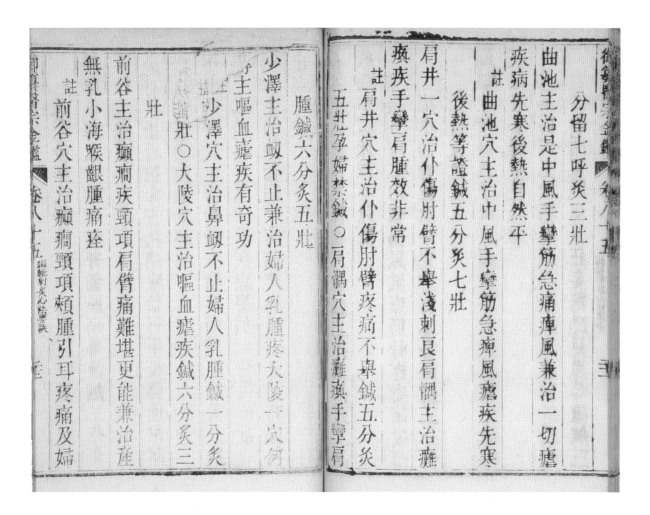

分，留七呼，灸三壮。

曲池主治是中风，手挛筋急痛痹风；兼治一切疟疾病，先寒后热自然平。

注：曲池穴，主治中风，手挛，筋急，痹风，疟疾先寒后热等证。针五分，灸七壮。

肩井一穴治仆伤，肘臂不举浅刺良；肩髃主治瘫痪疾，手挛肩肿效非常。

注：肩井穴，主治仆伤，肘臂疼痛不举。针五分，灸五壮。孕妇禁针。肩髃穴，主治瘫痪，手挛肩肿。针六分，灸五壮。

少泽主治衄不止，兼治妇人乳肿疼；大陵一穴何专主？呕血疟疾有奇功。

注：少泽穴，主治鼻衄不止，妇人乳肿。针一分，灸三壮。大陵穴，主治呕血，疟疾。针六分，灸三壮。

前谷主治癫痫疾，颈项肩臂痛难堪；更能兼治产无乳。小海喉龈肿痛痊。

注：前谷穴，主治癫痫，颈项颊肿，引耳疼痛，及妇

瘻疾先鍼後灸自然瘥

陽谷主治頭面病手膊諸疾有多般兼治痔漏陰

○後谿穴主治臂腕癧疾癲癇鍼一分灸三壯

註腕骨穴主治臂腕五指疼痛鍼二分灸三壯

腕骨主治臂腕疼五指諸疾治可平後谿能治諸

癧疾能令癲癇漸漸輕

五壯

小海穴主治咽喉牙齦腫痛等證鍼二分灸

人產後無乳等證鍼一分留三呼灸三壯○

註液門穴主治咽喉外腫牙齦痛手臂紅腫耳

得睡刺入三分補自寧

液門主治喉齦腫手臂紅腫當血靈又治耳聾難

疼痛及消渴飲水不止等證鍼三分灸三壯

註支正穴主治七情鬱結不舒肘臂十指筋攣

不止補瀉分明自可安

支正穴治七情鬱肘臂十指盡皆攣兼治消渴飲

漏陰瘻等證鍼二分灸三壯

註陽谷穴主治頭面項腫手膊疼痛不舉及痔

人产后无乳等证。针一分，留三呼，灸三壮。小海穴，主治咽喉，牙龈肿痛等证。针二分，灸五壮。

腕骨主治臂腕疼，五指诸疾治可平；后溪能治诸疟疾，能令癫痫渐渐轻。

注：腕骨穴，主治臂、腕、五指疼痛。针二分，灸三壮。后溪穴，主治疟疾，癫痫。针一分，灸一壮。

阳谷主治头面病，手膊诸疾有多般；兼治痔漏阴瘘疾，先针后灸自然瘥。

注：阳谷穴，主治头面项肿，手膊疼痛不举，及痔漏，阴瘘等证。针二分，灸三壮。

支正穴治七情郁，肘臂十指尽皆挛；兼治消渴饮不止，补泻分明自可安。

注：支正穴，主治七情郁结不舒，肘臂十指筋挛疼痛，及消渴饮水不止等证。针三分，灸三壮。

液门主治喉龈肿，手臂红肿出血灵；又治耳聋难得睡，刺入三分补自宁。

注：液门穴，主治咽喉外肿，牙龈痛，手臂红肿，耳

暴聋，不得眠等证。针三分，留二呼，灸三壮。

中渚主治肢木麻，战振蜷挛力不加；肘臂连肩红肿痛，手背痛毒治不发。

注：中渚穴，主治四肢麻木，战振，蜷挛无力，肘臂连肩红肿疼痛，手背痛毒等证。针二分，灸三壮。

阳池主治消渴病，口干烦闷疟热寒；兼治折伤手腕痛，持物不得举臂难。

注：阳池穴，主治消渴，口干烦闷，寒热疟，或因折伤手腕，持物不得，臂不能举等证。针二分，禁灸。

外关主治脏腑热，肘臂胁肋五指疼；瘰疬结核连胸颈，吐衄不止血妄行。

注：外关穴，主治五脏六腑结热，鼻衄吐血不止，及肘臂胁肋手指节痛，瘰疬结核，绕颈连胸，肿痛不消等证。针三分，留七呼，灸三壮。

支沟中恶卒心痛，大便不通胁肋疼；能泻三焦相火盛，兼治血脱晕迷生

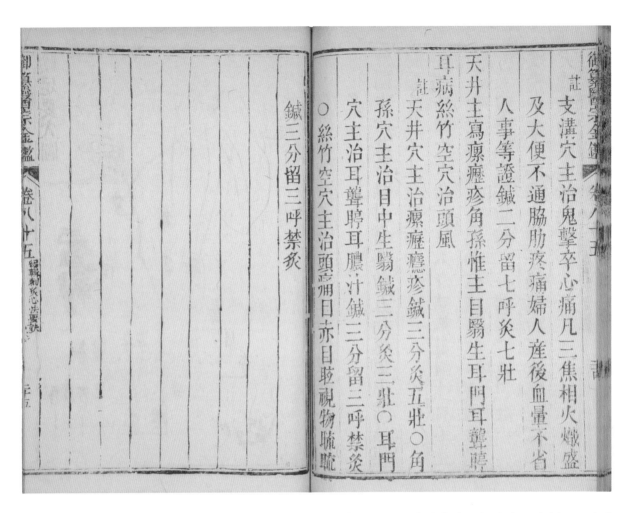

註支溝穴主治鬼擊卒心痛凡三焦相火熾盛及大便不通脇肋疼痛婦人產後血暈不省人事等證鍼二分留七呼灸七壯

天井主寫瘰癧疹角孫惟主目翳生耳門耳聾聤耳病絲竹空穴治頭風

註天井穴主治瘰癧癮疹鍼三分灸五壯〇角孫穴主治目中生翳鍼三分灸三壯〇耳門穴主治耳聾聤耳膿汁鍼三分留三呼禁灸〇絲竹空穴主治頭痛目赤目眩視物䀮䀮

鍼三分留三呼禁灸

注：支沟穴，主治鬼击卒心痛，凡三焦相火炽盛及大便不通，胁肋疼痛，妇人产后血晕，不省人事等证。针二分，留七呼，灸七壮。

天井主泻瘰疬疹，角孙惟主目翳生，耳门耳聋聤耳病，丝竹空穴治头风。

注：天井穴，主治瘰疬，癮疹。针三分，灸五壮。角孙穴，主治目中生翳。针三分，灸三壮。耳门穴，主治耳聋，聤耳脓汁。针三分，留三呼，禁灸。丝竹空穴，主治头痛，目赤目眩，视物䀮䀮。针三分，留三呼，禁灸。

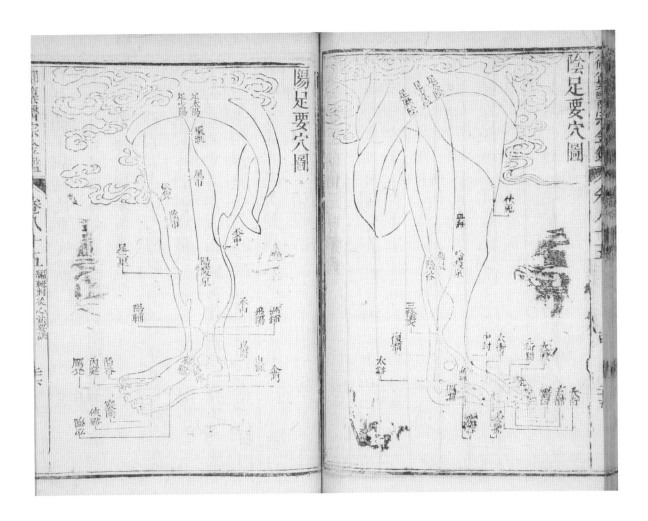

阴足要穴图 （图见上）

阳足要穴图 （图见上）

足部主病针灸要穴歌

足部主病鍼灸要穴歌

隱白主治心脾痛筑賓能醫氣疝疼照海穴治夜

發痓兼療消渴便不通

　註隱白穴主治心脾疼痛鍼一分炎三壯○筑

賓穴主治氣疝鍼二分炎五壯○照海穴主

治夜發痓證及消渴大便閉鍼三分炎三壯

大都主治溫熱病傷寒厥逆嘔悶煩胎產百日內

禁炎千金主炎大便難

　註大都穴主治溫熱病⋯⋯⋯⋯⋯⋯⋯⋯

⋯⋯⋯⋯⋯⋯下⋯出傷寒手足逆冷⋯⋯

腹滿嘔吐悶亂及大小便難等證鍼三分留七

呼炎三壯凡婦人懷孕及生產後未滿百日

俱不宜炎

太白主治痔漏疾一切腹痛大便難瘢疤寒疝商

邱主兼治嘔吐瀉痢痙

　註太白穴主治痔漏腹中疼痛大便不通等證

鍼三分留七呼炎三壯○商邱穴主治瘢氣

黃疸寒瘧及嘔吐瀉痢等證鍼三分留七呼

炎三壯

足部主病针灸要穴歌

隐白主治心脾痛，筑宾能医气疝疼；照海穴治夜发痓，兼疗消渴便不通。

注：隐白穴，主治心脾疼痛。针一分，灸三壮。筑宾穴，主治气疝。针三分，灸五壮。照海穴，主治夜发痓证，及消渴，大便闭。针三分，灸三壮。

大都主治温热病，伤寒厥逆呕闷烦；胎产百日内禁灸，千金主灸大便难。

注：大都穴，主治温热病汗不出，伤寒手足逆冷，腹满，呕吐，闷乱，及大便难等证。针三分，留七呼，灸三壮。凡妇人怀孕，及生产后未满百日，俱不宜灸。

太白主治痔漏疾，一切腹痛大便难；瘢疤寒疟商丘主，兼治呕吐泻痢痙。

注：太白穴，主治痔漏，腹中疼痛，大便不通等证。针三分，留七呼，灸三壮。商丘穴，主治瘢气，黄疸，寒疟及呕吐泻痢等证。针三分，留七呼，灸三壮。

公孫主治痰壅膈腸風下血積塊疴兼治婦人氣蠱病先補後瀉自然瘥

註公孫穴主治痰壅胸膈腸風下血積塊及婦人氣蠱等證鍼四分灸三壯

三陰交治痞滿堅瘤冷疝氣脚氣纏兼治不孕及難產遺精帶下淋瀝痊

註三陰交穴主治痞滿瘤冷疝氣遺精及婦人脚氣月信不調久不成孕難產赤白帶下淋瀝等證鍼三分灸三壯

血海主治諸血疾兼治諸瘡病自輕陰陵泉治腸腹滿刺中下部盡皆鬆

註血海穴主治女子崩中漏下月信不調帶下及男子腎藏風兩腿瘡瘍濕痛等證鍼五分灸五壯〇陰陵泉穴主治脇腹脹滿陰痛足膝紅腫小便不通小便失禁不覺下部等證鍼五分留七呼灸三壯

涌泉主刺足心熱兼刺奔豚疝氣疼血淋氣痛疼難忍金鍼瀉動自安寧

公孙主治痰壅膈，肠风下血积块疴；兼治妇人气蛊病，先补后泻自然差。

注：公孙穴，主治痰壅胸膈，肠风下血积块，及妇人气蛊等证。针四分，灸三壮。

三阴交治痞满坚，瘤冷疝气脚气缠；兼治不孕及难产，遗精带下淋沥痊。

注：三阴交穴，主治痞满瘤冷，疝气遗精，及妇人脚气，月信不调，久不成孕，难产，赤白带下淋沥等证。针三分，灸三壮。

血海主治诸血疾，兼治诸疮病自轻；阴陵泉治胁腹满，刺中下部尽皆松。

注：血海穴，主治女子崩中漏下，月信不调，带下，及男子肾脏风，两腿疮痒湿痛等证。针五分，灸五壮。阴陵泉穴，主治胁腹胀满，阴痛，足膝红肿，小便不通，小便失禁不觉，下部等证。针五分，留七呼，灸三壮。

涌泉主刺足心热，兼刺奔豚疝气疼；血淋气痛疼难忍，金针泻动自安宁。

訣　湧泉穴主治足發熱奔豚疝氣疼痛血淋氣

痛等證鍼三分留三呼炙三壯

然谷主治喉痺風欬血足心熱遺精疝

氣兼治初生見臍風

註　然谷穴主治喉痺唾血遺精溫瘧疝氣足心

熱及小見撮口臍風鍼三分留三呼炙三壯

凡鍼不宜見血

太谿主治消渴病兼治房勞不稱情婦人水蠱

脇滿金鍼刺後自安寧

註　太谿穴主治消渴房勞不稱心意及婦人水

蠱胸脇脹滿等證鍼三分留七呼炙三壯

陰谷舌縱口流涎腹脹煩滿小便難疝痛陰痿及痺

入漏下亦能痊

陰谷穴主治舌縱涎下腹脹煩滿溺難小腹

疝急引陰股內廉痛為痿痺及女人漏下

不止鍼四分留七呼炙三壯

復溜血淋宜乎炙氣滯腰疼貴在鍼傷寒無汗急

瀉此六𦱖沉伏即可伸

注：涌泉穴，主治足发热，奔豚，疝气疼痛，血淋，气痛等证。针三分，留三呼，灸三壮。

然谷主治喉痹风，咳血足心热遗精；疝气温疟多渴热，兼治初生儿脐风。

注：然谷穴，主治喉痹，唾血，遗精，温疟，疝气，足心热，及小儿撮口脐风。针三分，留三呼，灸三壮。凡针不宜见血。

太溪主治消渴病，兼治房劳不称情；妇人水蛊胸胁满，金针刺后自安宁。

注：太溪穴，主治消渴，房劳，不称心意，及妇人水蛊，胸胁胀满等证。针三分，留七呼，灸三壮。

阴谷舌[1]纵口流涎，腹胀烦满小便难；疝痛阴痿及痹病，妇[2]人漏下亦能痊。

注[3]：阴谷穴，主治舌纵涎下，腹胀，烦满，溺难，小腹疝急引阴，阴股内廉痛，为痿痹，及女人漏下不止。针四分，留七呼，灸三壮。

复溜血淋宜乎灸，气滞腰疼贵在针；伤寒无汗急泻此，六脉沉伏即可伸。

---

①阴谷舌：版蚀脱字，据清光绪二年江西书局刻本《医宗金鉴》补。
②痹病妇：版蚀脱字，据清光绪二年江西书局刻本《医宗金鉴》补。
③注：版蚀脱字，据清光绪二年江西书局刻本《医宗金鉴》补。

註：復溜穴主治血淋氣滯腰痛傷寒無汗六脈
沉匿者鍼三分留三呼灸五壯

大敦治疝陰囊腫兼治腦衄破傷風小兒急慢驚
風病炷如小麥灸之靈

註：大敦穴主治諸疝陰囊腫腦衄破傷風及小
兒急慢驚風等證鍼二分留十呼灸三壯

行間穴治兒驚風更刺婦人血蠱癥渾身腫脹單
腹脹先補後瀉自然平

註：行間穴主治小兒急慢驚風及婦人血蠱癥
瘕

太衝主治腫脹滿行動艱辛步履難兼治霍亂吐
瀉證手足轉筋灸可痊

註：太衝穴主治腫滿行步艱難及霍亂吐瀉手
足轉筋等證鍼三分留十呼灸三壯

中封主治遺精病陰縮五淋溲便難鼓脹瘦氣隨
年灸三里合灸步履艱

註：中封穴主治夢泄遺精陰縮五淋不得尿鼓

注：复溜穴主治血淋，气滞腰痛，伤寒无汗，六脉沉匿者。针三分，留三呼，灸五壮。

大敦治疝阴囊肿，兼治脑衄破伤风；小儿急慢惊风病，炷如小麦灸之灵。

注：大敦穴，主治诸疝，阴囊肿，脑衄，破伤风，及小儿急慢惊风等证。针二分，留十呼，灸三壮。

行间穴治儿惊风，更刺妇人血蛊癥；浑身肿胀单腹胀，先补后泻自然平。

注：行间穴，主治小儿急慢惊风，及妇人血蛊癥瘕，浑身肿，单腹胀等证。针三分，留十呼，灸三壮。

太冲主治肿胀满，行动艰辛步履难；兼治霍乱吐泻证，手足转筋灸可痊。

注：太冲穴，主治肿满，行步艰难，及霍乱吐泻，手足转筋等证。针三分，留十呼，灸三壮。

中封主治遗精病，阴缩五淋溲便难；鼓胀瘦气随年灸，三里合灸步履艰。

注：中封穴，主治梦泄遗精，阴缩，五淋，不得尿，鼓

脹癭氣此穴合足三里併灸治行步艱辛 ○

中封穴鍼四分留七呼灸三壯 ○足三里穴

鍼五分留七呼灸三壯

曲泉癀疝陰股痛足膝脛冷久失精兼治女子陰

挺瘍少腹冷痛血瘕癥

註曲泉穴主治癀疝陰股痛男子失精膝脛冷

痛及女子陰挺出少腹疼痛陰癢血瘕等證

鍼六分留七呼灸三壯

伏兔主刺腿膝冷兼刺腳氣痛痺風若逢穴處生

瘡癤說與醫人莫用功

註伏兔穴主治腿膝寒冷腳氣痛痺鍼五分禁

灸凡此穴處生瘡癤者危

陰市主刺痿不仁腰膝寒如注水侵兼刺兩足

拘攣痺寒疝少腹痛等證鍼

註陰市穴主治痿痺不仁不得屈伸腰膝寒如

注水兩足拘攣痺痛寒疝少腹痛等證鍼

三分留七呼禁灸

足三里治風濕中諸虛耳聾上牙疼噎膈鼓脹水

胀，瘿气。此穴合足三里并灸治行步艰辛。中封穴针四分，留七呼，灸三壮。足三里穴针五分，留七呼，灸三壮。

曲泉癀疝阴股痛，足膝胫冷久失精；兼治女子阴挺痒，少腹冷痛血瘕癥。

注：曲泉穴，主治癀疝，阴股痛，男子失精，膝胫冷痛，及女子阴挺出，少腹疼痛，阴痒，血瘕等证。针六分，留七呼，灸三壮。

伏兔主刺腿膝冷，兼刺脚气痛痹风；若逢穴处生疮疖，说与医人莫用功。

注：伏兔穴，主治腿膝寒冷，脚气痛痹。针五分，禁灸。凡此穴处生疮疖者危。

阴市主刺痿不仁，腰膝寒如注水侵；兼刺两足拘挛痹，寒疝少腹痛难禁。

注：阴市穴，主治痿痹不仁，不得屈伸，腰膝寒如注水，两足拘挛痹痛，寒疝，少腹疼痛等证。针三分，留七呼，禁灸。

足三里治风湿中，诸虚耳聋上牙疼；噎膈鼓胀水

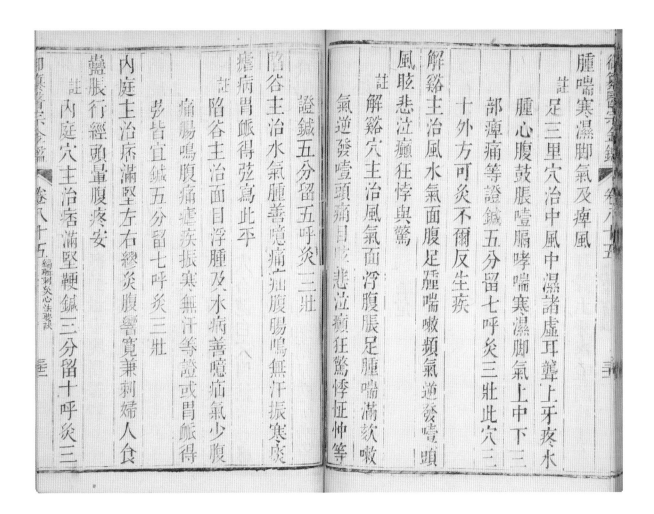

肿喘，寒湿脚气及痹风。

注：足三里穴，治中风，中湿，诸虚，耳聋，上牙疼，水肿，心腹鼓胀，噎膈哮喘，寒湿脚气，上、中、下三部痹痛等证。针五分，留七呼，灸三壮。此穴三十外方可灸，不尔反生疾。

解溪主治风水气，面腹足肿喘嗽频；气逆发噎头风眩，悲泣癫狂悸与惊。

注：解溪穴，主治风气面浮，腹胀，足肿，喘满，咳嗽，气逆发噎，头痛，目眩，悲泣癫狂，惊悸，怔忡等证。针五分，留五呼，灸三壮。

陷谷主治水气肿，善噫痛疝腹肠鸣；无汗振寒痎疟病，胃脉得弦泻此平。

注：陷谷穴，主治面目浮肿，及水病善噫，疝气，少腹痛，肠鸣腹痛，疟疾振寒无汗等证。或胃脉得弦。皆宜针五分，留七呼，灸三壮。

内庭主治痞满坚，左右缪灸腹响宽；兼刺妇人食蛊胀，行经头晕腹疼安。

注：内庭穴，主治痞满坚硬。针三分，留十呼，灸三

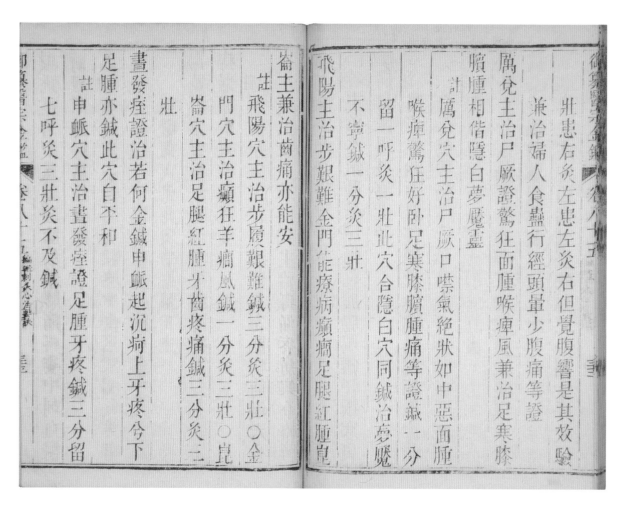

壮。患右灸左，患左灸右，但觉腹响是其效验。兼治妇人食蛊，行经头晕，少腹痛等证。

厉兑主治尸厥证，惊狂面肿喉痹风；兼治足寒膝膑肿，相偕隐白梦魇灵。

注：厉兑穴，主治尸厥，口噤气绝，状如中恶，面肿，喉痹，惊狂，好卧足寒，膝膑肿痛等证。针一分，留一呼，灸一壮。此穴合隐白穴同针，治梦魇不宁。针一分，灸三壮。

飞扬主治步艰难，金门能疗病癫痫；足腿红肿昆仑主，兼治齿痛亦能安。

注：飞扬穴，主治步履艰难。针三分，灸三壮。金门穴，主治癫狂羊痫风。针一分，灸三壮。昆仑穴，主治足腿红肿，牙齿疼痛。针三分，灸三壮。

昼发痉证治若何，金针申脉起沉疴；上牙疼兮下足肿，亦针此穴自平和。

注：申脉穴，主治昼发痉证，足肿牙疼。针三分，留七呼，灸三壮。灸不及针。

環跳主治中風濕股膝筋攣腰痛疼委中刺血醫

前證開通經絡最相應

註　環跳穴主治腰胯股膝中受風寒濕氣筋攣

疼痛鍼一寸留十呼炎三壯○委中穴治證

同環跳穴但此穴禁炎鍼五分

陽陵泉治痺偏風兼治霍亂轉筋疼承山主鍼諸

痔漏亦治寒冷轉筋靈

註　陽陵泉穴主治冷痺偏風霍亂轉筋鍼六分

炎三壯○承山穴主治痔漏疼痛寒冷轉筋

鍼七分炎五壯炎不及鍼

陽輔主治膝痠痛腰間溶溶似水浸膚腫筋攣諸

痿痺偏風不遂炎功深

註　陽輔穴主治膝胻痠疼腰間寒冷膚腫筋攣

百節痠疼痿痺偏風不遂等證鍼三分留七

呼炎三壯

風市主治腿中風兩膝無力脚氣衝兼治渾身麻搔癢

艾火燒鍼皆就功

註　風市穴主治腿中風濕疼痛無力脚氣渾身

环跳主治中风湿，股膝筋挛腰痛疼；委中刺血医前证，开通经络最相应。

注：环跳穴，主治腰胯、膝中受风寒湿气，筋挛疼痛。针一寸，留十呼，灸三壮。委中穴治证同环跳穴，但此穴禁灸，针五分。

阳陵泉治痺偏风，兼治霍乱转筋疼；承山主针诸痔漏，亦治寒冷转筋灵。

注：阳陵泉穴，主治冷痺偏风，霍乱转筋。针六分，灸三壮。承山穴，主治痔漏疼痛，寒冷转筋。针七分，灸五壮，灸不及针。

阳辅主治膝酸痛，腰间溶溶似水浸；肤肿筋挛诸痿痺，偏风不遂灸功深。

注：阳辅穴，主治膝胻酸疼，腰间寒冷，肤肿筋挛，百节酸疼，痿痺，偏风不遂等证。针三分，留七呼，灸三壮。

风市主治腿中风，两膝无力脚气冲；兼治浑身麻搔痒，艾火烧针皆就功。

注：风市穴，主治腿中风湿，疼痛无力，脚气，浑身

搔癢麻痺等證鍼五分炎五壯

懸鍾主治胃熱病腹脹胠痛脚氣疼兼治脚脛濕
痺癢足指疼痛鍼可停

註懸鍾穴主治胃熱病腹脹胠痛脚氣脚脛濕痺
渾身搔癢趾疼等證鍼六分炎五壯

邱墟主治胸胠痛牽引腰腿髀樞中小腹外腎脚
腕痛轉筋足脛不能行

註邱墟穴主治胸胠滿痛不得息牽引腰腿髀
樞中疼痛少腹外腎痛脚腕轉筋痛足脛難
行等證鍼五分炎三壯

頸漏腹下馬刀瘡連及胸胠乳癰瘍婦人月經不
利病下臨泣穴主治良

註臨泣穴主治頸漏腋下馬刀連及胸胠婦人
乳癰月信不調等證鍼二分炎三壯

俠谿主治胸胠滿傷寒熱病汗難出兼治目赤耳
聾痛頷腫口噤疾堪除

註俠谿穴主治胸胠支滿傷寒熱病汗不出目
赤耳聾胸痛頷腫口噤等證鍼三分炎三壯

搔痒麻痹等证。针五分，灸五壮。

　　悬钟主治胃热病，腹胀胁痛脚气疼；兼治脚胫湿痹痒，足趾疼痛针可停。

　　注：悬钟穴，主治胃热，腹胀，胁痛，脚气，脚胫湿痹，浑身搔痒，趾疼等证。针六分，灸五壮。

　　丘墟主治胸胁痛，牵引腰腿髀枢中；小腹外肾脚腕痛，转筋足胫不能行。

　　注：丘墟穴，主治胸胁满痛不得息，牵引腰腿、髀枢中疼痛，少腹外肾痛，脚腕转筋痛，足胫难行等证。针五分，灸三壮。

　　颈漏腹下马刀疮，连及胸胁乳痈疡；妇人月经不利病，下临泣穴主治良。

　　注：临泣穴，主治颈漏，腋下马刀，连及胸胁，妇人乳痈，月信不调等证。针二分，灸三壮。

　　侠溪主治胸胁满，伤寒热病汗难出；兼治目赤耳聋痛，颔肿口噤疾堪除。

　　注：侠溪穴，主治胸胁支满，伤寒热病汗不出，目赤，耳聋，胸痛，颔肿，口噤等证。针三分，灸三壮。

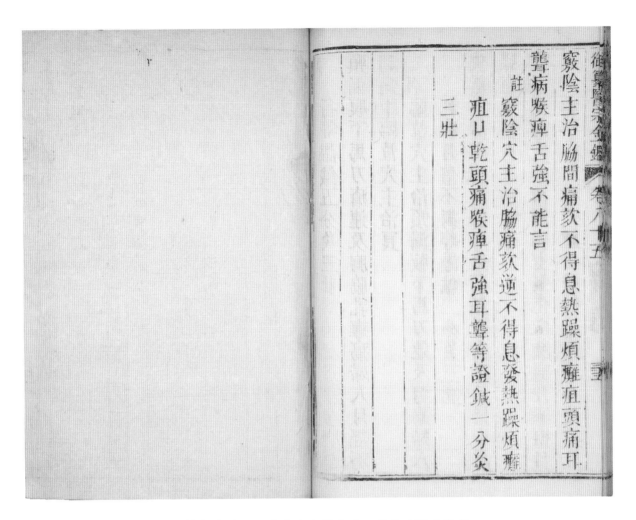

窍阴主治胁间痛，咳不得息热躁烦；痈疽头痛耳聋病，喉痹舌强不能言。

注：窍阴穴，主治胁痛，咳逆不得息，发热躁烦，痈疽，口干，头痛，喉痹，舌强耳聋等证。针一分，灸三壮。

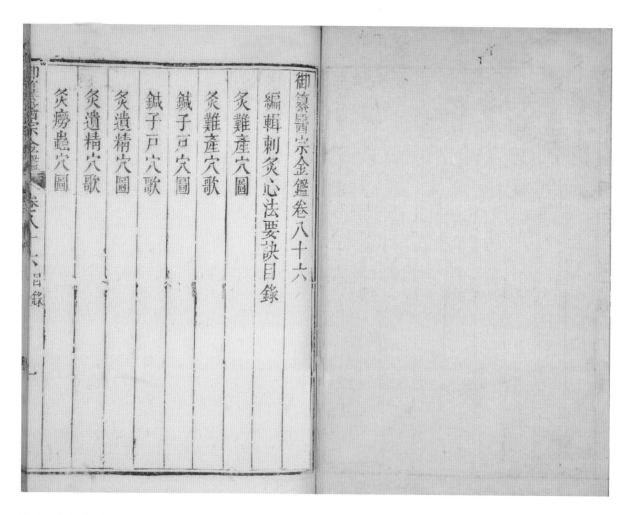

御纂医宗金鉴卷八十六

编辑刺灸心法要诀目录
　　灸难产穴图
　　灸难产穴歌
　　针子户穴图
　　针子户穴歌
　　灸遗精穴图
　　灸遗精穴歌
　　灸痨虫穴图

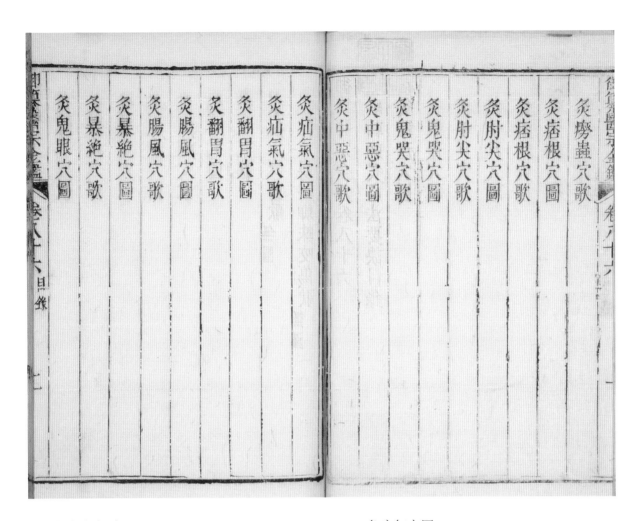

灸疬虫穴歌

灸痞根穴图

灸痞根穴歌

灸肘尖穴图

灸肘尖穴歌

灸鬼哭穴图

灸鬼哭穴歌

灸中恶穴图

灸中恶穴歌

灸疝气穴图

灸疝气穴歌

灸翻胃穴图

灸翻胃穴歌

灸肠风穴图

灸肠风穴歌

灸暴绝穴图

灸暴绝穴歌

灸鬼眼穴图

灸鬼眼穴歌

灸贅疣穴圖

灸贅疣穴歌

灸瘰癧穴圖

灸瘰癧穴歌

灸腋氣圖

灸腋氣歌

灸瘋犬咬傷歌 無圖

灸蛇蝎蜈蚣蜘蛛咬傷歌 無圖

足三里穴圖

足三里穴歌

內庭穴圖

內庭穴歌

曲池穴圖

曲池穴歌

合谷穴圖

合谷穴歌

委中穴圖

灸鬼眼穴歌   足三里穴图

灸赘疣穴图   足三里穴歌

灸赘疣穴歌   内庭穴图

灸瘰疬穴图   内庭穴歌

灸瘰疬穴歌   曲池穴图

灸腋气图   曲池穴歌

灸腋气歌   合谷穴图

灸疯犬咬伤歌 无图   合谷穴歌

灸蛇蝎蜈蚣蜘蛛咬伤歌 无图   委中穴图

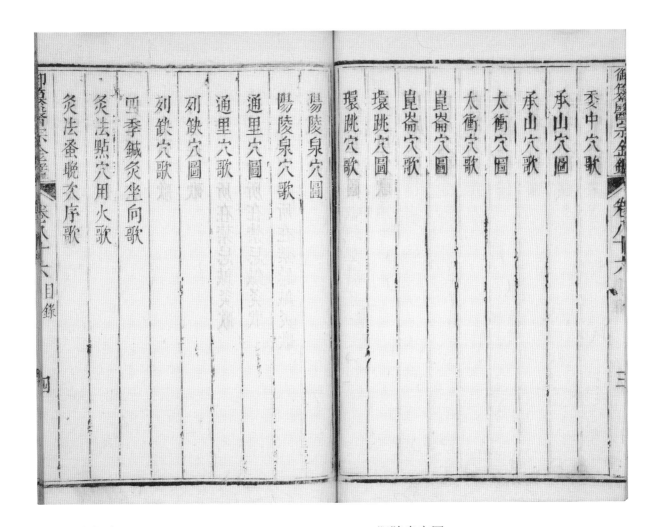

御纂医宗金鉴　卷八十六　目录

委中穴歌
承山穴图
承山穴歌
太冲穴图
太冲穴歌
昆仑穴图
昆仑穴歌
环跳穴图
环跳穴歌

阳陵泉穴图
阳陵泉穴歌
通里穴图
通里穴歌
列缺穴图
列缺穴歌
四季针灸坐向歌
灸法点穴用火歌
灸法早晚次序歌

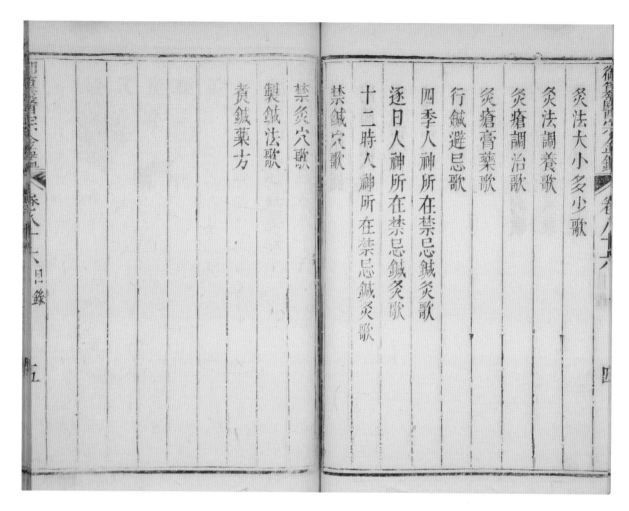

灸法大小多少歌

灸法调养歌

灸疮调治歌

灸疮膏药歌

行针避忌歌

四季人神所在禁忌针灸歌

逐日人神所在禁忌针灸歌

十二时人神所在禁忌针灸歌

禁针穴歌

禁灸穴歌

制针法歌

煮针药方

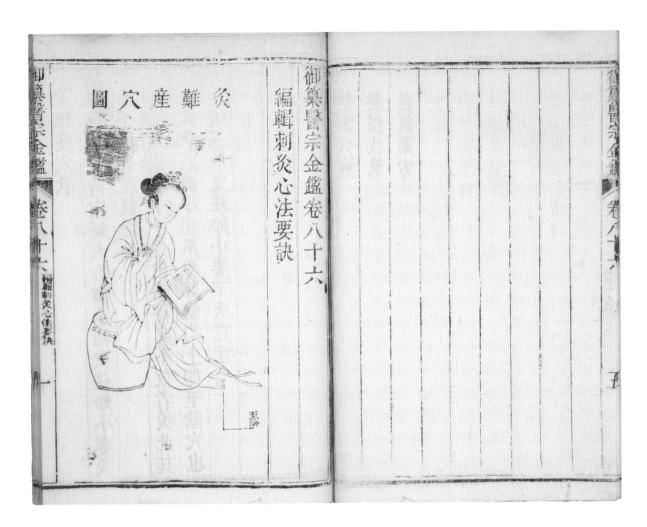

御纂醫宗金鑑卷八十六

編輯刺灸心法要訣

灸難產穴圖

御纂医宗金鉴卷八十六

编辑刺灸心法要诀

灸难产穴图（图见上）

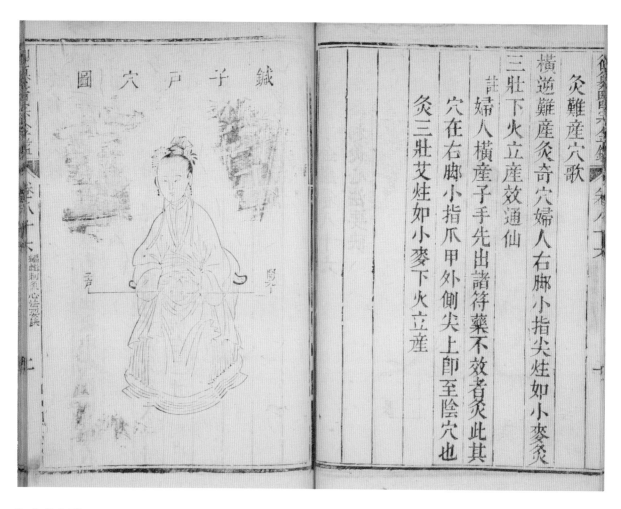

灸難産穴歌

横逆難産灸奇穴婦人右脚小指尖炷如小麥灸
三壯下火立産效通仙

註婦人横産子手先出諸符藥不效者灸此其
穴在右脚小指爪甲外側尖上卽至陰穴也
灸三壯艾炷如小麥下火立産

灸难产穴歌

　　横逆难产灸奇穴，妇人右脚小趾尖。炷如小麦灸三壮，下火立产效通仙。

　　注：妇人横产，子手先出，诸符药不效者，灸此。其穴在右脚小趾爪甲外侧尖上，即至阴穴也。灸三壮，艾炷如小麦，下火立产。

针子户穴图（图见上）

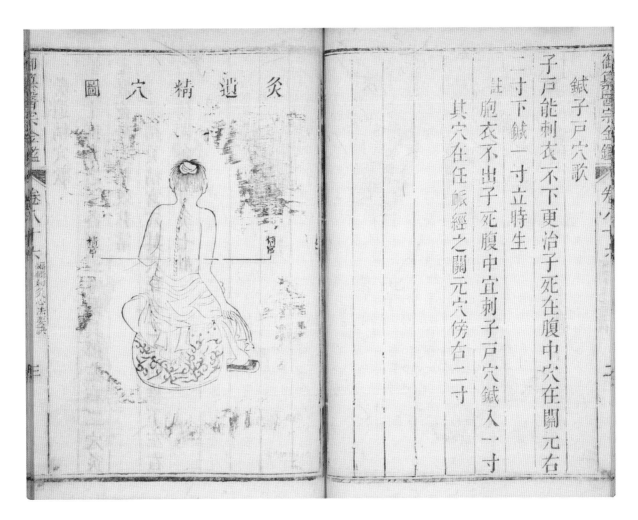

鍼子戶穴歌

子戶能刺衣不下更治子死在腹中穴在關元右
二寸下鍼一寸立時生

註胞衣不出子死腹中宜刺子戶穴鍼入一寸
其穴在任脉經之關元穴傍右二寸

针子户穴歌

子户能刺衣不下，更治子死在腹中；穴在关元右二寸，下针一寸立时生。

注：胞衣不出，子死腹中，宜刺子户穴，针入一寸。其穴在任脉经之关元穴旁右二寸。

灸遗精穴图 （图见上）

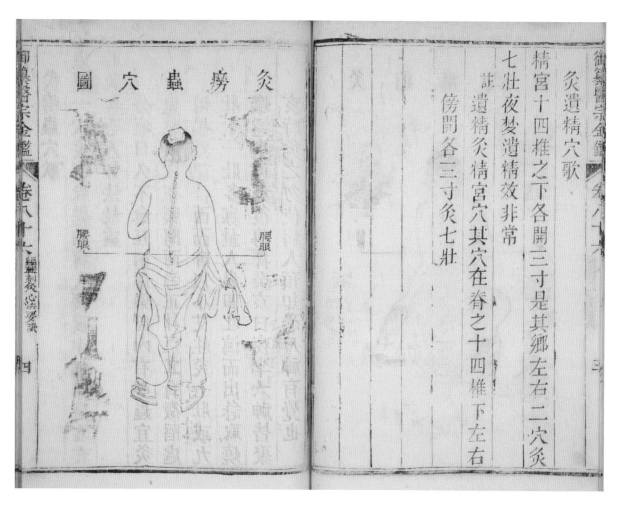

灸遺精穴歌

精宫十四椎之下各開三寸是其鄉左右二穴灸
七壯夜夢遺精效非常

註遺精灸精宫穴其穴在脊之十四椎下左右
傍開各三寸灸七壯

灸遗精穴歌

　　精宫十四椎之下，各开三寸是其乡。左右二穴灸七壮，夜梦遗精效非常。

　　注：遗精灸精宫穴，其穴在脊之十四椎下，左右旁开各三寸，灸七壮。

灸痨虫穴图（图见上）

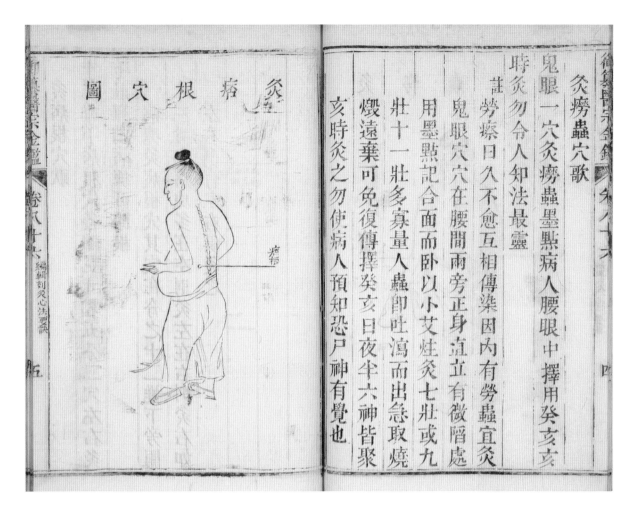

灸瘰蟲穴歌

鬼眼一穴灸瘰蟲墨點病人腰眼中擇用癸亥亥

時灸勿令人知法最靈

　註勞瘵日久不愈互相傳染因內有勞蟲宜灸

鬼眼穴穴在腰間兩旁正身直立有微陷處

用墨點記合面而臥以小艾炷灸七壯或九

壯十一壯多寡量人蟲即吐瀉而出急取燒

燬遠棄可免復傳擇癸亥日夜半六神皆聚

亥時灸之勿使病人預知恐尸神有覺也

図穴根瘰灸

瘰根

灸瘰虫穴歌

鬼眼一穴灸瘰虫，墨点病人腰眼中；择用癸亥亥时灸，勿令人知法最灵。

注：劳瘵日久不愈，互相传染，因内有劳虫，宜灸鬼眼穴。穴在腰间两旁，正身直立，有微陷处，用墨点记，合面而卧，以小艾炷灸七壮，或九壮十一壮，多寡量人。虫即吐泻而出，急取烧毁远弃，可免复传。择癸亥日夜半，六神皆聚，亥时灸之，勿使病人预知，恐尸神有觉也。

灸痞根穴图 （图见上）

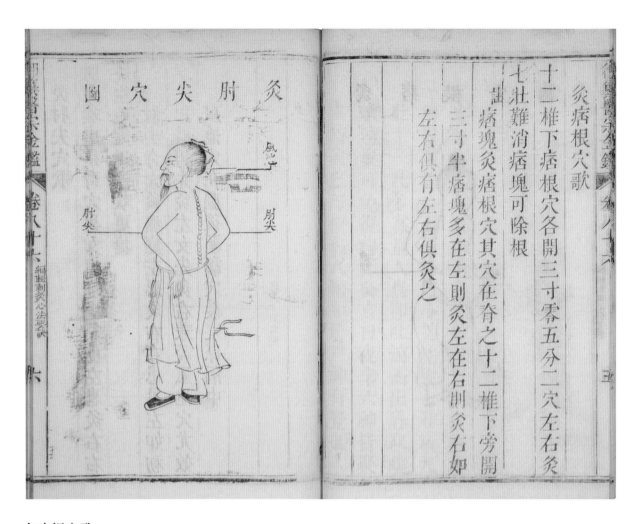

灸痞根穴歌

十二椎下痞根穴各開三寸零五分二穴左右灸
七壯難消痞塊可除根

痞塊灸痞根穴其穴在脊之十二椎下旁開
三寸半痞塊多在左則灸左在右則灸右如
左右俱有左右俱灸之

灸痞根穴歌

　　十二椎下痞根穴，各开三寸零五分；二穴左右灸七壮，难消痞块可除根。

　　注：痞块灸痞根穴，其穴在脊之十二椎下，旁开三寸半。痞块多在左则灸左，在右则灸右，如左右俱有，左右俱灸之。

　　灸肘尖穴图（图见上）

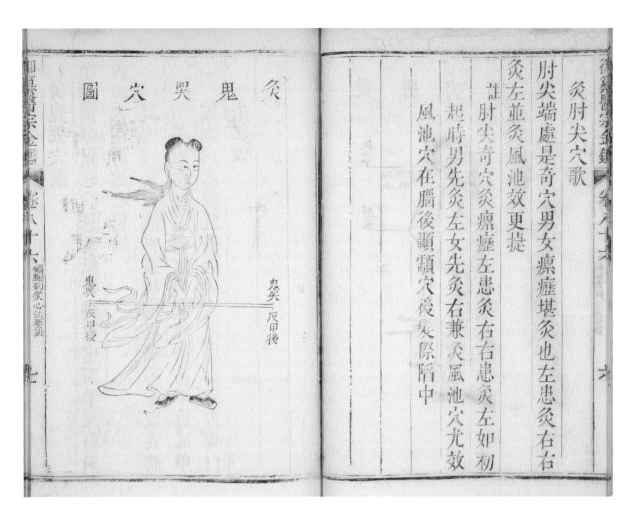

灸肘尖穴歌

肘尖端處是奇穴，男女瘰癧堪灸也，左患灸右右灸左，并灸風池效更捷。

註：肘尖奇穴灸瘰癧，左患灸右，右患灸左。如初起時，男先灸左，女先灸右，兼灸風池穴尤效。風池穴在腦後顳顬穴後，髮際陷中。

灸肘尖穴歌

肘尖端处是奇穴，男女瘰疬堪灸也，左患灸右右灸左，并灸风池效更捷。

注：肘尖奇穴灸瘰疬，左患灸右，右患灸左。如初起时，男先灸左，女先灸右，兼灸风池穴尤效。风池穴在脑后颞颥穴后，发际陷中。

灸鬼哭穴图（图见上）

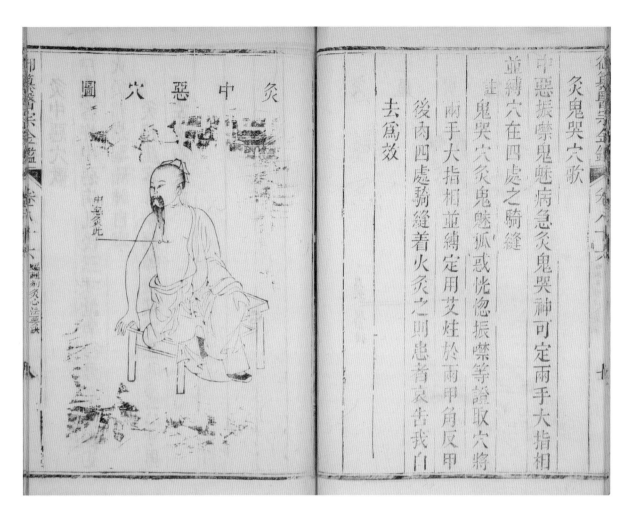

灸鬼哭穴歌

中恶振噤鬼魅病，急灸鬼哭神可定；两手大指相并缚，穴在四处之骑缝。

注：鬼哭穴，灸鬼魅狐惑，恍惚振噤等证。取穴：将两手大指相并缚定，用艾炷于两甲角反甲后肉四处骑缝。着火灸之，则患者哀告我自去为效。

灸中恶穴图（图见上）

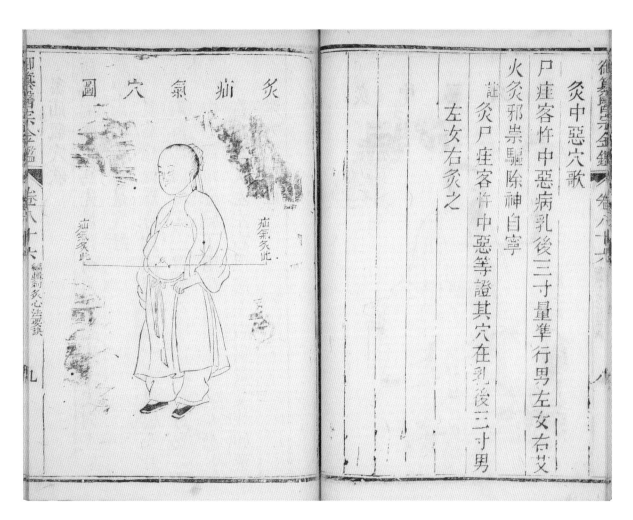

灸中惡穴歌

尸痊客忤中惡病乳後三寸量準行男左女右艾火灸邪祟驅除神自寧

註 灸尸痊客忤中惡等證其穴在乳後三寸男左女右灸之

灸中恶穴歌

　　尸痊客忤中恶病，乳后三寸量准行；男左女右艾火灸，邪祟驱除神自宁。

　　注：灸尸痊、客忤、中恶等证。其穴在乳后三寸，男左女右灸之。

灸疝气穴图（图见上）

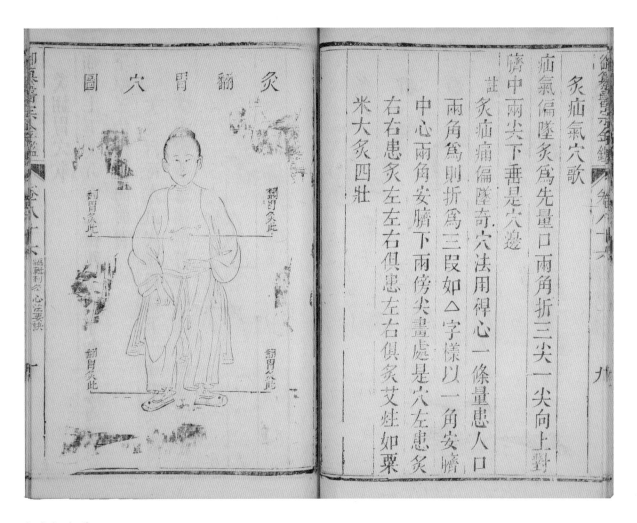

灸翻胃穴圖

灸疝氣穴歌

疝氣偏墜灸為先，量口兩角折三尖，一尖向上對臍中，兩尖下垂是穴邊。

註：灸疝痛偏墜奇穴法，用秆心一條，量患人口兩角為則，折為三段如△字樣，以一角安臍中心，兩角安臍下兩傍，尖畫處是穴。左患灸右，右患灸左；左右俱患，左右俱灸。艾炷如粟米大。灸四壯。

灸疝气穴歌

　　疝气偏坠灸为先，量口两角折三尖；一尖向上对脐中，两尖下垂是穴边。

　　注：灸疝痛偏坠奇穴法，用秆心一条，量患人口两角为则，折为三段如△字样，以一角安脐中心，两角安脐下两旁，尖画处是穴。左患灸右，右患灸左；左右俱患，左右俱灸。艾炷如粟米大。灸四壮。

　　灸翻胃穴图（图见上）

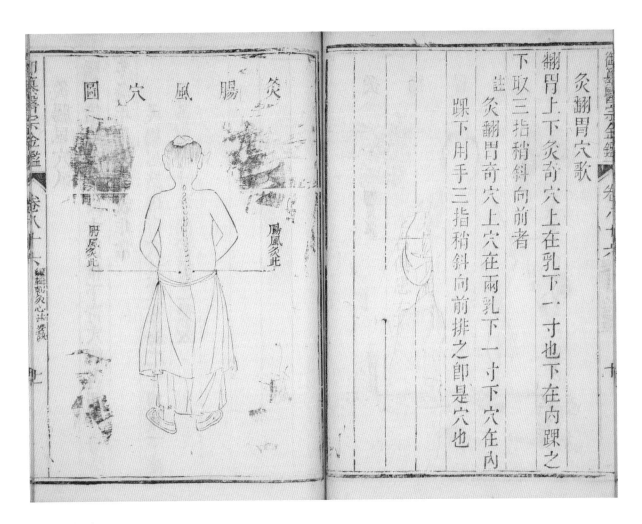

灸翻胃穴歌

翻胃上下灸奇穴上在乳下一寸也下在内踝之下取三指稍斜向前者

注灸翻胃奇穴上穴在两乳下一寸下穴在内踝下用手三指稍斜向前排之即是穴也

灸翻胃穴歌

　　翻胃上下灸奇穴，上在乳下一寸也；下在内踝之下取，三指稍斜向前者。

　　注：灸翻胃奇穴，上穴在两乳下一寸；下穴在内踝下，用手三指稍斜向前排之，即是穴也。

灸肠风穴图 (图见上)

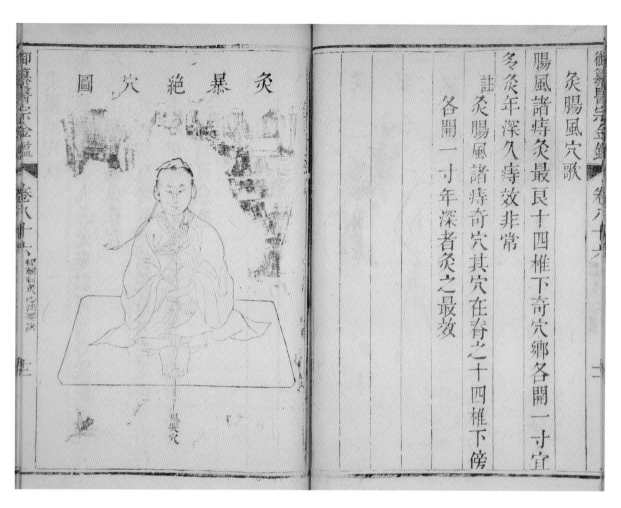

灸肠风穴歌

肠风诸痔灸最良十四椎下奇穴乡各开一寸宜多灸年深久痔效非常

註灸肠风诸痔奇穴其穴在脊之十四椎下傍各开一寸年深者灸之最效

灸肠风穴歌

肠风诸痔灸最良，十四椎下奇穴乡；各开一寸宜多灸，年深久痔效非常。

注：灸肠风诸痔奇穴。其穴在脊之十四椎下，旁各开一寸。年深者，灸之最效。

灸暴绝穴图（图见上）

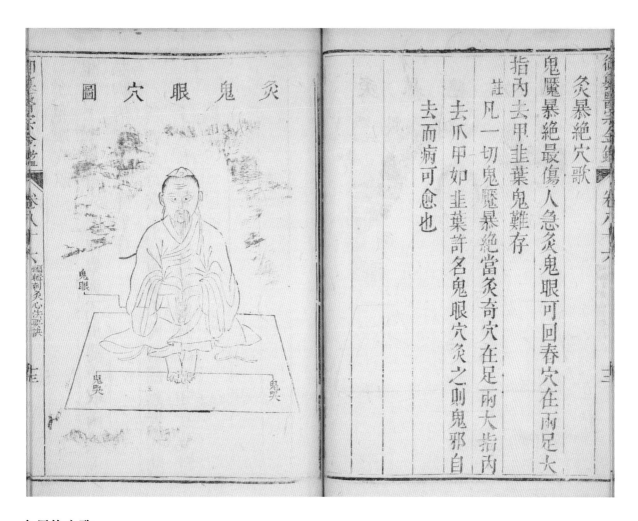

灸暴絕穴歌

鬼魘暴絕最傷人急灸鬼眼可回春穴在兩足大指內去甲韭葉鬼難存

註凡一切鬼魘暴絕當灸奇穴在足兩大指內去爪甲如韭葉許名鬼眼穴灸之則鬼邪自去而病可愈也

灸暴绝穴歌

　　鬼魇暴绝最伤人，急灸鬼眼可回春；穴在两足大趾内，去甲韭叶鬼难存。

　　注：凡一切鬼魇暴绝，当灸奇穴。在足两大趾内，去爪甲如韭叶许，名鬼眼穴。灸之则鬼邪自去，而病可愈也。

灸鬼眼穴图（图见上）

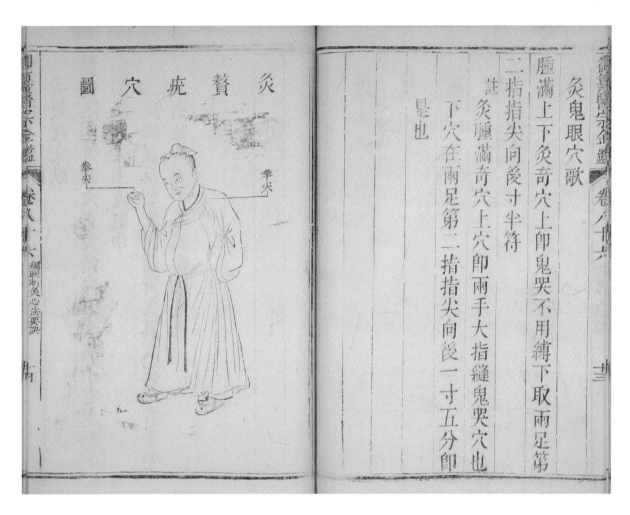

灸鬼眼穴歌

腫滿上下灸奇穴上即鬼哭不用縛下取兩足第

二指指尖向後寸半符

註灸腫滿奇穴上穴即兩手大指縫鬼哭穴也

下穴在兩足第二指指尖向後一寸五分即

是也

圖穴疣贅灸

訂正醫宗金鑑 卷八十六 編輯刺灸心法要訣 廿四

灸鬼眼穴歌

　　腫滿上下灸奇穴，上即鬼哭不用縛；下取兩足第二趾，趾尖向後寸半符。

　　注：灸腫滿奇穴，上穴即兩手大指縫，鬼哭穴也；下穴在兩足第二趾趾尖向後一寸五分，即是也。

灸贅疣穴圖（图见上）

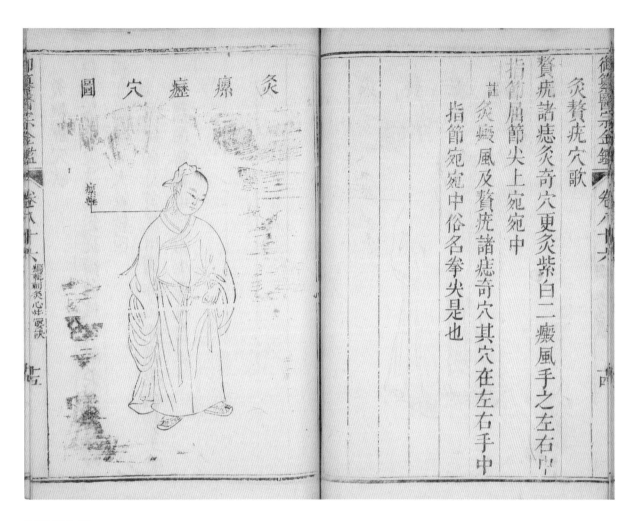

灸赘疣穴歌

赘疣诸痣灸奇穴，更灸紫白二癜风；手之左右中指节，屈节尖上宛宛中。

注：灸癜风及赘疣诸痣奇穴，其穴在左右手中指节宛宛中，俗名拳尖是也。

灸瘰疬穴图 （图见上）

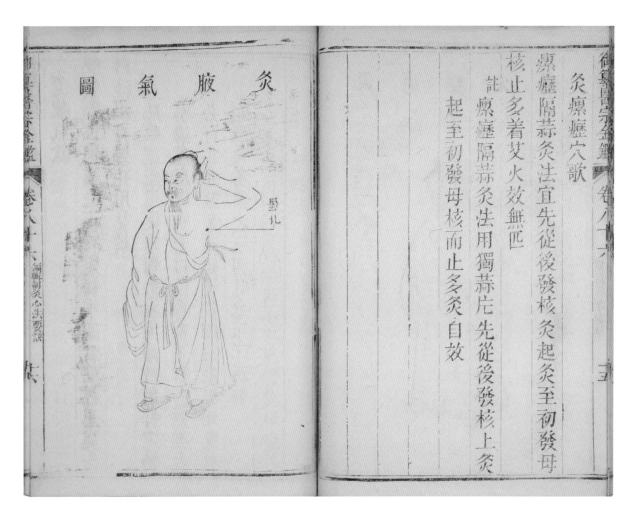

灸瘰癧穴歌

瘰癧隔蒜灸法宜先從後發核灸起至初發母
核止多著艾火效無匹

註瘰癧隔蒜灸法用獨蒜片先從後發核上灸
起至初發母核而止多灸自效

灸瘰疬穴歌

　　瘰疬隔蒜灸法宜，先从后发核灸起；灸至初发母核止，多着艾火效无匹。

　　注：瘰疬隔蒜灸法，用独蒜片先从后发核上灸起，至初发母核而止，多灸自效。

灸腋气图（图见上）

灸腋气歌

腋气除根剃腋毛，再将定粉水调膏；涂搽患处七日后，视有黑孔用艾烧。

注：凡腋气先用快刀剃去腋毛净，乃用好定粉水调搽患处，六七日后，看腋下有一点黑者，必有孔如针大，或如簪尖，即气窍也。用艾炷如米大者灸之，三四壮愈，永不再发。

灸疯犬咬伤歌

疯犬咬伤先须吮，吮尽恶血不生风；次于咬处灸百壮，常食灸韭不须惊。

注：疯犬咬伤之处，急急用大嘴砂酒壶一个，内盛干烧酒，烫极热，去酒以酒壶嘴向咬处，如拔火罐样，吸尽恶血为度，击破自落。上用艾炷灸之，永不再发。灸韭，炒韭菜也。

灸蛇蝎蜈蚣蜘蛛咬伤歌

蛇蝎蜈蚣蜘蛛伤，即时疼痛最难当，急以伤处隔

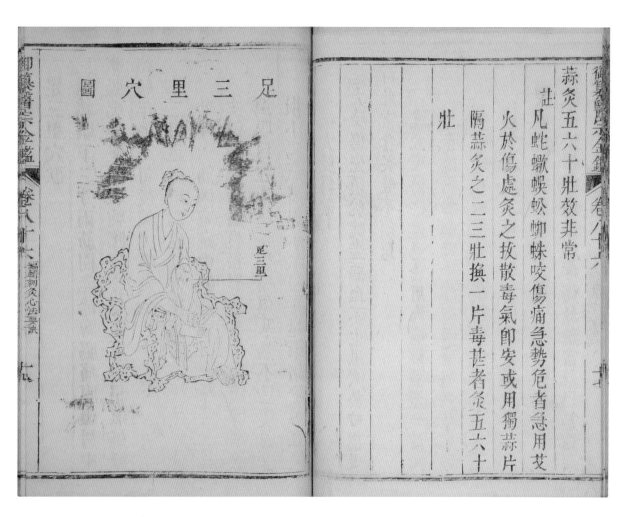

足三里穴圖

蒜灸五六十壯效非常

壯凡蛇蝎蜈蚣蜘蛛咬傷痛急勢危者急用艾火於傷處灸之拔散毒氣即安或用獨蒜片隔蒜灸之二三壯換一片毒甚者灸五六十

蒜灸，五六十壮效非常。

注：凡蛇、蝎、蜈蚣、蜘蛛咬伤，痛急势危者，急用艾火于伤处灸之，拔散毒气即安；或用独蒜片隔蒜灸之，二三壮换一片。毒甚者，灸五六十壮。

足三里穴图（图见上）

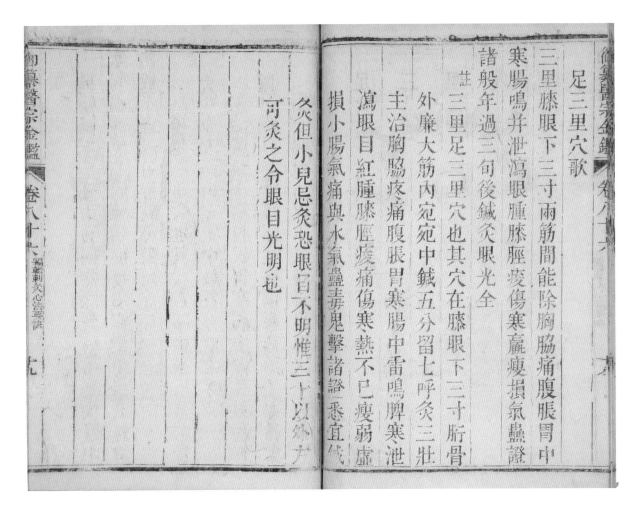

足三里穴歌

三里膝眼下三寸兩筋間能除胸脇痛腹脹胃中
寒腸鳴并泄瀉眼腫膝脛痠傷寒羸瘦損氣蠱證
諸般年過三旬後鍼灸眼光全

註三里足三里穴也其穴在膝眼下三寸骬骨
外廉大筋內宛宛中鍼五分留七呼灸三壯
主治胸脇疼痛腹脹胃寒腸中雷鳴脾寒泄
瀉眼目紅腫膝脛痠痛傷寒熱不已瘦弱虛
損小腸氣痛與水氣蠱毒鬼擊諸證悉宜
灸但小兒忌灸恐眼目不明惟三十以外方
可灸之令眼目光明也

足三里穴歌

三里膝眼下，三寸两筋间；能除胸胁痛，腹胀胃中寒；

肠鸣并泄泻，眼肿膝胫酸；伤寒羸瘦损，气蛊证诸般；

年过三旬后，针灸眼光全。

注：三里，足三里穴也。其穴在膝眼下三寸，骬骨外廉，大筋内宛宛中，针五分，留七呼，灸三壮。主治胸胁疼痛，腹胀，胃寒，肠中雷鸣，脾寒泄泻，眼目红肿，膝胫酸痛，伤寒热不已，瘦弱虚损，小肠气痛，与水气，蛊毒，鬼击诸证，悉宜针灸，但小儿忌灸，恐眼目不明，惟三十以外方可灸之，令眼目光明也。

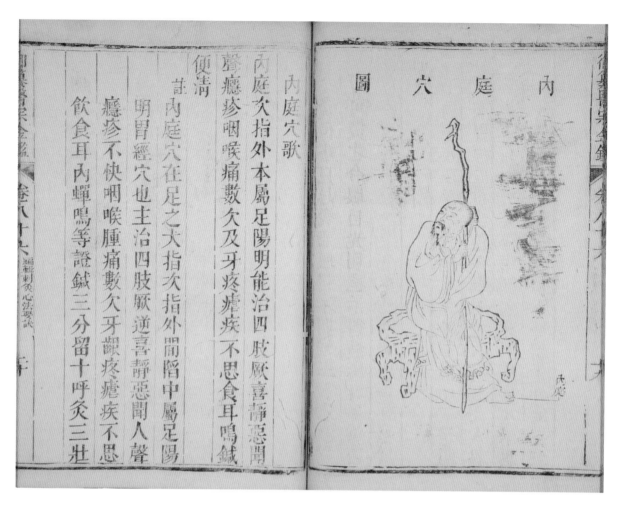

内庭穴图 （图见上）

内庭穴歌

内庭次趾外，本属足阳明；能治四肢厥，喜静恶闻声；

瘾疹咽喉痛，数欠及牙疼；疟疾不思食，耳鸣针便清。

注：内庭穴，在足之大趾、次趾外间陷中，属足阳明胃经穴也。主治四肢厥逆，喜静，恶闻人声，瘾疹不快，咽喉肿痛，数欠，牙龈疼，疟疾，不思饮食，耳内蝉鸣等证。针三分，留十呼，灸三壮。

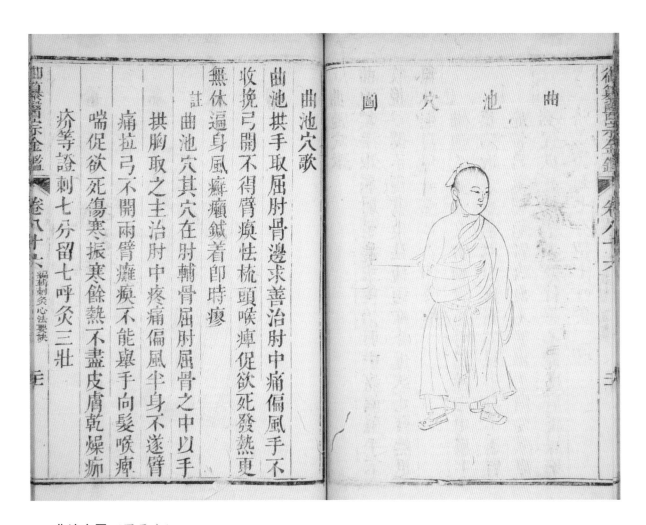

曲池穴歌

曲池拱手取屈肘骨邊求善治肘中痛偏風手不

收挽弓開不得臂瘓怯梳頭喉痹促欲死發熱更

無休遍身風癬癩鍼着卽時瘳

註曲池穴其穴在肘輔骨屈肘屈骨之中以手

拱胸取之主治肘中疼痛偏風半身不遂臂

痛拉弓不開兩臂癱瘓不能舉手向髮喉痹

喘促欲死傷寒振寒餘熱不盡皮膚乾燥痂

疥等證刺七分留七呼灸三壯

曲池穴圖（圖見上）

曲池穴歌

　　曲池拱手取，屈肘骨边求；善治肘中痛，偏风手不收；

　　挽弓开不得，臂瘓怯梳头；喉痹促欲死，发热更无休；

　　遍身风癣癞，针着即时瘳。

　　注：曲池穴，其穴在肘辅骨屈肘屈骨之中，以手拱胸取之。主治肘中疼痛，偏风，半身不遂，臂痛，拉弓不开，两臂瘫痪，不能举手向发，喉痹，喘促欲死，伤寒振寒，余热不尽，皮肤干燥，痂疥等证。刺七分，留七呼，灸三壮。

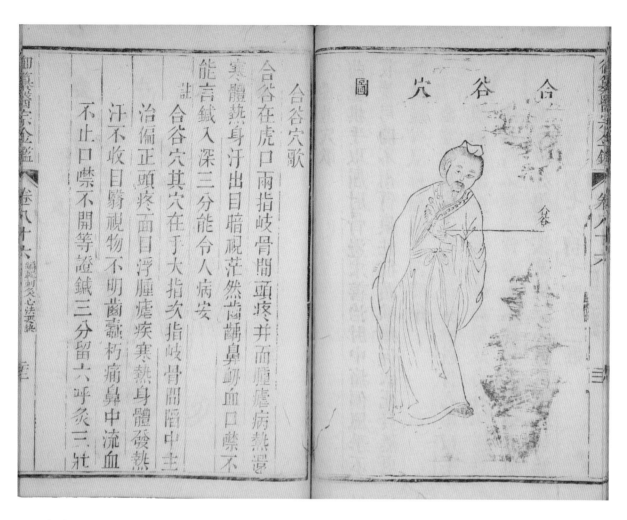

合谷穴圖

合谷穴歌

合谷在虎口兩指歧骨間頭疼并面腫瘧病熱還
寒體熱身汗出目暗視茫然齒齲鼻衄血口噤不
能言鍼入深三分能令人病安

註合谷穴其穴在于大指次指歧骨間陷中主
治偏正頭疼面目浮腫瘧疾寒熱身體發熱
汗不收目翳視物不明齒蠹朽痛鼻中流血
不止口噤不開等證鍼三分留六呼灸三壯

合谷穴图 （图见上）

合谷穴歌

合谷在虎口，两指歧骨间；头疼并面肿，疟病热还寒；

体热身汗出，目暗视茫然；齿龋鼻衄血，口噤不能言。

针入深三分，能令人病安。

注：合谷穴，其穴在手大指、次指歧骨间陷中。主治偏正头疼，面目浮肿，疟疾寒热，身体发热，汗不收，目翳，视物不明，齿蠹朽痛，鼻中流血不止，口噤不开等证。针三分，留六呼，灸三壮。

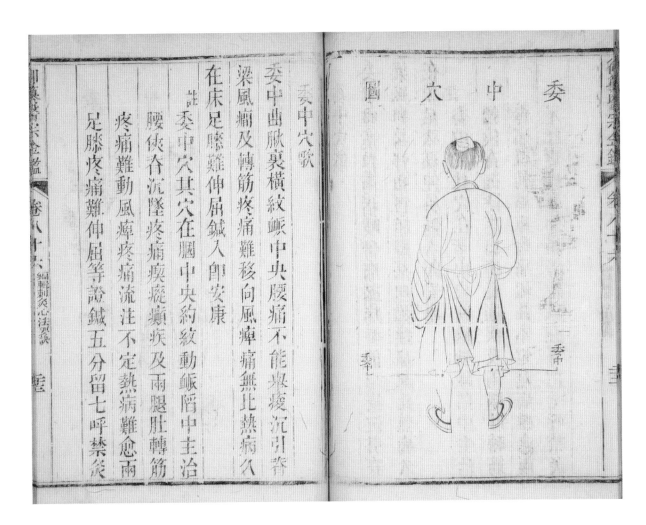

委中穴歌

委中曲腃里，横纹脉中央；腰痛不能举，酸沉引脊梁；

风痛及转筋，疼痛难移向，风痹痛无比，热病久在床；

足膝难伸屈，针入即安康。

注：委中穴，其穴在腘中央，约纹动脉陷中。主治腰挟脊沉坠疼痛，瘰疬癫疾，及两腿肚转筋，疼痛难动，风痹疼痛，流注不定，热病难愈，两足膝疼痛难伸屈等证。针五分，留七呼，禁灸。

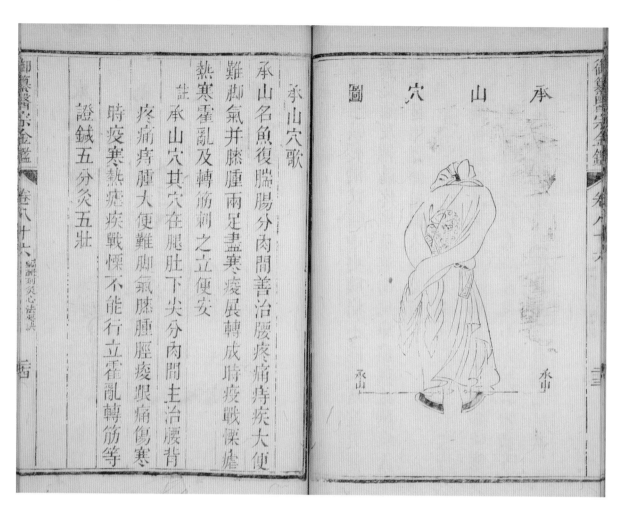

承山穴图

承山穴歌

承山名鱼復，腨腸分肉間善治腰疼痛痔疾大便難脚氣并膝腫兩足盡寒痠展轉成時疫戰慄瘧熱寒霍亂及轉筋刺之立便安

註承山穴其穴在腿肚下尖分肉間主治腰背疼痛痔腫大便難脚氣膝腫胻痠跟痛傷寒時疫寒熱瘧疾戰慄不能行立霍亂轉筋等證鍼五分灸五壯

承山穴图（图见上）

承山穴歌

承山名鱼腹，腨肠分肉间；善治腰疼痛，痔疾大便难；

脚气并膝肿，两足尽寒酸；展转成时疫，战栗疟热寒；

霍乱及转筋，刺之立便安。

注：承山穴，其穴在腿肚下尖分肉间。主治腰背疼痛，痔肿，大便难，脚气膝肿，胻酸跟痛，伤寒时疫，寒热疟疾，战栗不能行立，霍乱转筋等证。针五分，灸五壮。

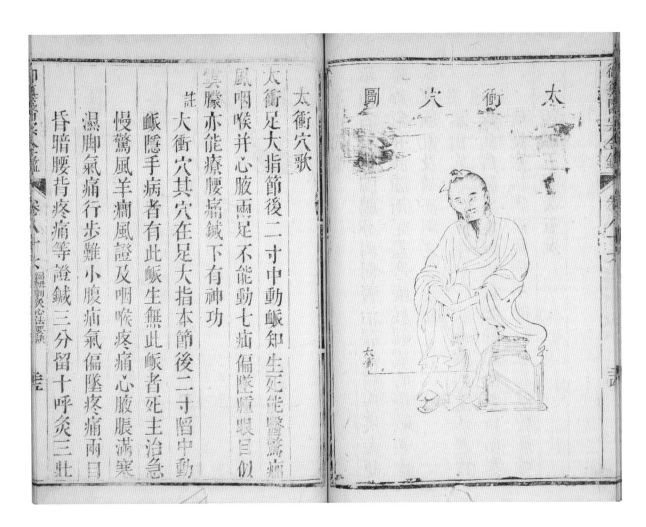

太冲穴歌

太冲足大指节后二寸中动脉知生死能医惊痫
风咽喉并心腋两足不能动七疝偏坠瞳眼目似
云朦亦能疗腰痛针下有神功

註太冲穴其穴在足大指本节后二寸陷中动
脉隐手病者有此脉生无此脉者死主治急
慢惊风羊痫风证及咽喉疼痛心腋胀满寒
湿脚气痛行步难小腹疝气偏坠疼痛两目
昏暗腰背疼痛等证针三分留十呼灸三壮

太冲穴图（图见上）

太冲穴歌

　　太冲足大趾，节后二寸中；动脉知生死，能医惊痫风；

　　咽喉并心腋，两足不能动；七疝偏坠肿，眼目似云朦；

　　亦能疗腰痛，针下有神功。

　　注：太冲穴，其穴在足大趾本节后二寸陷中。动脉应手，病者有此脉生，无此脉者死。主治急慢惊风，羊痫风证，及咽喉疼痛，心腋胀满，寒湿脚气痛，行步难，小腹疝气，偏坠疼痛，两目昏暗，腰背疼痛等证。针三分，留十呼，灸三壮。

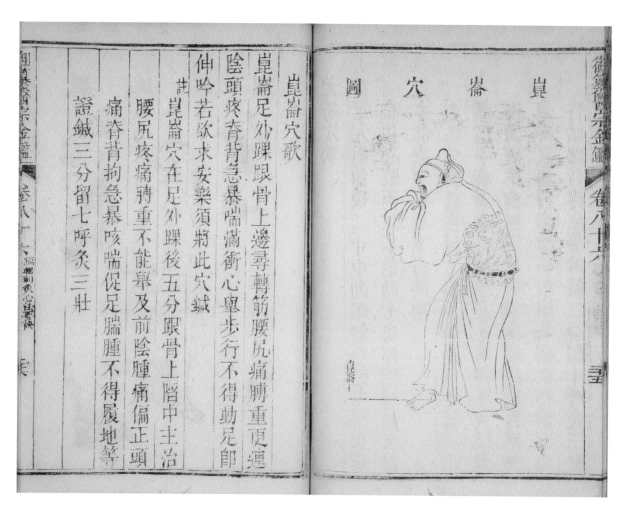

崑崙穴圖

崑崙穴歌

崑崙足外踝跟骨上邊尋轉筋腰尻痛膊重更連

陰頭疼脊背急暴喘滿衝心舉步行不得動足即

伸吟若欲求安樂須將此穴鍼

崑崙穴在足外踝後五分跟骨上陷中主治

腰尻疼痛膊重不能舉及前陰腫痛偏正頭

痛脊背拘急暴咳喘促足腨腫不得履地等

證鍼三分留七呼灸三壯

昆仑穴图（图见上）

昆仑穴歌

　　昆仑足外踝，跟骨上边寻；转筋腰尻痛，膊重更连阴；

　　头疼脊背急，暴喘满冲心；举步行不得，动足即呻吟；

　　若欲求安乐，须将此穴针。

　　注：昆仑穴，在足外踝后五分跟骨上陷中。主治腰尻疼痛，膊重不能举，及前阴肿痛，偏正头痛，脊背拘急，暴咳喘促，足腨肿，不得履地等证。针三分，留七呼，灸三壮。

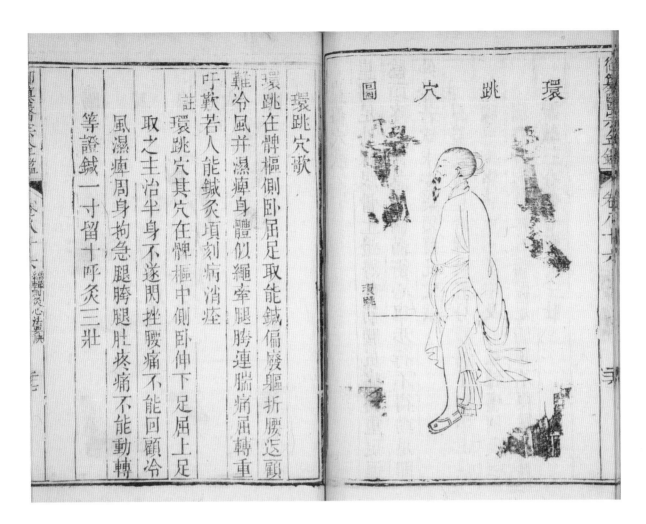

環跳穴圖 （圖見上）

環跳穴歌

環跳在髀樞，側臥屈足取。能針偏廢軀，折腰返顧難；

冷風并濕痹，身體似繩牽；腿胯連膈痛，屈轉重吁歎；

若人能針灸，頃刻病消瘥。

注：環跳穴，其穴在髀樞中，側臥伸下足屈上足取之。主治半身不遂，閃挫腰痛，不能回顧，冷風濕痹，周身拘急，腿胯腿肚疼痛，不能動轉等證。針一寸，留十呼，灸三壯。

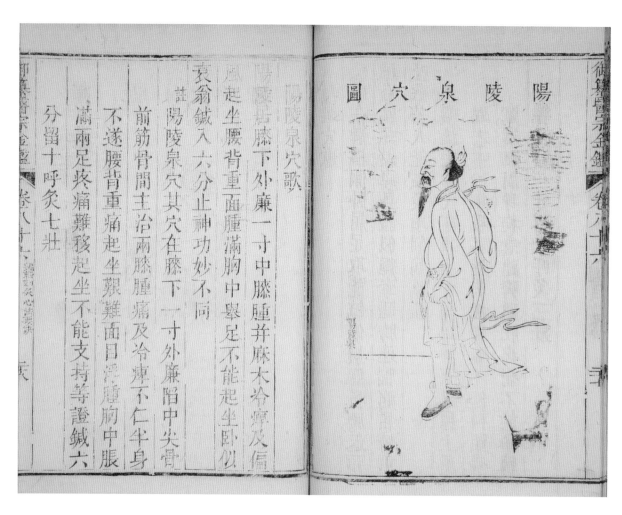

阳陵泉穴图（图见上）

阳陵泉穴歌

阳陵居膝下，外廉一寸中。膝肿并麻木，冷痹及偏风；

起坐腰背重，面肿满胸中；举足不能起，坐卧似衰翁；

针入六分止，神功妙不同。

注：阳陵泉穴，其穴在膝下一寸，外廉陷中，尖骨前筋骨间。主治两膝肿痛，及冷痹不仁，半身不遂，腰背重痛，起坐艰难，面目浮肿，胸中胀满，两足疼痛难移，起坐不能支持等证。针六分，留十呼，灸七壮。

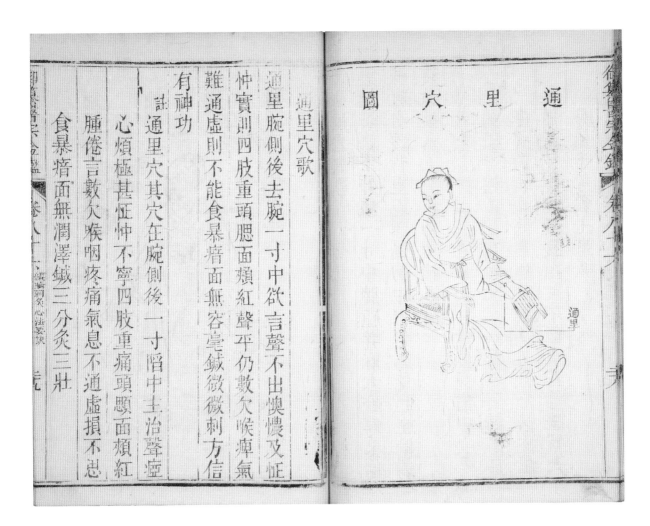

通里穴图 （图见上）

通里穴歌

通里腕侧后，去腕一寸中；欲言声不出，懊憹及怔忡；

实则四肢重，头腮面颊红；声平仍数欠，喉痹气难通；

虚则不能食，暴喑面无容；毫针微微刺，方信有神功。

注：通里穴，其穴在腕侧后一寸陷中。主治声哑，心烦极甚，怔忡不宁，四肢重痛，头腮面颊红肿，倦言数欠，喉咽疼痛，气息不通，虚损不思食，暴喑，面无润泽。针三分，灸三壮。

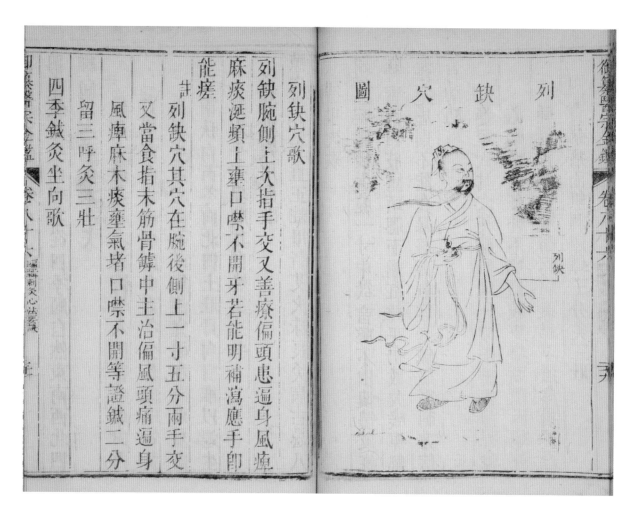

列缺穴图（图见上）

列缺穴歌

列缺腕侧上，次指手交叉；善疗偏头患，遍身风痹麻；

痰涎频上壅，口噤不开牙；若能明补泻，应手即能差。

注：列缺穴，其穴在腕后侧上一寸五分，两手交叉，当食指末筋骨罅中。主治偏风头痛，遍身风痹麻木，痰壅气堵，口噤不开等证。针二分，留三呼，灸三壮。

四季针灸坐向歌

四季鍼灸坐向理宜從四季順自然東南西北四
維向以迎生氣本乎天

註鍼灸坐向避忌之理醫學入門春坐東向西
夏坐南向北秋坐西向東冬坐北向南皆背
四季生氣之向不可爲法宜從春向東夏向
南秋向西冬向北四土旺月向四維以迎生
氣本乎天理順其自然爲是也

灸法點穴用火歌

點穴坐臥立直正炷用蘄艾火珠良灸病古忌八
木火令時通行一炷香

註凡灸法坐點穴則坐灸臥點穴則臥灸立點
穴則立灸須四體平直毋令傾側若傾側穴
即不正其炷所用之艾必用蘄艾艾令乾燥
入臼搗去淨塵屑作炷堅實置穴上用蔥涎
粘固上古用火珠映日取火點之忌松柏枳
橘榆棗桑竹八木之火令時惟用香火灼艾
亦通行簡便之法也

灸法蚤晚次序歌

四季针灸坐向理，宜从四季顺自然；东南西北四维向，以迎生气本乎天。

注：针灸坐向、避忌之理，《医学入门》："春坐东向西，夏坐南向北，秋坐西向东，冬坐北向南。"皆背四季生气之向，不可为法。宜从春向东，夏向南，秋向西，冬向北，四土旺月向四维，以迎生气，本乎天理，顺其自然为是也。

灸法点穴用火歌

点穴坐卧立直正，炷用蘄艾火珠良；灸病古忌八木火，今时通行一炷香。

注：凡灸法，坐点穴则坐灸，卧点穴则卧灸，立点穴则立灸。须四体平直，毋令倾侧，若倾侧穴即不正。其炷所用之艾，必用蘄艾，艾令干燥，入臼捣，去净尘屑，作炷坚实，置穴上，用葱涎粘固。上古用火珠映日取火点之，忌松、柏、枳、橘、榆、枣、桑、竹八木之火。今时惟用香火灼艾，亦通行简便之法也。

灸法早晚次序歌

灸法温暖宜于午，上下阳阴先后分；脉数新愈不宜灸，欲灸三里过三旬。

注：凡灸百病，原为温暖经络，宜在午时阳盛之时，火气易行。必分上下先后：上下经皆灸者，先灸上，后灸下；阴阳经皆灸者，先灸阳，后灸阴。若脉数有热，新愈气虚，俱不宜灸，恐伤气血。但人有病，欲灸足三里者，须年三十以上，方许灸之，恐年少火盛伤目。故凡灸头，必灸足三里者，以足三里能下火气也。

灸法大小多少歌

头骨手足皮薄瘦，巨阙鸠尾小少宜，背腹脐下皮肉厚，大多方能起痼疾。

注：凡灸诸病，必火足气到，始能求愈。然头与四肢，皮肉浅薄，若并灸之，恐肌骨气血难堪，必分日灸之，或隔日灸之。其炷宜小，壮数宜少。有病当灸巨阙、鸠尾二穴者，必不可过三壮，艾炷如小麦，恐火气伤心也。背腹下皮肉深厚，艾炷宜大，壮数宜多，使火气到，始能去

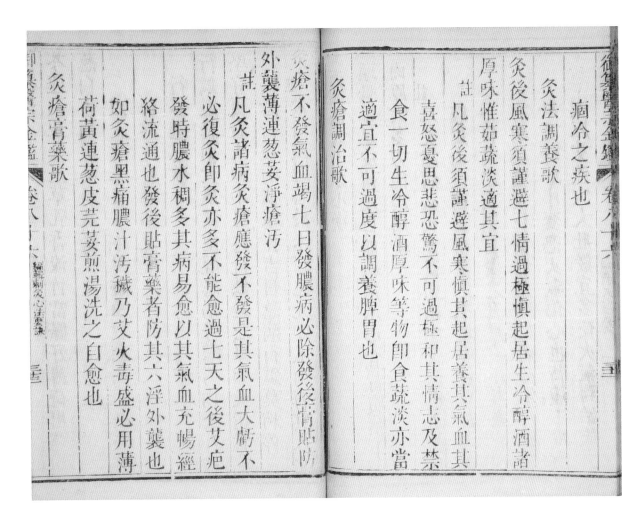

痼冷之疾也。

灸法调养歌

　　灸后风寒须谨避，七情过极慎起居；生冷醇酒诸厚味，惟茹蔬淡适其宜。

　　注：凡灸后，须谨避风寒，慎其起居，养其气血，其喜、怒、忧、思、悲、恐、惊不可过极，和其情志，及禁食一切生冷醇酒厚味等物，即食蔬淡，亦当适宜，不可过度，以调养脾胃也。

灸疮调治歌

　　灸疮不发气血竭，七日发脓病必除；发后膏贴防外袭，薄连葱荽净疮污。

　　注：凡灸诸病，灸疮应发不发，是其气血大亏，不必复灸，即灸亦多不能愈。过七天之后，艾疤发时，脓水稠多，其病易愈，以其气血充畅，经络流通也。发后贴膏药者，防其六淫外袭也。如灸疮黑痛，脓汁污秽，乃艾火毒盛，必用薄荷、黄连、葱皮、芫荽煎汤，洗之自愈也。

灸疮膏药歌

芩连白芷金星草，乳香淡竹当归好；薄荷川芎与葱白，香油煎药粉成膏。

注：以上药味各等分，用香油煎药去滓，再下铅粉熬成膏，专贴灸疮。

行针避忌歌

行针避忌雨大风，饥饱醉怒渴劳惊；男内女外犹坚守，更看人神不可逢。

行针避忌虽如此，还推病之缓急行；缓病欲针择吉日，急病行针莫稍停。

注：按行针避忌，于未刺之先，如风雨晦冥，人之气血，即凝滞而不调。大饥者气虚，新饱者气盛；大醉者气乱，大怒者气逆，大渴者液少，大劳者气乏，大惊者气散，凡此者，脉乱气散，行针须当避忌。俟其必清必静，聚精会神，方保无误也。既刺之后，尤当戒慎。男子忌内，女子忌外，忌外者坚拒勿出，忌内者谨守勿内，则邪气必去，正气必复，是谓得气。理固然矣，犹有达变之法存焉，缓病须择神吉，急病岂可待时哉。

四季人神所在禁忌鍼灸歌

四季人神所在處禁忌鍼灸莫妄施春在左脇秋在右冬在於腰夏在臍

註四季人神所在之處謂人之神氣初動之處同乎天之流行也禁鍼灸者恐傷生氣也人神常在心春在左脇者肝主升也秋在右脇者肺主降也冬在腰者神主藏也夏在臍者脾主化也

逐日人神所在禁忌鍼灸歌

一日足大二外踝三日股內四在腰五口六手七內踝八腕九尻十背腰十一鼻柱二髮際三牙四胃五徧身六胸七氣八股內九足二十內踝尋廿一手小二外踝三日肝足四手明五足六胸七在膝八陰九脛晦跌停

註足大足之大指也氣氣衝也手小手之小指也手明手陽明也足足陽明也陰男女前陰中也晦月盡也跌足十指岐骨也

十二時人神所在禁忌鍼灸歌

四季人神所在禁忌针灸歌

四季人神所在处，禁忌针灸莫妄施；春在左胁秋在右，冬在于腰夏在脐。

注：四季人神所在之处，谓人之神气初动之处，同乎天之流行也，禁针灸者恐伤生气也。人神常在心，春在左胁者，肝主升也；秋在右胁者，肺主降也；冬在腰者，神主藏也；夏在脐者，脾主化也。

逐日人神所在禁忌针灸歌

一日足大二外踝，三日股内四在腰；五口六手七内踝，八腕九尻十背腰；

十一鼻柱二发际，三牙四胃五遍身；六胸七气八股内，九足二十内踝寻；

廿一手小二外踝，三日肝足四手明；五足六胸七在膝，八阴九胫晦跌停。

注：足大，足之大趾也。气，气冲也。手小，手之小指也。手明，手阳明也。足，足阳明也。阴，男女前阴中也。晦，月尽也。跌，足十趾歧骨也。

十二时人神所在禁忌针灸歌

子踝丑头寅耳边，卯面辰项巳乳肩；午胁未腹申心主，酉膝戌腰亥股端。

注：子踝，左右内踝、外踝也。寅耳边，左右两耳也。辰项，颈项也。巳乳肩，两乳两肩也。午胁，左右胁也。未腹，大腹少腹也。申心主，胸膈也。酉膝，左右两膝也。戌腰，腰背也。亥股，两股内外也。

禁针穴歌

禁针穴道要先明，脑户囟会及神庭；络却玉枕角孙穴，颅息承泣随承灵；

神道灵台膻中忌，水分神阙并会阴；横骨气冲手五里，箕门承筋及青灵；

乳中上臂三阳络，二十三穴不可针：孕妇不宜针合谷，三阴交内亦通论；

石门针灸应须忌，女子终身无妊娠；外有云门并鸠尾，缺盆客主人莫深；

肩井深时人闷倒，三里急补人还平；刺中五脏胆皆死，冲阳血出投幽冥；

海泉颧髎乳头上，脊间中髓伛偻形；手鱼腹陷阴股内，膝膑筋会及肾经；

腋股之下各三寸，目眶关节皆通评。

禁灸穴歌

禁灸之穴四十七，承光哑门风府逆；晴明攒竹下迎香，天柱素髎上临泣；
脑户耳门瘈脉通，禾髎颧髎丝竹空；头维下关人迎等，肩贞天牖心俞同；
乳中脊中白环俞，鸠尾渊液如周荣；腹哀少商并鱼际，经渠天府及中冲；
阳池阳关地五会，漏谷阴陵条口逢；殷门申脉承扶忌，伏兔髀关连委中；
阴市下行寻犊鼻，诸穴休将艾火攻。

制针法歌

制针须用马衔铁，惟有金针更可嘉；煅炼涂酥插腊肉，煮针之药有多法。

注：制针用马嚼环铁者，以马属午，午为火，火克金，取克制之义也。若以真金制针，用之更佳。其煅炼之法：将铁丝于火中煅红，截为二寸或三寸或五寸，长短不拘，次以蟾酥涂针上，入火中微煅，取起，复照前涂酥，煅三次，乘热插入腊肉皮之里，肉之外，将后药用水三碗煎沸，次入针肉在内，煮至水干，倾于水中，待冷，将针取出，于黄土中插百余下，以去火毒，

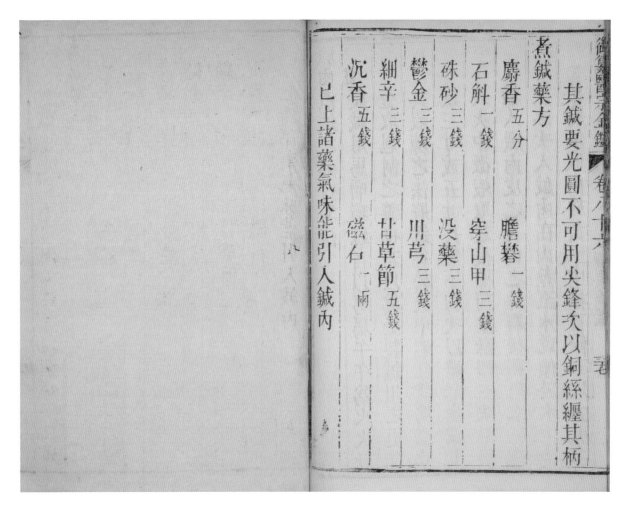

其针要光圆，不可用尖锋，次以铜丝缠其柄。

煮针药方

麝香五分　胆矾一钱　石斛一钱　穿山甲三钱　朱砂三钱　没药三钱

郁金三钱　川芎三钱　细辛三钱　甘草节五钱　沉香五钱　磁石一两

以上诸药气味，能引入针内。

[清]廖润鸿 编纂 宋亚芳 庄艺 校订

清同治十三年刻本

勉学堂针灸集成

　　《勉学堂针灸集成》四卷，附《考正周身穴法歌》不分卷，清代廖润鸿编纂。成书于清同治十三年（1874）。本书是作者在明无名氏《针灸集成》基础上，引述清代以前针灸文献五十余种及歌赋十余首而成。廖润鸿，字逵宾，渌江（湖南醴陵县）人，清代医家。生年不详，卒于1939年。于针灸造诣颇深。是书博采诸家之长，理论与临床并重，内容有制九针法、量分寸法、十二经脉流注腧穴、经外奇穴、别穴等。作者详论各种疾病的辨证取穴、针灸治疗手法和细则。其中在别穴、讹穴的考证方面独具特色，是一本针灸学教学和临床之作。所附《考正周身穴法歌》，乃廖润鸿自编之五言歌诀，汇集十四经经穴及经外奇穴，便于习诵。本编以清同治十三年刻本为底本刊出。

勉学堂鍼灸集成總目録

卷一　鍼灸集成

勉学堂集成　卷目

製九鍼法
錬鍼法
四時鍼法
鍼刺淺深法
火鍼法
點穴法
量分寸法
製艾法
作艾炷法
取火法
下火灸時法
灸法
壯數多少法
發灸瘡法
療灸瘡法
調養法
鍼灸不可並施
不耐鍼灸

勉学堂针灸集成总目录

卷一　针灸集成

制九针法　　　　　　取火法

炼针法　　　　　　　下火灸时法

四时针法　　　　　　灸法

针刺浅深法　　　　　壮数多少法

火针法　　　　　　　发灸疮法

点穴法　　　　　　　疗灸疮法

量分寸法　　　　　　调养法

制艾法　　　　　　　针灸不可并施

作艾炷法　　　　　　不耐针灸

用鍼須合天時
鍼補瀉法
用鍼宜審逆順
五奪勿用鍼瀉
鍼法有瀉無補
灸補瀉法
鍼灸禁忌
鍼要得術
鍼有上工中工
鍼入著肉

勉學堂集成 卷目

二

鍼灸法
禁忌
灸後治法
灸後有熱
禁鍼穴
禁灸穴
別穴
募穴
原穴
合穴

用针须合天时

针补泻法

用针宜审逆顺

五夺勿用针泻

针法有泻无补

灸补泻法

针灸禁忌

针要得术

针有上工中工

针入著肉

针灸法

禁忌

灸后治法

灸后有热

禁针穴

禁灸穴

别穴

募穴

原穴

会穴

勉學堂集成目録

论穴

五臓總屬證

一身所屬臓腑經

五臓六腑屬病

手太陰肺經

手陽明大腸經

足陽明胃經

足太陰脾經

手少陰心經

手太陽小腸經

足太陽膀胱經

足少陰腎經

手厥陰心包經

手少陽三焦經

足少陽膽經

足厥陰肝經

督脉

任脉

十二經井滎腧經合傍通

十五路所生病

王

论穴

五脏总属证

一身所属脏腑经

五脏六腑属病

手太阴肺经

手阳明大肠经

足阳明胃经

足太阴脾经

手少阴心经

手太阳小肠经

足太阳膀胱经

足少阴肾经

手厥阴心包经

手少阳三焦经

足少阳胆经

足厥阴肝经

督脉

任脉

十二经井荣腧经合旁通

十五路所生病

脉病有是动有所生病
脉有经脉络脉孙络脉
十二经血气多少
十二经行度部分
气行有街
针法有巨刺缪刺散刺
奇经八脉
子午八法
子午流注
五脏六腑所属五腧五行
五脏六腑有疾当取十二原
脏腑要穴
六合所出所入
足三焦别脉
入会穴
六经标本
人身四海腧穴
大接经主病要穴
禁针灸
奇穴

勉学堂集成针灸 总目 四

脉病有是动有所生病

脉有经脉络脉孙络脉

十二经血气多少

十二经行度部分

气行有街

针法有巨刺缪刺散刺

奇经八脉

子午八法

子午流注

五脏六腑所属五腧五行

五脏六腑有疾当取十二原

脏腑要穴

六合所出所入

足三焦别脉

入会穴

六经标本

人身四海腧穴

大接经主病要穴

禁针灸

奇穴

便學堂鍼灸 總目

別穴
諸藥灸法
難足鍼法
擇鍼灸吉日法
太乙徙立於中宮朝八風占吉凶
九宮圖
身形應九野
太乙遊八節日數
九宮尻神圖
逐日人神所仟
每月諸神值日避忌傍通圖

卷二 鍼灸集成
折量法
頭部
背部
膺部
肩部
背部
頭部
腹部中行
頭面部
耳部
目部

五

別穴　　　　　　　　　身形应九野
诸药灸法　　　　　　　太乙游八节日数
鸡足针法　　　　　　　九宫尻神图
择针灸吉日法　　　　　逐日人神所在
太乙徙立于中宫朝八风占吉凶　　每月诸神值日避忌旁通图
九宫图

卷二　针灸集成

折量法　　　　　　　　腹部中行
头部　　　　　　　　　头面部
背部　　　　　　　　　耳部
膺部　　　　　　　　　目部

口部
鼻部
咳嗽
咽喉
頰頸
齒部
心胸
腹脇
腫脹
鍼中脘穴手法

勉學堂鍼灸集成 總目 六

積聚
手臂
腰背
脚膝
風部
癲癇
厥逆
急死
痢疾
痔疾

口部
鼻部
咳嗽
咽喉
颊颈
齿部
心胸
腹胁
肿胀
针中脘穴手法
积聚
手臂
腰背
脚膝
风部
癫痫
厥逆
急死
痢疾
痔疾

勉学堂鍼灸集成 總目

五逆證察色

騎竹馬穴法

瘡腫

黄疸

食不化

四花穴

勞瘵

虛勞

瘧疾

癰疾

霍亂

陰疝

回骨證

諸藥灸癰疽法

癰疽疔癤瘰癧等瘡八穴灸法

瘰癧

蠱毒

眼睡

內傷瘀血

消渴

汗部

七

阴疝

霍乱

疟疾

虚劳

劳瘵

四花穴

食不化

黄疸

疮肿

骑竹马穴法

五逆证察色

回骨症

诸药灸痈疽法

痈疽疔疖瘰疬等疮八穴灸法

瘰疬

蛊毒

眠睡

内伤瘀血

消渴

汗部

勉學堂集成 總目

伤寒及瘟疫　　　　　每月诸神值日避忌旁通图
大小便　　　　　　　太乙游入节日数
身部　　　　　　　　身形
呕吐　　　　　　　　精
妇人　　　　　　　　气
乳肿　　　　　　　　神
小儿　　　　　　　　血
五痫　　　　　　　　梦
杂病　　　　　　　　声音
九宫数　　　　　　　言语

勉學堂鍼灸集成

總目

九

脇　腰　腹　乳　胸　背　頸項　咽喉　牙齒　口舌　鼻　耳　眼　頭　大便　小便　蠱　胞　痰飲　津液

津液　　　　　　　口舌
痰飲　　　　　　　牙齒
胞　　　　　　　　咽喉
蠱　　　　　　　　頸項
小便　　　　　　　背
大便　　　　　　　胸
头　　　　　　　　乳
眼　　　　　　　　腹
耳　　　　　　　　腰
鼻　　　　　　　　胁

| 皮 | 肉 | 脉 | 筋 | 骨 | 手 | 足 | 前陰 | 後陰 | 風 | 寒 | 濕 | 火 | 內傷 | 虛勞 | 霍亂 | 嘔吐 | 咳嗽 | 積聚 | 浮腫 |

勉學堂針灸集成總目

十

皮
肉
脉
筋
骨
手
足
前阴
后阴
风

寒
湿
火
内伤
虚劳
霍乱
呕吐
咳嗽
积聚
浮肿

胀满　　　　　　　　　疥癣
疼疟　　　　　　　　　廉疮
瘟疫　　　　　　　　　犬伤
邪祟　　　　　　　　　诸虫伤
痈疽　　　　　　　　　蛊毒
大风疮　　　　　　　　卒死
瘰疬　　　　　　　　　妇人
瘿瘤　　　　　　　　　小儿
疳瘘

卷三　经穴详集
手太阴肺经　　　　　　　　　十二经脉流注腧穴

手太陰肺經流注
手太陰肺經左右凡二十二穴
手陽明大腸經
手陽明大腸經流注
手陽明大腸經左右凡四十穴
足陽明胃經
足陽明胃經流注
足陽明胃經左右凡九十穴
足太陰脾經
足太陰脾經流注
足太陰脾經左右凡四十二穴
手少陰心經
手少陰心經流注
手少陰心經左右凡一十八穴
手太陽小腸經
手太陽小腸經流注
手太陽小腸經左右凡三十八穴
足太陽膀胱經
足太陽膀胱經流注
足太陽膀胱經左右凡一百二十六穴

勉學堂集鍼灸成　總目

主

手太阴肺经流注
手太阴肺经左右凡二十二穴
手阳明大肠经
手阳明大肠经流注
手阳明大肠经左右凡四十穴
足阳明胃经
足阳明胃经流注
足阳明胃经左右凡九十穴
足太阴脾经
足太阴脾经流注
足太阴脾经左右凡四十二穴
手少阴心经
手少阴心经流注
手少阴心经左右凡一十八穴
手太阳小肠经
手太阳小肠经流注
手太阳小肠经左右凡三十八穴
足太阳膀胱经
足太阳膀胱经流注
足太阳膀胱经左右凡一百二十六穴

勉學堂鍼灸大成

總目

足少陰腎經

足少陰腎經流注

足少陰腎經左右凡五十四穴

手厥陰心包經

手厥陰心包經流注

手厥陰心包經左右凡一十八穴

手少陽三焦經

手少陽三焦經流注

手少陽三焦經左右凡四十六穴

足少陽膽經

足少陽膽經流注

足少陽膽經左右凡九十穴

足厥陰肝經

足厥陰肝經流注

足厥陰肝經左右凡二十六穴

任脉

任脉流注及孔穴

督脉

督脉流注及孔穴

吉

卷四 经穴详集

足少阴肾经

足少阴肾经流注

足少阴肾经左右凡五十四穴

手厥阴心包经

手厥阴心包经流注

手厥阴心包经左右凡一十八穴

手少阳三焦经

手少阳三焦经流注

手少阳三焦经左右凡四十六穴

足少阳胆经

足少阳胆经流注

足少阳胆经左右凡九十穴

足厥阴肝经

足厥阴肝经流注

足厥阴肝经左右凡二十六穴

任脉

任脉流注及孔穴

督脉

督脉流注及孔穴

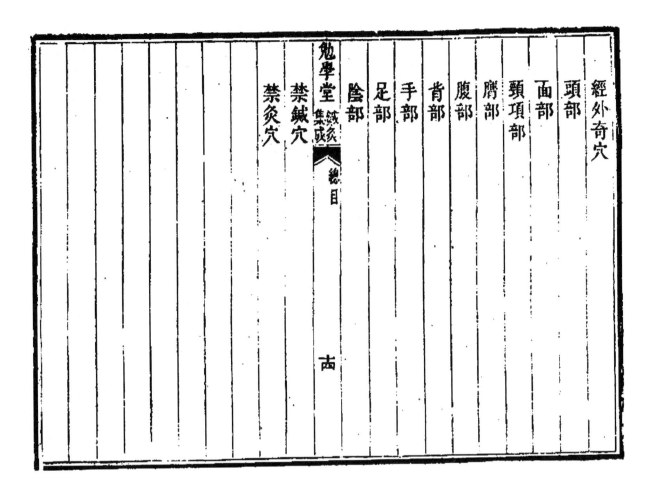

經外奇穴

頭部

面部

頸項部

膺部

腹部

背部

手部

足部

陰部

禁鍼穴

禁灸穴

勉學堂鍼灸集成　總目

古

经外奇穴　　　　　　背部

头部　　　　　　　　手部

面部　　　　　　　　足部

颈项部　　　　　　　阴部

膺部　　　　　　　　禁针穴

腹部　　　　　　　　禁灸穴

勉学堂针灸集成卷一

制九针法：《内经》曰：虚实之要，九针最妙者，为其各有所宜也。注云：热在头身，宜镵针；分肉气满，宜圆针；脉气虚少，宜鍉针；泻热出血，发泄痼病，宜锋针；破痈肿，出脓血，宜铍针；调阴阳，去暴痹，宜圆利针；治经络中痛痹，宜毫针；痹深居骨解、腰脊、节腠之间者，宜长针；虚风舍于骨解、皮肤之间者，宜大针。此之谓各有所宜也。针形有九，叙之于左。

一曰镵针：长一寸六分，头大末锐，主泻阳气。（《灵枢》）○平半寸，长一寸六分，头大末锐，主热在头分。（易老）

二曰圆针：长一寸六分，针如卵形，揩摩分间，不得伤肌肉，以泻分气。（《灵枢》）○针如卵形，肉分气病，宜用此。（易老）

三曰鍉针：长三寸半，锋如黍粟之锐，主按脉勿陷，以致其气。（易老）○脉气虚少者宜此。（易老）

四曰锋针：长一寸六分，刃三隅，以发痼疾。（易老）泻热出血，发泄痼疾。（易老）

五曰铍针：长四寸，广二分半，末如剑锋，以取大脓。（易老）○一名破针，用以破痈肿，出脓血。（易老）

六曰圆利针：长一寸六分，大如氂，且圆且锐，中身微大，以取暴气。（易老）○尖如毫，且圆利，调阴阳，去暴气。（易老）

七曰毫针：长三寸六分，尖如蚊虻喙，静以徐往，微以久留，以取痛痹。（易老）○尖如蚊虻喙，调经络，去痛痹。（易老）

八曰长针：长七寸，锋利身薄，可以取远痹。（易老）○锋利故取痹深居骨解、腰脊、节腠之间者。（易老）

九曰大针：长四寸，尖如挺，其锋微圆，以泻机关之水。（易老）○一名焠针，取风虚舍于骨解、皮肤之间者。（易老）

炼针法：取久用马衔铁，作针最妙。（《精要》）○煮针取乌头、巴豆肉各一两、麻黄五钱、木鳖子肉十个、乌梅五个，右将针药同入银石器内，水煮一日出洗之。再用止痛药：没药、乳香、当归、花蕊石各半两，又如前水煮一日取出，以皂角水洗之，再于犬肉内煮一日，仍用瓦屑打磨净端直，菘子油涂之，常近人气为妙。（《得效》）

四时针法：春气在经脉，夏气在孙络，长夏气在肌肉，秋气在皮肤，冬气在骨髓中。是故邪气者，常随四时之气血而入客也。必从其经气辟除其邪，则乱气不生，反之则生乱气相淫并焉。（《内经》）○病有浮沉，刺有浅深，各至其理，无过其道，过之则内伤，不及则生外壅，壅①则邪从之，浅深不得，反为大贼，内动五脏，后生大病。（《内经》）○春夏刺浅，秋冬刺深者，盖春夏阳气在上，人气亦在上，故当浅刺之。秋冬阳气在下，人气亦在下，故当深取之也。（《难经》）

针刺浅深法：足阳明刺深六分，留十呼。足太阳刺深五分，留七呼。足少阳刺深四分，留五呼。足太阴刺深三分，留四呼。足少阴刺深二分，留三呼。足厥阴刺深一分，留二呼。手之阴阳，共受气之道。近其气之来疾，其刺深者，皆无过二分，其留皆无过一呼。（《灵枢》）○凡上体及当骨处，针入浅而灸宜少。凡下体及肉厚处，针可入深，灸多无害。（《入门》）

火针法：性畏艾灸者，当用火针。以针置火中令热，刺之，即火针也。（《资生》）○凡诸穴忌灸之处，以针置火中令热，缪刺之，即效，乃知火不负人之说。（《资生》）○《内经》有燔针法，即火针也。（《内经》）

点穴法：凡点穴时，须得身体平直，四肢无令拳缩，坐点无令俯仰，立点无令倾侧，孔穴不正，则徒烧其肌肉，虚忍痛楚，无益于事。（《千金》）○凡点穴，坐点则坐灸，立点则立灸，卧点就卧灸，坐立皆宜端直，若一动，则不得真穴。（《入门》）○古者用绳度量，绳多出缩，取穴不准。今以薄竹片点量分寸，疗病准的，亦有用蜡纸条量者，但薄篾易折，蜡纸亦沾手，惟取稻秆心量却易，尤胜于用纸之伸缩也。（《资生》）○人有老少，体有长短，肤有肥瘦，皆须精思商量准而折之。又以肌肉、文理、节解、缝会

---

① 壅：原脱，据《素问·刺要论》补。

宛陷之中及以手按之病者快然，如此仔细安详用心者，乃得真穴耳。（《千金》）○吴蜀多行灸法，有阿是穴之法，言人有病即令捏其上，若果当其处，不问孔穴，下手即得便快，即云阿是，灸刺皆验。《入门》云天应穴是也。（《资生》）

量分寸法：取病人男左女右，中指第二节内，度两横纹相去为一寸，应取穴及作炷分寸，并依此法。（《局方》）○取男左女右，中指第二节内庭两横纹相去为一寸，是谓同身寸，疗病多愈。今以为准的。《铜人》曰：取中指内纹为一寸。《内经》曰：同身寸是也。（《资生》）○窦汉卿同身寸法，以中指、大指相屈如环，取内侧交两角为一寸。取中指内侧为同身寸者，大法也。若取头部、膺腧部、背部、腹部，同身寸外，又各有活法，不可执一也。（《纲目》）○手足部并用同身寸取之。（《神应》）

头部寸：前发际至后发际，折作十二节，为一尺二寸。○前发际不明者，取眉心上行三寸。后发际不明者，取大椎上行三寸。前后发际不明者共折作一尺八寸。（《神应》）○头部横寸以眼内眦角至外眦角为一寸，并同此法。○神庭至曲差、曲差至本神、本神至头维，各一寸半，自神庭至头维共四寸半。（《神应》）

膺腧部寸：两乳横折作八寸，并用此法取之。自天突至膻中，直折作六寸八分。下行一寸六分，为中庭。上取天突，下至中庭，共折作八寸四分。（《神应》）

背部寸：大椎穴下至尾骶骨，共二十一椎，通折作三尺。○上七椎，每椎一寸四分一厘，共九寸八分七厘。○中七椎，每椎一寸六分一厘。十四椎，前与脐平，共二尺一寸一分四厘。○下七椎，每一寸二分六厘。○背第二行，挟脊各一寸半，除脊一寸，共折作四寸，分两旁。○背第三行，挟脊各三寸。除脊一寸，共折作七寸，分两旁。（《神应》）

腹部寸：自中行心蔽骨下至脐，共折作八寸。人若无心蔽骨者，取歧骨下至脐心，共折作九寸。○脐中至毛际横骨，折作五寸取之。○膺部、腹部横寸，并用乳间八寸法取之。（《神应》）

人身尺寸：人有长七尺五寸者，发以下至颐，一尺。○结喉至䯏骬鸠尾骨也，一尺三寸。○䯏骬至天枢，八寸。○天枢（穴名）至横骨，六寸半。○横骨至内辅上廉，一尺八寸。○内辅上廉至下廉，三寸半。○内辅下廉至内踝，一尺三寸。○内踝至地，三寸。○又膝腘至跗属，一尺六寸。○跗属至地，三寸。○又肩至肘，一尺七寸。○肘至腕，一尺二寸半。○腕至中指本节，四寸。○本节至末四寸半。（《灵枢》）

一夫法：凡量一夫之法，覆手并舒四指，对度四指上下节横过为一夫也。（《资生》）

制艾法：艾叶主灸百[1]病。三月三日、五月五日，采叶暴干，以覆道者为佳，经陈久方可用。（《入门》）○端午日，日未出时，于艾中以意求其似人者，辄采之以灸，殊有效。又云：三月三日艾，用灸极妙。（《类聚》）○取陈久黄艾叶，不以多少入臼内，用木杵轻捣令熟，以细筛隔去青滓，再捣再筛，直至柔细黄熟为度用之。（《局方》）○艾熟捣，去青取白，入硫黄揉之，用尤妙。（《入门》）

作艾炷法：艾炷根下，广三分，长亦三分；若减此，则不覆孔穴，不中经脉，火气不行亦不能除病。强壮人亦可稍增令大，小儿则可如小麦大或如雀粪大。（《局方》）○艾炷依小竹箸头作之。其病脉，粗细状如巨线，但令当脉灸之，艾炷虽小，亦能愈疾。如腹内疝瘕、痃癖、气块、伏梁等疾，惟须大艾炷也。（《入门》）

取火法：古来用火灸病，忌八般木火，松、桑、枣、柏、竹、枳、榆、橘。今则不用木火，只以清油点灯，灯上烧艾茎点灸，兼滋润灸疮至愈以来且无疼痛，用蜡烛更佳。○又火珠耀日，以艾承之，遂得火出，此火灸病为良。次有火照耀日，以艾引之，便得火出，此火亦可，火照即火镜也。（《局方》）○凡取火者，宜敲石取火。今人以铁钝刀击石，先以纸灰为火丸，在下承之，亦得火，可用。（《资生》）

下火灸时法：凡下火灸时，皆以日正午以后，乃可下火灸之之时，谓阴气未至，灸无不着。午前平旦，谷气虚，令人癫眩，不得针灸，慎之、慎之。其大法如此。卒急者，不可用此例也。若遇阴、雨、

①百：原作"者"，据《针灸大成》卷九改。

风、雪暂时且停，候待晴明，乃可灸之。灸时不得伤饱、大饥、饮酒、食生冷硬物及思虑、愁忧、嗔怒、呼骂、丧葬、叹息，一切不祥，忌之大吉。（《千金》）

灸法：治病大法，冬宜温及灸。（仙景）〇凡病药之不及，针之不到，必须灸之。（《入门》）〇《灵枢》曰：陷下则灸之。东垣云：陷下者，皮毛不任风寒，知阳气下陷也。〇又曰：陷下则徒灸之。徒灸，谓不针只灸也。（《纲目》）〇经云：陷下则灸之者，天地间无他，惟阴与阳二气而已，阳在外在上，阴在内在下。今言陷下者，阳气下陷入阴血之中，是阴反居其上而复其阳，脉证俱见寒在外者，则灸之。《内经》云：北方之人，宜灸焫。为冬寒太旺，伏阳在内，皆宜灸之。（东垣）〇虚者灸之，使火气以助元阳也；实者灸之，使实邪随火气而发散也；寒者灸之，使其气之复温也；热者灸之，引郁热之气外发，火就燥之义也。（《入门》）〇头面诸阳之会，胸膈二火之地，不宜多灸。背腹虽云多灸，阴虚有火者不宜。惟四肢穴最妙。（《入门》）〇凡灸当先阳后阴，言从头向左而渐下，次后从头向右而渐下，乃先上后下也。（《千金》）〇先灸于上，后灸于下；先灸于少，后灸于多。（《明堂》）〇灸则先阳后阴，先上后下，先少后多。（《入门》）

壮数多少法：著艾一炷，如人丁壮之力，故谓之"壮"。〇凡头顶，止于七壮至七七壮而止。〇鸠尾、巨阙，虽是胸腹穴，灸不过四七壮。若灸多，令人永无心力。如头上穴，若灸多，令人失精神。臂脚穴，若灸多，令人血脉枯竭，四肢细而无力。既失精神，又加细瘦，即令人短寿。（《资生》）四肢但去风邪，不宜多灸，灸七壮至七七壮止，不得过随年数。（《资生》）〇凡小儿七日以上、周年以下，不过七壮，炷如雀屎。（《资生》）

发灸疮法：凡著灸疗病，虽然数足，若不得疮发脓出，其疾不愈。如灸疮不发，取故履底灸，令热熨之，三日即发脓出，自然愈疾。（《局方》）〇又取赤皮葱三五茎，去其青，于塘灰火中煨熟、拍破，热熨灸疮十余遍，三日自发，脓出即愈。（《局方》）〇凡著艾灸，得灸疮发，所患即差。不得疮发，其疾不愈。灸后过数日不发，可于疮上再灸二三壮，即发。（《资生》）

疗灸疮法：凡著灸治病，才住火便用赤皮葱、薄荷煎汤，温温淋洗灸疮，令驱逐风气于疮口内出，兼令经脉往来不滞于疮下。若灸疮退痂后，取东南桃枝及青嫩柳枝等分煎汤，温洗灸疮，能护灸疮中诸风。若疮内黑烂溃者，加胡荽煎洗，自能生好肉。若疼痛不可忍，加黄连煎洗，立有神效。（《局方》）○凡贴灸疮，春用柳絮，夏用竹膜，秋用新棉，冬用兔腹下白细毛，猫儿腹下毛更佳。（《资生》）○灸疮不差，牛屎烧热灰敷之。白茅香花捣敷之。○楸叶或根皮捣为末敷之。（《本草》）○灸疮久不合，黄连、甘草节、白芷、黄丹、香油同煎膏贴之。（《丹心》）○灸疮肿痛，取薤白切，与猪脂及苦酒浸，经宿，微火煎，去滓敷之。○伏龙肝煎水，令热淋渍之。（《本草》）○灸疮出血不止，蓝青布烧灰敷之。鳢肠草捣敷之。○百草霜、蚌粉为末，干糁。（《本草》）○灸疮久不差，宜用内托黄芪丸、止痛生肌散。（《诸方》）

内托黄芪丸：治针灸伤经络，流脓不止，久不差。黄芪八两，当归三两，肉桂、木香、乳香、沉香各一两。上为末，以绿豆粉四两，姜汁煮糊，和丸梧子大。热水下五七十丸。（《得效》）

止痛生肌散：治同上。牡蛎粉五钱、寒水石、煅滑石各二钱。上为末，先以药水洗，后糁之。（《资生》）

调养法：凡灸，预却热物，服滋肾药。及灸，选其要穴，不可太过，恐气血难当。灸气海及炼脐，不可卧灸。素火盛者，虽单灸气海，亦必灸三里泻火。灸后未发，不宜热药；已发，不宜凉药，常须调护脾胃，俟其自发，不必外用药物。发时或作寒热，亦不可妄服药饵。落痂后，用竹膜纸贴二五口，次以麻油、米粉煎膏贴之。脓多者，一日一易，脓少者，二日一易，使脓出多而疾除也。务宜撙节饮食，戒生冷、油腻、鱼虾、笋蕨，量食牛肉，少鸡。长肉时，方可量用猪肚、老鸭之类。谨避四气、七情、六欲。（《入门》）○灸后忌食猪、鱼、酒、面、动风、生冷等物。鸡肉最毒，而房劳尤甚也。○亦忌饮水及将水濯手足。（《资生》）

针灸不可并施：《内经》言：针而不灸，灸而不针；庸医针而复灸，灸而复针。后之医者，不明轩岐之道，针而复灸，灸而复针者有之，殊不知书中所言某穴在某处或针几分或灸几壮，此言若用针当用几分，若用灸当用几壮，谓其穴灸者不可复针，针者不可复灸矣。今之医者，凡灸，必先灸三壮乃用针，复灸数壮，谓之透火艾之说，是不识书中轩岐之旨也。（《神应》）〇昔宏纲先生，尝言惟腹上用针随灸数壮，以固其穴，他处忌之。云此，亦医家权变之说也。（《神应》）〇问《针经》云（即《灵枢经》也）针几分，灸几壮，针讫而后灸，何也？曰针则针，灸则灸，若针而不灸，若灸而不针。（《纲目》）〇灸而勿针，针而勿灸，针经于此常叮咛庸医，针灸一齐并用，徒施患者炮烙刑。（《入门》）

不耐针灸：帝问曰：针石火炳之痛何如？少俞曰：人之骨强筋弱肉缓皮肤厚者耐痛。帝曰：其耐火炳者，何以知之？少俞曰：加以黑色而美骨者，耐火炳。帝曰：其不耐针石之痛者，何以知之？少俞曰：坚肉薄皮者，不耐针石之痛也。（《灵枢》）

用针须合天时：天温日明，则人血淖液而卫气浮，故血易泻、气易行，天寒日阴，则人血凝涩而卫气沉。月始生，则血气始精，卫气始行。月廓满，则血气实，肌肉坚。月廓空，则肌肉减，经络虚，卫气去，形独居。是以因天时而调血气也，是以天寒无刺，天温无凝，月生无泻，月满无补，月廓空无治，是谓得时而调之。故曰月生而泻，是谓脏虚，月满而补，血气扬溢，络有留血，命曰重实。月廓空而治，是谓乱经，阴阳相错，真邪不别，沉以留止，外虚内乱，淫邪乃起。（《内经》）

针补泻法：必先度其形之肥瘦，以调其气之虚实。实则泻之，虚则补之，必先去血脉而后调之，无问其病，以平为期。（《内经》）〇补虚者，必先扪而循之，切而散之，推而按之，弹而怒之，抓而下之，通而取之，外引其门，以闭其神。呼尽纳针，静而久留，以气至为故。候吸引针，气不得出，各在其处，推阖其门，令神气存，大气留止，命曰补。〇泻实者，吸则纳针，无令气忤，静以久留，无令邪布。吸则转针，以得气为故。候呼引针，呼尽乃去，大气皆出，故命曰泻。（《内经》）〇知为针者，信其左，不知为针者，信其右。当刺之时，必以左手压按其所针荣腧之处。弹而怒之、抓而下之，其气之来如动脉之状。顺针而刺之，得气因推而纳之，是谓补，动而伸之，是谓泻。（《难经》）〇补者随经脉推而纳之，左手闭针孔，徐出针而疾按之泻者，迎经脉动而伸之，左手开针孔，疾出针而徐按之。随而济之是谓补，迎而夺之是谓泻。（《难经》）〇刺虚者，须其实，刺实者，须其虚。解云：刺实须其虚者，为针阴气隆，至针下寒，乃去针也。刺虚须其实者，为针阳气隆，至针下热，乃去针也。注云：要以气至而有效也。（《内经》）〇候气有二：一曰邪气，二曰谷气。邪气来也，紧而疾。谷气来也，徐而和。紧疾者，补而未实，泻而未虚也。徐而和者，补而已实（已当作易），泻而已虚也。〇脉实者，深刺之，以泄其气。脉虚者，浅刺之，使精气无得出，以养其脉，独出其邪气也。（《灵枢》）〇左手重而切按，欲令气散，右手轻而徐入，不痛之因也。（《纲目》）

用针宜审顺逆：帝曰：形气之逆顺奈何？岐伯曰：形气不足，病气有余，是邪胜也，急泻之。形气有余，病气不足，急补之。形气不足，病气不足，此阴阳俱不足也，不可刺之，刺之则重不足。重不足，则阴阳俱竭，血气皆尽，五脏空虚，筋骨髓枯，老者绝灭，壮者不复矣。形气有余，病气有余，此谓阴阳俱有余也，急泻其邪，调其虚实。故曰：有余者泻之，不足者补之，此之谓也。（《灵枢》）〇刺不知逆顺，真邪相薄。满而补之，则阴阳四溢，肠胃充廓，肝肺内䐜，阴阳相错；虚而泻之，则经脉空虚，血气枯竭，肠胃㑊僻，皮肤薄者，毛腠夭焦，预之死期。故曰：用针之要，在于知调阴与阳，调阴与阳，精气乃光，合形与气，使神内藏。故曰：上工平气，中工气脉，下工绝气危生。故曰：下工不可不慎也。（《灵枢》）

五夺勿用针泻：帝曰：何谓五夺？岐伯曰：形肉已脱，是一[1]夺也；大夺血之后，是二夺也；大汗出之后，是三夺也；大泄之后，是四夺也；新产下血之后，五夺也。皆不可针泻。（《灵枢》）

针法有泻无补：针刺虽有补泻之法，予恐但有泻而无补焉。经谓：泻者迎而夺之，以针迎其经脉之来气而出之，固可以泻实也。谓补者，随而济之，以针随其经脉之去气而留之，未必

①真：原作"其"，据《灵枢·根结》改。

能补虚也。不然《内经》何以曰无刺熇熇之热，无刺浑浑之脉，无刺漉漉之汗，无刺大劳人，无刺大饥人，无刺大渴人，无刺新饱人，无刺大惊人。又曰：形气不足、病气不足。此阴阳皆不足，不可刺，刺之则重竭其气，老者绝灭，壮者不复矣。若此等语，皆有泻无补之谓也。凡虚损、危病、久病，俱不宜用针。（《入门》）

灸补泻法：灸法有补泻，火若补，火艾灭至肉，若泻，火不要至肉便扫除之。用口吹之，风主散故也。（《丹心》）○以火补者，毋吹其火，其火须自灭也；火泻者，疾吹其火，传至艾，须其火灭也。（《灵枢》）

针灸禁忌：凡针刺之禁。○新内勿刺，已刺勿内。○已刺勿醉，已醉勿刺。○新怒勿刺，已刺勿怒。○新劳勿刺，已刺勿劳。○已饱勿刺，已刺勿饱。○已饥勿刺，已刺勿饥。○已渴勿刺，已刺勿渴。○大惊大恐，必定其气乃刺之。○乘车来者，卧而休之，如食顷乃刺之，出行来者，坐而休之，如行十里久乃刺之。（《灵枢》）○无刺大醉，令人气乱；无刺大怒，令人气逆。无刺大劳人，无刺新饱人，无刺大饥人，无刺大渴人，无刺大惊人。（《内经》）○微数之脉，慎不可灸。因火为邪，则为烦逆，追虚逐实血散脉中火气虽微，内攻有力，焦骨伤筋，血难复也。○脉浮应以汗解，用火灸之，则邪无从出。因火而盛，从腰以下必重而痹，名曰火逆。○脉浮热甚，而反灸之，此为实实虚虚。因火而动，必咽燥、吐唾血。（仲景）

针要得术：五脏之有疾也，譬犹刺也，犹污也，犹结也，犹闭也。善用针者，取其疾也，犹拔刺也，犹雪污也，犹解结也，犹决闭也，疾虽久，犹可毕也。言不可治者，未得其术也。（《灵枢》）○寒与热争，能合而调之；虚与实邻，知决而通之；左右不调，犯而行之；上气不足，推而扬之；下气不足，积而从之；阴阳皆虚，火自当之。（《灵枢》）

针有上工中工：上工治未病，中工治已病者，何谓也？曰：所谓治未病者，见肝之病，则知肝当传之于脾，故先实其脾气，无令得肝之邪也，故曰治未病焉。中工见肝之病，不晓相传，但一

心治肝，故曰治已病也。（《难经》）

针入着肉：帝曰：针入而肉着者，何也？岐伯曰：热气因于针，则针热，热则肉着于针，故坚焉。（《灵枢》）

针灸法

《内经》曰：无刺大劳，无刺大饥，无刺大饱，无刺大醉，无刺大惊，无刺大怒人。又曰：形气不足者，久病虚损者，针刺则重竭其气。又曰：针入如芒，气出如车轴，是谓针之有泻无补也。凡灸平朝及午后，则谷气虚乏，须施于日午。大概脉络有若细线，以竹箸头作炷，但令当脉灸之，亦能愈疾。是以四肢则但去风邪，不宜多灸，故七壮至七七壮而止，不得过随年数。脐下久冷、疝痕、气块、伏梁、积气之证，则宜艾炷大。故曰：腹背宜灸五百壮。如巨阙、鸠尾，虽是胸腹之穴，灸不过七七壮而止。若大炷多灸，则令人永无心力；头顶穴多灸，则失精神；臂脚穴多灸，则血脉枯竭，四肢细瘦无力，又失精神。盖穴有浅深，浅穴多灸，则必伤筋力，故不过三壮、五壮、七壮而止，可不慎哉？

禁忌

生、冷、鸡、猪、酒、面、房劳、灸煿等物。

灸後治法

灸瘡無汗則未易發膿：用薄荷、桃柳葉，煎湯淋洗。因用鹽湯和麥末如泥，形如厚棋子著布上，敷貼灸瘡。若乾，更用鹽湯水潤其布上，即膿。俗名灸花。

灸後有熱：取柳寄生煎服，限差。

灸瘡久未合痛甚者：用人糞燒灰細研作末，先以鹽湯洗瘡，後摻當處，即愈。又黃土細篩，和鹽湯水如泥，厚貼當處，效。

禁鍼穴

神庭　腦戶　顖會　玉枕　絡却　承靈　顑息　角孫　承泣　神道　靈臺　雲門　肩井　膻中　缺盆　上關　鳩尾　五里　青靈　合谷　神闕　橫骨　氣衝　箕門　承筋　水分　會陰　石門　人迎　乳中　然谷　伏兔　三陰交　三陽絡

禁灸穴

瘂門　風府　天柱　承光　臨泣　頭維　攢竹　睛明　素髎　禾髎　迎香　顴髎　下關　人迎　天牖　天府　周榮　淵腋　乳中　鳩尾　腹哀　肩貞　陽池　中衝　少商　魚際　經渠　陽關　脊中　隱白　漏谷　條口　犢鼻　陰市　伏兔　髀關

灸后治法

灸疮无汗则未易发脓：用薄荷、桃柳叶，煎汤淋洗。因用盐汤和麦末如泥，形如厚棋子着布上，敷贴灸疮。若干，更用盐汤水润其布上，即脓。俗名灸花。

灸后有热：取柳寄生煎服，限差。

灸疮久未合痛甚者：用人粪烧灰细研作末，先以盐汤洗疮，后掺当处，即愈。又黄土细筛，和盐汤水如泥，厚贴当处，效。

禁针穴

神庭　脑户　囟会　玉枕　络却　承灵　颅息　角孙　承泣　神道　灵台　云门　肩井　膻中　缺盆　上关　鸠尾　五里　青灵　合谷　神阙　横骨　气冲　箕门　承筋　水分　会阴　石门　人迎　乳中　然谷　伏兔　三阴交　三阳络

禁灸穴

哑门　风府　天柱　承光　临泣　头维　攒竹　睛明　素髎　禾髎　迎香　颧髎　下关　人迎　天牖　天府　周荣　渊腋　乳中　鸠尾　腹哀　肩贞　阳池　中冲　少商　鱼际　经渠　阳关　脊中　隐白　漏谷　条口　犊鼻　阴市　伏兔　髀关

申脉　委中　股門　心俞　承泣　承扶　瘈脉　耳門　石門　脑户　丝竹空　地五会　白环俞

别穴虽不出《铜人经》而散载诸方，故谓之别穴。

神聪四穴：在百会前、后、左、右各去一寸。主头风目眩，风痫、狂乱。针三分。

当阳二穴：在直目上，入发际一寸血络。主风眩、不识人、鼻塞症。针三分。

太阳二穴：在两额角眉后青络。治偏头风。针出血。

明堂一穴：在鼻直上，入发际一寸。主头风、鼻塞、多涕。上星穴是。

眉冲二穴：在目外眦上，锐发动脉。主五痫、头痛、鼻塞。针二分。

鼻准一穴：在鼻柱尖。主鼻上酒瘟。针出血。

耳尖二穴：在耳尖，卷耳取之。治目生白膜。灸七壮，不宜多灸。

聚泉一穴：在舌，以舌出口外使直，有缝陷中。治哮喘，咳嗽久不愈。用生姜切薄片，搭舌上中，灸七壮，不宜多灸。○热喘，用雄黄末少许，和艾炷灸。○冷喘，用款冬花末少许，和艾炷灸，灸毕，即用生姜茶清微呷下。若舌胎、舌强，少刺出血。

海泉一穴：在舌下中央脉上，治消渴。

阿是穴：谓当处也。又名天应穴也。

崇骨一穴：在大椎上，第一小椎是也。

百劳二穴：在大椎向发际二寸点记，将其二寸中折，墨记横布于先点上，左右两端尽处是。治瘰疬。灸七壮，神效。

精宫二穴：在第十四椎下，各开三寸半。治梦遗。灸七壮，神效。

胛缝二穴：在肩胛端，腋缝尖。主治：肩背痛连胛。针三分。

环冈二穴：在小肠俞下二寸横纹间。治大便不通。灸七壮。

腰眼二穴：令病人解去衣服，直身正立，于腰上脊骨两旁，有微陷处，是谓腰眼穴也。先计癸亥日前一日预点，至夜半子时交为癸亥日期，便使病人伏床，着面而卧，以小艾炷灸七壮、九壮至十一壮，痨虫吐出或泻下，则焚虫即安。此法之名：遇仙灸。○治痨之捷法也。

下腰一穴：在八髎正中央脊骨上，名曰三宗。治泄痢下脓血。灸五十壮。

回气一穴：在脊穷骨上。主五痔、便血、失屎。灸百壮。

囊底一穴：在阴囊下十字纹。主治：肾脏风疮及小肠疝气，一切肾病。灸七壮。

阑门二穴：在玉茎旁各二寸。治疝气冲心欲绝。针二分半，灸七壮①。

肠绕二穴：在挟玉泉相去各二寸。主大便闭塞。灸以年为壮。

肩柱二穴：在肩端起骨尖。主治：瘰疬及手不举。灸七壮。

肘尖二穴：在屈肘骨尖。治瘰疬。又治肠痛，灸则脓下肛门。灸百壮。

龙玄二穴：在列缺之后青络中。治下牙痛。一云：在侧腕上交叉脉。灸七壮。

吕细二穴：在足内踝尖。主治：上牙痛。灸二七壮。

中泉二穴：在手腕阳溪、阳池之中两筋间陷中。治心痛、腹中诸气块。灸七壮。

三白四穴：在掌后横纹上四寸，手厥阴脉也。两脉相并而一穴在两筋中，又一穴在大筋外。主痔漏下血、痒。针三分，泻两吸。灸三壮。

中魁二穴：在中指第二节尖上。主五噎、吞酸、呕吐。灸五壮，吹火自灭。

五虎四穴：在食指及无名指第二节尖，屈拳取之。治五指拘挛。灸五壮。

大都二穴：在手大指、次指间，虎口赤白肉际，屈掌取之，主治：头风及牙疼痛，针一分，

---

① 针二分半，灸七壮：《类经图翼》卷十一、《罗遗编》卷下、《传悟灵济录》卷下均作"针一寸半，灸二七壮"。

灸七壯。

上都二穴　在食指中指本節歧骨間，治手臂紅腫，鍼一分，灸七壯。

中都二穴　在手中指無名指之間，本節前歧骨間，治手臂紅腫，鍼一分，灸三壯。

下都二穴　在手小指無名指之間，本節前歧骨間，鍼一分，灸三壯。以上四穴，一名八邪，又名八關，治大熱，眼痛睛欲出，鍼出血立止。

四縫左右十六穴　在手四指內中節橫紋紫脉是，鍼出血。

十宣十穴　在手十指頭端，去爪甲一分，治乳蛾，鍼一分。

大骨空二穴　在手大指第二節尖上，治眼爛風眩，灸七壯，以口吹火滅。

小骨空二穴　在手小指本節尖，治眼爛風眩，灸九壯，以口吹火滅。

旁廷二穴　在腋下四肋間，高下正與乳相直，乳後二寸陷中，名注市，舉臂取之，主卒中惡、飛尸、遁疰、胸脅支滿。鍼五分，灸五十壯。

勉學堂集成鍼灸卷一　灸　西

通關二穴　在中脘穴旁各五分，主五噎。左捻能進飲食，右捻能和脾胃。此穴一針有四效。

直骨二穴　在乳下約紋離一指頭，看其低陷處與乳直對不偏者是。婦人按乳頭直向下，乳頭所到處正穴也，慎勿差誤，主積年咳嗽，艾炷如小豆大，男左女右，灸三壯。如不愈者，不可治。

陰都二穴　在臍下一寸五分，兩旁相去各三寸，鍼五分。

氣門二穴　在關元旁三寸，主治婦人崩漏，鍼五分。

胞門一穴　在關元左旁二寸，治婦人無子，灸五十壯。

灸七壮。

上都二穴：在食指、中指本节歧骨间。治手臂红肿。针一分，灸七壮。

中都二穴：在手中指、无名指之间，本节前歧骨间。治手臂红肿。针一分，灸三壮。

下都二穴：在手小指、无名指之间，本节前歧骨间。针一分，灸三壮。以上四穴，一名八邪，又名八关。治大热，眼痛睛欲出。针出血，立止。

四缝左右十六穴：在手四指内中节横纹紫脉是。针出血。

十宣十穴：在手十指头端，去爪甲一分。治乳蛾。针一分。

大骨空二穴：在手大指第二节尖上。治眼烂风眩。灸七壮，以口吹火灭。

小骨空二穴：在手小指本节尖。治眼烂风眩。灸九壮，以口吹火灭。

旁廷二穴：在腋下四肋间，高下正与乳相直，乳后二寸陷中。名注市，举臂取之。主卒中恶、飞尸、遁疰、胸胁支满。针五分，灸五十壮。

通关二穴：在中脘穴旁各五分。主五噎。○左捻能进饮食，○右捻能和脾胃。○此穴一针有四效：○下针良久后，觉脾磨食，又觉针动为一效；次觉针病根、腹中作声为二效；次觉流入膀胱为三效；○四觉气流腰间为四效。针八分。

直骨二穴：在乳下约纹离一指头，看其低陷处与乳直对不偏者是。○妇人按乳头直向下，乳头所到处正穴也，慎勿差误。主积年咳嗽。艾炷如小豆大，男左女右，灸三壮。○如不愈者，不可治。

阴都二穴：在脐下一寸五分，两旁相去各三寸。针五分。

气门二穴：在关元旁三寸。主治：妇人崩漏。针五分。

胞门一穴：在关元左旁二寸。治妇人无子。灸五十壮。

子户一穴：在关元右旁二寸。治妇人无子。灸五十壮。

子宫二穴：在中极二旁各五分。

鹤顶二穴：在膝盖骨尖上。主治：两足瘫痪无力。灸七壮。

膝眼二穴：一名百虫窠，又名血郄。在膝盖下两旁陷中。主治：肾脏风疮及膝膑酸痛。针五分，留三呼，灸禁。一云二七壮。

风市二穴：使病人正立，以两手自然垂下，当第三指之端是穴。主治：中风证。灸七壮。

营冲二穴：一名营池。在足内踝前后两边池中脉。主赤白带下，小便不通。针三分，灸三十壮。

漏阴二穴：在足内踝下五分，有脉微微动。主治：赤白带下。针一分，灸三十壮。

交仪二穴：在足内踝上五寸，主妇人漏下赤白。灸三十壮。

阴阳二穴：在足大拇趾下，屈里纹头白肉际，主妇人赤白带下。灸二七壮。

阴独二穴：一名八风，又名八邪。在足四趾间。主治：妇人月经不调，须待经定为度。又治足背上红肿。针三分，灸五壮。

足内踝尖二穴：在足内踝尖。治下牙疼。又治足内廉转筋。灸七壮。

足外踝尖二穴：在足外踝尖。治脚外转筋，又治寒热脚气。针出血，灸七壮。

独阴二穴：在足大趾、次趾内中节横纹当中。主胸腹痛及疝痛欲死。男左女右，灸五壮，神妙。

内太冲二穴：在足太冲穴对内旁隔大筋陷中，举足取之。主治：疝气上冲，呼吸不通。针一分，灸三壮。极妙。

甲根四穴：在足大拇趾端，爪甲角隐皮，爪根左右廉内甲之隙。治疝。针一分，灸三壮，極妙。

募穴

肺募中府、心募巨阙、胃募中脘、肝募期门、胆募日月、脾募章门、肾募京门、大肠募天枢、小肠募关元。三焦、包络、膀胱，此三经无募矣。五脏六腑之病，必取门穴、海穴、俞穴、募穴而治之。

原穴

胆原丘墟、肝原太冲、小肠原腕骨、心原神门、胃原冲阳、脾原太白、大肠原合谷、肺原太渊、膀胱原京骨、肾原太溪、三焦原阳池、包络原大陵。

会穴

血会膈俞、气会膻中、脉会太渊、筋会阳陵、骨会大杼、髓会绝骨、脏会章门、腑会中脘。

讹穴

少商二穴：《铜》曰：在手大指端内侧，去爪甲角如韭叶。所谓韭叶有大小，而俗取爪甲距肉如丝，而不察爪甲角距肉三分许，与第一节横纹头相直。手足指端，悉皆仿此。

合谷二穴：《铜》曰：在手大指、次指歧骨间陷中。而俗抑度阳明经之所属，妄从食指偏取陷中，不察歧骨间陷中。

神门二穴：《铜》曰：在掌后锐骨端陷中。而俗不分阴阳经之属，抑从表腕锐骨端陷中，几至横犯太阳、少阳经。正所谓：毫厘之差，千里之谬。

勉学堂针灸集成卷一
五脏总属证
肩井二穴　《铜》曰：在肩上陷缺盆上、大骨前一寸半，以三指按取之，当中指下陷者是。俗不
耙骨二穴　《铜》曰：在足外踝上三寸，必以绝垒处为穴。而俗徒取绝垒骨上，不察脉行于绝
三里二穴　《铜》曰：在膝盖下三寸，胻骨外廉两筋间陷中。
诸痛痒疮皆属心。汗者心之主，在内为血，在外为汗，湿热相扑而为汗。
诸风掉眩，皆属肝。发者肝之华，血者肝之液，筋者血之余，爪者骨之余。
诸湿肿满，皆属脾。
诸咳气喘，皆属肺。
诸筋骨痛，皆属肾。骨者，肾之精，齿者骨之余。
诸节皆属胆。
五心，谓手足掌及心脏。
一身所属脏腑经
头属：督脉、膀胱经、胆经、胃经。
颏属：督脉、肝经、膀胱经。
目属：肝经。○白睛属肺，瞳人属肾，大小眦属心，上下胞脾胃，黑睛属肝，黑白间脾，内眦属膀胱及大肠，外眦属胆经及小肠。

七

肩井二穴：《铜》曰：在肩上陷缺盆上、大骨前一寸半，以三指按取之，当中指下陷者是。俗不察自肩上横大骨端按三指，巧寻膊上叉骨间陷中。

绝骨二穴：《铜》曰：在足外踝上三寸，必以绝垒处为穴。而俗徒取绝垒骨上，不察脉行于绝垒向前骨肉之隙。

三里二穴：《铜》曰：在膝盖下三寸，胻骨外廉两筋间陷中。○《发挥》曰：膝盖下三寸胻外廉自骨边横量一寸，该的两筋间陷中；以手按两筋间，则足跗上大冲脉不动是可验矣。而俗徒取胻外廉陷中，不察其在两筋间陷中。

五脏总属证

诸痛痒疮皆属心。汗者心之主，在内为血，在外为汗，湿热相扑而为汗。

诸风掉眩，皆属肝。发者肝之华，血者肝之液，筋者血之余，爪者骨之余。

诸湿肿满，皆属脾。

诸咳气喘，皆属肺。

诸筋骨痛，皆属肾。骨者，肾之精，齿者骨之余。

诸节皆属胆。

五心，谓手、足掌及心脏。

一身所属脏腑经

头属：督脉，膀胱经，胆经，胃经。

颏属：督脉，肝经，膀胱经。

目属：肝经。○白睛属肺，瞳人属肾，大小眦属心，上下胞脾胃，黑睛属肝，黑白间脾，内眦属膀胱及大肠，外眦属胆经及小肠。

面屬：心與胃及大腸經。

耳屬：胃與三焦經及小腸。

鼻屬：肺與督脈經。

口屬：脾臟。

齒屬：腎臟。○上齦及唇屬胃，下齦及唇屬大腸。

上腭屬：胃。

舌屬：心腎脾經。

喉嚨屬：胃腎心經。

胸屬：上焦肺心心包任脈經。

腹屬：中焦脾肝腎經任脈。

小腹屬：下焦肝腎經。

脅屬：肝經膽經。

背屬：膀胱督脈經。

肩屬：大腸小腸三焦經。

腰屬：腎與肝臟。

四肢屬：脾胃。

肌肉屬：脾主。

皮毛屬：肺主。

聲音屬：主肺。

九竅屬：心臟。

六

面属：心与大肠及胃经。

耳属：胃与小肠，三焦经。

鼻属：肺与督脉。

口属：脾脏。

齿属：肾脏。○上龈及唇属胃，下龈及唇属大肠。

上腭：属胃。

舌属：心，肾，脾经。

喉咙：属胃，肾，心经。

胸属：上焦，肺，心，心包，任脉。

腹属：中焦，脾，肝，肾经，任脉。

小腹：属下焦，肝，肾经。

胁属：肝经，胆经。

背属：膀胱，督脉。

肩属：大肠，小肠，三焦经。

腰属：肾与肝脏。

四肢：属脾胃。

肌肉：属主脾。

皮毛：属主肺。

声音：主肺。

九窍：属心脏。

五脏六腑属病 五脏病各治五脏腧

肺属病：肺胀满而喘咳，缺盆中痛，甚则交两手而瞥，是谓臂厥证也。烦心胸满，臑臂内前廉痛，掌中热。气盛则肩背痛风、汗出中风，小便数而欠。气虚则肩背痛寒；少气不足而息，尿色变，遗失无度。

大肠属病：齿痛颊肿，是主津所生病。目黄口干，鼽衄，喉痹，肩前臑痛，手大指次指不用。阳气盛、阴气不足，则当脉所过者热肿；阴气盛、阳不足，则为寒栗也。

胃属病：振寒善伸数欠颜黑。恶人与火，闻木音则惊惕心动，欲独闭户牖而处，甚则登高而歌，弃衣而走，腹胀，温疟汗出，鼽衄，口㖞，颈肿喉痹，大腹水肿。气盛则身以前皆热，膝膑肿痛，消谷善饥，尿色黄。气不足则身以前皆寒，胀满，足中指不用，谓骭厥，是主血。

脾属病：舌本强痛，食则呕、胃脘痛，腹胀善噫，得通后与气则快然如衰，身体皆重，不能动摇，食不下，烦心，心痛寒疟，溏瘕泄，水闭，黄疸，不能卧，股膝内肿厥，足大趾不用。

心属病：嗌干，心痛，渴而欲饮，目黄胁痛，谓臂厥证也，臑臂内后廉痛，掌中热。

小肠属病：嗌痛颔肿，不能回顾，肩似拔，臑拟折，耳聋目黄，颊颔肿，颈肩臑肘外痛，手小指不用。

膀胱属病：冲头痛，目似脱，项似拔，脊痛腰似折，髀不能曲，腘如结，腨如裂，谓踝厥证也。主筋，痔疟狂癫疾，目黄泪出鼽衄，项、背、腰、尻、腘、腨、脚皆痛，足小趾不用。

肾属病：饥不欲食，面黑如炭色，咳唾有血，喉鸣而喘，坐而欲起，目䀮䀮如无所见，心如悬若饥状，气不足则善恐，心惕惕若人将捕之，是谓骨厥证也。口热舌干，咽肿上气，嗌干及痛，烦心心痛，黄疸肠澼，脊、臀、股内后廉痛，痿厥嗜卧，足下热而痛。

心包络属病：肘臂挛急，手掌中热，腋痛，胸胁支满，心动，面赤目黄，喜笑不休，烦心，心痛。

三焦属病：耳聋，嗌肿喉痹，是主气，汗出，目锐眦痛，耳后、肩臑、肘、臂外皆痛，手小指次指不用。

膽屬病：耳中及耳後痛，口苦，善太息，心脇痛，面塵無膏澤，謂陽厥證也。偏頭角頷痛，目銳眥、缺盆中皆痛，腋下腫痛，馬刀俠癭，汗出振寒，瘧，胸脇肋髀膝外、外踝前及諸節皆痛，足小

肝屬病：腰痛，癀疝，狐疝，小腹腫痛，嗌乾，面塵脫色，胸滿嘔逆、洞泄、癃閉遺尿

臟腑十二經脈氣血經絡盡言其處詳載銅人

經

勉學堂集鍼成灸　卷一　十二經抄穴　手太陰肺經

十二經抄穴

手太陰肺經 多氣少血

少商：井，木也。在手大指端，去爪甲角如韭葉。鍼一分，出血，灸禁。

魚際：滎，火也。在手大指本節後、內側散脈中白肉際。鍼三分，留三呼，灸禁。

太淵：輸，土也。在掌後內側橫紋頭、動脈陷中。鍼二分，灸三壯。

經渠：經，金也。在寸口陷中、動脈應手。鍼三分，留三呼，灸傷神。

列缺：在腕側上一寸半，以手交叉頭指末，筋骨縫中動脈。鍼三分，留三呼，瀉五吸；灸七壯。

孔最：在腕上七寸。治熱病汗不出，灸三壯即出汗。鍼三分，灸三壯。

尺澤：在肘中約上動脈中。禁鍼深。鍼二分，灸五壯。

中府：在雲門下一寸，乳上三肋間，動脈應手。鍼五分，留五呼，灸五壯。

手陽明大腸經 多氣多血

商陽：井，金也。在手大指次指內側去爪甲角如韭葉。治青盲。左取右，右取左。鍼一分，留一呼，灸三壯。

二間：滎，水也。在手大指次指內側本節前陷中。鍼三分，灸三壯。

胆属病：耳中及耳前，耳后痛，口苦，善太息，心胁痛，面尘无膏泽，谓阳厥证也。偏头角颌痛，目锐眦、缺盆中皆痛，腋下肿痛，马刀侠瘿，汗出振寒，疟，胸胁肋髀膝外，外踝前及诸节皆痛，足小趾次趾不用。○胆主谋虑，亦主骨节。

肝属病：腰痛，癀疝，狐疝，小腹肿痛，嗌干，面尘脱色，胸满呕逆、洞泄，癃闭遗尿。

脏腑十二经脉气血经络，尽言其处，详载《铜人经》。

十二经抄穴

手太阴肺经 多气少血

少商：井，木也。在手大指端，去爪甲角如韭叶。针一分，出血，灸禁。

鱼际：荥，火也。在手大指本节后、内侧散脉中白肉际。针三分，留三呼；灸禁。

太湖：输，土也。在掌后内侧横纹头、动脉陷中。针二分，灸三壮。

经渠：经，金也。在寸口陷中、动脉应手。针三分，留三呼，灸伤神。

列缺：在腕侧上一寸半，以手交叉头指末，筋骨缝中动脉。针三分，留三呼，泻五吸；灸七壮。

孔最：在腕上七寸。治热病汗不出，灸三壮即出汗。针三分，灸三壮。

尺泽：在肘中约上动脉中。禁针深。针二分，灸五壮。

中府：在云门下一寸，乳上三肋间，动脉应手。针五分，留五呼；灸五壮。

手阳明大肠经 多气多血

商阳：井，金也。在手大指次指内侧去爪甲角如韭叶。治青盲。左取右，右取左。针一分，留一呼。灸三壮。

二间：荥，水也。在手大指次指内侧本节前陷中。针三分，灸三壮。

足太陰脾經 少氣多血

頭維 神庭至曲差，又曲差至本神，本神至頭維各寸半，神庭至頭維共四寸半，額角入髮際耳前上一寸五分是

大迎 在曲頷前一寸二分骨䭈中動脈，又以口當兩肩是。針三分，留七呼；灸三壯

天樞 一名長溪，魂魄之舍。在挾臍旁二寸。針五分，留七呼，一云禁。灸百壯

氣衝 在鼠鼷上橫紋下，橫取乳間之二寸許動脈中。治陰丸寒縮。針禁，灸七壯至七七壯，立愈

三里 合土也。在膝蓋下三寸，胻外廉兩筋間陷中。針八分，灸三壯

解谿 經火也。在衝陽後一寸五分，系鞋帶處。針五分，灸三壯

衝陽 胃原。在足跗上五寸，去陷谷三寸，骨間動脈上。針五分，灸三壯

陷谷 输木也。在大指次指本節後，去內庭二寸陷中。針三分，留七呼；灸三壯

內庭 荥水也。在足大指次指外間陷中。針三分，灸三壯

厲兌 井金也。在足大指次指端，去爪甲如韭葉。針一分，灸一壯

足陽明胃經 多氣多血

迎香 在挾鼻孔旁五分。針三分，留三呼，灸禁

肩髃 在肩端兩骨間陷中，舉臂取之。針五分，灸七壯至七七壯，禁多

曲池 合土也。在肘外輔骨橫紋頭陷中，拱胸取之。針七分，先瀉後補；灸三壯

陽谿 經火也。一名中魁。在腕中上側兩筋陷中。針三分，留七呼；灸三壯

合谷 一名虎口。在手大指次指歧骨間陷中。針三分，留六呼。妊娠損胎。灸三壯

三間 输木也。在手大指次指本節後內側陷中。針三分，留三呼；灸三壯

三间：输，木也。在手大指次指本节后内侧陷中。针三分，留三呼；灸三壮。

合谷：一名虎口。在手大指次指歧骨间陷中。针三分，留六呼。妊损胎。灸三壮。

阳溪：经，火也。一名中魁。在腕中上侧两筋陷中。针三分，留七呼；灸三壮。

曲池：合，土也。在肘外辅骨横纹头陷中，拱胸取之。针七分，先泻后补；灸三壮。

肩髃：在肩端两骨间陷中，举臂取之。针五分，灸七壮至七七壮，禁多。

迎香：在挟鼻孔旁五分。针三分，留三呼，灸禁。

足阳明胃经 多气多血

厉兑：井，金也，在足大趾、次趾端，去爪甲如韭叶。针一分，灸一壮。

内庭：荥，水也。在足大趾、次趾外间陷中。针三分，灸三壮。

陷谷：输，木也。在大趾、次趾本节后，去内庭二寸陷中。针三分，留七呼；灸三壮。

冲阳：胃原。在足跗上五寸，去陷谷三寸，骨间动脉上。针五分，灸三壮。

解溪：经，火也。在冲阳后一寸五分，系鞋带处。针五分，灸三壮。

三里：合，土也。在膝盖下三寸，胻外廉两筋间陷中。针八分，灸三壮。

气冲：在鼠鼷上横纹下，横取乳间之二寸许动脉中。治阴丸寒缩。针禁，灸七壮至七七壮，立愈。

天枢：一名长溪，魂魄之舍。在挟脐旁二寸。针五分，留七呼，一云禁。灸百壮。

大迎：在曲颔前一寸二分骨䭈中动脉，又以口当两肩是。针三分，留七呼；灸三壮。

头维：神庭至曲差，曲差至本神，本神至头维各寸半，神庭至头维共四寸半，额角入发际耳前上一寸五分是。

足太阴脾经 多气少血

勉学堂针灸集成　卷一　足太阴脾经　手少阴心经

隐白：井，木也。在足大指内侧去爪甲角如韭叶。妇人月事不止，愈。针二分。灸三壮。一云：禁。

大都：荥，火也。在足大指本节后内侧白肉际陷中。针三分，灸三壮。

太白：输，土也。在足内侧核骨下，大都后一寸陷中。针三分，灸三壮。

公孙：在足大指本节后一寸陷中。针三分，灸三壮。

商丘：经，金也。在足内踝下微前陷中。针三分，灸三壮。

三阴交：在足内踝上除踝骨三寸骨下陷中。针三分，孕妇则禁。灸三壮。

阴陵泉：合，水也。在膝内辅骨下内侧陷中，曲膝取之。针五分，灸禁。

血海：在膝髌上内廉二寸白肉际。针五分，灸三壮。

少冲：井，木也。在手小指内侧端去爪甲角如韭叶。针一分，灸三壮。

少府：荥，火也。在手小指本节后陷中，直劳宫穴是。针二分，灸三壮。

神门：输，土也。在掌后锐骨端陷中。治五痫。针三分，留七呼。灸七壮，炷如小麦。

通里：在腕后一寸陷中。针三分，灸三壮。

灵道：经，金也。在掌后一寸五分或一寸。针三分，灸三壮。

少海：合，水也。在肘内廉节后陷中，屈肘向头取之。头痛禁灸。针二分，灸二壮。

少泽：井，金也。在手小指外侧去爪甲角如韭叶。针一分，灸一壮。

前谷：荥，水也。在手小指外侧本节前陷中。针一分，灸一壮。

后溪：输，木也。在手小指外侧本节后陷中。针一分，灸一壮。

隐白：井，木也。在足大趾内侧去爪甲角如韭叶。妇人月事不止，愈。针二分。灸三壮。一云：禁。

大都：荥，火也。在足大趾本节后内侧白肉际陷中。针三分，灸三壮。

太白：输，土也。在足内侧核骨下，大都后一寸陷中。针三分，灸三壮。

公孙：在足大趾本节后一寸陷中。针三分，灸三壮。

商丘：经，金也。在足内踝下微前陷中。针三分，灸三壮。

三阴交：在足内踝上除踝骨三寸骨下陷中。针三分，孕妇则禁。灸三壮。

阴陵泉：合，水也。在膝内辅骨下内侧陷中，曲膝取之。针五分，灸禁。

血海：在膝髌上内廉二寸白肉际。针五分，灸三壮。

手少阴心经 少血多气

少冲：井，木也。在手小指内侧端去爪甲角如韭叶。针一分，灸三壮。

少府：荥，火也。在手小指本节后陷中，直劳宫穴是。针二分，灸三壮。

神门：输，土也。在掌后锐骨端陷中。治五痫。针三分，留七呼。灸七壮，炷如小麦。

通里：在腕后一寸陷中。针三分，灸三壮。

灵道：经，金也。在掌后一寸五分或一寸。针三分，灸三壮。

少海：合，水也。在肘内廉节后陷中，屈肘向头取之。头痛禁灸。针二分，灸二壮。

手太阳小肠经 多血少气

少泽：井，金也。在手小指外侧去爪甲角如韭叶。针一分，灸一壮。

前谷：荥，水也。在手小指外侧本节前陷中。针一分，灸一壮。

后溪：输，木也。在手小指外侧本节后陷中。针一分，灸一壮。

腕骨：原在手外侧腕前起骨下陷中，有歧骨罅缝。针三分，留三呼；灸三壮。

阳谷：经，火也。在手外侧表腕锐骨下陷中。针二分，留二呼；灸三壮。

小海：合，土也。在肘内尖骨筋外，自尖端上去五分陷中与心经少海内外相对，屈肘取之。针二分，灸三壮。

天窗：在颈大筋前曲颊下动脉应手。针三分，灸三壮。

听宫：在耳中珠子前动脉陷中。针三分，灸三壮。

足太阳膀胱经 多血少气 背部二行、三行，并从脊骨而用

至阴：井，金也。在足小趾外侧去爪甲角如韭叶。针二分，灸三壮。

通谷：荥，水也。在足小趾外侧本节前陷中。针二分，灸三壮。

束骨：输，木也。在足小趾外侧本节后陷中。针三分，灸三壮。

京骨：在足外侧大骨下白肉际。针三分，灸七壮。

申脉：在足直外踝下陷中容爪甲白肉际。针三分。

昆仑：经，火也。在足外踝后跟骨上五分陷中动脉。针三分，灸三壮，炷如小麦大。

委中：合，土也。在腘中央约纹中动脉。针八分，灸三壮。

噫嘻：在肩膊内廉挟脊第六椎下、两旁相去各三寸半。针六分，留三呼，泻五吸；灸二七壮至百壮。

膏肓俞：在第四椎下，两旁相去各三寸半，四肋三间去胛骨容侧指许。灸百壮至五百壮。

上髎：在第一空腰髁下挟脊陷中。针三分，灸七壮。

次髎：在第二空挟脊陷中。针三分，灸七壮。

中髎：在第三空挟脊陷中。针二分，留十呼；灸三壮。

下髎　挟脊在第四空陷中　鍼二分留十呼　灸三壮

大杼　在项后第一椎下两旁相去各二寸陷中　鍼五分　灸七壮

风门　一名热府　在第二椎下两旁相去各二寸陷中　鍼二分留七呼　灸五壮

肺俞　在第三椎下两旁相去各二寸陷中　鍼五分留七呼　刺中肺三日卒　灸百壮

心俞　在第五椎下两旁相去各二寸陷中　鍼三分得气即泻　灸禁　一云灸

膈俞　在第七椎下两旁相去各二寸陷中　鍼三分留七呼　灸三壮至百壮

肝俞　在第九椎下两旁相去各二寸陷中　鍼三分留六呼　刺中肝五日卒　灸七壮

胆俞　在第十椎下两旁相去各二寸陷中　鍼五分　灸三壮

脾俞　在第十一椎下两旁相去各二寸陷中　鍼三分留七呼

胃俞　在第十二椎下两旁相去各二寸陷中　鍼三分留七呼　灸三壮

勉学堂針灸集成卷一
平太阳小肠经
足太阳膀胱经
谱

三焦俞　在第十三椎下两旁相去各二寸陷中　鍼三分留七呼　灸三壮

肾俞　在第十四椎下两旁相去各二寸陷中　鍼三分留七呼　刺中肾则六日卒　灸随年壮

大肠俞　在第十六椎下两旁相去各二寸陷中　鍼三分留七呼　灸三壮

小肠俞　在第十八椎下两旁相去各二寸陷中　鍼三分留六呼　灸三壮

膀胱俞　在第十九椎下两旁相去各二寸陷中　鍼三分留六呼　灸三壮

曲差　在神庭旁一寸五分入发际动脉中　鍼二分　灸三壮

攒竹　在眉头陷中　鍼一分留三呼泻三吸　灸禁

睛明　一名泪孔　在目内眦　鍼一分留三呼泻三吸　灸禁

足少阴肾经　少血多气

下髎：在第四空挟脊陷中。针二分，留十呼；灸三壮。

大杼：在项后第一椎下，两旁相去各二寸陷中。针五分，灸七壮。

风门：一名热府。在第二椎下，两旁相去各二寸陷中。针二分，留七呼；灸五壮。

肺俞：在第三椎下，两旁相去各二寸陷中。针五分，留七呼。刺中肺，三日卒。灸百壮。

心俞：在第五椎下，两旁相去各二寸陷中。针三分，得气即泻；灸禁。一云：灸。

膈俞：在第七椎下，两旁相去各二寸陷中。针三分，留七呼；灸三壮至百壮。

肝俞：在第九椎下，两旁相去各二寸陷中。针三分，留六呼，刺中肝，五日卒。灸七壮。

胆俞：在第十椎下，两旁相去各二寸陷中。针五分，灸三壮。

脾俞：在第十一椎下，两旁相去各二寸陷中。针三分，留七呼。

胃俞：在第十二椎下，两旁相去各二寸陷中。针三分，留七呼；灸三壮。

三焦俞：在第十三椎下，两旁相去各二寸陷中。针三分，留七呼；灸三壮。

肾俞：在第十四椎下，两旁相去各二寸陷中。针三分，留七呼。刺中肾，则六日卒。灸随年壮。

大肠俞：在第十六椎下，两旁相去各二寸陷中。针三分，留七呼；灸三壮。

小肠俞：在第十八椎下，两旁相去各二寸陷中。针三分，留六呼；灸三壮。

膀胱俞：在第十九椎下，两旁相去各二寸陷中。针三分，留六呼；灸三壮。

曲差：在神庭旁一寸五分，入发际动脉中。针二分，灸三壮。

攒竹：在眉头陷中。针一分、留三呼，泻三吸；灸禁。

睛明：一名泪孔。在目内眦。针一分，留三呼，泻三吸；灸禁。

足少阴肾经 *少血多气*

外關　陽池　中渚　液門　關衝　手少陽三焦經　曲澤　間使　內關　大陵　兔學堂　勞宮　中衝　手厥陰心包經　陰谷　復溜　照海　大谿　然谷　涌泉

集成卷一
手厥陰心包經

涌泉　井木也在足心陷中取之穴在宛宛中屈足卷趾鍼五分灸三

然谷　荥火也前起大骨下陷中在足内踝鍼三分禁血灸三

照海　合金也在足内踝下陷中鍼三分留七呼灸七

大谿　输土也在足内踝後跟骨上動脉挺出陷中鍼七分灸三

復溜　經金也在足内踝上二寸陷中鍼三分留灸五

陰谷　合水也在膝内輔骨後大筋下小筋上按之應手屈膝取之治男子如蠱女子如妊之證鍼三分留灸三

手厥陰心包經　少氣多血

中衝　井木也去爪甲如韭叶在手中指端中央兩骨間是穴鍼二分灸三

勞宮　荥火也以屈無名指著端處是穴鍼二分灸三

大陵　输土也在掌後兩筋間陷中即是穴鍼五分灸三

內關　二寸在手掌後兩筋間陷中鍼五分灸三

間使　經金也三寸在掌後兩筋間陷中鍼三分留七呼灸五

曲澤　合水也在肘内廉陷中屈肘横纹頭是鍼三分留七呼灸三

手少陽三焦經　少氣多血

關衝　井金也去爪甲角如韭叶在手小指次指端鍼一分灸一

液門　荥水也在手小指次指間本節前陷中屈拳取之鍼二分灸三

中渚　输木也在手小指次指本節後間陷中鍼一分灸三

陽池　在手表腕上陷中鍼二分留三呼灸三

外關　寸在手表腕上二寸兩骨間陷中鍼三分留七呼灸三

涌泉：井，木也。在足心陷中，屈足卷趾取之，穴在宛宛中。针五分，灸三壮。

然谷：荥，火也。在足内踝前，起大骨下陷中。针三分，禁血；灸三壮。

太溪：输，土也。在足内踝后，跟骨上动脉陷中。针三分，灸三壮。

照海：在足内踝下白肉际。治阴挺出。针三分，灸七壮。

复溜：经，金也。在足内踝上二寸陷中。针三分，留三呼；灸五壮。

阴谷：合，水也。在膝内辅骨后大筋下、小筋上，按之应手，屈膝取之。治男子如蛊，女子如妊之证。针四分，留七呼；灸三壮。

手厥阴心包经 多血少气

中冲：井，木也。在手中指端去爪甲如韭叶。针一分。

劳宫：荥，火也。在手掌中央两骨间，以屈无名指著端处是穴。针二分，灸三壮。

大陵：输，土也。在掌后横纹中、两筋间陷中即是穴。针五分，灸三壮。

内关：在手掌后横纹上二寸，两筋间陷中。针五分，灸三壮。

间使：经，金也。在手掌后横纹上三寸，两筋间陷中。针三分，灸五壮。

曲泽：合，水也。在肘内前廉陷中，屈肘横纹头是。针三分，留七呼；灸三壮。

手少阳三焦经 少血多气

关冲：井，金也。在手小指、次指端去爪甲角如韭叶。治翳膜证。针一分，灸一壮。

液门：荥，水也。在手小指、次指间本节前陷中，屈拳取之。针二分，灸三壮。

中渚：输，木也。在手小指、次指本节后间陷中。针一分，灸三壮。

阳池：在手表腕上陷中。针二分，留三呼；灸三壮。

外关：在手表腕上二寸两骨间陷中。针三分，留七呼；灸三壮。

支沟：经，火也。在手表腕后三寸两筋间陷中。针二分，灸二七壮。

天井：合，土也。在肘外大骨后两筋间，肘后一寸陷中，屈肘取之。针三分，灸三壮。

翳风：在耳后陷中，按之引耳中。针七分，灸七壮。

丝竹空：一名目髎。在眉后陷中。针三分，留三呼，即泻；灸禁。

耳门：在耳前起肉当耳缺下陷中。针三分，留三呼；灸三壮。

足少阳胆经 少血多气

窍阴：井，金也。在足小趾、次趾端去爪甲角如韭叶。针一分，灸三壮。

侠溪：荣，水也。在足小趾、次趾本节前歧骨间陷中。针三分，灸三壮。

临泣：输，木也。在足小趾、次趾本节后间，去侠溪一寸五分陷中。针二分，灸三壮。

丘墟：在足外踝下，如前去临泣三寸。针五分，留七呼，灸三壮。

悬钟：一名绝骨。在足外踝上三寸绝垄前动脉中。针六分，留七呼；灸三壮或七壮。

阳辅：经，火也。在足外踝上四寸辅骨前绝骨上如前三分，去丘墟七分。针五分，留七呼；灸三壮。

阳陵泉：合，土也。在膝下一寸外廉，尖骨前陷中。针六分，久留得气即泻；灸七壮至七七壮。

环跳：在髀枢中砚子骨下陷中，侧卧伸下足、屈上足取之。针一寸，留十呼；灸五十壮。

京门：肾募。在监骨腰中季肋本挟脊。针三分，留七呼；灸三壮。

日月：胆募。在期门下五分。针七分，灸五壮。

肩井：在肩上陷缺盆上，大骨前一寸半，以三指按取之，当中指下陷者是。针五分，禁深刺；灸七壮。

足少阳胆经

风池：在脑空后发际陷中，去耳根一寸五分。针七分，留七呼；灸七壮。

目窗：去临泣后一寸。针三分，灸五壮。

临泣：在目直上入发际五分陷中。针三分，留七呼，得气即泻。

本神：在曲差旁一寸五分，目上入发际四分。针三分，灸七壮。

客主人：一名上关。在耳前起骨上廉，开口有空，动脉宛宛中。针一分，禁深；灸七壮。

听会：在耳前上关下一寸，动脉宛宛中，张口取之。针七分，留三呼，得气即泻不补；灸五壮至七七壮，十日后更灸。

瞳子髎：在目外眦三分陷中。针三分，灸三壮。

风市：别穴。在膝上外廉两筋间，正立舒两手垂下著当中指头尽处，是自膝上五寸也。针五分，灸七壮。

当阳：别穴。在直目上发际血络。针出血。

足厥阴肝经 多血少气

大敦：井，木也。在足大趾端去爪甲如韭叶，如前三毛中。针六分，留六呼；灸三壮。

行间：荥，火也。在足大趾外间，动脉应手陷中。针六分，留七呼；灸三壮。

太冲：输，土也，在足大趾外间本节后二寸陷中，男病诊决死生处也。针三分，留十呼；灸三壮。

中封：经，金也，在足内踝前一寸，伸足取之，筋前陷中是。针四分，留七呼；灸三壮。

曲泉：合，水也。在膝内辅骨下大筋下、小筋上陷中，屈膝取之。针六分，留十呼；灸三壮。

章门：脾募。在季肋端，脐上二寸，两旁六寸，侧卧屈上足、伸下足取其动脉中，用乳间寸。针六分；灸七壮至二七壮，一云：百壮。

期門　肝募。在乳旁一寸半直下又一寸半，第二肋間縫中，用乳間寸。鍼四分，灸三壯至七壯。

督脉　終起於人長強穴

素髎　之在鼻柱之端。鍼一分。

水溝　一名人中。在鼻柱下陷中。鍼四分，留五呼，得氣即瀉。灸七壯至三七壯。

神庭　在鼻直上，入發際五分。鍼禁，灸七壯至三七壯。一云七七壯。

上星　在鼻直上，入發際一寸。鍼一分，灸七壯不宜多。

百會　際在頂中央旋毛中，自前發際五寸、後發際七寸也。鍼二分，得氣即瀉，灸七壯至七壯。

風府　一名舌本。在頂發際二寸，大筋內宛宛中，疾言其肉立起，言休其肉立下。鍼三分，灸禁。

勉學堂集成鍼灸 卷一 足厥陰肝經 督脉

啞門　在項後入發際五分宛宛中，仰頭取之。鍼三分，灸禁，灸則啞。

大椎　在小骨下第一椎節下陷中。鍼五分，灸隨年壯。

神道　在第五椎下間，俯而取之，治小兒風癇、瘈疭。灸七壯至百壯。

腰俞　一名腰戶。在二十一椎節下間宛宛中，以腹挺地，兩手相重支額，縱四體，然後乃取之。鍼八分，留三呼，瀉五吸，灸七壯至七七壯。

任脉　終起於承會漿陰穴

承漿　在頤前唇棱下宛宛中。鍼三分，得氣即瀉，灸七壯至七壯。

亶中　在兩乳間陷中，量乳間正中，仰臥取之。鍼禁，灸七壯至七七壯。

鳩尾　在臆前蔽骨下五分陷中，人無蔽骨者，從歧骨下行一寸至臍共九寸用。鍼三分。

期门：肝募。在乳旁一寸半直下又一寸半，第二肋间缝中，用乳间寸。针四分，灸三壮至七壮。

督脉 起于长强穴，终于人中穴

素髎：在鼻柱之端。针一分。

水沟：一名人中。在鼻柱下陷中。针四分，留五呼，得气即泻；灸七壮至三七壮。

神庭：在鼻直上，入发际五分。针禁；灸七壮至三七壮。一云：七七壮。

上星：在鼻直上，入发际一寸。刺泄诸阳热气。针一分；灸七壮，不宜多。

百会：在顶中央旋毛中，自前发际五寸、后发际七寸也。针二分，得气即泻；灸七壮至七七壮，不宜多。

风府：一名舌本。在顶发际二寸，大筋内宛宛中，疾言其肉立起，言休其肉立下。针三分；灸禁。

哑门：在项后入发际五分宛宛中，仰头取之。针三分；灸禁，灸则哑。

大椎：在小骨下第一椎节下陷中。针五分。灸随年壮。

神道：在第五椎下间，俯而取之，治小儿风痫、瘈疭。灸七壮至百壮。

腰俞：一名腰户。在二十一椎节下间宛宛中，以腹挺地，两手相重支额，纵四体，然后乃取之。针八分，留三呼，泻五吸；灸七壮至七七壮。

任脉 起于会阴穴，终于承浆穴

承浆：在颐前唇棱下宛宛中。针三分，得气即泻；灸七壮至七七壮。

膻中：在两乳间陷中，量乳间正中，仰卧取之。针禁，灸七壮至七七壮。

鸠尾：在臆前蔽骨下五分陷中，人无蔽骨者，从歧骨下行一寸至脐共九寸用。针三分。

巨阙｜中脘｜水分｜神阙｜气海｜阴交｜石门｜关元｜中极｜曲骨｜十二经｜勉学堂集成卷一目录 灸 针 井荥输经合旁通

巨阙：心募。在鸠尾下一寸。针六分，留七呼，得气即泻；灸七壮至七七壮。
中脘：胃募。在脐上四寸，足阳明经所过。针八分，留七呼，泻五吸，速出针；灸三七壮至百壮。
水分：在脐上一寸，治水肿，灸良。针八分，留三呼，泻五吸；灸七壮至百壮。
神阙：一名气合。当脐中是。针禁，灸百壮。
阴交：在脐下一寸。治女子月事不调。针八分，得气即泻；灸百壮。
气海：在脐下一寸五分，男子生气之海也。针八分，得气即泻后补；灸百壮。
石门：三焦募。一名丹田。在脐下二寸。针禁，针妇人则终身绝子；灸七壮至百壮。
关元：小肠募。在脐下三寸。针八分，留三呼，泻五吸；灸百壮至三百壮。
中极：膀胱募。一名玉泉。在关元下一寸。妇人断绪四度，针即有子。针八分，留十呼即泻；灸百壮至三百壮。
曲骨：在横骨上毛际陷中，动脉应手。针二分；灸七壮至七七壮。

十二经：井荥输经合旁通

	肺经	心经	心包络	肝经	脾经	肾经
春刺 井木	少商	少冲	中冲	大敦	隐白	涌泉
夏刺 荥火	鱼际	少府	劳宫	行间	大都	然谷
仲夏刺 输土	太渊	神门	大陵	太冲	太白	太溪
秋刺 经金	经渠	灵道	间使	中封	商丘	复溜
冬刺 合水	尺泽	少海	曲泽	曲泉	阴陵泉	阴谷
	大肠经	小肠经	三焦经	胆经	胃经	膀胱经

勉學堂鍼灸集成〈卷一〉十二經井滎腧經合傍通　手

所出　井金　商陽　少澤　關衝　竅陰　厲兌　至陰
所流　滎水　二間　前谷　液門　俠谿　內庭　通谷
所注　腧木　三間　後谿　中渚　臨泣　陷谷　束骨
所過　原　合谷　腕骨　陽池　丘墟　衝陽　京骨
所行　經火　陽谿　陽谷　支溝　陽輔　解谿　崑崙
所入　合土　曲池　小海　天井　陽陵泉　三里　委中

井者，東方春也，萬物始生，故所出爲井。謂終日常汲而未嘗損，終日泉注而未嘗溢，今言井者，不損不溢，常如此焉，故名。
榮者，水始出其原流之尚微，故所流者爲榮。
腧者，水上而注下，下復承流，故爲腧。
原者，三焦所行之原也。三焦者元氣之別名，故所過爲原。
經者，水行經而過，故所行爲經。
合者，北方冬也，陽氣入臟，故爲合。謂其經脈自此而入臟與諸經相合也。
此而入臟與諸經相合也。
十五絡所生病：手太陰絡手陽明絡足太陰絡足陽明絡手少陰絡手太陽絡足少陰絡足太陽絡手厥陰絡手少陽絡足厥陰絡足少陽絡任脈之絡督脈之絡脾之大絡合爲十五絡自經分派而別走他經者也。
手太陰之別名曰列缺起於腕上分間去腕一寸半別走陽明并太陰之經

所出 井金	商阳	少泽	关冲	窍阴	厉兑	至阴
所流 荥水	二间	前谷	液门	侠溪	内庭	通谷
所注 输木	三间	后溪	中渚	临泣	陷谷	束骨
所过 原	合谷	腕骨	阳池	丘墟	冲阳	京骨
所行 经火	阳溪	阳谷	支沟	阳辅	解溪	昆仑
所入 合土	曲池	小海	天井	阳陵泉	三里	委中

井者，东方春也，万物始生，故所出为井。谓终日常汲而未尝损，终日泉注而未尝溢，今言井者，不损不溢，常如此焉，故名。

荥者，水始出，其原流之尚微，故所流者为荥。

输者，水上而注下，下复承流，故为输。

原者，三焦所行之原也，三焦者元气之别名，故所过为原。

经者，水行经而过，故所行为经。

合者，北方冬也，阳气入脏，故为合。谓其经脉自此而入脏，与诸经相合也。

十五络所生病：手太阴络、足太阴络、手少阴络、足少阴络、手厥阴络、足厥阴络、手太阳络、足太阳络、手少阳络、足少阳络、手阳明络、足阳明络、任脉之络、督脉之络、脾之大络，合为十五络，自经分派而别走他经者也。

（《入门》）

手太阴之别，名曰列缺：起于腕上分间，去腕一寸半，别走阳明并太阴之经。

直入掌中，散于鱼际。其病，实则手锐掌热，虚则欠故、小便遗数，取之所别也。（《灵枢》）

　　足太阴之别名曰公孙：去本节之后一寸，别走阳明。其别者，入络肠胃，厥气上逆则霍乱，实则肠中切痛，虚则鼓胀，取之所别也。（《灵枢》）

　　手少阴之别名曰通里：去腕一寸半，别走太阳。循经入于心中，系舌本，属目系。实则支膈，虚则不能言，取之所别也。（《灵枢》）

　　足少阴之别名曰大钟：当踝后绕跟，别走太阳。其别者，并经上走于心包，下别贯腰脊。其病，气逆则烦闷，实则闭癃，虚则腰痛，取之所别也。（《灵枢》）

　　手厥阴之别名曰内关：去腕二寸，别走少阳。出于两筋之间，循经以上，系于心包，络心系。实则心痛，虚则为头项强，取之所别也。（《灵枢》）

　　足厥阴之别名曰蠡沟：在内踝上五寸，别走少阳。其别者，循经上睾，结于茎。其病，气逆则睾肿卒疝，实则挺长，虚则暴痒，取之所别也。（《灵枢》）

　　手太阳之别名曰支正：在腕后五寸，别走少阴。其别者，上走肘，络肩髃。实则节弛肘废，虚则生疣，取之所别也。（《灵枢》）

　　足太阳之别名曰飞阳：在外踝上七寸，别走少阴。实则鼻窒头背痛，虚则鼽衄，取之所别也。（《灵枢》）

　　手少阳之别名曰外关：在腕后二寸外，别走心主，绕臂，注胸中。其病，实则肘挛，虚则不收，取之所别也。（《灵枢》）

　　足少阳之别名曰光明：在外踝上五寸，别走厥阴，下络足跗。实则厥，虚则痿躄，坐不能起，取之所别也。（《灵枢》）

　　手阳明之别名曰偏历：在腕后三寸，别走太阴。其别者，上循臂，绕肩髃，上曲

颊偏齿。其别者，入耳合于宗脉。实则龋聋，虚则齿寒痹隔，取之所别也。（《灵枢》）

足阳明之别名曰丰隆：在外踝上八寸，别走太阴。其别者，循经骨外廉，上络头项，合诸经之气，下络喉嗌。其病，气逆则喉痹卒喑，实则狂癫，虚则足不收，胫枯，取之所别也。（《灵枢》）

任脉之别名曰会阴：在两阴间，下鸠尾，散于腹。其病，实则腹皮痛，虚则瘙痒，取之所别也。（《灵枢》）

督脉之别名曰长强：在脊骶端，挟膂上项，散头上，下当肩胛左右，别走太阳，入贯膂。其病，实则脊强，虚则头重，取之所别也。（《灵枢》）

脾之大络名曰大包：在渊腋下三寸，布胸胁。其病，实则身尽痛，虚则下节皆发，此脉若罗络之血者，皆取之脾之大络脉也。（《灵枢》）

脉病有是动有所生病：《难经》曰：经脉有是动，有所生病；一脉辄发为二病者，何也？然：经言是动者，气也；所生病者，血也。邪在气，气为是动；邪在血，血为所生病。气主煦之，血主濡之，气留而不行者，为气先病也；血滞而不濡者，为血后病也，故先为是动，后为所生病也。

脉有经脉络脉孙络脉：经脉为里，支而横者为络，络之别者为孙络，盛而血者，疾诛之。盛者泻之，虚者饮药以补之。（《灵枢》）○经，径也。径直者为经，经之支派旁出者为络。（《入门》）○络穴俱在两经中间，乃交经过络之处也。（《入门》）○刺脏、腑、经、络四病皆不同，十五络病至浅在表也，十二经病次之，六腑病又次之，五脏病至深在里也，故治法有难易焉。至于络又各不同：十五络之络乃阴经别走阳经，阳经别走阴经而横贯两经之间者所为，支而横者为络是也；缪刺之络，乃病邪流溢大络不得入贯经腧而其痛与经脉缪处，乃络病经不病者也；血络之络，乃皮肤所见，或赤、或青、或黑之络，而小者如针，大者如筋也；以浅深言之，血络至浅，缪刺者次之，十

五络近里而贯经腧也。（《纲目》）

十二经血气多少： 夫人之常数，太阳常多血少气，少阳常多气少血，阳明常多血多气，厥阴常多血少气，少阴常多气少血，太阴常多气少血，此天之常数也。○故曰：刺阳明出血气，刺太阳出血恶气，刺少阳出气恶血，刺太阴出气恶血，刺厥阴出血恶气，刺少阴出气恶血也。（《灵枢》）○足阳明、太阴为表里，足少阴、厥阴为表里，足太阳、少阴为表里，手阳明、太阴为表里，手少阳、心主为表里，手太阳、少阴为表里也。（《灵枢》）

十二经行度部分： 手之三阴，从脏走至手；手之三阳，从手走至头；足之三阳，从头走至足；足之三阴，从足走至腹。（《灵枢》）○人之经络，三阳三阴分布一身。太阳、少阴在身之后；阳明、太阴在身之前；少阳、厥阴在身之侧。（《丹心》）

气行有街： 胸气有街，腹气有街，头气有街，胫气有街。故气在头者，止之于脑。气在胸者，止之于膺与背俞。气在腹者，止之背俞与冲脉于脐左右之动脉者。气在胫者，止之于气街与承山、踝上以下，取此者，用毫针得气，乃刺之。（《灵枢》）

针法有巨刺缪刺散刺： 经曰：左盛则右病，右盛则左病，右痛未已而左脉先病，左痛未已而右脉先病，如此者必巨刺之。此五穴井、荥、输、经、合临时变合刺法之最大者也。巨刺者刺经脉也。（《入门》）○经曰：邪气大络者，左注右，右注左，上下左右，其气无常不入经腧，命曰缪刺。缪刺者，刺络脉也，言络脉与经脉缪处。身有蜷挛疼痛而脉无病，刺其阴阳交贯之道也。（《入门》）○散刺者，散针也。因杂病而散用其穴，因病之所宜而针之。初不拘于流注，即天应穴，《资生经》所谓阿是穴是也。（《入门》）○邪客于经，痛在于左而右脉先病者，巨刺之，必中其经非络脉也。络病者，其痛与经脉缪处，故命曰缪刺。皆左取右，右取左；又曰：身形有痛，九候莫病，则缪刺之，缪刺皆取诸经之络脉也。（《纲目》）

奇经八脉：脉有阳维、阴维，有阳跷、阴跷，有冲，有督，有任，有带之脉。凡此八脉者，皆不拘于经，故曰奇经八脉也。（《难经》）○奇经病，非自生，盖因诸经溢出而流入之也。比于圣人图设沟渠以备水潦之溢。沟渠满溢，则流于深湖，人脉隆盛，入于八脉而不环周，故其受邪气，蓄则肿热，砭射之也。（《纲目》）○督、冲、任三脉，并起而异行，皆始于气冲穴名，一源而分三歧。督脉行背而应乎阳，任脉行腹而应乎阴，冲脉自足至头若冲，冲而直行于上。上为十二经脉之海，总领诸经气血。三脉皆起于气冲，气冲又起于胃脉，其源如此，则知胃气为本矣。（《入门》）

阳维：起于金门穴名，以阳交为郄，与手足太阳及跷脉会于肩腧，与手足少阳会于天髎及会肩井，与足少阳会于阳白、上本神、下至风池，与督脉会于哑门。此阳维之脉，起于诸阳之交会也。（《入门》）○阳维为病，苦寒热。又曰：阳维维于阳，阴维维于阴，阴阳不能相维，则怅然失志，溶溶不能自收持。（《纲目》）

阴维：阴维之郄曰筑宾穴名，与足太阴、厥阴会于府舍、期门，又与任脉会于廉泉、天突。此阴维起于诸阴之交会也。（《入门》）○阴维为病，苦心痛。（《纲目》）

阳跷：阳跷脉者，起于跟中，循外踝上行申脉穴入风池。○阳跷之病，阳急而狂奔。（《入门》）○跷者捷也，言此脉之行，如跷捷者之举动手足也。（《入门》）

阴跷：阴跷脉者，亦起于跟中，循内踝上行照海穴至咽喉交贯冲脉。○阴跷之病，阴急而足直。（《入门》）

冲脉：冲脉行身之前，挟任脉两旁。东垣云：冲脉起于会阴穴名，根于气街，为二道入腹中央，发脐两旁上行，附足阳明之脉至胸前而散。（《纲目》）○冲脉为病，逆气而里急。○《内经》言冲脉并足少阴之经。《难经》言并足阳明之经。以此推之，则冲脉起自气街，在阳明、少阴二经之内挟脐上行，其理明矣。（《纲目》）

督脉：始终行身之后，出于会阴，根于长强，上行脊里至于巅，附足太阳之脉。谓之督者，以其督

领诸经也。（《纲目》）○督脉为病，脊强而反折。（《纲目》）

任脉：任脉始终行身之前。东垣云：任脉起于会阴，根于曲骨，入前阴中出腹里，过脐上行，附足厥阴之经。谓之任者，女子得之以妊养也。（《纲目》）○任病为病，其内苦急，男子为七疝，女子为瘕聚。（《纲目》）○冲脉、任脉皆于胞中上循腹里，为经络之海，其浮而外者，循腹右上行，会于咽喉，别而络唇口。（《纲目》）

带脉：带脉者，起于季胁，回身一周。（《难经》）○经云：带脉周回季胁间。注云：回绕周身，总束诸脉如束带然，起于季胁，即章门穴，乃胁下接腰骨之间也。（《入门》）○带脉为病，腹满溶溶若坐水中。（《入门》）

子午八法：子者阳也，午者阴也。不曰阴阳而曰子午者，正以见人身任督与天地子午相为流通，故地理南针，不离子午，乃阴阳自然之妙用也。八法者，奇经八穴为要，乃十二经之大会也。（《入门》）○公孙（冲脉）、内关（阴维）、临泣（带脉）、外关（阳维）、后溪（督脉）、申脉（阳跷）、列缺（任脉）、照海（阴跷）。其阳跷、阳维并督脉属阳，主肩背腰腿在表之病；其阴跷、阴维、任、冲、带属阴，主心腹胁肋在里之病。（《入门》）○周身三百六十六穴流于手足六十六穴，六十六穴又统于八穴，故谓之奇经八穴。（《入门》）

子午流注：流者往也，注者住也，神气之流行也。十二经，每经各得五穴，井、荥、输、经、合也。手不过肘，足不过膝，阳于三十六穴，阴于三十穴，共成六十六穴。阳于多六穴者，乃原穴也。（《入门》）○大肠合又有巨虚上廉，小肠合又有巨虚下廉，三焦合又有委阳也。（《纲目》）

五脏六腑所属五输五行

肺	少商	鱼际	太渊	经渠	尺泽
	井木	荥火	输土	经金	合水

大肠	商阳	二间	三间	合谷	阳溪	曲池	上廉
	井金	荥水	输木	原	经火	合土	

心	中冲	劳宫	大陵	间使	曲泽
	井木	荥火	输土	经金	合水

心不主令，故代以心包

小肠	少泽	前谷	后溪	腕骨	阳谷	少海	下廉
	井金	荥水	输木	原	经火	合土	

肝	大敦	行间	太冲	中封	曲泉
	井木	荥火	输土	经金	合水

胆	窍阴	侠溪	临泣	丘墟	阳辅	阳陵泉
	井金	荥水	输木	原	经火	合土

脾	隐白	大都	太白	商丘	阴陵泉
	井木	荥火	输土	经金	合水

胃	历兑	内庭	陷谷	冲阳	解溪	三里
	井金	荥水	输木	原	经火	合土

肾	涌泉	然谷	太溪	复溜	阴谷
	井木	荥火	输土	经金	合水

膀胱	至阴	通谷	束骨	京骨	昆仑	委中
	井金	荥水	输木	原	经火	合土

三焦	关冲	液门	中渚	阳池	支沟	天井	委阳
	井金	荥水	输木	原	经火	合土	

五输阴阳配合：阴井木，阳井金；阴荥火，阳荥水；阴输土，阳输木；阴经金，阳经火；阴合水，阳合土。阴阳皆不同，其意何也？然是刚柔之事也。阴井乙木，阳井庚金庚者，乙之刚，乙者庚之柔，故为配合焉，他仿此。（《难经》）

五输主病：五脏六腑各有井、荥、输、经、合皆何所主？然：经言所出为井，所流为荥，所注为输，所行为经，所入为合。井主心下痞满（肝邪也），荥主身热（心邪也），输主体重节痛（脾邪也），经主喘咳寒热肺邪也，合主气逆而泄肾邪也，此所主病也。（《难经》）

五输针随四时：春刺井、夏刺荥、季夏刺输、秋刺经、冬刺合者，何也？盖春刺井者，邪在肝也；夏刺荥者，邪在心也；季夏刺输者，邪在脾也；秋刺经者，邪在肺也；冬刺合者，邪在肾也。（《难经》）

井合有义：所出为井，所入为合，奈何？盖井者东方春也，万物始生，故言所出为井也；合者

北方冬也，阳气入脏，故言所入为合也。（《难经》）

五脏六腑有疾当取十二原： 五脏有六腑，六腑有十二原，十二原出于四关，主治：五脏，五脏有疾，当取之十二原。十二原者，五脏之所以禀三百六十五节气味也。五脏有疾，应出十二原，而原各有出。阳中之少阴肺也，其原出于太渊；阳中之太阳心也，其原出于大陵；阴中之少阳肝也，其原出于太冲；阴中之至阴脾也，其原出于太白；阴中之太阴肾也，其原出于太溪；膏之原出于鸠尾；肓之原出于气海。此十二原，主治：五脏六腑之有疾也。（《灵枢》）〇四关者，合谷、太冲穴也，十二经脉，皆出于四关。（《入门》）

脏腑要穴： 五脏腧二十五穴，六腑腧三十六穴，并巨虚上下廉共六十四腧，实切要之穴也。脏腑有病，此六十四穴皆主之。其太渊、大陵、太冲、太白、太溪为五脏之原，其三里、巨虚上下廉、委中、委阳、阳陵泉为六腑之合，又切要中之切要，而医所最当先者也。脏腧二十五、腑腧三十六，合为六十一腧，加委阳、上廉、下廉，是为六十四腧也。（《纲目》）

六合所出所入： 帝曰：荥腧与合，各有名乎？岐伯曰：荥腧治外经，合治内腑。帝曰：合各有名乎？岐伯曰：胃合入于三里，大肠合入于巨虚上廉，小肠合入于巨虚下廉，此三腑皆出足阳明也；三焦合入于委阳，膀胱合入于委中，此二腑皆出足太阳也；胆合入于阳陵泉，此一腑出足少阳也。帝曰：取之奈何？岐伯曰：取三里者，低跗取之；取巨虚者，举足取之；委阳者，屈伸而索之；委中者，屈而取之；阳陵泉者，正竖膝与之齐，下至委阳之阳取之。（《灵枢》）

足三焦经别脉： 足三焦者，足太阳之别也，上踝五寸别入贯腨肠出于委阳穴名，并太阳之正入络膀胱约下焦。其病，实则闭癃，虚则遗尿，遗尿则补之，闭癃则泻之。（《灵枢》）

八会穴： 腑会太仓（中脘穴），脏会季胁（章门穴），筋会阳陵泉（穴名），髓会绝骨（阳辅穴），血会膈腧（穴名），骨会大杼（穴名），脉会太渊（穴名），气会三焦，外一筋直两乳内也（膻中穴）。腑会中脘，腑病治此；脏会章门，脏病治此；

筋会阳陵泉，筋病治此；髓会绝骨，髓病治此；血会膈腧，血病治此；骨会大杼，骨病治此；脉会太渊，脉病治此；气会膻中，气病治此。（《难经》）

六经标本：足太阳之本，在跟以上五寸中，标在两络命门，命门者，目也。○足少阳之本，在窍阴之间，标在窗笼之前，窗笼者，耳也。○足少阴之本，在内踝下上三寸中，标在背腧与舌下两脉也。○足厥阴之本，在行间上五寸所，标在背腧也。○足阳明之本，在厉兑，标在人迎颊挟颃颡也。○足太阴之本，在中封前上四寸之中，标在背腧与舌本也。○手太阳之本，在外踝之后，标在命门之上一寸也。○手少阳之本，在小指、次指之间上二寸，标在耳后上角下外眦也。○手阳明之本，在肘骨中，下至别阳，标在颜下合钳上也。○手太阳之本，在寸口之中，标在腋下动也。○手少阴之本，在锐骨之端，标在背腧也。○手心主之本，在掌后两筋之间二寸中，标在腋下三寸也。○凡候此者，下虚则厥，下盛则热，上虚则眩，上盛则热痛。（《灵枢》）

人身四海腧穴：胃为水谷之海，其腧上在气街，下在三里。○冲脉为十二经之海，其腧上在于大杼，下出于巨虚之上下廉。○膻中为气之海，其腧上在于柱骨之上下，在于人迎。○脑为髓之海，其腧上在于其盖，下在风府。盖，即百会穴也。（《灵枢》）

大接经：经曰：留瘦不移，节而刺之，使十二经无过绝。假令十二经中是何经络不通行，当刺不通凝滞经，俱令气过节，无间其数，以平为期。○大接经治中风偏枯，从阳引阴，从阴引阳，皆取十二经井穴也。（《纲目》）

主病要穴：大概上部病多取手阳明，中部病取足太阴，下部病取足厥阴，前膺取足阳明，后背取足太阳，因各经之病而取各经之穴者最为要诀。百病一针为率，多则四针，满身针者可恶。（《入门》）○膏肓俞、三里、涌泉、百病无所不治。（《入门》）○若要安，丹田里不曾干。（《资生》）

禁针灸：身之穴，三百六十有五。其三十六穴，灸之有害；七十九穴，刺之为忧。（叔和）○用针者，先明孔穴；

补虚泻实，勿失其理；针皮肤膝理，勿伤肌肉；针肌肉，勿伤筋脉；针筋脉，勿伤骨髓；针骨髓，勿伤诸络。伤筋膜者，愕视失魂；伤血脉者，烦乱失神；伤皮毛者，上气失魄；伤骨髓者，呻吟失志；伤肌肉者，四肢不收失智。此为五乱，有死之忧也。（《资生》）

刺中五脏死候：五脏主藏神，不可伤，伤之则死。○刺中心，一日死，其动为噫。○刺中肺，三日死，其动为咳。○刺中肝，五日死，其动为语一作欠。○刺中脾，十日死，其动为吞。○刺中肾，六日死（一作三日），其动为嚏。○刺中胆，一日半死，其动为呕。○刺中膈，为伤，其病虽愈，不过一岁必死。（《内经》）

失针致伤：刺跗上中大脉，血患不止死。○刺阴中大脉，血出不止死。○刺面中溜脉，不幸为盲。○刺客主人（上关穴），内陷中脉，为内漏为聋。○刺头中脑户，入脑立死。○刺膝膑出液，为跛。○刺舌下中脉太过，出血不止为喑。○刺臂太阴脉，出血多，立死。○刺足布络中脉，血不出为肿。○刺足少阴脉，重虚出血，为舌难以言。刺郄中大脉，令人仆脱色。○刺膺中陷中肺，为喘逆仰息。○刺气冲中脉，血不出为肿鼠鼷。○刺肘中内陷气归之，为不屈伸。○刺脊间中髓，为伛。○刺阴股下三寸内陷，令人遗尿。○刺乳上中乳房，为肿根蚀。○刺腋下胁间，令人咳。○刺缺盆中内陷气泄，令人喘咳逆。○刺小腹中膀胱，尿出令人小腹满。○刺手鱼腹，内陷为肿。○刺眶上陷省中脉，为漏为盲。○刺关节中液出，不得屈伸。（《内经》）○刺上关去，呿不能欠。○刺下关者，欠不能呿。○刺犊鼻者，屈不能伸。刺两关者，伸不能屈。（《灵枢》）

禁针穴：神庭　脑户　囟会　玉枕　络却　承灵　颅息　角孙　承泣　神道　灵台　云门　肩井　膻中　缺盆　上关　鸠尾　五里（手）　青灵　合谷　神阙　横骨　气冲　箕门　承筋　三阴交　水分　会阴　石门　三阳络　人迎　乳中　然谷　伏兔　《入门》

禁灸穴：哑门　风府　天柱　承光　临泣　头维　攒竹　睛明　素髎　禾髎

迎香　颧髎　下关　人迎　天牖　天府　周荣　渊液　乳中　鸠尾　腹哀　肩贞　阳池　中冲　少商　鱼际　经渠
阳关　脊中　隐白　漏谷　条口　地五会　犊鼻　阴市　伏兔　髀关　申脉　委中　阴陵泉　殷门　心俞　承扶
承泣　瘈脉　丝竹空　哑门　耳门　石门　气冲　脑户　白环俞

奇穴： 不出在《灵枢》内，经故谓之奇穴。

取膏肓腧穴法：此穴主阳气亏弱，诸虚痼冷，梦遗，上气咳逆，噎膈，狂惑忘误百病，尤治痰饮诸疾。须令患人就床平坐，曲膝齐胸，以两手围其足膝，使胛骨开离，勿令动摇，以指按四椎微下一分，五椎微上二分，点墨记之，即以墨平画相去二寸许，四肋三间，胛骨之里，肋间空处，容侧指许，摩脊肉之表，筋骨空处，按之，患者觉牵引胸户，中手指痹即真穴也。灸后觉气壅盛，可灸气海及足三里，泻火实下；灸后令人阳盛，当消息以自保养，不可纵欲。（《入门》）○又法，令病人两手交在两胛上，则胛骨开，其穴立见，以手揣摸第四椎骨下两旁各开三寸、四肋三间之中，按之酸是穴。灸时手搭两胛上，不可放下，灸至百壮为佳。（《回春》）

取患门穴法：主少年阴阳俱虚，面黄体瘦，饮食无味，咳嗽遗精，潮热盗汗，心胸背引痛，五劳七伤等证无不效。先用蜡绳一条，以病人男左女右脚板，从足大拇趾头齐量起，向后随脚板当心贴肉直上至膝腕大横纹中截断，次令病人解发匀分两边，平身正立，取前绳子从鼻端齐引绳向上循头缝下脑后贴肉随脊骨垂下至绳尽处，以墨点记（此不是灸穴也），别用秆心按于口上，两头至吻却钩起秆心中至鼻端根，如人字样齐两吻截断，将此秆展直，于先点墨处取中横量，勿令高下，于秆心两头尽处以墨记之，此是灸穴。初灸七壮，累灸至百壮，初只灸此两穴。（《入门》）○一法，治虚劳羸瘦，令病人平身正直，用草于男左女右，自脚中趾尖量过脚心下，向上至曲脉大纹处切断，却将此草自鼻尖量，从头正中（须分开头发，贴肉量）。至脊以草尽处用墨点记。别用草一条，令病人自然合口量阔狭切断。却将此草于墨点上平折两头尽处量穴。灸时随年多灸一壮，如年三十灸三十一也。累效。（《资生》）〇此法与上法略同。（《类聚》）

取四花穴法：治病同患门，令病人平身正立，稍缩臂膊，取蜡绳绕项，向前平结喉骨、后大杼骨俱墨点记，向前双垂，与鸠尾穴齐即切断，却翻绳向后以绳原点大杼墨放结喉墨上，结喉墨放大杼骨上，从背脊中双绳头贴肉垂下至绳头尽处以墨点记（不是灸穴）。别取秆心，令病人合口，无得动喉，横量齐两吻切断，还于背上墨记处折中横量两头尽处点之（此是灸穴），又将循脊直量上下点之（此是灸穴）。初灸七壮，累灸百壮，迫疮愈。病未愈，依前法复灸，故云累灸百壮。但当灸脊上两穴，切宜少灸，凡一次可灸三五壮，多灸则恐人脱背。灸此等穴，亦要灸足三里，以泻火气为妙。（《入门》）〇崔知悌四花穴法，以稻秆心量口缝切断，以如此长裁纸四方，当中剪小孔，别用长稻秆踏脚下，前取脚大趾为止，后取三曲腋横纹中为止，断了，却环在结喉下垂向背后看秆止处，即前小孔纸当中安分为四花，盖灸纸四角也。又一法：先横量口吻取长短，以所量草就背上三椎骨下直量至草尽处，两头用笔点了，再量中指长短为准，却将量中指草横直量两头，用草圈四角，其圈者是穴（不圈者不是穴）。可灸七七壮止。（《资生》）〇此灸法皆阳虚所宜。华佗云：风虚冷热，惟有虚者不宜灸。但方书云：虚损劳瘵，只宜早灸，膏肓、四花，乃虚损未成之际，如瘦弱兼火，虽灸亦只宜灸内关、三里以散其痰火，早年欲作阴火不宜灸。（《入门》）

骑竹马灸法：专主痈疽、发背、肿毒、疮疡、瘰疬、疬风、诸风，一切无名肿毒，灸之疏泻心火。先从男左女右臂腕中横纹起，用薄篾条量至中指齐肉尽处切断，却令病人脱去上下衣裳。以大竹杠一条跨定，两人徐徐扛起，足要离地五寸许，两旁更以两人扶定，勿令动摇不稳，却以前量竹篾贴定竹杠竖起，从尾骶骨贴脊量至篾尽处，以墨点记（不是穴也），却比病人同身寸篾二寸，平折放前点墨上，自中横量两旁各开一寸，方是灸穴，可灸三七壮。极效。（《入门》）

別穴 不出於《銅人》，而散見諸書，以此可見，故謂之別穴。

神聰四穴 在百會左右前後四面各相去各一寸。主頭風、目眩、風癇、狂亂。針入三分。

膝眼四穴 在膝蓋骨頭下兩旁陷中。主膝髕酸痛。針入五分，留三呼，禁不可灸。

旁廷二穴 在腋下四肋間，高下正與乳相當，乳後二寸陷中，俗名注布，舉腋取之。主卒中惡、飛尸遁疰、胸脅滿。針入五分，灸五十壯。

長谷二穴 在脅臍旁相去各五寸，一名循元。主泄痢不嗜食。可灸三十壯。

下腰一穴 在八髎正中央脊骨上，名三宗骨。主泄痢下膿血。灸五十壯。

腸遶二穴 挾玉泉相去二寸。主大便閉。灸隨年數。

環冈二穴 在小腸俞下二寸橫紋間。主大小便不通。灸七壯。

八關八穴 在手十指間，治大熱眼痛睛欲出，針刺出血，即愈。

勉學堂鍼灸集成 卷一

闌門二穴 在玉莖旁二寸。治疝氣衝心欲絕，針入二寸半，灸二七壯。

獨陰二穴 在足第二趾節下橫紋。一云在足大趾、次趾下中節橫紋當中。主心腹痛及疝痛欲死，當中灸五壯，男左女右，極妙。

胞門子戶各一穴 胞門在關元左旁二寸，子戶在關元右旁二寸。俱主婦人無子。

金津玉液二穴 在舌下兩旁脈。主舌腫喉痹。以三稜鍼出血即愈。

大骨空二穴 在手大指第二節尖上。可灸九壯如下法。

小骨空二穴 在手小指二節尖上。治眼疾及爛弦風。灸九壯，以口吹火滅。

太陽二穴 在兩額角眉後紫脈上。治頭風及偏頭痛。針出血。一云即瞳子髎也。

明堂二穴 在鼻直上，入髮際一寸。主頭風、鼻塞多涕。針入二分。一云即上星穴也。

别穴　不出于《铜人》，而散见诸书，故谓之别穴。（《入门》）

神聪四穴：在百会左右前后四面各相去各一寸。主头风、目眩、风痛、狂乱。针入三分。

膝眼四穴：在膝盖骨头下两旁陷中，主膝髌酸痛。针入五分，留三呼，禁不可灸。

旁廷二穴：在腋下四肋间，高下正与乳相当，乳后二寸陷中，俗名注布，举腋取之。主卒中恶、飞尸遁疰、胸胁满。针入五分，灸五十壮。

长谷二穴：在胁脐旁相去各五寸，一名循元，主泄痢不嗜食。可灸三十壮。

下腰一穴：在八髎正中央脊骨上，名三宗骨。主泄痢下脓血。灸五十壮。

肠绕二穴：挟玉泉相去二寸。主大便闭。灸随年数。

环冈二穴：在小肠俞下二寸横纹间。主大小便不通。灸七壮。

八关八穴：在手十指间，治大热眼痛睛欲出，针刺出血，即愈。

阑门二穴：在玉茎旁二寸。治疝气冲心欲绝针入二寸半，灸二七壮。

独阴二穴：在足第二趾节下横纹。一云：在足大趾、次趾下中节横纹当中。主心腹痛及疝痛欲死，当中灸五壮，男左女右，极妙。

胞门、子户各一穴：胞门在关元左旁二寸，子户在关元右旁二寸。俱主妇人无子。各灸五十壮。

金津、玉液二穴：在舌下两旁脉。主舌肿喉痹。以三棱针出血即愈。

大骨空二穴：在手大指第二节尖上。可灸九壮如下法。

小骨空二穴：在手小指二节尖上。治眼疾及烂弦风。灸九壮，以口吹火灭。

太阳二穴：在两额角眉后紫脉上。治头风及偏头痛。针出血。一云：即瞳子髎也。

明堂一穴：在鼻直上，入发际一寸。主头风、鼻塞多涕。针入二分。一云：即上星穴也。

眉冲二穴：一名小竹当。两眉头直上入发际。主五痫、头痛、鼻塞。针入二分，不可灸。

荣池二穴：在足内踝前后两边池中脉。一名阴阳穴。主赤白带下。针入三分，灸三十壮。

漏阴二穴：在足内踝下五分微有动脉。主赤白带下。针入一分，灸三十壮。

中魁二穴：在手中指第二节尖上。主五噎、吞酸、呕吐。灸五壮，以口吹火灭。

血郄二穴：即百虫窠。在膝内廉上膝三寸陷中，主肾脏风疮。针入二寸半，灸二七壮止。

腰眼二穴：令病人解去上体衣服，于腰上两旁微陷处谓之腰眼穴，直身平立用笔点定，然后上床合面而卧，每灼小艾炷七壮灸之，痨虫及吐出或泻下，即安。○此法名遇仙灸，治疗捷法也。（《丹心》）○先一日点定腰眼穴，至半夜子时交癸亥日期，便灸七壮，若灸九壮至十一壮尤妙。（《医鉴》）

通关二穴：在中脘旁各五分。主五噎。针入八分，左捻能进饮食，右捻能和脾胃。此穴一针有四效：凡下针后良久，觉脾磨食、觉针动，为一效；次针破病根，腹中作声，为二效；次觉流入膀胱，为三效；又次觉气流行腰后骨空间，为四效。（《纲目》）

胛缝二穴：在背端骨下，直腋缝尖及臂。主肩背痛连胛。针入三分，泻六吸。

二白二穴：在掌后横纹上四寸手厥阴脉，两穴相并。一穴在两筋中，一穴在大筋外。主痔漏下血痒痛。针入三分，泻两吸。

回气一穴：在脊穷骨上。主五痔、便血、失屎。灸百壮。

气端十穴：在足十趾端。主脚气。日灸三壮，神效。

鹤顶二穴：在膝盖骨尖上。主两足瘫痪无力。灸七壮。

龙玄二穴：在列缺上青脉中。主下牙痛。灸七壮。

阴独八穴：在足四趾间。主妇人月经不调，须待经定为度。针三分，灸三壮。

勉學堂針灸集成卷一

通理二穴：在足小趾上二寸。主婦人崩中及經血過多。針入二分，灸二七壯。

氣門二穴：在關元旁三寸。主婦人崩漏。針入五分。

陰陽二穴：在足拇趾下屈里表頭白肉際。主婦人赤白帶下。灸三七壯。

漏陰二穴：在足內踝下五分，微有動脈，主赤白帶下，針入一分，灸三十壯。

精宮二穴：在背第十四椎下，各開三寸。專主夢遺。可灸七壯，神效。

直骨二穴：在乳下大約離一指頭，看其低陷之處，與乳直對不偏者，是穴也。婦人按其乳直向下，看乳頭所到之處，正穴也。主遠年咳嗽。炷如小豆大，灸三壯，男左女右，不可差誤，其咳即愈，如不愈，不可治。

交儀二穴：在足內踝上五寸。主女子漏下赤白。灸三十壯。

當陽二穴：在目瞳子直上，入髮際一寸。主風眩卒不識人，鼻塞。針入三分。

魚腰二穴：一名印堂。在兩眉中。主眼疾。針入二分。

奪命二穴：在曲澤上。主目昏暈。針入三分，禁灸。（以上穴，散出諸方）

諸藥灸法

豉餅灸法：治疽瘡不起發。取豆豉和椒、姜、鹽、蔥爛搗捏作餅子，厚薄如折三錢，以來安瘡，頭上灸之。若覺太熱即抬起，又安其上。若餅子乾，更換新者灸之；若膿已成，慎不可灸。（《精義》）

硫黃灸法：治諸瘡久不差，變成瘻。取硫黃一塊，可瘡口大小安之，別取少許硫黃於火上燒，用叉尖挑起點硫黃，令著三五遍，取膿水干差為度。（《精義》）

隔蒜灸法：治癰疽腫毒大痛或不痛麻木。先以濕紙覆其上，候先乾處為瘡，以獨頭蒜切片三分厚，安瘡頭上，艾炷灸之，每五壯換蒜片。如瘡大有十余頭作一處，生者以蒜搗爛，攤患處，鋪艾灸之。若痛灸至不痛，不痛灸至痛，此援引郁毒之法的，有回生之功。若瘡色白，不起發，

不作脓，不问日期，最宜多灸。（《入门》）

桑枝灸法：治发背不起发不腐。桑枝燃著吹息火焰，以火头灸患处，日三五次，每次片时，取瘀肉腐动为度。若腐肉已去，新肉生迟，宜灸四围。如阴疮、瘰疬、瘰疬、流注久不愈者，尤宜灸之。（《入门》）

附子灸法：治脑瘘诸痈肿坚牢，削附子令如棋子厚，正著肿上，以小唾湿附子，艾灸附子令热彻，附子欲干辄更唾湿之，常令附子热彻，附子欲干辄更之，气入肿中，无不愈。（《资生》）

黄土灸法：凡发背，率多于背两胛间，初如粟米大，或痛或痒，人皆慢忽不为治，不过十日逐至于死，急取净黄土和水为泥，捻作饼子，厚二分阔一寸半贴疮上，以大艾炷安饼上灸之，一炷一易饼子。若粟米大时，灸七饼即差；如钱许大，可日夜不住灸之，以差为度。（《资生》）

鸡足针法：《灵枢》云：病重者，鸡足取之，其法正入一针，左右斜入二针，如鸡之足，有三爪也。（《纲目》）

择针灸吉日法：欲行针灸，先知行年宜忌及人神所在，不与禁忌相应即可矣。若遇卒急暴病，不可拘于此法，通人达士，岂拘此哉。（《资生》）〇《千金》云：凡痈疽、疗肿、喉痹、客忤尤为急，觉病即宜便治。又中风卒急之证，须速救疗，此论甚当。夫急难之际，命在须臾，必待吉日后治，则已论于鬼录矣！此所以不可拘于避忌也。惟平居治病于未形，选天德、月德等日服药、针灸可也。（《资生》）

太乙徙立于中宫朝八风占吉凶：帝曰：候八正奈何？少师曰：候此者，当以冬至之日太乙立于叶蛰之宫，其至也，天必应之以风雨。所谓风者，皆发屋折树木，扬沙石，起毫毛，发腠理者也。风从太乙所居之方来者为实风，主生长万物。其从冲后来者为虚风，主杀害伤人，故圣人谨候虚风而避之。今言风从南方来者，夏至为实风，太乙所居之方故也。冬至为虚风者，以其冲太乙者故也。余方仿此。（《灵枢》）〇其以夜半至者，万民皆卧而不犯也，故其岁民少病；其以昼至者，万民懈惰而皆中于虚风，故多病。（《灵枢》）

勉學堂鍼灸集成卷一

潛谷家藏 太學生劉公崇湘校訂

吴

风从南方来，名曰大弱风。其伤人也，内舍于心，外在于脉，其气主为热。〇夏至为实风，冬至为虚风。（《灵枢》）

风从西南来，名曰谋风。其伤人也，内舍于脾，外在于肌，其气主为弱。〇立秋为实风，立春为虚风。（《灵枢》）

风从西方来，名曰刚风。其伤人也，内舍于肺，外在皮肤，其气主为燥。〇秋分为实风，春分为虚风。（《灵枢》）

风从西北来，名曰折风。其伤人也，内舍于小肠，外在于手太阳脉，脉绝则溢，脉闭则结不通，善暴死。〇立冬为实风，立夏为虚风。（《灵枢》）

风从北方来，名曰大刚风。其伤人也，内舍于肾，外在于骨与肩背之膂筋，其气主为寒。〇冬至为实风，夏至为虚风。（《灵枢》）

风从东北来，名曰凶风。其伤人也，内舍于大肠，外在于两肋腋骨下及肢节。〇立春为实风，立秋为虚风。（《灵枢》）

风从东方来，名曰婴儿风。其伤人也，内舍于肝，外在于筋纽，其气主为身温。〇春分为实风，秋分为虚风。（《灵枢》）

风从东南来，名曰弱风。其伤人也，内舍于胃，外在于肌肉，其气主体重。〇立夏为实风，立冬为虚风。（《灵枢》）

八正，谓八节之正气也；虚邪者，谓八节之虚风也，以从虚之乡来，袭虚而入为病，故谓之八正虚邪也。以身之虚，逢时之虚，两虚相感，其气至骨，入则伤五脏，故圣人避风如避矢石焉。（《灵枢》）

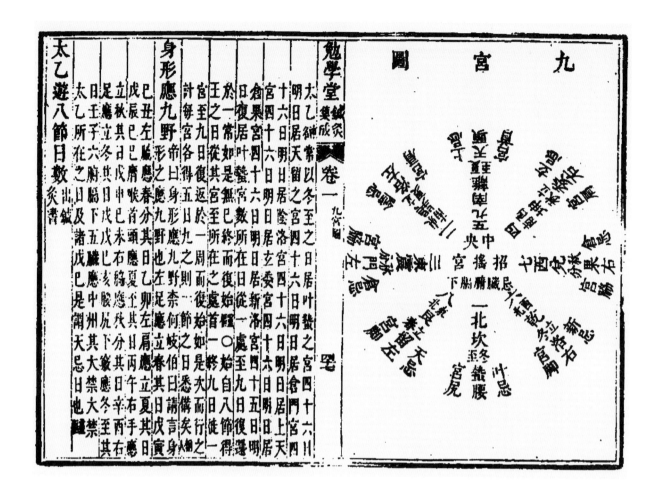

九宫图 （图见上）

太乙（神名）常以冬至之日居叶蛰之宫四十六日，明日居天留之宫四十六日，明日居仓门宫四十六日，明日居阴洛宫四十六日，明日居上天宫四十六日，明日居玄委宫四十六日，明日居仓果宫四十六日，明日居新洛宫四十五日，明日复居叶蛰宫数所在日，从一处至九日复还于一，常如是无已，终而复始。（《灵枢》）○始自八节得王之日，从其宫至所在之处，首一终九，日徙一宫至九日，复返于一，周而复始，如是次而行之，计每宫各得五日，九之则一节之日，悉备矣。（《铜人》）

身形应九野：帝曰：身形应九野，奈何？岐伯曰：请言身形之应九野也。左足应立春，其日戊寅巳丑；左胁应春分，其日乙卯；左肩应立夏，其日戊辰、己巳；膺喉首头应夏至，其日丙午；右手应立秋，其日戊申、己未；右胁应秋分，其日辛酉；右足应立冬，其日戊戌、己亥；腰尻下窍应冬至，其日壬子；六腑膈下五脏应中州，其大禁！大禁！太乙所在之日及诸戊己，是谓天忌日也。（《灵枢》）

太乙游八节日数 出《针灸书》

立春節 自立春入節日始計至春分通計四十五日而止或除一日則弃之不用以下做此

春分節 自春分入節日始計至立夏通計四十五日

立春节：自立春入节日始，计至春分，通计四十五日而止，或除一日，则弃之不用，以下依此。

一日	十日	十九日	二十八日	三十七日	忌：左脚足
二日	十一日	二十日	二十九日	三十八日	忌：头首喉膺
三日	十二日	二十一日	三十日	三十九日	忌：腰尻下窍
四日	十三日	二十二日	三十一日	四十日	忌：右肩臂
五日	十四日	二十三日	三十二日	四十一日	忌：左胁
六日	十五日	二十四日	三十三日	四十二日	忌：左肩臂
七日	十六日	二十五日	三十四日	四十三日	忌：脏脐膈下
八日	十七日	二十六日	三十五日	四十四日	忌：右脚足
九日	十八日	二十七日	三十六日	四十五日	忌：右胁

春分节：自春分入节日始，计至立夏，通计四十五日。

一日	十日	十九日	二十八日	三十七日	忌：左胁
二日	十一日	二十日	二十九日	三十八日	忌：左肩臂
三日	十二日	二十一日	三十日	三十九日	忌：脏脐膈下
四日	十三日	二十二日	三十一日	四十日	忌：右脚足
五日	十四日	二十三日	三十二日	四十一日	忌：右胁
六日	十五日	二十四日	三十三日	四十二日	忌：左脚足
七日	十六日	二十五日	三十四日	四十三日	忌：头首喉膺
八日	十七日	二十六日	三十五日	四十四日	忌：腰尻下窍
九日	十八日	二十七日	三十六日	四十五日	忌：右肩臂

立夏节：自立夏入节日始，计至夏至，通计四十五日。

一日	十日	十九日	二十八日	三十七日	忌：左肩臂
二日	十一日	二十日	二十九日	三十八日	忌：脏腑膈下
三日	十二日	二十一日	三十日	三十九日	忌：右脚足
四日	十三日	二十二日	三十一日	四十日	忌：右胁
五日	十四日	二十三日	三十二日	四十一日	忌：左脚足
六日	十五日	二十四日	三十三日	四十二日	忌：头首喉膺
七日	十六日	二十五日	三十四日	四十三日	忌：腰尻下窍
八日	十七日	二十六日	三十五日	四十四日	忌：右肩臂
九日	十八日	二十七日	三十六日	四十五日	忌：左胁

夏至节：自夏至入节日始，计至立秋，通计四十五日。

一日	十日	十九日	二十八日	三十七日	忌：头首喉膺
二日	十一日	二十日	二十九日	三十八日	忌：腰尻下窍
三日	十二日	二十一日	三十日	三十九日	忌：右肩臂
四日	十三日	二十二日	三十一日	四十日	忌：左胁
五日	十四日	二十三日	三十二日	四十一日	忌：左肩臂
六日	十五日	二十四日	三十三日	四十二日	忌：脏腑膈下
七日	十六日	二十五日	三十四日	四十三日	忌：右脚足
八日	十七日	二十六日	三十五日	四十四日	忌：右胁
九日	十八日	二十七日	三十六日	四十五日	忌：左脚足

立秋節　自立秋入節日始計至，秋分通計四十五日。

一日	十日	十九日	二十八日	三十七日	忌右肩臂
二日	十一日	二十日	二十九日	三十八日	忌左脇
三日	十二日	二十一日	三十日	三十九日	忌左肩臂
四日	十三日	二十二日	三十一日	四十日	忌臟腑膈下
五日	十四日	二十三日	三十二日	四十一日	忌右脚足
六日	十五日	二十四日	三十三日	四十二日	忌右脇
七日	十六日	二十五日	三十四日	四十三日	忌左脚足
八日	十七日	二十六日	三十五日	四十四日	忌頭首喉膺
九日	十八日	二十七日	三十六日	四十五日	忌腰尻下竅

秋分節　自秋分入節日始計至，立冬通計四十五日。

一日	十日	十九日	二十八日	三十七日	忌右脇
二日	十一日	二十日	二十九日	三十八日	忌左脚足
三日	十二日	二十一日	三十日	三十九日	忌頭首喉膺
四日	十三日	二十二日	三十一日	四十日	忌腰尻下竅
五日	十四日	二十三日	三十二日	四十一日	忌右肩臂
六日	十五日	二十四日	三十三日	四十二日	忌左脇
七日	十六日	二十五日	三十四日	四十三日	忌左肩臂
八日	十七日	二十六日	三十五日	四十四日	忌臟腑膈下
九日	十八日	二十七日	三十六日	四十五日	忌右脚足

立秋节：自立秋入节日始，计至秋分，通计四十五日。

一日	十日	十九日	二十八日	三十七日	忌：右肩臂
二日	十一日	二十日	二十九日	三十八日	忌：左胁
三日	十二日	二十一日	三十日	三十九日	忌：左肩臂
四日	十三日	二十二日	三十一日	四十日	忌：脏腑膈下
五日	十四日	二十三日	三十二日	四十一日	忌：右脚足
六日	十五日	二十四日	三十三日	四十二日	忌：右胁
七日	十六日	二十五日	三十四日	四十三日	忌：左脚足
八日	十七日	二十六日	三十五日	四十四日	忌：头首喉膺
九日	十八日	二十七日	三十六日	四十五日	忌：腰尻下窍

秋分节：自秋分入节日始，计至立冬，通计四十五日。

一日	十日	十九日	二十八日	三十七日	忌：右胁
二日	十一日	二十日	二十九日	三十八日	忌：左脚足
三日	十二日	二十一日	三十日	三十九日	忌：头首喉膺
四日	十三日	二十二日	三十一日	四十日	忌：腰尻下窍
五日	十四日	二十三日	三十二日	四十一日	忌：右肩臂
六日	十五日	二十四日	三十三日	四十二日	忌：左胁
七日	十六日	二十五日	三十四日	四十三日	忌：左肩臂
八日	十七日	二十六日	三十五日	四十四日	忌：脏腑膈下
九日	十八日	二十七日	三十六日	四十五日	忌：右脚足

立冬节：自立冬入节日始，计至冬至，通计四十五日。

					忌
一日	十日	十九日	二十八日	三十七日	右脚足
二日	十一日	二十日	二十九日	三十八日	右胁
三日	十二日	二十一日	三十日	三十九日	左脚足
四日	十三日	二十二日	三十一日	四十日	头首喉膺
五日	十四日	二十三日	三十二日	四十一日	腰尻下窍
六日	十五日	二十四日	三十三日	四十二日	右肩臂
七日	十六日	二十五日	三十四日	四十三日	左胁
八日	十七日	二十六日	三十五日	四十四日	左肩臂
九日	十八日	二十七日	三十六日	四十五日	脏腑膈下

冬至节：自冬至入节日始，计至立春，通计四十五日。

					忌
一日	十日	十九日	二十八日	三十七日	腰尻下窍
二日	十一日	二十日	二十九日	三十八日	右肩臂
三日	十二日	二十一日	三十日	三十九日	左胁
四日	十三日	二十二日	三十一日	四十日	左肩臂
五日	十四日	二十三日	三十二日	四十一日	脏腑膈下
六日	十五日	二十四日	三十三日	四十二日	右脚足
七日	十六日	二十五日	三十四日	四十三日	右胁
八日	十七日	二十六日	三十五日	四十四日	左脚足
九日	十八日	二十七日	三十六日	四十五日	头首喉膺

九宮尻神圖

九宮尻神禁忌出入門
坤踝震腨指牙上
巽屬頭分乳口中
面背目乾手膊兌
項腰艮膝脅離從
坎肘腳肚輪流數
惟有肩尻在中宮

逐日人神所在　出《神應經》

一日在足大指厥陰分
二日在足外踝少陽分
三日在股內少陰分
四日在腰太陽分
五日在口舌太陰分
六日在手陽明分
七日在足內踝少陰分
八日在手腕太陽分
九日在尻厥陰分
十日在腰背太陰分
十一日在鼻柱陽明分
十二日在髮際少陽分
十三日在牙齒少陰分
十四日在胃脘陽明分
十五日在遍身鍼灸大忌
十六日在胸乳太陰分
十七日在氣衝陽明分
十八日在股內少陰分

九宫尻神图 （图见上）

九宫尻神禁忌出入门：坤踝震腨指牙上，巽属头分乳口中；面背目干手膊兑，项腰艮膝胁离从；坎肘脚肚轮流数，惟有肩尻在中宫。

逐日人神所在　出《神应经》

一日在足大趾厥阴分	二日在足外踝少阳分
三日在股内少阴分	四日在腰太阳分
五日在口舌太阴分	六日在手阳明分
七日在足内踝少阴分	八日在手腕太阳分
九日在尻厥阴分	十日在腰背太阴分
十一日在鼻柱阳明分	十二日在发际少阳分
十三日在牙齿少阴分	十四日在胃脘阳明分
十五日在遍身针灸大忌	十六日在胸乳太阴分
十七日在气冲阳明分	十八日在股内少阴分

每月諸神直日避忌傍通圖　出鍼灸書

十九日在足跗陽明分　　二十日在足內踝少陰分
二十一日在手小指太陽分　　二十二日在足外踝少陽分
二十三日在肝腧厥陰分　　二十四日在手陽明分
二十五日在足陽明分　　二十六日在胸太陰分
二十七日在膝陽明分　　二十八日在陰少陰分
二十九日在膝脛厥陰分　　三十日在足跗陽明分

	正月	二月	三月	四月	五月	六月	七月	八月	九月	十月	十一月	十二月
月厭	戌	酉	申	未	午	巳	辰	卯	寅	丑	子	亥
月忌	戌	戌	戌	丑	丑	丑	辰	辰	辰	未	未	未
月殺	丑	戌	未	辰	丑	戌	未	辰	丑	戌	未	辰
月刑	巳	子	辰	申	午	丑	寅	酉	未	亥	卯	戌
大殺	戌	巳	午	未	寅	卯	辰	子	酉	丑	午	酉
六害	巳	辰	卯	寅	丑	子	亥	戌	酉	申	未	午
血忌	丑	未	寅	申	卯	酉	辰	戌	巳	亥	午	子
血支	丑	寅	卯	辰	巳	午	未	申	酉	戌	亥	子
天醫	卯	寅	丑	子	亥	戌	酉	申	未	午	巳	辰
季忌	丑	戌	未	辰	丑	戌	未	辰	丑	戌	未	辰
天滅	丑	卯	申	酉	丑	午	巳	酉	亥	丑	申	酉
瘟瘟	未	戌	辰	寅	午	巳	酉	子	丑	卯		

十九日在足跗阳明分　　　　二十日在足内踝少阴分
二十一日在手小指太阳分　　二十二日在足外踝少阳分
二十三日在肝腧厥阴分　　　二十四日在手阳明分
二十五日在足阳明分　　　　二十六日在胸太阴分
二十七日在膝阳明分　　　　二十八日在阴少阴分
二十九日在膝胫厥阴分　　　三十日在足跗阳明分

每月诸神直日避忌旁通图　出《针灸书》

	正月	二月	三月	四月	五月	六月	七月	八月	九月	十月	十一月	十二月
月厌	戌	酉	申	未	午	巳	辰	卯	寅	丑	子	亥
月忌	戌	戌	戌	丑	丑	丑	辰	辰	辰	未	未	未
月杀	丑	戌	未	辰	丑	戌	未	辰	丑	戌	未	辰
月刑	巳	子	辰	申	午	丑	寅	酉	未	亥	卯	戌
大杀	戌	巳	午	未	寅	卯	辰	子	酉	丑	午	酉
六害	巳	辰	卯	寅	丑	子	亥	戌	酉	申	未	午
血忌	丑	未	寅	申	卯	酉	辰	戌	巳	亥	午	子
血支	丑	寅	卯	辰	巳	午	未	申	酉	戌	亥	子
天医	卯	寅	丑	子	亥	戌	酉	申	未	午	巳	辰
季忌	丑	戌	未	辰	丑	戌	未	辰	丑	戌	未	辰
天灭	丑	卯	申	酉	丑	午	巳	酉	亥	丑	申	酉
瘟瘟	未	戌	辰	寅	午	巳	酉	子	丑	卯		

勉學堂鍼灸集成卷一

不向　東　西　北　南　東　西　北　南　東　西　北　南

針灸吉日: 每月甲戌、甲申、甲寅。○乙巳、乙卯、乙丑、乙亥。○丙子、丙申、丙午、丙戌。○丁卯、丁亥、丁丑。○戊戌、戊申。○己亥。○庚午、庚子、庚戌、庚申。○辛卯、辛丑、辛亥。○壬午、壬子、壬戌、壬申。○癸丑、癸未。以上皆吉日。(《綱目》) ○雖云吉日，太乙所在及戊巳日不可針灸。《針灸書》 ○ 春甲乙、夏丙丁、四季戊己、秋庚辛、冬壬癸，皆吉。○男喜破日，女喜除日，男女俱宜開日。(《入門》)

針灸忌日: 凡針灸必忌人神尻神、血支血忌、瘟瘟之類，急病則一日上忌一時。(《入門》) ○每月忌初六、十六、十八、二十二、二十四小盡日及弦望、晦朔、五辰、五酉、五未及八節前後各一日凶。(《綱目》) ○病人本命日不可針灸。(《綱目》) ○辛未日，針藥俱忌，扁鵲死日也。(《入門》) ○男忌除日及戌日，女忌破日及巳日，男女俱忌滿日。(《入門》) ○壬辰、甲辰、己巳、丙午、丁未日，男忌針灸。○甲寅、乙卯、乙酉、乙巳、丁巳日，女忌針灸。(《入門》)

坐向法: 春東坐向西，夏南坐向北，秋西坐向東，冬北坐向南。(《入門》)

　　　　　　　　　　　　　　　　　　　　　　　　　勉學堂針灸集成卷一終

勉学堂针灸集成卷二

折量法

头有头部尺寸，腹有腹部尺寸，横直尺寸俱不同各有其要，惟背部手足部并以同身寸取之。

头部

前发际至后发际折作十二寸，为一尺二寸。前发际不明者，以眉心上行三寸；后发际不明者，取大椎上行三寸；前后发际不明者，共折作一尺八寸用。

头部横寸以眼内眦角比至外眦角为一寸，用神庭至曲差，曲差至本神，本神至头维共四寸半。

背部

自大椎下至尾骶，共二十一椎，通折作三尺。上七椎每椎一寸四分一厘，共九寸八分七厘；中七椎每椎一寸六分一厘：十四椎与脐平共二尺一寸一分四厘；下七椎每椎一寸二分六厘。

第二行挟脊各一寸半，除脊骨一寸，共折作四

寸分兩傍

第三行挾脊各三寸除脊骨一寸共折作七寸分兩傍、

膺部

自天突至膻中為准折作六寸八分下行一寸六分為中庭上取天突下至中庭共折作八寸四分

腹部中行

自心蔽骨下至臍共折作八寸人若無蔽骨者取歧骨下至臍心共折作九寸取之

自臍中至毛際橫骨橫紋折作五寸用

膺部腹部橫寸並用乳間橫折作八寸用

頭面部

頭者諸陽之會故曰頭無冷痛欲以鍼治宜刺手足諸陽經不宜頭部者何也鍼者能於引氣若刺頭部則諸陽之氣並鬱於頭其熱難以止抑或為不省人事者必須引瀉手足諸陽經故曰揚湯止沸莫如抽薪若氣不能引氣者或痰厥頭痛者必灸頭部穴乃能獲痊者何則艾之性熱者灸之則使其熱發散寒者灸之則使其

寸，分两旁。

第三行挟脊各三寸除脊骨一寸，共折作七寸，分两旁。

膺部

自天突至膻中为准，折作六寸八分。下行一寸六分为中庭，上取天突，下至中庭，共折作八寸四分。

腹部中行

自心蔽骨下至脐，共折作八寸。人若无蔽骨者，取歧骨下至脐心，共折作九寸取之。

自脐中至毛际横骨横纹，折作五寸用。

膺部、腹部横寸，并用乳间横，折作八寸用。

头面部

头者，诸阳之会。故曰：头无冷痛，欲以针治，宜刺手足诸阳经。不宜头部者，何也？针者，能于引气。若刺头部，则诸阳之气并郁于头，其热难以止抑；或为不省人事者，必须引泻手足诸阳经，故曰扬汤止沸，莫如抽薪。若气不能引气者，或痰厥头痛者，必灸头部穴乃能获痊者，何则？艾之性，热者灸之。则使其热发散；寒者灸之，则使其寒溫和，入藥則上行，艾灸則下行故也。手之三陽從手走之頭，足之三陽從頭走之足。足陽明胃經面絡入上齒，挾口下交承漿，下頤前至耳前循喉嚨。手陽明大腸經入下齒，挾口交人中，左之右，右之左，上挾鼻孔，上下陽明經皆挾鼻孔也。欲瀉諸陽之氣，先刺百會，次引諸陽熱氣，使之下行，比之如開硯滴之上孔也。若熱極不能下氣者，以綢繫頸，則頭額太陽及當陽血絡自現，即以三棱針貫刺其血絡，棄血如糞，神效。○此法與惜血如金之言大不同，然《奇效良方》之法也。老人不宜多出血，然可以出血者施。

頭痛及眼疾赤目等症全用瀉，去其他諸症宜。平補平瀉

傷風為熱者乃風為木，木生火故也。

頭目臃腫胸脅支滿肘內血絡及陷谷，多出血立差。

偏頭痛目眩眩不可忍：風池、頭維、本神，患左治右，患右治左，皆留針十呼，引氣即差，神效。○兩眼外眦上銳發動脈，各灸三壯，立效。

面蒼黑：行間、中封、腎俞、肝俞、尺澤、合谷、下三里。

頭面風瘴，發作一二日，赤腫，形如火爛突起，如榛子，或如潤太，因漸廣大，氣息奄奄，急以三棱針

乱刺当处及四畔赤晕，不计其数，多出恶血，片时即苏，色变如常。翌日更观未尽处及新晕针刺，随肿随针则神效，宜临机应变。

耳部 耳属肾，左主气，右主血。耳塞噪者，九窍不通。○又曰：心主窍，心气通耳，气通于肾，故心病则耳噪而鸣，不能听远声。

耳鸣不能听远：心俞三十壮。

耳痛、耳鸣：以苇筒长五寸切断，一头插耳孔，以泥面密封于筒之口门而外出筒头，安艾灸七壮，左取右，右取左。

又方：取苍术以四棱铁销穿孔如竹筒，一如前苇筒法，灸三七壮，有大效。

耳聋：先刺百会，次刺合谷、腕骨、中渚、后溪、下三里、绝骨、昆仑并久留针，肾俞二七壮至随年为壮。

虚劳羸瘦耳聋：肾俞三七壮，心俞三十壮。

目部 目属肝，心主血，肝藏之，目得血而能视，掌得血而能握，足得血而能步。

目睛属五脏精采，黑睛属肝，白睛属肺，白黑间脾胃，瞳子属俞，眼胞属脾，上弦膀胱，下弦脾胃，内眦属膀胱及大肠，外眦胆与小肠，内外眦并属心经，各随其经治之，无不神效。

迎风冷泪：睛明、腕骨、风池、头维、上星、迎香。

风目眶烂：太阳、当阳、尺泽皆针，弃血如粪，神效。

目生白翳：先看翳膜出眶，随经逐日通气，则无不神效。又方：肝俞七壮，第九椎节上七壮，合谷、外关、睛明、昆仑，并久留针。○大牢骨九壮，吹火灭。

手大指内侧横纹头各三壮。手小指本节尖各三壮。○耳尖七壮，不宜多灸。

目睛痛无泪：中脘、内庭皆久留针，即泻，神效。

眼眶上下有青黑色：尺泽针三分，神效。

瞳子突出：涌泉、然谷、太阳、太冲、合谷、百会、上髎、次髎、中髎、下髎、肝俞、肾俞。

大人小儿雀目：肝俞七壮，手大指甲后第一节横纹头白肉际各灸一壮。

口部 口属脾，鼻属肺，上齿上腭龈及唇属胃，下齿下龈及唇属大肠。○督脉、任脉主中行，各随其经治之，万无一失。

胃热则主口臭，肺热喉辛，脾热口甜，胆热口苦呕苦，心热口苦，肝热口酸，肾热口咸，胃热口淡。

口中生疮：承浆、劳宫。

唇肿：内关、神门、合谷、下三里、内庭、三阴交。

口中如胶：太溪。

口中出血不止：上星五十壮，风府针三分。口鼻并出血，亦灸上星。

唇吻不收：合谷、下三里。

口苦：下三里、绝骨、然谷、神门。

重舌、舌裂、舌强：舌者，心之窍也，神门、隐白、三阴交。

口噤牙车不开：上关、颊车、阿是。

鼻部 鼻属肺，主声音

五臭：心焦、肝臊、脾香、肺腥、肾腐。

鼻中息肉：上星百壮，迎香、合谷、神门、肺俞、心俞、尺泽、囟会。

勉學堂鍼灸集成　卷二　咳嗽

鼻塞：百会、上星、囟会、临泣、合谷、厉兑，并皆灸之。

衄衄：水出曰衄，血出曰衄。○风府、迎香、上星二七壮，太冲、绝骨、合谷、大陵、尺泽、神门。

鼻不闻香臭：囟会、天柱、水沟并灸。

衄血不止喑不能言：肝俞、合谷、间使、太溪、灵道、风府、太冲。

咳嗽　凡痰喘因热而上，谓火气炎上故也。

咳逆不止：自大椎至五椎节上，灸随年壮。又方：期门三壮立止。又方：在乳下容一指许，正与乳相直肋间陷中灸三壮，女人则屈乳头取之，灸男左女右到肌，立止。

失音：鱼际、合谷、间使、神门、然谷、肺俞、肾俞。

唾喘：上星七壮，合谷三壮，太渊、后溪、然谷、天突。

呕吐不下食：中脘、然谷针；心俞二十壮。

喘急：上星、合谷、太溪、大陵、列缺、下三里，久留针，下其气。

哮喘：天突五壮，又以细索套颈量鸠尾骨尖其两端，旋后脊骨上索尽处点记，灸七壮或三七壮。

翻胃酒及粥汤皆吐：间使三壮，中脘针，神效。

痰喘：膏肓俞灸，肺俞灸，肾俞灸，合谷针，太渊针，天突灸七壮，神道三七壮，膻中七七壮。

干呕：期门三壮。

肺痈咳嗽上气：天突、膻中、膏肓俞、肺俞皆灸。骑竹马穴七壮，诸穴之效，无逾于此穴也。

咳喘饮水：太渊、神门、支沟、中渚、合谷。

喘呕欠伸：太渊、中脘、下三里、三阴交并针。

唾血内损：鱼际泻，尺泽补。间使、神门、太冲、肺俞百壮，肝俞百壮，脾俞三壮，下三里。

痰涎：然谷、复溜、肾俞并灸。

喘胀不能行：期门五壮，中脘、下三里并针，合谷、上星并灸。

结积留饮：膈俞五壮，照海三壮，中脘针，留十呼而出。

咽喉　前颈后咽。○咽以咽物，喉以候气。○咽接三脘以通胃，故以之咽物；喉通五脏以系肺，故以之候气，气喉谷咽是也。○若腑寒，则咽门破而声嘶。

噎者：皆由于阴阳不恒，三焦隔绝，津液不利，故令人气隔成噎也。○足阳明胃经、肺经、心经、小肠经，皆络于喉咙。凡治者，各随其经应手针之，万无一失。

单蛾：天窗穴，在颈大筋前曲颊端下陷中，以针深刺患边一二寸许，至喉内当处而后即出，旋使病人吞涎无碍，神效。

双蛾：天窗、尺泽、神门、下三里、太溪，并针少商及大拇指爪甲后根排刺三针。○如病急，一日再针，神效。

咽喉不肿而热塞吞饮从鼻还出：久不愈，然谷、合谷并久留针即泻。

喉痛胸胁支满：尺泽、太溪、神门、合谷、内关、中渚、绝骨。

颊颈　项属胃经、胆经，凡病痛者为实，痹者为虚，医者宜临机应变。

牙颊痛：合谷、下三里、神门、列缺、龙玄三壮，在手侧腕上交叉脉，吕细二七壮，在足内踝尖。

项强：风门、肩井、风池、昆仑、天柱、风府、绝骨，详其经络治之，兼针阿是穴。随痛随针之法，详在于手臂酸痛之部，能行则无不神效。

齿部　齿者，骨之余。骨者，肾之精。○《千金》云：凡人患齿者，多由于日食夜饮，食所致也。

上齿痛「三里灸七壮　下齿痛　合谷灸七壮　上下齿痛　并灸手表腕上、踝骨尖端三壮。若不愈更灸七壮，左痛灸右，右痛灸左，神效。又方：灸痛齿七壮，慎勿加灸，必患附骨疽。又方：取片瓦画人口形，又明计病人上下齿之元数，以墨笔尽记于画口内，仍察痛齿第几，而当于画齿上灸三七壮，不数日立差，神效。

齿龋痛　合谷、列缺、厉兑、中渚、神门、下三里。　齿龈腐　合谷、中脘、下三里并针，承浆七壮，劳宫一壮。　心胸　手三阴经主之。○《资》云：心邪实则心中暴痛，虚则心烦，惕然失智。　心惕惕失智　内关、百会、神门。　胸腹痛或痰厥胸痛　量三椎下近四椎上，从脊骨上两旁各五分，灸三七壮至

勉学堂针灸集成卷二诸病部篇　八

卒心胸痛汗出　同使、神门、列缺、大敦刺出血　胸满逆气闷热　心俞二七壮，膈俞三壮，厥阴俞随年壮　积年胸痛　足大趾爪甲之本根、爪甲之半当中灸七壮，男左女右。太冲三壮，独阴五壮，章门　真心痛　爪甲俱青，只得半日活，朝发夕死，夕发朝死，不可治。盖心者，一身君主故也　胸痛吐冷酸水　太冲三壮，内关二壮，独阴五壮，足大趾内初节横纹中三壮，尾穷骨　心热不寐　解溪泻，涌泉补，立愈　胸痛如刺手卒青　间使、内关、下三里、支沟、太溪、少冲、膈俞七壮

上齿痛：下三里灸七壮。

下齿痛：合谷灸七壮。

上下齿痛：并灸手表腕上、踝骨尖端三壮。若不愈更灸七壮，左痛灸右，右痛灸左，神效。又方：灸痛齿七壮，慎勿加灸，必患附骨疽。又方：取片瓦画人口形，又明计病人上下齿之元数，以墨笔尽记于画口内，仍察痛齿第几，而当于画齿上灸三七壮，不数日立差，神效。

齿龋痛：合谷、列缺、厉兑、中渚、神门、下三里。

齿龈腐：合谷、中脘、下三里并针，承浆七壮，劳宫一壮。

心胸　手三阴经主之。○《资》云：心邪实则心中暴痛，虚则心烦，惕然失智。

心惕惕失智：内关、百会、神门。

胸腹痛或痰厥胸痛：量三椎下近四椎上，从脊骨上两旁各五分，灸三七壮至七七壮立差，神效。

卒心胸痛汗出：间使、神门、列缺、大敦刺出血。

胸满逆气闷热：心俞二七壮，膈俞三壮，厥阴俞随年壮。

积年胸痛：足大趾爪甲之本根、爪甲之半当中灸七壮，男左女右。太冲三壮，独阴五壮，章门七壮，立愈，若或不愈更灸。

真心痛：爪甲俱青，只得半日活，朝发夕死，夕发朝死，不可治。盖心者，一身君主故也。

胸痛吐冷酸水：太冲三壮，内关二壮，独阴五壮，足大趾内初节横纹中三壮，尾穷骨灸五十壮。

心热不寐：解溪泻，涌泉补，立愈。

胸痛如刺、手卒青：间使、内关、下三里、支沟、太溪、少冲、膈俞七壮。

冷气冲心痛：内关、太冲三壮，独阴五壮，脐下六寸两旁各一寸，灸三七壮。○又以蜡绳量患人口两角为一寸，作三折成三角，以一角安脐心，两角在脐下两旁尽处点记，灸二七壮立差。

惊恐心痛：神门、少冲、然谷、阳陵泉、内关。

心恍惚：天井、心俞、百会、神道。

胸腹痛暴泄：大都、阴陵泉、太白、中脘针。

心痛呕涎：有三虫则多涎，上脘七壮。

心痛面苍黑欲死：尺泽针，支沟泻，下三里留针，合谷二七壮，大陵三壮，太冲。

心悲恐烦热：神门、大陵、鱼际、通里、太渊、公孙、肺俞、隐白、三阴交、阴陵泉。

心风：心俞三十壮，中脘，曲泽并针。

风眩：临泣、阳谷、腕骨、申脉。

胸引两胁痛：肝俞、内关、鱼际、绝骨。

胸痛口噤：期门三壮，大陵、神门、阴囊下十字纹三壮。

胸连胁痛：期门、章门、绝骨、神门、行间、涌泉。

胸中瘀血：下三里、内关、神门、太渊。

胸噎不嗜食：间使、关冲、中脘针，期门三壮，然谷。

腹胁　直寸用中行寸，横寸用乳间寸。

方曰：腹无热痛，治在足三阴经及五脏俞穴。若冷气留注痛，针刺付缸灸法在腹胁门末。

胃脘痛：肝俞、脾俞、下三里、膈俞、太冲、独阴、两乳下各一寸，灸二十壮。

饮食不下、腹中雷鸣、大便不节、小便黄赤：中脘针，大肠俞，膀胱俞、魂门在九椎下两旁各三寸半，可灸三壮。

冷热不调绕脐攻注疼痛：气海三七壮，天枢百壮，大肠俞三壮，太溪三壮。

腹胀坚脐、小腹亦坚：水分、中极各百壮，三焦俞、膈俞各三壮，肾俞以年壮，太溪、太冲、三阴交、脾俞、中脘针。

肠鸣痛：三阴交、公孙。

腹胁及诸处流注刺痛不可忍：用体长缸，而缸口以手三指容入，乃能吸毒也。随其痛，每一处以三棱针刺四五穴，并入缸口内，付缸灸七壮，随痛随针，亦数缸灸累次，神效。

肿胀

满身卒肿、面浮洪大：内踝下白肉际三壮立效。

水肿腹胀：水分、三阴交、阴交并百壮，并治五脏俞穴。中脘针后按其孔，勿令出水。阴跷七壮。

四肢面目浮肿：照海、人中、合谷、下三里、绝骨、曲池、中脘针、腕骨、脾俞、胃俞、三阴交。

浮肿及鼓胀：脾俞、胃俞、大肠俞、膀胱俞、水分、中脘针，下二里、小肠俞、二阴交。

浮肿鼓胀乃脾胃不和，水谷妄行皮肤，大小便不利之致也。方书云：针水分水尽则毙，然而水胀甚则不能饮食，腹如抱鼓，气息奄奄，心神闷乱，死在顷刻，当其时若不救，急则终未免死亡。愚自臆料以谓等死，莫如救急，针水分，出水三分之二，胀下至脐，未至脐水，急用血竭末或寒水石末涂敷针穴，即塞止水，未针之前预备急用。如无血竭，即以槐花炒黄不至过黑作末，以热手满握敷贴，慎勿动手，移时成痂乃塞止水，且百草霜末敷接亦能止水。出水三日，观风稍歇便治右诸穴，效。○且浮肿之人或有外肾及肾囊亦致肿者，针刺肾皮囊，皮多出黄水则安，如或出血，则不吉之兆也。盖针外肾出水者，乃通利小便之义也，吉。针手足出水者，妄行皮肤之义也，凶。凡病，加与少愈，都在慎摄而已。○脉法：止脉、雀啄脉、虾游脉皆危也。

针中脘穴手法

方书云：中脘穴针入八分，然而凡人之外皮内胞，各有浅深，铭念操心。纳针皮肤，初似坚固，徐徐纳针，已过皮肤，针锋如陷空中，至其内胞忽觉似固，病人亦致微动，然后停针，留十呼，徐徐出针。凡诸穴之针，则或间一日行针，而中脘则每间七八日而行针，针后虽频数食之，慎勿饱食，不尔则有害。

积聚：心之积伏梁，肺之积息贲，肝之积肥气，脾之积痞气，肾之积奔豚。积主脏病，聚主腑病。积者，饮食包结不消聚者，痰伏膈上主头目眩痛，多自唾涎或致微热。

痰积成块：肺俞百壮，期门三壮。

奔豚氣　小腹痛也，氣海百壯，期門三壯，獨陰五壯，章門百壯，腎俞年壯，太沖、太溪、三陰交、甲根各三壯。

小腹積聚、腰脊周痹、咳嗽大便難：腎俞以年壯，肺俞、大腸俞、肝俞、太沖各七壯，中泉、獨陰、曲池。

腹中積聚氣行上下：中極百壯，懸樞三壯，在第十三椎節下間，伏而取之。又方：痛氣隨往隨針，付缸灸必以三棱針。○缸灸之法在腹部。

痞塊：專治痞根，穴在十二椎下兩旁各三寸半，多灸左邊。○若左右俱有塊，并灸左右。又方：塊頭上一穴，針入二寸半，灸二七壯；塊中一穴，針入一二寸，灸三七壯；塊尾一穴，針入三寸半，灸七壯。

臍下結塊如盆：關元、間使各三十壯，太沖、太溪、三陰交各三壯，腎俞以年壯，獨陰五壯。

伏梁及奔豚積聚：章門、脾俞、三焦俞、中脘、獨陰、太沖。

手臂　脾主四末，四末即四肢也。手足諸瘡腫痛皆屬脾胃，凡痛痹瘡瘍皆屬心火也。寒多則筋攣骨痛，熱多則筋緩骨消，治在三陰三陽之脈。病在左治右，在右治左，在里治表，在表治里，在上治下，在腹治背，是謂從陽引陰，從陰引陽之法也。

手臂筋攣酸痛、專廢食飲、不省人事者：醫者以左手大拇指豎按筋結作痛處，使不得勁移即以針，貫刺其筋結處，鋒應于傷筋則酸痛不可忍處，是天應穴也。隨痛隨針，神效，不然則再針。○凡針經絡諸穴，無逾于此法也。針傷筋則即差，針不傷筋則即寒，即還刺其穴少歇矣。

手足指節蹉跌酸痛久不愈：屈其傷指限皮骨內縮，即以圓利針深刺

勉學堂鍼灸集成卷二　手部

其約紋虛空而拔，諸節傷同。

肘節疫痛：鍼使病人屈肘，曲池穴至近橫紋空虛以鍼，深刺穿出肘下外皮，慎勿犯筋，不至十日自差，神效。

肩痛累月，肩節如膠連接不能舉：取肩下腋上兩間空虛鍼刺，鍼鋒幾至穿出皮外，一如治肘之法，慎勿犯骨，兼刺筋結處，神效。

落傷打撲傷：各隨其經鍼刺，後多入艾氣，使其瘀血和解。

兩臂及胸轉筋：尺澤、大陵七壯，膻中、巨闕、尺澤並治手足筋急。

臂細無力：肩髃、曲池、列缺、尺澤、支溝、中渚。

肘腕疫痛重：鍼內關、外關、絕骨、神門、合谷、中脘鍼。若筋急，刺天應穴無不即效。

手臂善動：曲澤七壯，太衝、肝俞、神門。

手五指不能屈伸：曲池、下三里、外關、支溝、合谷、中脘鍼，絕骨、中渚。又手大指內廉第一節橫紋頭，一壯神效。

手掌熱：內關、列缺、曲池、通里、神門、後溪。

臂內廉痛皮癢：曲池、肺俞、脾俞、神門鍼，中脘鍼。

腋腫：行間、神門、太淵、絕骨、膽俞、腕骨。

左手足無力：神闕百壯。如不愈，加灸五百壯。

兩手大熱如在火中：涌泉灸五。

腰背　腰背痛者，腎氣虛弱而當風坐臥，觸冷之致也。臟病不離其處，腑病居處無常，膀胱經及肝膽經主之，宜用缸灸，每處鍼刺，每處缸灸七次，神效。

腰痛不能屈伸：腎俞、委中、尾窮骨上一寸七壯，自處左右各一寸七壯。又方：曲胝

盂

其约纹虚空而拔，诸节伤同。

肘节酸痛：使病人屈肘，曲池穴至近横纹空虚以针，深刺穿出肘下外皮，慎勿犯筋，不至十日自差，神效。

肩痛累月、肩节如胶连接不能举：取肩下腋上两间空虚针刺，针锋几至穿出皮外，一如治肘之法，慎勿犯骨，兼刺筋结处，神效。

落伤打扑伤：各随其经针刺，又取天应穴针刺，后多入艾气，使其瘀血和解。

两臂及胸转筋：大陵七壮，膻中、巨阙、尺泽并治手足筋急。

臂细无力：肩髃、曲池、列缺、尺泽、支沟、中渚。

肘腕酸痛重：内关、外关、绝骨、神门、合谷、中脘针。若筋急，刺天应穴无不即效。

手臂善动：曲泽七壮，太冲、肝俞、神门。

手掌热：内关、列缺、曲池、通里、神门、后溪。

臂内廉痛皮痒：曲池、肺俞、脾俞、神门针，中脘针。

手五指不能屈伸：曲池、下三里、外关、支沟、合谷、中脘针，绝骨、中渚。又手大指内廉第一节横纹头，一壮神效。

腋肿：行间、神门、太渊、绝骨、胆俞、腕骨。

左手足无力：神阙百壮。如不愈，加灸五百壮。

两手大热如在火中：涌泉灸五壮，立效。

腰背　腰背痛者，肾气虚弱而当风坐卧，触冷之致也。脏病不离其处，腑病居处无常，膀胱经及肝胆经主之，宜用缸灸，每处针刺，每处缸灸七次，神效。

腰痛不能屈伸：肾俞、委中、尾穷骨上一寸七壮，自处左右各一寸七壮。○又方：曲胝

横纹头四处各三壮，四穴并一时吹火，使之一时自灭，一处灸不到，其疾不愈。○ 又方：令患人正立，以竹拄地而竖量脐记之，将其竹着后脊骨，于其竹上灸随年壮，后即藏其竹，勿令病人得知。

腰脊疼痛溺浊：章门百壮，膀胱俞、肾俞、委中、次髎、气海百壮。

腰痛腹鸣：胃俞年壮，大肠俞、三阴交、太溪、太冲、神阙百壮。

老人腰痛：命门三壮，肾俞年壮。

腰背伛偻：肺俞、期门各三七壮，风池七壮。又方：脊骨旁左右突起浮高处以针深刺，灸五百壮至七八百壮。若病歇，则不必尽其数矣。

腰肿痛：昆仑、委中、太冲、通里、章门。

脚膝 所患皆由于肾气虚弱而寒冷外束之致也。诸节皆属胆，诸骨皆属肾，四末属脾胃。

脚酸不能屈伸难久立：阴跷三壮，中脘针，两曲腋横纹头五壮，两人分左右同吹灭火，一处灸不到，则其疾不疗也。

脚足转筋不忍：内筋急，内踝尖七壮。外筋急，外踝尖七壮。○ 承山在兑腨肠分肉间陷中，二七壮。

脚足内外踝红肿日久、不脓不差：灸骑竹马穴七壮。若不愈，更灸和介氏之法，神效。

脚气：中脘针，三阴交灸，针后勿为饱食，经七日更针，神效。

又方：腹下股间必有结核，以针贯刺，灸针孔三七壮，立效。

手足筋挛蹇涩：以圆利针贯刺其筋四五处后，令人强扶病人病处，伸者屈之，屈者伸之，以差为度，神效。

鹤膝风膝如大瓢，而膝之上下皆细，身热痛：中脘、委中、风池并针，神效。

足掌疼：昆仑针。

骨髓冷痛：大杼、绝骨、复溜、申脉、厉兑、肾俞。

脚足寒冷不可忍：以热手久按，冷彻于手则是痛冷也。肾俞、大杼、下三里、绝骨、太冲、太溪、阴跷各七壮至三七壮。〇或用灸，瓦上安艾爇之。

肌肤温而病人自言寒冷不可忍者是气不通也：即针十宣、八邪穴，立效。〇一身同然。

膝上肿痛、身屈不行：阴陵泉七壮至七七壮，中脘针，无不效。

诸节痛：阴陵泉、胆俞、风池、绝骨。

便毒：太冲、太溪、照海、仆参并针。

又方：当处以墨笔书其病人之父姓名，则不数日不脓立差。

又方：以圆针贯刺其核，灸三七壮，永差。

四肢不收怠惰嗜卧：脾俞、三阴交、章门、照海、中脘针，解溪。

四肢转筋：涌泉、委中、绝骨、大杼、太冲、合谷、下三里。

风部 诸风掉眩，皆属肝木。〇正气引邪为㖞僻，乃酒色过度、饮食失节之致也。肥人多湿，瘦人多火。

凡人未中风之前，足胫酸疼，顽痹良久，乃解此将中风之候也。急灸三里、绝骨，左右四穴各三壮，用薄荷、桃柳叶煎水淋洗，使灸疮发脓。若春好秋更灸，秋好春更灸。

灸忌：生冷、豬、雞、酒、麵、房勞等物，慎觸風，又忌發怒。則雖鬼莫能救。

言語蹇澀、半身不遂：百會、耳前發際、肩井、風市、下三里、絕骨、曲池、列缺、合谷、委中、太衝、照海、肝俞、支溝、間使，觀證勢加減，患左灸右，患右灸左。

口眼喎斜：合谷、地倉、承漿、大迎、下三里、間使，灸三七壯。又方：以葦筒長五寸，一頭插于耳孔，以泥面密封筒之四畔，令不得泄氣，其一頭上按艾灸七壯至二七壯，一如右法換治。

偏風口喎：間使左取右、右取左，灸三七壯立差，神效。灸後令患人吹火，則乃知口正，此其驗也。

卒惡風不語、肉痺不知人：神道在第五椎節下間俯而取之，灸三百壯，立差。

遍身痒如蟲行不可忍：肘尖七壯，曲池、神門、針合谷、三陰交。

歷節風：風池、絕骨、膽俞。

中風口噤痰塞如引鉅聲：氣海、關元各三壯。又灸哮喘套頸法在咳嗽部。

角弓反張：天突先鍼，膻中、太衝、肝俞、委中、崑崙、大椎、百會。

中風眼戴上及不能語者：灸第二椎並五椎上各七壯同灸，炷如半棗核大。

夫中風有五不治者：開口合眼、散手遺尿、魚口氣喘、喉中雷鳴、直視摸衣，皆惡症也。

風者百病之長也，至其變化各不同焉：或中臟或中腑，或痰

好，秋更灸；秋好，春更灸。

灸忌：生冷、猪、鸡、酒、面、房劳等物，慎触风，又忌发怒。若不慎摄，则虽鬼莫能救。

言语塞涩、半身不遂：百会、耳前发际、肩井、风市、下三里、绝骨、曲池、列缺、合谷、委中、太冲、照海、肝俞、支沟、间使，观证势加减，患左灸右，患右灸左。

口眼㖞斜：合谷、地仓、承浆、大迎、下三里、间使，灸三七壮。又方：以苇筒长五寸，一头插于耳孔，以泥面密封筒之四畔，令不得泄气，其一头上按艾灸七壮至二七壮，一如右法换治。

偏风口㖞：间使左取右、右取左，灸三七壮立差，神效。灸后令患人吹火，则乃知口正，此其验也。

卒恶风不语、肉痹不知人：神道在第五椎节下间俯而取之，灸三百壮，立差。

遍身痒如虫行不可忍：肘尖七壮，曲池、神门、针合谷、三阴交。

历节风：风池、绝骨、胆俞。

中风口噤痰塞如引钜声：气海、关元各三壮。又灸哮喘套颈法在咳嗽部。

角弓反张：天突先针，膻中、太冲、肝俞、委中、昆仑、大椎、百会。

中风眼戴上及不能语者：灸第二椎并五椎上各七壮同灸，炷如半枣核大。

夫中风有五不治者：开口合眼、散手遗尿、鱼口气喘、喉中雷鸣、直视摸衣，皆恶症也。

风者百病之长也，至其变化各不同焉：或中脏或中腑，或痰

或氣或怒或喜逐其源而來害

中臟者　不省人事痰涎上壅喉中雷鳴四肢癱瘓不知疼痛言語蹇澀是也

中腑者　半身不遂口眼喎斜知疼痛言語不變是也先看形體及臟腑之症候詳察治之

肝中　無汗惡寒色青名曰怒中

心中　多汗驚怕色赤名曰思慮中

肺中　多汗惡風色白名曰氣中

腎中　多汗身冷色黑名曰氣勞中

脾中　多汗身熱色黃名曰喜中

膽中　眼目牽連酣睡不醒色綠名曰驚中

胃中　飲食不下痰涎上壅色淡黃名曰食後中

勉學堂鍼灸集成　卷二　七

五臟之病　各灸五臟俞穴

太息善悲　行間丘墟神門下三里日月在期門下五分

癲癇

癲癇　百會神庭各七壯鬼眼三壯陽谿間使三十壯神門心俞百壯肺俞百壯申脈尺澤太沖皆灸曲池七壯

又方　陰莖頭尿孔上宛宛中三七壯著火哀乞即差不問男女重者七七壯輕者五壯七

又方　足大指本節內紋及獨陰穴各七壯

狂言喜笑　鍼陽谿大陵支溝神庭間使百勞

鬼邪　間使仍鍼後十三穴

或气或怒或喜，逐其源而来害。

中脏者：不省人事，痰涎上壅，喉中雷鸣，四肢瘫痪不知疼痛，言语蹇涩是也。

中腑者：半身不遂，口眼㖞斜，知疼痛，言语不变，是也。先看形体及脏腑之症候，详察治之。

肝中：无汗、恶寒、色青，名曰怒中。

心中：多汗、惊怕、色赤，名曰思虑中。

肺中：多汗、恶风、色白，名曰气中。

肾中：多汗、身冷、色黑，名曰气劳中。

脾中：多汗、身热、色黄，名曰喜中。

胆中：眼目牵连、酣睡不醒、色绿，名曰惊中。

胃中：饮食不下、痰涎上壅、色淡黄，名曰食后中。

五脏之病：各灸五脏俞穴。

太息善悲：行间、丘墟、神门、下三里、日月在期门下五分。

癫痫

癫痫：百会、神庭各七壮，鬼眼三壮，阳溪、间使三十壮，神门、心俞百壮，肺俞百壮，申脉、尺泽、太冲皆灸，曲池七壮。又方：阴茎头尿孔上宛宛中三七壮，著火哀乞即差。不问男女，重者七七壮，轻者五壮、七壮。又方：足大趾本节内纹及独阴穴，各七壮。

狂言喜笑：阳溪、下三里、神门、阳谷、水沟、列缺、大陵、支沟、神庭、间使、百劳。

鬼邪：间使仍针，后十三穴。

一鬼宮：人中穴。　　　　　　　二鬼信：手大指甲下入肉三分。

三鬼壘：足大趾爪甲下入肉二分。　　四鬼心：太淵穴入半寸。

若是邪盍，便自言說，由來往驗。有實求去與之，男從左起針，女從右起針，若數穴不言，便通下排穴。

五鬼路：申脈。火針七鋥二三下。　　　　六鬼枕：大椎上入發際一寸。

七鬼床：耳前發際穴。　　　　　　八鬼市：承漿穴。

九鬼營：勞宮穴。　　　　　　　　十鬼堂：上星穴火針七鋥。

十一鬼庄：陰下縫灸三壯。　　　　十二鬼臣：曲池火針。

十三鬼封：舌下一寸縫。

見鬼：陽谷。　　夢魘：商丘、三陰交。　　善哭：百會、水溝。

風癲及發狂欲走，稱神自高悲泣呻吟：謂邪祟也，先針間使，後十三穴。

罵詈不息、身稱鬼語：心俞百壯，鬼眼、後谿、大陵、勞宮、涌泉各三壯，風府。又方：灸唇吻頭白肉際一壯，又灸唇里中央肉弦上一壯。

狐魅顛狂：鬼眼三七壯，神庭百壯。

羊癇：吐舌目瞪，聲如羊鳴，天井、巨闕、百會、神庭、涌泉、大椎各灸，又九椎節丁間二壯，手大指爪甲合結四隅，各三壯，妙。

牛癇：直視腹脹，鳩尾、大椎各三壯。

馬癇：張口、搖頭反張，仆參、風府、臍中各三壯，金門、百會、神庭并灸。

①鬼路：原脫，據《千金要方》卷十四第五補。

犬癇　勞宮申脉各三壯

雞癇　善驚反折手掣自搖靈道三壯金門針足臨泣內庭各三壯

豬癇　如尸厥吐沫崑崙僕參涌泉勞宮水溝各三壯百會率谷腕骨各三壯內踝尖三壯

五癇吐沫　後谿神門心俞百壯鬼眼四穴各三壯間使

狀如鳥鳴心悶不喜問語　鳩尾灸

目戴上不識　囟會行間巨闕皆灸

厥逆

痰厥頭痛者必灸頭部能安之者乃痰凝經絡氣不流行故也

吐痰厥逆　從男左女右以繩圍患人肘還至起端處截斷以其繩頭從大椎尖下行脊骨上繩頭盡處五十壯

尸厥　謂急死也人中針合谷太冲皆灸下三里絕骨神闕百壯　若脉微似絕　灸間使針復溜久留神效

四肢轉筋厥逆　內庭列缺竅陰至陰承山三七壯合谷太冲又內筋急灸內踝尖一壯外筋急灸外踝尖上一壯

善恐小氣厥逆　章門少冲合谷太冲氣海百壯

傳尸骨蒸　肺俞灸膏肓俞灸四花穴腰眼穴並灸

腎厥頭痛筋攣驚恐不嗜臥　關元腎俞絕骨內關膽俞並灸

急死

中惡　百會三七壯間使年壯承漿七壯心俞七壯人中五十壯隱白一壯囊下十字紋三壯諸

勉學堂集成針灸　卷二　癇　厥逆

尢

犬痫：劳宫、申脉各三壮。

鸡痫：善惊、反折手掣自摇，灵道三壮，金门针，足临泣、内庭各三壮。

猪痫：如尸厥吐沫，昆仑、仆参、涌泉、劳宫、水沟各三壮，百会、率谷、腕骨各三壮，内踝尖三壮。

五痫吐沫：后溪、神门、心俞百壮，鬼眼四穴各三壮，间使。

状如鸟鸣、心闷不喜问语：鸠尾灸。

目戴上不识：囟会、行间、巨阙皆灸。

厥逆

痰厥头痛者，必灸头部，能安之者，乃痰凝经络，气不流行故也。

吐痰厥逆：从男左女右，以绳围患人肘还至起端处截断以其绳头，从大椎尖下行脊骨上绳头尽处，五十壮。

尸厥：谓急死也，人中针，合谷、太冲皆灸，下三里、绝骨、神阙百壮。若脉微似绝：灸间使，针复溜，久留神效。

四肢转筋厥逆：内庭、列缺、窍阴、至阴、承山三七壮，合谷、太冲。又内筋急，灸内踝尖一壮；外筋急，灸外踝尖，上一壮。

善恐，少气厥逆：章门、少冲、合谷、太冲、气海百壮。

传尸骨蒸：肺俞灸，膏肓俞灸，四花穴、腰眼穴并灸。

肾厥头痛、筋挛惊恐不嗜卧：关元、肾俞、绝骨、内关、胆俞并灸。

急死

中恶：百会三七壮，间使年壮，承浆七壮，心俞七壮，人中五十壮，隐白一壮，囊下十字纹三壮，诸穴中神阙百壮，下三里七壮，最神。

溺水死：即解死人衣服，以其腹伏着于马鞍之上，使其水泄出后，艾灸脐中百壮，即活，神效。

缢死：心下有微温一日以上者，犹可活。徐解缢索及衣服，安卧温处厚裹，紧填肛门，一人紧摩两肩臂引头发勿令纵，又一人摩擦胸肩令数屈伸无数，又两人分坐以竹管吹两鼻中，即活。

中暑几死：急灸两乳头各七壮。

痢疾　中气虚弱，三焦不和之致。若大便秘结，取巴豆肉作饼安脐中，灸三壮。

水痢不止：中脘针，神效。

赤白痢：脐中百壮，神效。

泄痢小腹痛：大肠俞、膀胱俞各三壮，关元百壮，丹田穴一名石门二七壮至百壮止。

冷痢食不化：脾俞年壮，天枢五十壮，胃俞三壮，脐中一名神阙百壮。

脱肛久不愈：脐中年壮，百会三七壮，膀胱俞三壮。

溏泄：如鸭之泄，故曰溏泄。中脘针，三阴交、脾俞各三壮至三七壮。

痔疾

五痔便血失尿尻痛：尾穷骨百壮，三白三七壮在别穴中，秩边在二十椎下两旁各三寸半灸三壮。

肠风下血痔：三白三七壮，承山在足跟上，兑腨肠下分肉间陷中五壮，神效。又对脐脊骨上灸三七壮，又其两旁各一寸三七壮，又十四椎下各开一寸半二七壮，年深者最有效。

痔乳头：灸痔凸肉百壮即平，神效。

疗痔昔人所传曰：令患人齐足正立，以竹拄地量脐，折断，将其竹移后，准脊骨以墨点记，从点处下量一寸，艾灸五十壮，每行此法无不效。

阴疝　肾气虚弱，常处冷地兼食冷物是谓，如石投水之状。

疝气上冲心腹急痛、呼吸不通：太冲、内太冲各三壮，独阴五壮，甲根针一分，灸三壮，内太冲、甲根穴在于别穴中。针灸神效。

奔豚气绕脐上冲：照海、太冲各三壮，独阴五壮，石门七壮，又脐下六寸两旁各一寸，灸三七壮。又量口吻如一字作三折，如此样以一角按脐心，两角在脐下两旁尽处是穴，二七壮。两九寒缩亦灸，左取右、右取左，气冲七壮。

疝气冲心：以面末和水作孔饼按脐上，以炒盐填厚五分灸大炷，以微温为限，百壮至五百壮，每岁春秋灸毕，连九日处密室，慎勿出入，酒色冷物，神效。

阴痿：然谷三壮，阴谷、三阴交各三壮，气冲、曲骨各三七壮，肾俞年壮，膏肓俞百壮，曲泉七壮。在膝内横纹头。

阴头痛：大敦、太冲、肾俞、阴交。

阴肿挺出：曲骨、大敦、气冲、独阴、阴跷、昆仑。

疝气绕脐冲胸：气海、石门、太冲、独阴并换治，俱痛俱灸，天枢百壮，在挟脐旁各开二寸。

癞疝：令患人骑雄轴，以阳茎伸置轴上，与阳茎头齐点记，灸轴木上随年壮，效。

五淋：复溜、绝骨、太冲、气海、中极百壮，曲骨在横骨上毛际陷中七壮至七七壮。

石淋：气冲在挟脐旁二寸直下、五寸之下、鼠鼷之上一寸动脉宛宛中，七壮至三七壮止。又方：以禾秆量患人口吻如一字样，一端按尾穷骨端向上，秆尽脊上点记，将其秆中折墨记，横著于脊点左右。秆两端尽处，三七壮。

溺白浊：照海、期门、阴跷、肾俞、三阴交皆灸。

霍乱　脾胃及三焦不和，上吐下泄，胸腹痛闷是。

关格者，不得吐泻也，四关穴主之。四关谓合谷、太冲是也。

霍乱闷乱：即以柔物回缚男左女右之肩下臂上，侧卧压缚臂入睡，则即止，效。又方：脐中七壮，下火即差。又脐上三寸三壮，三焦俞、合谷、太冲并针，关冲刺出血立差。中脘针，亦能治霍乱吐泻。

转筋霍乱：手中、关冲皆刺出血，至阴、绝骨、太冲。

霍乱心胸满痛、吐食肠鸣：中脘、内关、关冲出血，列缺、三阴交。

暴泄：大都、昆仑、期门、阴陵泉、中脘针。

干呕：间使七壮，若不差更灸。

霍乱遗矢：下三里、中脘针，阴陵泉。

霍乱头痛胸痛呼吸喘鸣：人迎、内关、关冲、三阴交、下三里。

霍乱已死而有暖气者：承山在脚腨肠中央分肉间去脚跟七寸，起死穴灸七壮。

又方：以盐填脐中，灸二七壮，仍灸气海穴百壮，大敦穴。

疟疾　四节不摄、荣卫不和之致，或先寒后热者，或先热后寒者，或头痛引饮者，或腰背先痛者，或脚足先痛者，察其病源治之。

疟病从头顶发者：当痛日未发前一时，预灸百会、大椎尖头各三壮。

从手臂发者：预灸三间、间使各三壮。

从腰背发者：肾俞百壮，委中。

一日一发于午前者，邪在阳分也。或间日或三日或午后；或夜间发者，邪入阴分也。或间日或

勉學堂集鍼灸《卷二》癥瘧

溫瘧神效　中脘鍼

日夜亂發者氣血俱虛也

瘰瘧謂老瘧也作於子午卯酉者少陰瘧也神道七壯絕骨三壯作於辰戌丑未者太陰瘧也後谿膽俞作於寅申巳亥者厥陰瘧也

諸瘧先鍼間使仍鍼鬼邪十三等穴而雖勿用火锃只用鍼刺累施神效

瘧母痰水及瘀血成塊腹脅脹而痛每上下弦日章門鍼後即灸三七壯

虛勞五勞謂五臟之勞七傷謂憂愁思慮悲驚恐心腎受邪五內不足緩急濕痺偏枯不仁四肢拘攣也邪實則痛虛則痒也

虛勞羸瘦耳聾尿血小便濁或出精陰中痛足寒如冰崑崙腎俞年壯照海絕骨○身有四海氣海血海照海髓海

臟氣虛憊真氣不足一切氣病氣海百壯

夢與人交泄精三陰交三七壯夢斷百日後更灸五十壯則無復泄精

夢遺失精曲泉百壯太冲照海腎俞三陰交關元膏肓俞精宮一名志室在十四椎下橫量左右各三寸半灸七壯

患門穴主年少人陰陽俱虛體瘦面黃飲食無味咳嗽遺精潮熱盜汗心胸背引痛五勞七傷等證灸有效取穴之法用蠟繩或禾稈一條以男左女右從足大拇趾頭比齊循足掌當心向後貼肉引繩上至曲䐐大橫紋切斷令病人解髮勻分兩邊次將以先量足繩子一頭按鼻尖

日夜乱发者，气血俱虚也。

温疟：中脘针，神效。

瘰疟：谓老疟也。作于子、午、卯、酉者，少阴疟也，神道七壮，绝骨三壮。作于辰、戌、丑、未者，太阴疟也，后溪、胆俞。作于寅、申、巳、亥者，厥阴疟也。

诸疟：先针间使，仍针鬼邪十三等穴，而虽勿用火锃只用针刺，累施神效。

疟母：痰水及瘀血成块，腹胁胀而痛，每上下弦日，章门针后，即灸三七壮。

虚劳 五劳，谓五脏之劳；七伤，谓忧、愁、思、虑、悲、惊、恐。心肾受邪，五内不足，缓急湿痹，偏枯不仁，四肢拘挛也。邪实则痛，虚则痒也。

虚劳羸瘦、耳聋、尿血小便浊或出精阴中痛足寒如冰：昆仑、肾俞年壮，照海、绝骨。○身有四海：气海、血海、照海、髓海。

脏气虚惫、真气不足一切气病：气海百壮。

梦与人交泄精：三阴交三七壮。梦断百日后，更灸五十壮，则无复泄精。

梦遗失精：曲泉百壮，太冲、照海、肾俞、三阴交、关元、膏肓俞、精宫，一名志室，在十四椎下横量左右各三寸半。灸七壮。

患门穴，主年少人阴阳俱虚，体瘦面黄，饮食无味，咳嗽，遗精，潮热盗汗，心、胸、背引痛，五劳七伤等证，灸有效。取穴之法：用蜡绳或禾秆一条，以男左女右，从足大拇趾头比齐，循足掌当心向后贴肉，引绳上至曲腘大横纹切断，令病人解发匀分两边，次将以先量足绳子一头按鼻尖引绳从头上正中贴肉至脊，绳头尽处墨记，此非灸穴。别用秆心一条，令患人自然开口，横量齐口吻切断，中折墨记，将此秆压于脊点处横布左右，秆两端尽处墨记，灸随年壮，加灸一壮，一云百壮。

劳瘵 腹中有虫，恼人至死，相传于族类而杀害是也。

劳瘵症：灸腰眼穴。穴法载别穴中，其名遇仙灸。

人脉微细或时无者：以圆利针刺足少阴经复溜穴，深刺以候回阳、脉生，方可出针。

虚劳百损失精劳症：肩井、大椎、膏肓俞、肝俞、肾俞、脾俞、下三里、气海。

四花穴：治劳瘵症。

第一次二穴，先令患人平身正立，取一细蜡绳勿令展缩，以绳头于男左女右足大拇趾端比齐，循足掌向后至曲腋大横纹截断，令患人解发分两边，要见头缝至脑后，又令患人平身正坐，将先比绳子一头于鼻尖上按定，引绳向上循头缝至脑后，贴肉垂下当脊骨至正中，绳头尽处以墨点记之。此非灸穴。○或妇人缠足不明者，当于右肩髃穴点定，以绳头按其穴上伸手引绳向下，至手中指尽处截断，而用男子之足不明者亦佳。却令患人微合口，以短绳一头先白口左角按定，钩起繩子向上至鼻根斜下至口右角作人此樣截斷將此繩展令摺中墨記將繩墨點壓於脊骨上先點處而橫布左右取平勿令高下繩兩頭盡處以墨圈記此則灸穴

二次二穴令患人平身正坐稍縮肩膊取一蠟繩繞項向前雙垂與鳩尾尖齊鳩尾是心蔽骨者從胸前歧骨下量取一寸是鳩尾穴也即雙截斷將其繩之中心著於喉嚨結骨上引繩兩端向後會於脊骨正中繩頭盡處以墨記之是則非灸穴也却令患人合口以短蠟繩橫量口兩吻如一字樣截斷中摺墨記壓於脊骨上先點處如前橫布繩子兩頭盡處以墨記之此是四花穴之橫二穴也

巳上第二次點穴通共四穴同時灸各七壯至二七壯至百壯或一百五十壯為妙候灸瘡初發時依後法又灸二穴

三次二穴以第二次量口吻如一字樣短繩中摺之墨記壓於第二次脊點上正中上下直放繩頭上下盡處以墨點記之此四花穴之上下二穴也

巳上第三次點穴謂之四花穴也灸兩穴各百壯三次共六穴取火日灸之百日內慎飲食房勞安心靜處將息一月後仍覺未差復於初灸穴上再灸

食不化 饑飽失時脾胃不和之致脾胃實則消穀善饑脾胃虛則癖食不消

起绳子向上至鼻根，斜下至口右角，作入此样截断，将此绳展令折中墨记，将绳墨点压于脊骨上先点处，而横布左右取平，勿令高下，绳两头尽处以墨圈记此则灸穴。

二次二穴，令患人平身正坐，稍缩肩膊，取一蜡绳绕项向前双垂，与鸠尾尖齐。鸠尾是心蔽骨也，人无心蔽骨者，从胸前歧骨下量取一寸，是鸠尾穴也。即双截断，将其绳之中心著于喉咙结骨上，引绳两端向后会于脊骨正中，绳头尽处以墨记之，是则非灸穴也 却令患人合口，以短蜡绳横量口两吻如一字样截断，中折墨记压于脊骨上先点处，如前横布绳子两头尽处以墨记之。此是四花穴之横二穴也。

已上第二次点穴，通共四穴同时灸各七壮至二七壮至百壮，或一百五十壮为妙，候灸疮初发时，依后法又灸二穴。

三次二穴，以第二次量口吻如一字样短绳中折之墨记，压于第二次脊点上，正中上下直放，绳头上下尽处以墨点记之。此四花穴之上下二穴也。

已上第三次点穴谓之四花穴也。灸两穴各百壮，三次共六穴，取火日灸之，百日内慎饮食、房劳，安心静处，将息一月后仍觉未差，复于初灸穴上再灸。

食不化 饥饱失时，脾胃不和之致。脾胃实则消谷善饥；脾胃虚，则癖食不消。

饮食倍多身渐羸瘦痃癖腹痛 脾俞三壮至年壮 章门 期门 太白 中脘针

腹胀不嗜食食不化 中脘针 肝俞七壮 胃俞年壮 脾俞三壮

饮食困惫四肢怠惰烦热嗜卧 脾俞 然谷 肾俞 解溪

呕逆不得食 心俞百壮 只针中脘穴 神效

食积善渴 劳宫 中渚 支沟 中脘

恶闻食气 下三里 中脘针

伤饱瘦黄 章门 中脘针 神效

翻胃 公孙 中脘针

勉学堂集成针灸 卷二

黄疸多因脾胃不和通身面目悉黄或大便黑血小便黄 食疸者头眩心烦 酒疸者

肾疸 风门五壮 肾俞年壮 少泽一壮 三阴交三壮至三十壮 合谷三壮

黄疸 百劳三七壮 下三里 中脘针 神效

酒疸身目俱黄心痛面赤斑小便不利 公孙 胆俞 至阳 委中 腕骨 中脘 神门 小肠俞

三十六黄疸方云 先灸脾俞心俞各三壮 次灸合谷三壮 次灸气海百壮 只针中脘穴 神效

女劳疸 公孙 关元 肾俞 然谷 至阳在七椎下俛而取之 三壮

食疸 下三里 神门 间使 列缺 中脘针

饮食倍多，身渐羸瘦，痃癖腹痛：脾俞三壮至年壮，章门、期门、太白、中脘针。

腹胀不嗜食、食不化：中脘针，肝俞七壮，胃俞年壮，脾俞三壮。

饮食困惫、四肢怠惰烦热嗜卧：脾俞、然谷、肾俞、解溪。

呕逆不得食：心俞百壮，只针中脘穴、神效。

食积善渴：劳宫、中渚、支沟、中脘。

恶闻食气：下三里、中脘针。

伤饱瘦黄：章门、中脘针，神效。

翻胃：公孙、中脘针。

黄疸 多因脾胃不和，通身面目悉黄，或大便黑血，小便黄。**食疸者**，头眩心烦；**酒疸者**，目黄，鼻塞，心中及足下热；**女劳疸者**，额黑身黄，小腹满急，小便难，难治也。**大概**诸疸口淡、怔忡、耳鸣、脚软、寒热、小便白浊，渴则难治，不渴则可治也。

肾疸：风门五壮，肾俞年壮，少泽一壮，三阴交三壮至三十壮，合谷三壮。

黄疸：百劳三七壮，下三里，中脘针，神效。

酒疸身目俱黄，心痛，面赤斑，小便不利：公孙、胆俞、至阳、委中、腕骨、中脘、神门、小肠俞。

三十六黄疸方云：先灸脾俞、心俞各三壮，次灸合谷三壮，次灸气海百壮，只针中脘穴，神效。

女劳疸：公孙、关元、肾俞、然谷、至阳，在七椎下，俯而取之。三壮。

食疸：下三里、神门、间使、列缺、中脘针。

疮肿 痈、痒、疮、疡，皆属心火，主治：在各随其经及心经。

痈者：阳滞于阴为肿，有嘴高起，皮肉光泽者是。

疽者：阴滞于阳为肿，无嘴，内晕广大，皮肤起纹不泽者是。欲知疽口，以湿纸敷贴肿上，先干处是疽口也。

痈、疽、疔、疖之初出，看其经络部分，各随其经行针无间日，如或针间日，则无效矣。勿论择日诸忌，逐日针刺，或一日再刺，以泻其毒，则不至十日自安。若针间日或针五六度而病者为苦，半途而废至于死亡。或如不死，腐恶内生，新肉延于累月，艰苦万状。连针十余日之苦，与其死亡或至辛苦，孰轻孰重，悔之无及。若病人不欲针治者，急灸骑竹马穴七壮，无不神效。

又方：初出三日前，用手第四指纳口侵津涎洽涂肿上，昼夜不辍，使不干，不过四五日自安。方药无逾于此也。

痈疽毒肿，初出三日前，急灸其肿嘴，三七壮自安：千方万药无逾于此。其初发，至小如粟，故人皆忽。待至其发毒，必至死域，追悔莫及。若已过三日，即灸骑竹马穴各七壮，无不神效。

痈疽诸肿，或不痒不痛色青黑者：肉先死，终不救。其初发，急灸骑竹马穴各七壮。

发际肿、唇肿、面肿最难危症：慎勿轻破，须各随其经络逐日行针，以泻その毒気、効。若未能針治、敷自腐薬、以待膿潰、兼用蟾酥五六個連食、已潰或未潰皆効。

背腫、亦行逐日針経絡自安、然而、未能善治竟至熟膿、以大針決破裂過赤暈之裔、即取大蟾六七個作胘、用姜芥汁連食、悪肉消尽而新肉已生、可以起死回生。

背腫当処状如粟米者、乱出于腫上、自作穿孔、以手指揉按、則自其各孔膿汁現出、按休則其各孔膿汁還入、是為熟膿矣。以大針裂破赤暈之裔。

凡大小腫：不問日数、即灸騎竹馬穴七壮、無不効者。

騎竹馬穴法

以直枻先量患人尺沢穴横紋、此起循肉至中指端截断、令患人解衣裙露体、騎坐于直竹之上。瘦人用細竹、肥人用大竹。当尾窮骨可堪接坐、然後将其先量枻、従脊竪立于坐竹之上、男左女右、枻端尽処脊上点記此則非灸穴也、更用禾稈量病人、男左女右、中指中節両紋為一寸、又加一寸合為二寸。将其二寸中折墨記、着于先点脊上横布稈両端尽処。是灸穴也。各灸七壮止、不可多灸。以此法灸之、則不愈者，盖此二穴心脉所过，凡痛疽之疾，皆由于心气留滞，故生此毒，灸此则心脉流通，即时安愈，可以起死回生矣。

诸危恶症：目直视，摸衣，鱼口气喘，命难全。病人气实则易治，虚则难治。凡肿不热、不痛、不高低、陷破烂、肉色紫黑为内发，肉先死，必死之疾也。

五逆症察色

察眼目，白晴黑眼胞约小，一逆；纳药呕吐，二逆；腹痛渴甚，三逆；肩项不便，四逆；声嘶色脱或痢疾，五逆。无此五逆者顺也。

肺痈胸胁引痛，呼吸喘促，身热如火，咳嗽唾痰，不能饮食，昼歇夜剧即灸。骑竹马穴七壮，尺泽、太渊、内关、神门，并针刺通气，以泄毒气。若不愈，更灸骑竹马穴七壮。肿脉宜洪、紧、数、滑。欲知脓，计自初痛日，过四十、五十日后察病人眼目，白晴无精采，亦微苍黑，细如丝赤血络，纵横乱缠于白晴，则已脓矣，即以边刃大针刺破痛边，乳旁腋下向前肋间使之出脓，后即插纸捻插与拔，逐日行之，使不塞孔，兼用石衣岩上青白苔是，不拘多少浓煎，连服限差。○脉，虾游脉、雀啄脉皆危脉也。危病则难治。

阴肿或臀肿，或脚肉色如常，而渐至浮大者，或有微浮者，苦痛于骨肉之间，昼歇夜剧不省人事，几至四五十日而成脓，然而夏月则易脓，冬月则不易脓。外见其痛处，形如赤丝粗细，血络纵横乱铺于其上，则是熟脓矣。人或未详其脓，先以细针刺试，未及脓境而抽针，脓汁缘何而出乎？自谓不脓。抑曰此湿痰凝滞，万方治疗终不见效，迁延日月渐至回骨而死，须针未危之前，用手之法。以边刃大针先刺皮肤，渐渐深插至其脓境，针锋易入，如陷虚空，已入脓处，然后仍举针锋裂破而出，使之出脓，脓汁既歇，即以纸捻插于针孔，使不闭孔，逐日拔插使出恶汁，恶肉自腐，新肉自生，则纸捻渐至减入，自出黄汁然后获痊矣。虽至苏境，慎勿发怒与酒色，不然则更作肿痛。○肿脉宜滑、数、急、紧；最危者，虾游脉、雀啄脉，二动一止，三动一止者，不数日死。

回骨症

回骨之后，针破无益。然与其必死，莫若针破，冀获侥幸万一，当与病家商议，金曰诺，然后针破出脓，而使不快出，不然则危矣，故徐徐出汁。出脓之后，未满十日而死者，脓无一毫间隔者也。过十日而生者，肉有毫发未脓处也。

凡小疖腫有嘴銳者或無嘴者多發於耳下及
臂或脚苦痛十餘日或至十五日後成膿然不
可以一例論之大槩先以手指按探腫暈而當
處堅固且有指痕成凹趂不解者是不膿也按
指漸至膿處忽覺指陷舉指復起正似執蒀成
凹捨則復起之狀是乃膿也

腸癰小腹連腰痛或蹇一脚身熱如火小便數而
欠晝歇夜劇三十餘日後成膿 未膿前預灸騎
竹馬穴各七壯神效 已膿後肘尖百壯膿汁注
下一二鉢神效

疔腫生面上口角 合谷下三里神門

生手上 曲池穴三七壯

勉華堂集鍼灸《卷二》　羊

生背上 肩井七壯委中靈道觀病之輕重重者倍數灸之并
灸騎竹馬穴七壯

纏疔 狀如以蒿草裹雞卵箇箇間結之形長而紅發於肘
內而痛日久則成膿膿後則鍼破出膿 未膿前
各七壯即愈騎竹馬穴及手足同一身之中
骨節腫膿鍼破後膿雖盡出而浮氣未消之前
則病人悶其疼痛不忍屈伸以待自差則膿汁
與脂膜填滿於骨臼筋膠於骨節伸者終不得
屈屈者終不得伸平生永爲病廢之人須及於
膿汁未盡出而黃汁不止之際即令傍人強扶

凡小疖肿，有嘴锐者或无嘴者，多发于耳下及臂或脚，苦痛十余日或至十五日后成脓，然不可以一例论之大概，先以手指按探肿晕，而当处坚固且有指痕成凹趁不解者，是不脓也。按指渐至脓处，忽觉指陷，举指复起，正似执茧成凹，舍则复起之状，是乃脓也。

肠痈小腹连腰痛，或蹇一脚身热如火，小便数而欠，昼歇夜剧，三十余日后成脓。未脓前，预灸骑竹马穴各七壮，神效。已脓后，肘尖百壮，脓汁注下一二钵，神效。

疔肿生面上口角：合谷、下三里、神门。

生手上：曲池穴三七壮。

生背上：肩井七壮，委中、灵道。观病之轻重，重者倍数灸之，并灸骑竹马穴七壮。

缠疔：状如以蒿草裹鸡卵，个个间结之。形长而红，发于肘内，而痛日久则成脓。脓后，则针破出脓。未脓前灸骑竹马穴各七壮，即愈，手足同治。凡人手足及一身之中骨节肿脓，针破后脓虽尽出而浮气未消之前，则病人闷，其疼痛不忍屈伸，以待自差，则脓汁与脂膜填满于骨臼，筋胶于骨节，伸者终不得屈，屈者终不得伸，平生永为病废之人。须及于脓汁未尽出而黄汁不止之际，即令旁人强扶屈伸，频数限差则免废。

诸药灸痈疽法

隔蒜灸法：肿毒大痛或不痛麻木，先以湿纸覆其肿上，先干处乃是肿头也，即用独头蒜切作片厚三分许，安肿头上，以艾炷灸之，每行五炷改蒜片，如疮连十余头，当一处以蒜烂捣，摊于患处，铺艾蒜上灸之。初灸痛，灸至不痛，不痛灸至痛，此乃引发郁毒之法，且有回生之功也。若肿色白而不作脓者，不问日期，宜多灸之。

附子灸法：脑瘘及诸痈肿坚牢者，即削附子厚如棋子，正着肿上，唾湿附子，以艾炷安着附子上灸之，令热彻附子欲干，更唾令湿灸，常令热彻附子屡干辄改，又令艾气彻肿，则无不愈者。

黄土灸法：肿发背两胛间，初似粟米大，或痛或痒，人皆慢忽不治，则不过十日遂至于死，急取净黄土和水作泥捻作饼子，厚二分、阔一寸半贴肿上，以大艾炷安土饼上灸，一炷一易。肿如粟米大时，灸七饼即差。肿或如钱大许，大炷日夜不辍，以差为度。

诸疮胬肉：如蛇头出数寸，用硫黄研末干努肉上薄涂，即缩。

肿坚有根名曰石痈：灸当处上百壮，如石子碎出。

龙疽：尺泽五壮，涌泉、委中并刺出血，立愈。骑竹马穴各七壮，又烟熏一如治白癞法熨治之，治法见于白癞条下。

手足或一身状如桃栗不红而痛三四日间成脓：针破出脓汁，名走马瘄疽。

附骨疽：三白穴，在间使后一寸，灸随年壮，立差。

风丹及火丹毒：以三棱针，无间乱刺当处及晕畔，多出恶血，翌日更看赤气所在，如初乱刺，弃血如粪，神效。

诸处痰肿，不痒不痛，久作成脓，针破。脓色与血相和，或有苍色则吉也；只有白色而不稠，正似腐糊者，死也。

遍身疥疮：肺俞、神门、曲池、大陵。

腋肿马刀挟缨：绝骨、神门，神效。

热风瘾疹：曲池、曲泽、合谷、列缺、肺俞、鱼际、神门、内关。

皮风疮：自少搔痒不止如粟米者，多发于臂及足胫外边与背部，而绝不发胸、腹及臂及脚内边，故名曰皮风疮。逢秋气尤痒成疮，俗名年疥疮。曲池灸二百壮，神门、合谷三七壮。

白癞：先针周匝当处四畔无间，后即用熟艾按作长条，继作环圆数重于炉灰上，次用信石作末播其环艾之上，放火于艾端，又以穿孔大瓢覆其上，则烟出瓢孔，即以白癞照熏于其烟，而初不愈，如初针后，又照熏如初，神效。

风癞：一名大风疮，伤于隆冬，心、肺受邪，鼻塞面热，夜寝自鼻出血，眉毛堕落，一身搔痒成疮。以三棱针间一二日乱刺身上肉黑处，至肉汗出，百日又针至骨，如初汗出百日鬚眉還生後即止灸亦隨於肉黑處亦佳調攝則一依鍼灸法愼勿觸風寒有大效治穴委中尺澤太冲皆鍼出血曲池神門中渚合谷內關申脉大淵照海絕骨崑崙心俞肺俞胃俞脾俞

癰疽疔癤瘰癧等瘡八穴灸法

頭部二穴諸瘡發於頭部用禾稈量自左耳尖起端右旋經右耳尖還至起端處截斷令患人男左女右用鍼經一夫之法以手四指橫握其稈兩端之末截斷將稈中摺中心墨點著於結喉下左右兩旋後會於脊骨上點記是則非灸穴也別用禾稈男左女右量手中指中節爲一寸又加一寸中摺墨記壓

於先點脊骨上橫布左右稈兩端盡處是灸穴也瘡出左灸左出右灸右出左右并灸左右

手部二穴瘡發於手部用禾稈自肩髃穴至第三指頭爪端截斷以其稈中心當於結喉下至項後稈兩端會於脊骨點記如頭部法

背部二穴自大椎上至尾窮骨爲背部自天突穴至陰毛際爲腹部兩腋亦屬背腹部瘡發於背或腹用禾稈自左乳頭起端周身經右乳還至起端處截斷以稈中心當結喉下稈兩端旋後會於脊骨上點記如頭部法

出，百日须眉还生后即止，灸亦随于肉黑处亦佳，调摄则一依针灸法，慎勿触风寒，有大效。治穴：委中、尺泽、太冲皆刺出血，曲池、神门、中渚、合谷、内关、申脉、太渊、照海、绝骨、昆仑、心俞、肺俞、胃俞、脾俞。

痈疽疔疖瘰疬等疮八穴灸法

头部二穴诸疮发于头部，用禾秆量自左耳尖起端，右旋经右耳尖还至起端处截断，令患人男左女右，用针经一夫之法以手四指横握其秆两端之末截断，将秆中折，中心墨点著于结喉下，左右两旋后会于脊骨上点记是则非灸穴也。别用禾秆男左女右量手中指中节为一寸，又加一寸中折墨记，压于先点脊骨上，横布左右秆两端尽处是灸穴也。疮出左灸左，出右灸右，出左右并灸左右。

手部二穴：疮发于手部，用禾秆自肩髃穴至第三指头爪端截断，以其秆中心当于结喉下至项后，秆两端会于脊骨点记，如头部法。

背部二穴：自大椎上至尾穷骨为背部，自天突穴至阴毛际为腹部，两腋亦属背腹部。疮发于背或腹，用禾秆自左乳头起端，周身经右乳还至起端处截断，以秆中心当结喉下，秆两端旋后会于脊骨上点记，如头部法。

瘰癧

足部二穴瘡發於足部並立兩足亦令相著齊
立以秤從足大拇指頭起端從足際右旋至右
足大拇指端還至左起端處斷之以其秤中心
當結喉下旋背雙垂一如頭部法　初灸痛灸至不痛不痛則灸至
痛或五百壯或七八百壯大炷多灸尤妙痛疽等瘡始發而灸則不潰而自愈已潰而灸則生肌止痛亦無再發矣

汞毒瘡　用藥天疱瘡離却年久後汞毒例出於足脛內廉骨上或胸或面形如桃栗如石如骨累月或累年而成瘡鍼刺出膿汁用殺蟲當藥

勉學堂集成鍼灸　卷二

瘰癧

聯珠瘡　百勞三七壯至百壯肘尖百壯又先問審知初出核以鍼貫核正中即以石雄黃末和熟艾作炷灸核上鍼穴三七壯諸核從此亦消矣

癭瘤　不可鍼破鍼則肆毒　　肉瘤　鍼灸則皆殺人　血瘤　鍼則出血不止而死

瘰癧繞項起核名蟠蛇癧　天井風池肘尖百壯換治下三里百勞神門中渚外關大椎灸

延生胸前連腋名瓜藤癧　肩井膻中大陵支溝陽陵泉外關

左耳根生名惠袋癧　翳風後溪肘尖外關

右耳根生名蜂窠癧　翳風頰車後溪合谷外關

又方　取繩子繞項雙垂兩端會于鳩尾骨尖截斷繩兩端旋後會于脊骨上繩頭盡處點記又量患人口兩吻如一字樣中折墨記橫著于脊點記左右兩端盡處各灸百壯

又方　以繩

足部二穴：疮发于足部，并立两足，亦令相著齐立，以秆从足大拇趾头起端，从足际右旋至右足大拇趾端，还至左起端处断之，以其秆中心当结喉下，旋背双垂，一如头部法。初灸痛，灸至不痛，不痛则灸至痛，或五百壮，或七八百壮，大炷多灸尤妙。痛疽等疮始发而灸，则不溃而自愈。已溃而灸，则生肌止痛，亦无再发矣。

汞毒疮：用药天疱疮，离却年久后，汞毒例出于足胫内廉骨上，或胸或面，形如桃栗、如石、如骨，累月或累年而成疮。针刺出脓汁，用杀虫当药。

瘰疬

联珠疮：百劳三七壮至百壮，肘尖百壮，又先问审知初出核，以针贯核正中，即以石雄黄末和熟艾作炷，灸核上针穴三七壮，诸核从此亦消矣。

癭瘤：不可针破，针则肆毒。　　肉瘤：针灸则皆杀人。　　血瘤：针则出血不止而死。

瘰疬绕项起核名蟠蛇疬：天井、风池、肘尖百壮，换治下三里、百劳、神门、中渚、外关、大椎灸。

延生胸前连腋名瓜藤疬：肩井、膻中、大陵、支沟、阳陵泉、外关。

左耳根生名惠袋疬：翳风、后溪、肘尖、外关。

右耳根生名蜂窠疬：翳风、颊车、后溪、合谷、外关。

又方：取绳子绕项双垂，两端会于鸠尾骨尖截断，绳两端旋后会于脊骨上，绳头尽处点记，又量患人口两吻如一字样，中折墨记横著于脊点记，左右两端尽处各灸百壮。

又方：以绳

蠱毒

子周回病人項還至起端處截斷將此繩一頭從大椎上垂下脊骨繩頭盡處點記又量患人口吻如一字樣中折墨記橫布脊點上兩端盡處灸百壯大效

蠱毒三壯有物因所食下出

巨闕上脘足小趾尖

三蟲痛胸多涎上脘在鳩尾下二寸灸二七壯至百壯未差宜倍灸

蟲咬心痛或上或下時作時止善渴嘔吐惡心涎出面色白斑紅唇乍青白乍白赤痛定後能食是也以手緊按堅持勿令得移以針刺蟲久待蟲不動乃出針上半月蟲頭向上下半月蟲頭向下每食前先嚼肉而不吞則蟲頭向上然後用針藥

眠睡腎肝不得安臥不能睡皆心熱也昏睡困憊腎脾虛熱之致也治心○脾腎經穴

多睡肝俞七壯肺俞二間少商百會囟會又方解溪涌泉

無睡陰交在臍下一寸灸百壯噫嘻在第六椎下兩旁相去各三寸半以手按之則病者言噫嘻二七壯至百壯

內傷瘀血

胸中瘀血巨闕下二里肺俞膏肓俞內關

消渴三焦不和五臟津液焦渴水火不能交濟之致也

消渴飲水人中兌端隱白承漿然谷神門內關三焦俞

腎虛消渴然谷腎俞腰俞肺俞中臍俞在第二十椎下兩旁各二寸挾脊起肉端灸三壯

食渴中脘針三焦俞胃俞太淵列缺針皆瀉

子周回病人项，还至起端处截断，将此绳一头从大椎上垂下脊骨，绳头尽处点记，又量患人口吻如一字样，中折墨记横布脊点上，两端尽处灸百壮，大效。

蛊毒

蛊毒：巨阙、上脘、足小趾尖三壮，有物因所食下出。

三虫痛胸多涎：上脘，在鸠尾下二寸，灸二七壮至百壮，未差宜倍灸。

虫咬心痛或上或下，时作时止，善渴呕吐，恶心涎出，面色白斑，红唇乍青白、乍白赤，痛定后能食是也。以手紧按，坚持勿令得移，以针刺虫久待，虫不动乃出针。上半月，虫头向上，下半月，虫头向下。每食前先嚼肉而不吞，则虫头向上，然后用针药。

眠睡 不得安卧，不能睡，皆心热也。昏睡困惫，肾、脾虚热之致也。治心，○脾、肾经穴。

多睡：肝俞七壮，肺俞、二间、少商、百会、囟会。又方：解溪、涌泉。

无睡：阴交，在脐下一寸，灸百壮；噫嘻，在第六椎下两旁相去各三寸半。以手按之则病者言"噫嘻"，二七壮至百壮。

内伤瘀血

胸中瘀血：巨阙、下二里、肺俞、膏肓俞、内关。

消渴 三焦不和，五脏津液焦渴，水火不能交济之致也。

消渴饮水：人中、兑端、隐白、承浆、然谷、神门、内关、三焦俞。

肾虚消渴：然谷、肾俞、腰俞、肺俞、中臍俞，在第二十椎下两旁各二寸。挟脊起肉端。灸三壮。

食渴：中脘针，三焦俞、胃俞、太渊、列缺针，皆泻。

汗部　表气虚弱则自汗也，寒气外束则无汗也。肺主皮毛，表虚则自汗是。○吐血、衄血皆因肺热，心血妄行皮肤，须泻心肺热气也。

转筋汗不出：窍阴、太渊、孔最三壮，阳陵泉、胆俞，两臂转筋穴互相加减用。

烦心汗不出：孔最三壮，曲差、心俞、太渊、神门、巨阙，又手足指间针。

骨寒热汗注：复溜、下三里、神门。

汗出鼻衄：承浆、合谷、昆仑、上星、神门、太冲。

身热如火汗不出：命门、中脘、胆俞、孔最三壮，肺俞、太溪、合谷、支沟。

盗汗：肺俞三壮，阴都，挟巨阙旁一寸五分直下又二寸。灸二壮。

虚汗：合谷泻，复溜、下三里并补，阴都、曲泉并三壮，照海、鱼际。

咳嗽汗不出：鱼际、窍阴、胆俞、商阳、上星、肺俞、心俞、肝俞、曲泉三壮，孔最三壮。

伤寒及瘟疫　冬伤于寒，春必病瘟。

太阳经病：一日二日发热、恶寒、头疼、腰脊强痛，尺脉俱浮，属膀胱经。

阳明经病：二日三日身热、目痛、鼻干、不得卧，尺脉俱长，属胃土。

少阳经病：三日四日胸胁痛而耳聋，或口苦、舌干，或往来寒热而呕，尺脉俱弦，属胆木。

太阴经病：四日五日腹满、咽干、手足自湿，或自痢而渴，或腹痛，尺脉俱沉细，属脾土。

少阴经病：五日六日口燥、舌干而恶寒，尺脉俱沉，属肾水。

厥阴经病：六日七日烦懑、囊缩，尺脉俱微缓，属肝木。

是三阴三阳症也。○方书云：初起只传足经，不传手经。又云：五行，顺传者生，逆传者亡。○顺，金生水、水生木、木生火、火生土、土生金；逆，金克木、木克土、土克水、水克火、火克金。

又云：一日治風府穴，二日治三間穴，三日治中渚、临泣，四日治少商、隐白，五日治神门、太溪，六日治灵道、中封、间使穴。

在表主腑，阳谷、支沟、阳溪、阳辅；在里主脏、商丘、复溜、经渠、灵道、间使。

痉病似中风症、中湿症，口噤反张，又似病症，以伤寒逐日例行针。

伤寒流注：太冲、内庭穴针。此二穴总治能退寒热。

在手，太冲、内庭、手三里并针；在足，太冲、内庭并针；在背，太冲、内庭、间使并针；在腹，太冲、内庭、下三里并针。

伤寒犯色发热、饮食咽塞而还出鼻孔：然谷针，使之饮食即吞，神效。

阴症伤寒，弥留不能退热，乃中气不足之致：脐中百壮，不愈加灸五十壮，或填盐炼脐。

伤寒过六日不解者：期门、关元、太冲、下三里、内庭。

余热未尽：曲池、合谷、太冲、下三里、内庭。

伤寒悲恐：太冲、内庭、少冲、通里。

挟脊痛：太冲、内庭、委中、昆仑。

口干：曲泽、神门。

项强目瞑：风门、委中、太冲、内庭、下三里、三阴交。

热病烦心，足寒多汗：先针然谷，太溪、行间皆补。

热病烦心汗不出：中冲、劳宫、少冲、关冲、大陵、阳溪、曲泽、孔最三壮至五壮，即汗。

又方：五日以上汗不出，太渊留针一时；若未满五日，曲泽穴禁针。

热病极热头痛，引饮三日：以柔索缠肩下臂上左右尺泽穴，上下青络血贯，刺多出血，弃如粪汁，神效。出血与汗出同故也。

虾蟆瘟：兵乱之后，杀气弥满，触犯伤人。瘟热大炽，咽肿闭塞，口噤不语、不食，颔下亦肿，形如虾蟆之颔，气息奄奄，第三日而死，故曰虾蟆瘟。其热传染，或作大头瘟，或无病人传染者下必气绝，或有作热仍成大肿而毙者，急以三棱针贯刺头额上当阳血络及太阳血络，多出恶血，继以绸系其肩下臑上，即针刺左右尺泽、大小血络及委中血络，并弃血如粪，则不日而饮水，神效。

大头瘟：形如赤丝之气，如虹横带于额颡，如一字样，仍肿满面、耳、目、口、鼻顿无各体，有同肉块，不声不语，气息奄奄，第六七日而死，是热犯心、肺也。治法如右，而并急治未危之前。

大小便　膀胱有寒，三焦热结，小便不利。关格不通者：邪在六腑，则阳脉盛，邪在五脏，则阴脉盛，合谷、太冲。

大小便不通：膀胱俞三壮，丹田二七壮，胞门五十壮，营冲在足内踝前后陷中三壮，经中穴，在脐下寸半两旁各三寸。灸百壮，大肠俞三壮。

大小便不利：大肠俞、营冲三壮，小肠俞三壮，经中在脐下寸半两旁各三寸灸百壮，中髎。

小便黄赤不禁：腕骨、膀胱俞、三焦俞、承浆、小肠俞。

小便状如散火：关元百壮，复溜五壮。

小便不通脐下冷：膀胱俞、胞门、丹田、神阙、营冲皆灸。

小便难：灸对脐脊骨上三壮。

勉学堂鍼灸集成《卷二》鼻及身疾部

小便色变：青取涌泉，赤取然谷，黄取太溪，白取复溜，列缺，黑取阴谷。

尻重：百会、委中。

尿血：胞俞、关元、曲泉、劳宫、三焦俞、肾俞、气海年壮，太冲三壮，少府三壮，膀胱俞、小肠俞。

肠鸣溏泄腹痛：神阙百壮，三阴交三壮。

身部 心肾受邪，水火不能交济，积聚缓急，周痹不仁，偏枯，四肢拘挛，致令无子。邪实则痛，虚则痹。

身有四海：气海、血海、照海、髓海。谓绝骨穴也。脏气虚惫，真气不足，一切气疾皆灸气海。

身体不仁：先取京骨，后取中封、绝骨，皆针泻之。

痹胸背：鱼际。 烦满：商丘。 反折：肝俞。 瘫痪：合谷、曲池、下三里、昆仑、太冲。

周痹：膈俞、临泣。 振寒：足临泣穴。 如解：涌泉、脾俞。

嗜卧：太溪、照海、天井、脾俞、肝俞、三阴交。

喘痹：风市、昆仑。○须宜元穴及诸症穴参考加减。

呕吐 心腹痛而呕者，寒热或痰饮客于肠胃也。凡呕吐阴气上逆而阳不胜故也。

上吐下闭：关格宜泻四关穴。谓合谷、太冲是。 呕吐：中脘、内关并针，三阴交留针，神效。

干呕：尺泽、章门、间使、关冲、中渚、隐白、乳卜一寸三壮。

吐血：鱼际、天枢、劳宫、行间、神门、大陵、尺泽、上星七壮。加症后录。

烦心：间使、神门、鱼际。寒热：心俞、绝骨、脾俞。上气：肺俞、天突即灸，哮喘套颈法，神效。气膈：膈俞、膻中、间使。肠鸣：曲池、大肠俞。闷乱：虎口、三焦俞、大陵。嗜卧：照海。不吐：心俞。呕噎：阴交。虚者：补气海穴。

呕吐乍寒乍热心烦：中脘、商丘、大椎、中冲、胆俞、绝骨。

妇人 经水无期而来者，血虚有热也；经水将来作痛者，血实气滞也。

经候过多色瘀：黑甚，呼吸小气，脐腹极寒，汗出如雨，任脉虚衰，风令客乘，胞中不能固之致，关元穴百壮。

月事带下恶露：肝俞、气海年壮，中脘、曲骨五十壮。

阴挺出：阴跷、曲骨、曲泉、照海、大敦、太溪三壮。

苍汗阴痛：下髎、中髎、太冲、独阴。

血块月事不调：关元、间使、阴跷、天枢皆针，石门禁针，针之无子，灸七壮至百壮。

恶露成块：石门七壮至百壮。　血闭无子：曲泉。

癥瘕肠鸣泄痢绕脐绞痛：天枢百壮，章门、大肠俞、曲泉、曲池、对脐脊骨上三七壮，灸宜先阳后阴。

脐下冷疝：太冲、气海、独阴、阴交，在脐下一寸。灸百壮。

赤白带下：曲骨七壮，太冲、关元、复溜、三阴交、天枢百壮。

转胞小便难：关元二七壮。

月经不通：合谷、阴交、血海、气冲。

崩漏：太冲、血海、阴谷、然谷、三阴交、肝俞、支沟。

漏白带：三阴交、曲骨七壮至七七壮。

血淋：丹田七壮至百壮。

胞衣不下：足小趾尖三壮，中极、肩井。

淋沥：照海、曲泉、小肠俞。

如妊：阴谷、涌泉。

催孕：下三里、至阴、合谷、三阴交、曲骨七壮至七七壮，即有子。

无子：胞门、子户、曲骨、商丘、中极灸百壮至三百壮，或四度针，即有子。

遗尿：曲骨七七壮。

胞中恶血痛：石门二七壮至百壮。阴都挟巨阙一寸五分直下二寸，三壮，禁针，针之终身无子。四满在挟脐旁五分直下二寸，三壮。

难产：手先出曰横生，足先出曰逆生。即用细针刺儿手心或足心一二分、三四处，即以盐涂针穴，擦磨后轻轻入送，则儿缩顺生，仍以盐涂母腹上，正产。又足小趾尖灸三壮，即顺生。

堕胎后手足如冰厥冷：太冲、合谷、肩井针五分。若针深则闷乱，急以针刺三里穴，下其气。

死胎：三阴交、合谷、昆仑、太冲。

产后诸疾：期门五壮。

子上逼心闷乱：补合谷、泻三阴交，巨阙针留七呼、灸七壮至七七壮。

欲断产：足外踝上一寸三壮，即断产。石门一名丹田，针刺。

乳肿

乳痈：足临泣、神门、太溪、下三里、内关、膈俞，灸骑竹马穴各七壮。

奶岩：年四十以前犹可治，年四十以后则难治。是早年寡妇及无产女患此则死。

产后腹痛：气海百壮。　因产恶露不止：中极、阴交百壮，石门七壮至百壮。

無乳汁：膻中七壯至七七壯，禁鍼少澤補。
數落胎每三日內即灸：三陰交七壯，中極、曲骨各五十壯，臍中三百壯。
陰中乾痛惡合陰陽：曲骨五十壯。
血漏赤白：管衝五十壯。
尿血：膈俞鍼三分留七呼，灸三壯，後谿，腕骨。
月事不斷：陰蹻三壯，陰交百壯。
小兒：小兒初產七日內，臍中胞系自枯自落，其日即以熟艾、形如牛角內空，灸臍中七壯，其艾炷每火至半即去，永無腹痛。
小兒胎癇、奶癇、驚癇：灸鬼眼四穴各三壯，每次四處，一時吹火盡燒。
火丹毒謂遊風入胸腹則死：即用利鍼周匝紅處，多出惡血，翌日更觀紅赤處，如右針刺，效。
脫肛：百會七壯，臍中年壯或五十壯或百壯。
雀目：手大指甲後第一節內橫紋頭白肉際各一壯，肝俞九壯。
囟門不合：灸臍中上下各三壯，灸癇未落、囟門先合，效。
羸瘦食不化：胃俞、長谷、挾臍傍各二寸，灸七壯。
陰卵偏大入腹：太冲、獨陰、氣衝、三陰交、關元。
驚風：神道，在第五椎節間，灸七壯至百壯，即效。又危急難救，灸兩乳頭三壯，男左女右。
睡驚手掣目不合：手大指、次指端各三壯，間使、合谷、太冲、太淵。
胎癇：鬼眼各三壯，間使三十壯，百會九壯，陽莖頭七壯。

无乳汁：膻中七壮至七七壮，禁针，少泽补。

数落胎，每三日内即灸：三阴交七壮，中极、曲骨各五十壮，脐中三百壮。

阴中干痛恶合阴阳：曲骨五十壮。

血漏赤白：营冲五十壮。

尿血：膈俞针三分留七呼。灸三壮，后溪，腕骨。

月事不断：阴蹻三壮，阴交百壮。

小儿 小儿初产七日内，脐中胞系自枯自落，其日即以熟艾、形如牛角内空，灸脐中七壮，其艾炷每火至半即去，永无腹痛。

小儿胎痫、奶痫、惊痫：灸鬼眼四穴各三壮，每次四处，一时吹火尽烧。

火丹毒谓游风入胸腹则死：即用利针周匝红处，多出恶血，翌日更观红赤处，如右针刺，效。

脱肛：百会七壮，脐中年壮或五十壮或百壮。

雀目：手大指甲后第一节内横纹头白肉际各一壮，肝俞九壮。

囟门不合：灸脐中上下各三壮，灸痫未落、囟门先合，效。

嬴瘦食不化：胃俞、长谷、挟脐旁各二寸。灸七壮。

阴卵偏大入腹：太冲、独阴、气冲、三阴交、关元。

惊风：神道，在第五椎节间，灸七壮至百壮，即效。又危急难救，灸两乳头三壮，男左女右。

睡惊手掣目不合：手大指、次指端各三壮，间使、合谷、太冲、太渊。

胎痫：鬼眼各三壮，间使三十壮，百会九壮，阳茎头七壮。

小便不通：百会七壮，营冲各三壮，丹田二七壮，涌泉三壮，胞门五十壮。又用巴豆肉捣作饼或炒盐，安填脐中灸五十壮。

口噤：然谷。

惊痫：腕骨、项中央旋毛中三壮，耳后青络脉三壮，太冲三壮。

痎疟：神道，在五椎节下间，一名庄俞。灸七壮。

善惊：然谷。 多哭：百会。 卒疝：太冲。

两目眦赤：合谷、昆仑、神门、风池、绝骨。

两眼白翳，每到春秋遮瞳：第九椎节上七壮，又取肝俞穴七壮。

蚀龈臭秽冲人：劳宫各一壮。

脐肿：灸对脐脊骨上，灸三壮或七壮。

卒肘皮青黑：灸脐四边各半寸，并鸠尾骨下一寸，各灸三壮。

风痫目戴上：灸第五椎节上七壮，百会七壮，昆仑三壮。

四五岁不言：心俞、足内踝尖上各灸三壮。

阴肿：昆仑、太冲、太溪。

赤白痢疾：脐中七壮至百壮，三阴交七壮。

遗尿：气海百壮，大敦三壮。

吐乳：中庭，在膻中下一寸六分。灸五壮。

斑疮入眼：大杼七壮至三七壮，详看犯处，各治其经络。

达夜啼呼：使其儿父负其儿，持刀潜研邻家篱带，勿使人知之，儿啼即止。然后潜还系其研带，则一永勿啼呼。

浮肿：水分三壮，三阴交三十壮，脾俞三壮。

久疟：鬼眼三壮，内庭七壮。　吐沫尸厥：巨阙七壮，中脘五十壮。

儿生一七日内多啼，客风中于脐至心脾：合谷、太冲、神门、列缺七壮，承浆七壮。

先惊后啼：百会七壮，间使断交。

角弓反张：百会七壮，天突七壮。

五痫

食痫：先寒热沥沥乃发者，屈指如数物形，鸠尾上五分三壮，间使神庭三壮，三阴交。

猪痫：尸厥吐沫，巨阙三壮，太渊。

犬痫：劳宫、申脉各一壮。

鸡痫：善惊反折，手掣自摇，绝骨、申脉、内庭、百会、间使、太冲、太渊。

羊痫：吐舌、目瞪、羊鸣，大椎三壮，解溪又第九椎下间三壮。

牛痫：直视腹胀，鸠尾三壮，三阴交、大椎三壮。

马痫：张目摇头，反折马鸣，仆参、风府三壮，神门、金门、脐中三壮。

五痫：神门、间使、鬼眼、申脉。

惊痫瘈疭：昆仑、前顶、长强、神门、百会三壮，神庭七壮，本神。

腹满不食：中脘，针绝骨，下三里。

咀呪之症十三穴亦須用鬼邪之法行鍼餘者以盛年精神有餘乃能取效矣

大人小兒怪疾此同治此法行鍼

鍼鋒梢拔還納依其七數是也火鍼亦依其法而鍼刺入肉不出皮外以

其次第而行針失次則無效而并針右等穴次鍼元病之所管經要穴病重者鍼不過十餘度而愈病輕者鍼不過四五度而效愈且陰下縫穴累施無效然後行之且夫申脉上星曲池穴宜火鍼七鋌而或不施火鍼只以圓利針或三棱針累施不失其次則每有神效

急用神應經治鬼邪法先刺間使後十三穴必須

怪疾色如血點且凸漸至黑陷則難救凡一身之病晝輕夜重者難治各隨其經而病勢漸至加重胸亦煩悶痛怪幻不測者乃陰陽失攝陰邪妄動之致也

勉學堂集成鍼灸卷二　　　　吳

痘疹色如個個突起光澤則無患

二椎并五椎各七壯或臍中百壯神效

診太冲脉不絕者可治眼百會三壯神庭七壯鬼眼三壯肝俞七壯兩乳頭三壯男左女右第

撮口 右急驚兩症氣絕者先

身與口鼻氣出皆冷時時瘛瘲 昏睡露睛

惺惺如舊

慢驚風者作於大病之餘或大吐之餘脾胃極虛

潮涎一身搐搦 身口皆熱發作暴烈過後

急驚風者因風而作或聞禽獸雞犬聲而作口生

吐血魚際神門勞宮太冲尺澤心俞五十壯

吐血：鱼际、神门、劳宫、太冲、尺泽、心俞五十壮。

急惊风者，因风而作，或闻禽兽鸡犬声而作，口生潮涎，一身搐搦，身口皆热，发作暴烈过后，惺惺如旧。

慢惊风者作于大病之余，或大吐之余，脾胃极虚，身与口鼻气出皆冷，时时瘛疭。昏睡露睛，撮口。右急惊两症气绝者先诊，太冲脉不绝者可治：百会三壮，神庭七壮，鬼眼三壮，肝俞七壮，两乳头三壮，男左女右第二椎并五椎各七壮。或脐中百壮神效。

痘疹：个个突起光泽则无患，若痘色如血点，且凸渐至黑陷则难救。

怪疾：凡一身之病昼轻夜重者难治，各随其经而病势渐至加重。胸亦烦闷，痛怪幻不测者，乃阴阳失摄，阴邪妄动之致也。

急用《神应经》治鬼邪法：先刺间使，后十三穴必须其次第而行针。若失次则无效，并针右等穴。次针：元病之所管经要穴。病重者：针不过十余度而愈。病轻者：针不过四五度而效愈。且阴下缝穴，累施无效，然后行之。且夫：申脉、上星、曲池穴宜火针七鋌，而或不施火针，只以圆利针或三棱针累施，不失其次则每有神效。

七鋌谓：浚若灸七壮之说也，火针亦依其法，而针刺入肉不出，皮外以针锋梢拔还纳，依其七数是也。

大人小儿怪疾：同治此法。行针：必以盛年精神有余者，乃能取效矣。

咀呪之症：亦须用鬼邪之法，先针间使后十三穴，火鋌一依其法行之。

杂病

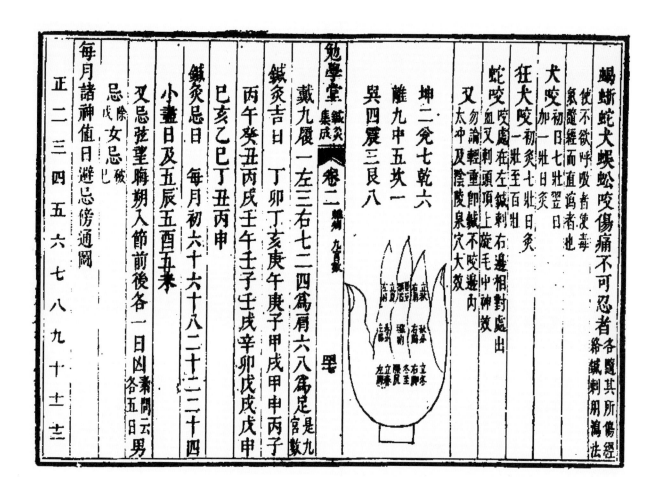

蝎蜥蛇犬蜈蚣咬伤痛不可忍者。各随其所伤，经络针刺用泻法，使不欲呼吸者，使毒气随经而直泻者也。

犬咬：初日七壮，翌日加一壮，日灸。

狂犬咬：初灸七壮，日灸，一壮至百壮。

蛇咬：咬处在左，针刺右边，相对处出血，又刺头项上旋毛中，神效。

又：勿论轻重，即针不咬边内太冲及阴陵泉穴，大效。

（图见上）

坤二兑七乾六

离九中五坎一

巽四震三艮八

戴九履一左三右七，二四为肩，六八为足。是九宫数

针灸吉日：丁卯、丁亥、庚午、庚子、甲戌、甲申、丙子、丙午、癸丑、丙戌、壬午、壬子、壬戌、辛卯、戊戌、戊申、己亥、乙巳、丁丑、丙申。

针灸吉日：每月初六、十六、十八、二十二、二十四，小尽日及五辰、五酉、五未。

又：忌弦望晦朔入节前后各一日凶。《素问》云各五日。男忌除戊，女忌破己。

每月诸神值日避忌旁通图

正	二	三	四	五	六	七	八	九	十	十一	十二

月厌	月杀	月忌	大杀	月刑	六害	血忌	血支	天医	天灭
戌	戌	丑	戌	丑	巳	丑	丑	卯	丑
酉	戌	未	巳	戌	辰	未	寅	寅	卯
申	戌	丑	午	未	卯	寅	卯	申	申
未	未	戌	未	辰	寅	申	辰	酉	酉
午	丑	辰	寅	丑	丑	卯	巳	丑	丑
巳	丑	未	卯	戌	子	酉	午	卯	卯
辰	辰	丑	辰	未	亥	辰	未	申	申
卯	辰	戌	亥	辰	戌	戌	申	酉	酉
寅	辰	辰	子	丑	酉	巳	酉	丑	丑
丑	未	未	丑	戌	申	亥	戌	卯	卯
子	未	丑	申	未	未	午	亥	申	申
亥	未	戌	酉	辰	午	子	子	辰	酉

瘟瘟　正羊二戌三居辰，四寅五午六蛇行，七酉八猴九在亥，十子十一丑中存，十二月当居卯位，犯著瘟瘟必杀人。

不向　正五九月东，二六十月西，三七十一北，四八十二南。

太乙遊入節日数

立春立夏立秋立冬					春分夏至秋分冬至							
一日	十日	十九日	二十八日	三十七日	左脚	左胁	左肩	头首	右肩	右胁	右脚	腰尻
二日	十一日	二十日	二十九日	三十八日	头首	左肩	脏脐	腰尻	左胁	左脚	右胁	右肩
三日	十二日	二十一日	三十日	三十九日	腰尻	脏脐	右脚	右肩	左肩	头首	左脚	左胁
四日	十三日	二十二日	三十一日	四十日	右肩	右脚	右胁	左肩	脏脐	腰尻	头首	左肩
五日	十四日	二十三日	三十二日	四十一日	左胁	右胁	左脚	右肩	右脚	右肩	腰尻	脏脐
六日	十五日	二十四日	三十三日	四十二日	左肩	左脚	头首	脏脐	右胁	左肩	右肩	右脚

下段表：

厌月	戌	酉	申	未	午	巳	辰	卯	寅	丑	子	亥
忌月	戌	戌	戌	未	丑	丑	辰	辰	辰	未	未	未
谷月	丑	戌	未	辰	丑	戌	未	辰	丑	戌	未	辰
刑月	巳	子	辰	申	午	丑	寅	酉	未	亥	卯	戌
谷大	戌	巳	午	未	寅	卯	辰	亥	子	丑	申	酉
害大	巳	辰	卯	寅	丑	子	亥	戌	酉	申	未	午
忌血	丑	未	寅	申	卯	酉	辰	戌	巳	亥	午	子
支血	丑	寅	卯	辰	巳	午	未	申	酉	戌	亥	子
医天	卯	寅	丑	子	亥	戌	酉	申	未	午	巳	辰
灭天	丑	卯	申	酉	丑	卯	申	酉	丑	卯	申	酉

瘟瘟　正羊二戌三居辰，四寅五午六蛇行，七酉八猴九在亥，十子十一丑中存，十二月当居卯位，犯著瘟瘟必杀人。

不向　正五九月东，二六十月西，三七十一北，四八十二南。

太乙游人节日数　立春立夏立秋立冬　春分夏至秋分冬至

一日	十日	十九日	二十八日	三十七日	左脚	左胁	左肩	头首	右肩	右胁	右脚	腰尻
二日	十一日	二十日	二十九日	三十八日	头首	左肩	脏脐	腰尻	左胁	左脚	右胁	右肩
三日	十二日	二十一日	三十日	三十九日	腰尻	脏脐	右脚	右肩	左肩	头首	左脚	左胁
四日	十三日	二十二日	三十一日	四十日	右肩	右脚	右胁	左肩	脏脐	腰尻	头首	左肩
五日	十四日	二十三日	三十二日	四十一日	左胁	右胁	左脚	右肩	右脚	右肩	腰尻	脏脐
六日	十五日	二十四日	三十三日	四十二日	左肩	左脚	头首	脏脐	右胁	左肩	右肩	右脚

七日	十六日	二十五日	三十四日	四十三日	脏腑	头首	腰尻	右脚	左脚	左肩左胁	右胁
八日	十七日	二十六日	三十五日	四十四日	右脚	腰尻	右肩	右胁	头首	脏腑左肩	左脚
九日	十八日	二十七日	三十六日	四十五日	右胁	右肩	左胁	左脚	腰尻	右脚脏腑	头首

方云：通人达士，不拘此例，云云。

内景篇针灸

身形

灸脐法：有人年老面颜如童子者，盖每岁以鼠粪灸脐中一壮，故也。（《资生经》）○本朝韩雍侍郎讨大藤峡，获一贼，年逾百岁而甚壮健。问其由，曰少时多病，过一异人，教令每岁灸脐中，自后康健云。（《汇言》）

精

针灸法：遗精梦泄，心俞、白环俞、膏肓俞、肾俞、中极、关元等穴，或针或灸。（《纲目》）○失精精滥，中极、大赫、然谷、大冲等穴皆主之。（《纲目》）○虚劳失精，宜取大赫、中封。（《纲目》）○遗精五脏虚竭，灸曲骨端一穴四七壮，穴在前阴、横骨中央，曲如月中央是也。（《纲目》）○便浊失精取肾俞，梦泄精取三阴交，各灸七七壮神效。（《得效》）

气

针灸法：一切气疾取气海，气逆取尺泽、商丘、太白、三阴交，噫气上逆取太渊、神门，短气取大陵、尺泽，少气取间使、神门、大陵、少冲、足三里、下廉、行间、然谷、至阴、肝俞、气海。（《神应》）○上气灸大冲，气结食不消灸太仓，冷气脐下痛灸关元百壮，短气灸大椎随年壮，肺俞百壮、神阙二七壮，又灸第五椎下随年壮。（《得效》）○短气取天井、大椎、肺俞、肝俞、鱼际、尺泽。（《甲乙》）○气乱于心取神门、大陵，气乱于肺取鱼际、太溪，气乱于肠胃取太白、陷谷、足三里，气乱于头取天柱、大杼、通谷、束骨，气

乱于臂胫，取二间、三间、内庭、陷谷、液门、中渚、侠溪、临泣。（《灵枢》）

神

针灸法：癫痫昼发，治阳蹻（申脉）；夜发，治阴蹻（照海）；各灸二七壮。（易老）。〇又灸百会、风池。（《资生》）〇痫病，取鸠尾、后溪、涌泉、心俞、阳交、三里、大冲、间使、上脘。凡痫病必先下之，乃可灸，不然则气不通，能杀人。针不拘此。（《纲目》）〇癫狂，取丰隆、期门、温溜、通谷、筑宾、阳谷、后溪、阴谷。（《甲乙》）〇又灸间使三十壮。（《得效》）〇又灸天枢百壮。（《得效》）〇健忘，取列缺、心俞、神门、中脘、三里、少海，又灸百会。（《纲目》）〇失志痴呆，取神门、中冲、鬼眼、鸠尾、百会、后溪、大钟。（《纲目》）〇善恐心惕惕，取然谷、内关、阴陵泉、侠溪、行间。（《纲目》）〇心澹澹大动，取大陵、三里。（《纲目》）

血

针灸法：衄血、吐血、下血，取隐白、大陵、神门、太溪。（易老）。〇衄血，灸囟会、上星。（《资生》）〇衄，宜灸大椎、哑门即止。（《丹心》）〇衄不止，以三棱针于气冲出血，立愈。（东垣）〇衄血，取上星、风府、哑门、合谷、内庭、三里、照海。（《纲目》）〇吐血，取风府、大椎、膻中、上脘、中脘、气海、关元、三里。（《纲目》）〇吐血，灸大陵。（《得效》）〇呕血，取上脘、大陵、郄门、神门。（东垣）〇关脉芤，大便出血数斗者，以膈俞伤故也，宜灸膈俞。（《脉经》）〇虚劳吐血，灸中脘三百壮。又，吐血唾血，灸肺俞，随年壮。又，口鼻出血不止，名脑衄，灸上星五十壮。（《得效》）〇下血不止，量脐心与脊骨平于脊骨上，灸七壮即止。（《资生》）

梦

针灸法：胆寒不得睡卧，取窍阴。〇沉困睡多，无名指第三节尖屈指取之，灸一壮。（《纲目》）〇惊悸不得眠，取阴交；不得卧，取浮郄。（《甲乙》）

声音

针灸法：卒然无音，取天突。（《灵枢》）〇厥气走喉不能言，取照海。（《灵枢》）喉痹卒喑，取丰隆。〇暴喑气喘，取扶突、廉泉。（《灵枢》）〇暴失音，取神门、涌泉。〇暴暗，取合谷、阳交、通谷、天鼎、期门、支沟、涌泉。（《甲乙》）

言语

针灸法：暗不能言，取合谷、涌泉、阳交、通谷、天鼎、期门、支沟。（《甲乙》）〇足太阴之脉病，舌本强，不能言，又手少阴之别脉名曰通里，虚则不能言，取此穴。（《灵枢》）〇舌缓不能言，取哑门。舌下肿、难言，取廉泉。（《资生》）

津液

针灸法：盗汗不止，取阴郄泻之。（《纲目》）〇汗不止，取曲差。〇盗汗，取阴都、五里、间使、中极、气海。〇虚损盗汗，取百劳、肝俞。（《甲乙》）〇伤寒汗不出，取合谷、复溜俱泻之，大妙。（《纲目》）

痰饮

针灸法：诸痰饮病，取丰隆、中脘。〇胸中痰饮，吐逆不食，取巨阙、足三里。（《纲目》）〇溢饮，取中脘。（《甲乙》）〇三焦停水，气攻不食，取维道、中封、胃俞、肾俞。（东垣）〇痰涎等疾，不一而足，惟劳瘵有痰为难治，最宜早灸膏肓穴，壮数既多，当有所下，荟荟然如流水之壮者，是痰下也。（《资生》）

胞

针灸法：月经不调，取阴独、中极、三阴交、肾俞、气海。（《纲目》）〇月经断绝，取中极、三阴交、肾俞、合谷、四满、三里。崩漏不止，取血海、阴谷、三阴交、行间、大冲、中极。（《纲目》）〇赤白带下，取中极、肾俞、气海、三阴交、章门、行间。〇赤白带，带脉穴灸之最奇。一女患此，灸此穴，鬼附身云：灸着我，我即去，俄而即差。（《资生》）〇崔氏四花穴治带下如神。（《纲目》）〇赤带，取中极、气海、委中。〇白带，取曲骨、承阴、中极。（《纲目》）〇经断久忽大崩下取丰隆、石门、天枢、中脘、气海。（《纲目》）

虫

针灸法：骨蒸、传尸、劳瘵宜早灸，崔氏四花穴（详见针灸）晚则无及矣。（《入门》）○ 瘵虫居肺间，蚀肺系，故咯血声嘶。此所谓膏之上肓之下，针之不到药之不及，宜早灸膏肓俞、肺俞、四花穴为佳。（《入门》）○ 治劳瘵癸亥夜三更，六神皆聚之时，解去上体衣服，于腰上两旁微陷处，谓之腰眼直身平立以笔点定，然后上床合面而卧，每灼小艾炷灸七壮，虫或上出或泻下即安。名曰遇仙灸。（《得效》）○ 先一日点定腰眼穴，至半夜子时交癸亥日期，便灸七壮或九壮或十一壮，尤妙。其虫从大便出即焚之。（医圣）骨蒸劳热灸膏肓、三里。○ 劳瘵骨蒸或板齿干燥，大椎、鸠尾各灸二七壮，又膏肓、肺俞、四花大椎等穴，若灸之早，百发百中。○ 传尸劳瘵，涌泉针三分泻，大吸有血可治，无血必危。丰隆治痰，针入一寸泻十，吸丹田治气喘，针入三分补二呼。（以上《入门》）

小便

针灸法：癃闭，取阴跷（即照海穴）、大敦、委阳、大钟、行间、委中、阴陵泉、石门。（《甲乙》）○小便淋闭，关元（八分）、三阴交（三分即透）、阴谷、阴陵泉、气海、太溪、阴交。（《纲目》）○ 石淋，取关元、气门、大敦。（东垣）○血淋取气海、关元。（东垣）○ 热淋，阴陵泉、关元、气冲。（东垣）○ 小便滑数，中极，灸肾俞、阴陵泉、气海、阴谷、三阴交。（《纲目》）○ 遗尿不禁，取阴陵泉、阳陵泉、大敦、曲骨。（东垣）○茎中痛行间（灸十三壮）。又取中极、太溪、三阴交、复溜。（《资生》）○ 白浊，灸肾俞，又取章门、曲泉、关元、三阴交。（《纲目》）○ 妇人转脬不得尿，取曲骨、关元。（《甲乙》）○ 妇人阴中痛，取阴陵泉。（《甲乙》）

大便

针灸法：大渴饮水，多为滑泄，水入即泄，泄而复饮。此无药，当灸大椎三五壮。（易老）○ 泄泻三五年不愈，灸百会五七壮即愈。（《医鉴》）○ 久泄痢，灸天枢、气海，大能止泄。（丹溪）○ 泄痢不止，灸神阙七壮（一云三七壮）、关元三十壮。（《得效》）○ 溏泄，灸脐中为第一，三阴交次之。（《资生》）○ 泄痢，灸脾俞，随年壮，脐中二十壮，关元百壮，三报三七壮。（《得效》）○飧泄，取阴陵泉、然谷、巨虚上廉、太冲。（《纲目》）○泄泻如水，手足冷

眼

鍼灸法

取上星百會攒竹絲竹空

又以草莖刺鼻孔出血數升即愈（子和）眼暴

取大敦窍陰

刺鼻孔出血

合谷通里赤

睛明瞳子髎

升明即愈印

太陽合谷

眼晴痛取風府風池

頭

鍼灸法

眩暈取神庭上星

囟會前項後項腦空風池陽谷大都至陰金門申脉足三里

偏正頭痛絲竹空

風池合谷中脘

解溪足三里

正頭痛取百會

上星神庭太陽

合谷腎厥頭

痛灸關元百壯

厥逆頭痛齒亦痛

灸曲鬢七壯

痰厥頭痛取

丰隆頭風頭

痛針百會立愈

又灸囟會前項

上星百會

腦痛腦旋

腦泻腦熱

腦冷皆灸囟會

眉棱骨痛取攢竹

合谷神庭頭

維解溪醉後

頭痛取印堂

攢竹足三里

風門膻中一

老婦久患頭

痛視其手足

有血絡皆紫黑

遂用針刺出血

如墨汁後刺

受病之經得

痊愈偏正頭

痛取阿是穴針

之即愈

勉學堂鍼灸集成人卷二

夜頭墨

外形篇鍼灸

陰交三陰交

足小便

都海

環岗水道

泉崑

取大

灸泉

更顋

痢

脉欲絕脐腹痛漸漸短氣灸氣海百壯下痢腹痛便膿血取丹田復溜小腸俞天枢腹哀冷痢關元窍谷各灸五十壯里急後重取合谷外關痢不止取合谷三里陰陵泉中脘關元天枢神阙中極諸下痢皆可灸大都五壯商丘陰陵泉各三壯大便秘涩取照海支溝太白大便不通取二間承山太白大鍾三里涌泉崑崙照海章門氣海大小便不通取大都環岗水道關格吐逆而小便不通先灸氣海天枢各三七壯吐止然後用益元散以利小便婦人產後腹脹大小便不通取氣海足三里關元三陰交陰谷

脉欲绝，脐腹痛，渐渐短气，灸气海百壮。（《得效》）〇下痢腹痛，便脓血，取丹田、复溜、小肠俞、天枢、腹哀。（《东垣》）〇冷痢，关元、窍谷各灸五十壮。（《东垣》）〇里急后重，取合谷、外关。（《东垣》）〇痢不止，取合谷、三里、阴陵泉、中脘、关元、天枢、神阙、中极。（《纲目》）〇诸下痢，皆可灸大都五壮，商丘、阴陵泉各三壮。（《纲目》）〇大便秘涩，取照海（针入五分，补三分，泻六吸，立通）、支沟（针半寸，泻三吸）、太白（泻之）。（《纲目》）〇大便不通取二间、承山、太白、大钟、三里、涌泉、昆仑、照海、章门、气海。（《纲目》）〇大小便不通取大都、环岗、水道。（《纲目》）〇关格吐逆而小便不通，先灸气海、天枢各三七壮，吐止然后用益元散以利小便。（《正传》）〇妇人产后腹胀大小便不通，取气海、足三里、关元、三阴交、阴谷。（《纲目》）

外形篇针灸

头

针灸法：眩晕，取神庭、上星、囟会、前项、后项、脑空、风池、阳谷、大都、至阴、金门、申脉、足三里。（《纲目》）〇眩晕怕寒，春夏常着棉帽，暂去即发，取百会、上星、风池、丰隆。（《纲目》）〇偏正头痛，取丝竹空、风池、合谷、中脘、解溪、足三里。（《纲目》）〇正头痛，取百会、上星、神庭、太阳、合谷。（《纲目》）〇肾厥头痛，灸关元百壮。（《资生》）〇厥逆头痛，齿亦痛，灸曲鬓七壮。（《资生》）〇痰厥头痛，取丰隆。（《纲目》）〇头风头痛，针百会立愈，又灸囟会、前项、上星、百会。（《丹心》）〇脑痛、脑旋、脑泻、脑热、脑冷，皆灸囟会。（《资生》）〇眉棱骨痛取攒竹、合谷、神庭、头维、解溪。（《纲目》）〇醉后头痛，取印堂、攒竹、足三里、风门、膻中。（《纲目》）〇一老妇久患头痛，因视其手足有血络皆紫黑，遂用针刺出血如墨汁，后刺受病之经，得痊愈。（《纲目》）〇偏头痛及正头痛取阿是穴针之，即愈。

眼

针灸法：眼睛痛取风府、风池、通里、合谷、申脉、照海、大敦、窍阴、至阴。《纲目》〇目赤肿翳，羞明隐涩，取上星、百会、攒竹、丝竹空、睛明、瞳子髎、太阳、合谷，又以草茎刺鼻孔出血数升即愈。（子和）〇眼暴

（上半葉為原刻本豎排影印，內容為眼、耳、鼻、口舌諸證鍼灸法，文字與下列排印本相同）

眼

赤肿痛，取神庭、上星、囟会、前项、百会，出血即愈。又取光明、地五会。（《纲目》）○诸障翳，取睛明、四白、太阳、百会、商阳、厉兑、光明各出血，合谷、三里、命门、肝俞、光明各灸之。《纲目》○内障取足厥阴，足少阴阳跷。（《纲目》）○去翳法，以鹅翎切之，近黑睛及当白睛搅之，膜自聚，上以针钩挽之割去，即明见物，以绵著眼，断血三日差。（《千金》）○胬肉攀睛，取睛明、风池、期门、太阳，出血。（《纲目》）○烂弦风，取太骨空灸九壮，以口吹火灭，小骨空灸七壮，亦吹火灭。又以三棱针刺眶外，出血即愈。（《纲目》）○迎风冷泪，眵瞙黑花，取大骨空、小骨空灸之，吹火灭。又取临泣、合谷。（《纲目》）○青盲，灸巨髎。又取肝俞、命门、商阳。（《得效》）○目昏暗，灸三里，针承泣。又取肝俞、瞳子髎。（《纲目》）○雀目，取神庭、上星、前项、百会、睛明，出血即愈，又取肝俞、照海。（《纲目》）○暴盲不见物，针攒竹及项前五穴，又刺鼻中，大出血立明。（子和）○眼肿痛，睛欲出，须八关大刺，手十指间出血即愈。（易老）○眼戴上不能视，灸脊第二椎骨、第五椎骨上，各七壮，一齐下火立愈。（《宝鉴》）

耳

针灸法：耳鸣，取液门、耳门、中渚、上关、完骨、临泣、阳谷、前谷、后溪、阳溪、偏历、合谷、太陵、太溪、金门。○耳聋，取中渚、外关、禾髎、听会、听宫、合谷、商阳、中冲。○暴聋，取天牖、四渎。○灸耳暴聋，苍术长七分，一头切平一头削尖，将尖头插耳中，于平头上灸七壮。重者二七壮，觉耳内热即效。（《纲目》）

鼻

针灸法：鼻流清涕、浊涕，灸上星二七壮。又取人中、风府不愈。又取百会、风池、风门、大椎。（《纲目》）○鼻塞不闻香臭，取迎香、上星、合谷，不愈灸人中、风府、百劳、前谷。（《纲目》）○鼻流臭秽，取上星、曲差、合谷、人中、迎香。（《纲目》）○鼻中息肉，取风池、风门、风府、人中、禾髎。（《东垣》）○鼻涕多宜灸囟会、前项、迎香。（《资生》）

口舌

针灸法：口疮取承浆、合谷、人中、长强，又取金津玉液，各出血。（《纲目》）○又取委中，泻后溪，此二穴乃心火、肾水二经之表。（《纲目》）○胆俞、小肠俞各灸七壮，又刺大冲、劳宫。（《东垣》）○舌肿难言，取廉泉、金津、玉液各以三棱出血，又取天突、少商、然谷、风府。（《纲目》）○舌卷，取液门、二间。（《纲目》）○舌从涎下取阴谷。（《纲目》）○舌急取哑门，舌缓取风府。（《资生》）○凡舌肿胀甚，先刺舌尖或舌上或舌旁出血，惟舌下廉泉穴禁针。（《回春》）○紫唇不能开合，针手虎口，男左女右，又灸承浆三壮。（《得效》）○凡舌肿，舌下必有噤虫，状如蝼蛄、卧蚕，有头有尾。头少白可烧铁烙，烙头上即消。（《三因》）○舌肿如猪胞，以针刺舌下两旁，大脉血出即消，切勿刺中央脉，血不止则死。若误刺，以铜筋火烧烙之，或醋调百草霜涂之，须史自消。此患人多不识，失治则死。（《得效》）

牙齿

针灸法：《灵枢》曰：齿痛，不恶清饮，取足阳明，上齿痛亦如之。齿痛恶清饮，取手阳明，下齿痛亦如之。○手阳明有入口偏齿者，名曰大迎，下齿龋取之。足太阳有入口偏齿者，名曰角孙，上齿龋取之。（《得效》）○手阳明之别名曰偏历，主齿寒痛，宜取此。（《内经》）○牙痛，牙槽取太溪灸之，治上牙齿痛，二间灸之；治下牙痛，委中针之。又足内踝两尖灸之，治上牙痛。龙玄在列缺上青脉中，灸之治下牙痛。承浆、风府、合谷、内庭，治上牙痛。（《纲目》）○齿痛，灸列缺七壮，永不疼。又灸肩髃七壮，又灸耳垂下牙尽骨上三壮。（《得效》）○齿痛，以线量手中指至掌后横纹，折为四分，去三分，将一分于横纹后臂中，灸三壮，随左右。（《得效》）○牙疼，屈手大指本节后陷中，灸三壮。初灸觉牙疼，再灸觉牙有声，三灸疼止，永不复作。恐是阳溪穴也。左疼灸右，右疼灸左。（《资生》）○牙疼，百药不效，灸两耳，当三壮立止。（《回春》）○口齿蚀生疮，灸承浆。（《正传》）

咽喉

针灸法：喉闭，少商、合谷、尺泽，皆针之。（《丹心》）○咽痹，因恶血不散故也。砭出恶血，最为上策。（《纲目》）○咽喉肿痹，针风府，主咽喉诸病，及毒气归心等项恶证，无不效。又针少商，咽喉肿痛皆治之。又針合谷，又針上星，治頰腫、纏喉風等證，又針足三里。（《得效》）○喉痹，刺手少陰，即神門穴。（《綱目》）○喉閉，刺手足少陽井，即關衝、竅陰。（《東垣》）○喉痹、乳蛾，取少商、照海、大衝。（《東垣》）○咽喉閉塞取照海。（《靈樞》）○牙關不開，取陽靈穴，出血即愈。（《得效》）○喉痹，取豐隆、涌泉、關衝、少商、隱白、少衝。（《綱目》）○累年喉痹，男左女右手大指甲第一節，灸二三小壯。（《丹心》）○根腳咽喉常發者，耳垂珠下半寸近腮骨，灸七壯，二七尤妙。（《得效》）○足陽明之別，名曰豐隆。其病氣逆，則喉痹、卒喑宜取之。（《靈樞》）

頸項

針灸法：項強，取承漿、風府。（《綱目》）○頸項強痛，取通天、百會、風池、完骨、啞門、大杼。（《甲乙》）○頸項痛，取後溪。（《綱目》）○頸腫取手陽明。

背

針灸法：脊膂強痛，取人中。（《綱目》）○肩背疼，取手三里。（《綱目》）○背痛連胛，取五樞、崑崙、懸鐘、肩井及胛縫穴，在背端骨下直腋縫尖及臂取二寸半瀉六吸。（《綱目》）○背疼，乃作勞所致，惟膏肓為要穴，或背上先疼遂牽引肩上而疼者，乃膏肓為患，當灸膏肓俞及肩井可愈。（《資生》）

胸

針灸法：九種心痛，取間使、靈道、公孫、大衝、足三里、陰陵泉。（《綱目》）○卒心痛，取然谷、上脘、氣海、涌泉、間使、支溝、足三里、大敦、獨陰。（《綱目》）○胃脘痛，取足三里。（《靈樞》）○病在膺必灸刺魂門。（《資生》）○陰維為病，苦心痛，取內關。（《難經》）○手足主之病實則心痛，取內關。（《綱目》）○心痛引背取京骨、崑崙，不已取然谷、委陽。（《靈樞》）○心脾痛，取巨闕、上脘、中脘。（《綱目》）○厥心痛即腎心痛也，先取京骨、崑崙不已，取然谷、大都、太白、太溪、行間、大衝、魚際、太淵。（《靈樞》）○蟲心痛，灸上脘、中脘、陰都。（《得效》）○血心痛，取期門。（《綱目》）○傷寒結胸先使人心蔽骨下正痛處，左揉之，以毫針刺左畔支溝穴，穴刺左間使，名曰雙關刺。刺次刺左行間，左一壁結胸立效，右畔依上法。刺之慢慢呼吸停針即時愈。（《綱目》）○心胸痞，涌泉太溪、中冲、大陵、隐白、太白、少冲、神门。（《纲目》）〇结胸身黄，取涌泉。（《纲目》）〇结胸灸法，巴豆十粒，去皮研细，黄连末一钱。右以津唾和咸饼填脐中，以艾灸其上，腹中有声，其病去矣。不拘壮数，病去为度。灸了温阳，浸手帕拭之，恐生疮。（《纲目》）〇一切心腹胸胁腰背苦痛，川椒为细末，醋和为饼贴痛处，用熟艾铺饼上，发火烧艾，痛即止。（《医鉴》）

乳

针灸法：妬乳，取太渊。〇乳痛，取膺窗、乳中、乳根、巨虚、下廉、大冲、复溜。〇乳痛，诸药不能止痛，足三里穴，针入五分，痛立止。（《纲目》）

腹

针灸法：腹痛取内关、支沟、照海、巨阙、足三里。（《纲目》）〇脐腹痛，取阴陵泉、大冲、足三里、支沟、中脘、关元、天枢、公孙、三阴交、阴谷。腹中切痛，取公孙。（《灵枢》）〇脐中痛、溏泄，灸神阙，即效。〇积痛，取气海、中脘、隐白。（《纲目》）〇脐腹痛甚，灸独阴，神效。（《得效》）

腰

针灸法：腰痛，灸肾俞三七壮，即差。（《纲目》）〇腰曲不能伸，针委中出血立愈。（《丹心》）〇腰背疮，以针决腰膝句画，中青赤络脉出血便差。（《得效》）〇腰痛不得俯仰，令患人正立，以竹拄地度至脐断竹，乃以度背脊，灸竹上头尽处随年壮，灸讫藏竹勿令人知。（《资生》）〇神仙灸法，治腰痛，灸曲䐐两纹头，左右脚四处各三壮，每灸一脚，二火齐下，艾炷才烧至肉初觉痛，便使二人两边齐吹至火灭。午时著灸，至人定以来，脏腑自动一二行，或转动如雷声，其疾立愈，此法神效。（《纲目》）〇肾虚腰痛，取肾俞、人中、委中、肩井。（《纲目》）〇挫闪腰痛，取尺泽，勿灸委中、人中、阳陵泉、束骨、昆仑、下髎、气海。（《纲目》）〇腰痛，昆仑、委中出血，又取肾俞、中膂俞、腰俞。（《纲目》）〇腰强痛，命门、昆仑、志室、行间、复溜。（《纲目》）

胁

鍼灸法　胁痛，取懸鍾、竅陰、外關、三里、支溝、章門、中封、陽陵泉、行間、期門、陰陵泉。○胁并胸痛不可忍，取期門、章門、行間、丘墟、涌泉、支溝、胆俞。○胸胁脹痛，取公孫、三里、大衝、三陰交。○腰胁痛，取環跳、至陰、太白、陽輔。○胁肋痛，取支溝、外關、曲池。○兩胁痛，取竅陰、大敦、行間。

皮　灸法　癩風及癧瘍風，灸左右手中指節宛宛中，灸三五壯，凡贅疣諸痣皆效。

肉　灸法　疣目，支正灸之，即差。○凡贅疣諸痣，當其上灸三五壯，即差。

脉　鍼灸法　傷寒六脉俱無，取復溜備之大回六脉、合谷、中極、支溝、巨闕、氣衝，灸七壯。○又氣海多灸之。干嘔不止、四肢厥冷、脉絕，灸間使三十壯，此回生起死之法也。

勉學堂鍼灸集成　卷二

筋　鍼灸法　筋攣骨痛，補魂門。○膝曲筋急不能舒，取曲泉。○筋急不能行內踝筋急，灸內踝四十壯，外踝筋急灸外踝三十壯，立愈。○膝筋攣急，不開兩膝，內外曲交尖各灸二十七壯，即委陽穴。○筋轉而痛瀉，承山或灸二七壯。○肝熱主筋痿，補行間，瀉大衝。○筋攣陰縮痛，灸中封五十壯。○筋會，陽陵泉，筋病治此。

骨　鍼灸法　骨會、大杼，骨病治此，宜灸之。○筋攣、骨痛，補魂門。○脊膂強痛，針人中。

手　鍼灸法　靈樞曰：手陽明之脉病，肩前臑痛，大指次指痛不用。○手太陽之脉病肩似拔、臑似

针灸法：胁痛，取悬钟、窍阴、外关、三里、支沟、章门、中封、阳陵泉、行间、期门、阴陵泉。（《纲目》）○胁并胸痛不可忍，取期门、章门、行间、丘墟、涌泉、支沟、胆俞。（《纲目》）○胸胁胀痛，取公孙、三里、大冲、三阴交。（《纲目》）○腰胁痛，取环跳、至阴、太白、阳辅。（《纲目》）○胁肋痛，取支沟、外关、曲池。（《纲目》）○两胁痛，取窍阴、大敦、行间。（《内经》）

皮

灸法：癞风及疬疡风，灸左右手中指节宛宛中，灸三五壮，凡赘疣诸痣皆效。（《入门》）

肉

灸法：疣目，支正灸之，即差。（《纲目》）○凡赘疣诸痣，当其上灸三五壮，即差。（《纲目》）

脉

针灸法：伤寒六脉俱无，取复溜备之大回六脉、合谷、中极、支沟、巨阙、气冲，灸七壮。（《纲目》）○又气海多灸之。（《海藏》）干呕不止、四肢厥冷、脉绝，灸间使三十壮，此回生起死之法也。（《得效》）

筋

针灸法：筋挛骨痛，补魂门。（《纲目》）○膝曲筋急不能舒，取曲泉。（《纲目》）○筋急不能行内踝筋急，灸内踝四十壮，外踝筋急灸外踝三十壮，立愈。（《千金》）○膝筋挛急，不开两膝，内外曲交尖各灸二十七壮，即委阳穴。（《纲目》）○筋转而痛泻，承山或灸二七壮。（《纲目》）○肝热主筋痿，补行间，泻大冲。（《纲目》）○筋挛阴缩痛，灸中封五十壮。（《资生》）○筋会，阳陵泉，筋病治此。（《难经》）

骨

针灸法：骨会、大杼，骨病治此，宜灸之。（《得效》）○筋挛、骨痛，补魂门。（《纲目》）○脊膂强痛，针人中。（《纲目》）

手

针灸法：《灵枢》曰：手阳明之脉病，肩前臑痛，大指次指痛不用。○手太阳之脉病肩似拔、臑似

折。○手少阳之脉病，肩臑肘臂外皆痛，小指次指不用。○手厥阴之脉病，手心热，肘臂挛急，腋肿。○手太阴之脉病，臑臂内前廉痛厥，掌中热。○手少阴之脉病，臑臂内后廉痛厥，掌中热痛，随共经针灸之。○肩臑系两手之安否。（《资生》）○五指拘挛，取二间、前谷。（《纲目》）○五指皆痛，取阳池、外关、合谷。（《纲目》）○两手挛急偏枯，取大陵。（《纲目》）○肋挛筋急，取尺泽。（《纲目》）○肩不可动，臂不可举，取肩髃、巨骨、清冷渊、关冲。（《东垣》）○臂膊痛、麻痹，取肩髃、手三里、外关、肩井、曲池、手上廉、合谷。（《纲目》）○肘痛不可屈伸，取天井、尺泽。（《纲目》）○肘臂腕痛，取前谷、液门、中渚。（《纲目》）○臂酸挛，取肘髎、窍阴、尺泽、前谷、后溪。（《纲目》）○腕痛，取阳溪、曲池、腕骨。（《纲目》）○两胛痛，取肩井、支沟。（《纲目》）

足

针灸法：环跳穴系两足之安否。（《资生》）○腿膝挛痛或枯黑，取风市、阳陵泉、曲泉、昆仑。（《纲目》）○髀胫急痛，取风市、中渎、阳关、悬钟。（《纲目》）○腰脚痛，取委中、昆仑、人中、阴市。（《纲目》）○膝痛足履，取环跳、悬钟、居髎、委中。（《纲目》）○髀痛胫酸，取阳陵泉、绝骨、中封、临泣、足三里、阳辅。（《纲目》）○膝内廉痛，取膝关、大冲、中封。（《纲目》）○膝外廉痛，取侠溪、阳关、阳陵泉。（《纲目》）○足腕痛，取昆仑、太溪、申脉、丘墟、商丘、照海、大冲、解溪。（《纲目》）○足五指尽痛取涌泉、然谷。（《纲目》）○脚气一病最宜针，有热者不可灸。（《资生》）○脚气初发，先灸风市，次伏兔，次犊鼻，次三里，次上廉，次下廉，次绝骨，日日报灸，以百壮为率。（《资生》）○湿热脚气，红肿生疮，取中封、阳辅、风市、绝骨。（《资生》）○脚气，取足十趾端，名曰气端去指奇一分，每日灸三壮神效。（《资生》）○膝中痛，针犊鼻。（《纲目》）○膝肿，以火针刺三里，其肿如失，又取行间。（《资生》）○脚气，速灸风市、三里以泻毒气。（《资生》）○脚弱瘦削，取三里、绝骨，绝骨治脚疾神效。（《资生》）

前阴

针灸法：诸疝，取关元灸三七壮。大敦灸七壮。（《得效》）○大敦主七疝痛。（《纲目》）○诸疝大法，取大敦、行间、大冲、中封、蠡沟、关门、关元、水道、三阴交、足三里。（《纲目》）○卒疝毕肿暴痛，取蠡沟、大敦、阴市、照海下巨处、小肠俞。(《纲目》)○阴缩痛,灸中封。(《资生》)○狐疝,取大冲、商丘、大敦、蠡沟。(《纲目》)○妇人疝瘕痛与狐疝,同取天井、肋尖、气海、中极。(《纲目》)○膀胱气,取委中、委阳。(《纲目》)○小肠气,灸风市、气海,灸独阴,取大冲,又灸脐左右各去一寸五分两穴,各七壮立效,名曰外陵穴。(《得效》)○诸疝上冲气欲绝,灸独阴神效。(《得效》)○癀疝偏坠取大巨、地机、中极、中封、交信、涌泉。(《纲目》)○又法,以秆量患人口,两角为一揹断,如此则三折成三角如△样,以一角当脐心,两角在脐之下两旁尽处是穴。在偏灸右,右偏灸左,左右灸亦无害,灸四十壮,神效。(《纲目》)○气冲专主癀。(《资生》)○水癀偏坠,取关门、三阴交。(《纲目》)○小儿胎疝卵偏坠,囊缝后十字纹上,灸三壮,春灸夏差,夏灸冬差。(《纲目》)○举重物得癀,灸关元两旁相去各三寸青脉上,灸七壮即愈。(《资生》)○木肾大如升,不痛,取大敦、三阴交。水肾红肿痛,取然谷、关门。(《纲目》)○肾脏风湿养脐,取血郄、三阴交。(《纲目》)○《内经》刺癀疝一节,即《灵枢》所谓铍针,取睪囊中水液是也。此法今人亦多能之,囊大如斗者,中藏积液必有数升,信知此法出于古也。(《纲目》)

后阴

针灸法:痔疾,取足太阳即承山穴,取督脉即长强穴。(《灵枢》)○五痔便血,灸脊中百壮,又灸回气百壮。(《得效》)○治痔,平立量脊与脐平处椎上,灸七壮;或年深更于椎骨两旁各一寸,灸七壮除根。(《得效》)○痔痛,取承筋、飞阳、委中、承扶、攒竹、会阴、商丘。(《甲乙》)○治诸痔及肠风,取脊十四椎下各开一寸灸之,久痔尤效。(《入门》)○脱肛,取大肠俞、百会、长强、肩井、合谷、气冲。(《纲目》)○脱肛,灸脐中随年壮,又灸横骨百壮,又灸脊窍骨上七壮。(《得效》)○痔疮,先取头垢捏成饼子安痔头上,其上又安大蒜片以艾灸之。(《丹心》)○痔漏,以附子末、津唾和作饼子如钱大,安漏上以艾灸令微热干,则易新饼再灸,明日又灸,直至肉平为效。(《丹心》)○一人行路得痔疾,状如胡瓜贯于肠头,热如火,僵仆不能起。有人教之先以槐枝浓煎汤洗患处,以艾炷灸其上三五壮,忽觉一道热气入肠中,因泻鲜血,虽一时暂痛,其疾如失。(《本草》)

杂病篇针灸

风

针灸法：治中风，莫如续命汤之类，然此可扶持初病，若欲要收全功火艾为良。中风皆因脉道不利，血气闭塞也。灸则唤醒脉道而血气得逮，故可收全功。（《得效》）○中风痰盛，声如曳锯，服药不下，宜灸脐下气海、关元二三百壮，亦可转死回生。五脏气绝危证，亦宜灸之。（《纲目》）○凡人非时，足胫上及手食指、次指忽酸疼麻痹，良久方解。此将中风之候，急灸三里、绝骨各三壮。春秋报灸，常令两脚有灸疮为妙。（《资生》）○凡人不信此法不肯灸，忽然卒死，是谓何病？曰风入脏故也。风病者，不可不知。（《纲目》）○凡觉手足或麻或痛，良久乃已。此将风中府之候，宜灸百会、曲鬓、肩髃、曲池、风市、三里、绝骨。（《资生》）○凡觉心中愦乱，神思不怡或手足麻痹，此将风中藏之候，宜灸百会、风池、大椎、肩井、曲池、间使、三里。（《资生》）○治风七穴，百会、耳前发际、肩井、风市、三里、绝骨、曲池，一方加有风池、合谷、肩髃、环跳，凡九穴。（《资生》）○凡中风皆灸之。○卒中风喎斜涎塞不省，宜灸听会、颊车、地仓、百会、肩髃、曲池、风市、三里、绝骨、耳前发际、大椎、风池，凡十二穴。（《本事》）○中风，目戴上不能视，灸第二椎骨、第五椎骨上各七壮，一齐下火立愈。（《纲目》）○口眼喎斜，宜灸听会、颊车、地仓。又法：喎向右者灸左喎陷中，喎向左者灸右喎陷中，各二七壮，立愈。（《纲目》）○半身不遂，宜灸百会、囟会、风池、肩髃、曲池、合谷、环跳、风市、三里、绝骨。（《资生》）○口噤，宜针人中、颊车、百会、承浆、合谷、翳风，灸亦可。（《纲目》）○失音不语，宜针哑门、人中、天突、涌泉、神门、支沟、风府。（《纲目》）○半身不遂，环跳为要穴。（《纲目》）○治中风偏枯，大接经从阳引阴，至阴与涌泉、中冲与关冲、窍阴与大敦、少商与商阳、厉兑与隐白、少冲与少泽。○大接经从阴引阳，少商与商阳、厉兑与隐白、少冲与少泽、至阴与涌泉、中冲与关冲、窍阴与大敦，凡此十二经井穴也。罗谦甫治赵僧，判中脏刺十二井穴愈。又治张安抚，中脏灸十二井穴愈。（《宝鉴》）○骨痹，取太溪、委中，筋痹取太冲、阳陵泉，脉痹取大陵、少海，肉痹取太白、三里，皮痹取太渊、合谷。（《纲目》）○痹病，宜熘针劫刺，以知为数，以痛为俞，言针后以应效为度，数痛处为俞穴，非取诸经定穴也。（《灵枢》）○治历节风亦如上法，但于痛处灸三七壮亦佳。（《千金》）○百节酸疼实无所知，以三棱针刺绝骨，出血立愈。（《东垣》）

寒

针灸法：伤寒初得一二日，头痛寒热，宜灸巨阙、上脘、中脘各五十壮。（《得效》）○伤寒大热不止，取曲池，泻绝骨，补陷谷出血，大关大刺十指间出血。（易老）○伤寒头痛刺合谷、攒竹。（《纲目》）○伤寒汗不出，取合谷（针五分遍身汗出即出针此穴发汗大妙）。复溜泻，商丘、腕骨、阳谷、侠溪、厉兑、劳宫、风池、鱼际、经渠、内庭。又十二经荣穴皆可刺。（《纲目》）○伤寒汗多不止，取内庭、合谷、复溜俱泻。（《纲目》）○伤寒头痛，太阳证刺完骨、京骨，阳明证刺合谷、冲阳，少阳证刺阳池、丘墟、风府、风池。（云歧）○伤寒结胸，先使人心蔽骨下正痛处左畔揉之。以毫针刺左畔支沟穴，次刺右间使穴，名曰双关刺，大刺左行间穴，左边结胸立效。右亦依上法刺之，慢慢呼吸停针立愈。（《纲目》）○伤寒胸痛，取期门、大陵。（《纲目》）○伤寒胁痛，取支沟、阳陵泉。（《纲目》）○伤寒阴症腹痛，灸足小趾外侧上纹尖各三壮，男左女右。（《回春》）○伤寒阴毒危极，药饵无功，速灸脐中三百壮，又灸气海、关元各二三百壮，以手足温暖为效。（《本事》）○又法，阴证已极，玉茎缩入，速令人捉定，急将艾丸绿豆大放在阴茎已上灸三壮，其茎即出。（《回春》）○伤寒手足厥冷取大都（针入一分）。○伤寒六脉俱无，取复溜（补之大回六脉）、合谷、中极、支沟一寸半（此穴和脉绝穴）。巨阙（二寸三分）、气冲（灸七壮）。（《纲目》）○伤寒热退后再发热，取风门、合谷、行间、绝骨。（云歧）○伤寒热病五十九刺法，头上五行行五者，以越诸阳热逆也，谓头中行上星、囟会、前顶、百会、后顶五穴也。两旁谓承光、通天、络却、玉枕、天柱十六也。又两旁谓临泣、目窗、正营、承灵、脑空十六也。○大杼、膺俞、缺盆、背俞此八者，以泻胸中之热也。○气街、三里、巨虚、上下廉此八者，以泻胃中之热也。○云门、髃骨、委中、髓空此八者，以泻四肢之热也。○五脏俞旁五，此十者以泻五脏之热也。（膺俞，即中府穴；背俞，即风门穴；髃骨，即肩髃穴；髓空，即腰俞穴也《内经》）〇热病不可刺者有九，一曰汗不出，大颧发赤哕者死。〇二曰泄而腹满甚者死。〇三曰目不明，热不已者死。〇四曰老人婴儿热而腹满者死。〇五曰汗不出呕下血者死。〇六曰舌本烂热不已者死。〇七曰咳而衄汗不出，出不至足者死。〇八曰髓热者死。〇九曰热而痉者死，痉者腰折、瘈疭、齿噤龂也。（《灵枢》）

湿

针法：湿病禁艾灸，惟湿痹及湿热脚气、痿证宜施针，以通经络之气为佳。（《俗方》）

火

针灸法：骨蒸劳热，取膏肓、三里。（《纲目》）〇骨蒸劳热，形气未脱者，灸崔氏四花穴，无有不安。（《正传》）〇体热劳瘦，取魄户。（《纲目》）〇两手大热为骨厥，如在火中，可灸涌泉三壮或五壮立安。（《海藏》）〇骨蒸热，板齿干燥，取大椎灸之。（《纲目》）〇身热如火足冷，如水灸阳辅。（易老）

内伤

针灸法：胃弱不思饮食，取三里、三阴交。〇三焦邪热不嗜食，取关元。（《纲目》）〇全不思食，取然谷出血，立饥。〇饥不能食，饮食不下，取章门、期门。（《东垣》）〇饮食不多，心腹膨胀，面色痿黄，世谓脾肾病，宜灸中脘。（《资生》）〇食多身瘦，名曰食晦。先取脾俞，后取章门、太仓。（《资生》）〇饮食不下，膈塞不通，邪在胃脘，刺法在上脘则抑而下之，在下脘则散而去之。（《灵枢》）〇胃病饮食不下，取三里。（《东垣》）〇吐宿汁吞酸，取章门、神光。（《东垣》）

虚劳

针灸法：五劳羸瘦，取足三里。〇体热劳嗽，泻魄户。〇虚劳骨蒸盗汗，泻阴郄。（《纲目》）〇真气不足，灸气海。（《资生》）〇虚劳百证，宜灸膏肓俞穴、患门穴、崔氏四花穴，此针法详见针灸门。无所不疗。〇此等灸法皆阳虚所宜，华佗云：风虚冷热，惟有虚者不宜灸。但方书云：虚损劳瘵，只宜早灸膏肓四穴。

云乃虚损未成之际，如瘦弱兼火，虽灸亦只宜灸内关、三里，以散其痰火。早年欲作阴火不宜灸。（《入门》）○大病虚脱本是阴虚，用艾灸丹田者，所以补阳，阳生阴长故也。（《丹心》）

霍乱

针法：干霍乱，刺委中穴名出血或十指头诸经方穴出血，皆是良法。（《正传》）○绞肠痧证手足厥冷，腹痛不可忍者，以手蘸温水，于病者膝腕上拍打，有紫黑点处以针刺法，恶血即愈，验。○又法用麻弦小行弓蘸香油或热水刮手足、胸背、额项即愈，验。○干霍乱者，乃寒湿太甚，脾被绊而不能动气，被郁而不能行，所以卒痛而手足厥冷。俗名绞肠痧者，盖言痛之甚也。北方刺青筋以出气血，南方刮胸背手足以行气血俱能散病然出气血不如行气血之为愈也。（《丹心》）○又治绞肠痧刺血法详见救急门。（《入门》）

灸法：霍乱转筋入腹，手足厥冷气欲绝，以盐填脐中，大艾炷灸之不计壮数，立效。（《得效》）○霍乱已死而腹中有暖气者，作上法灸之亦苏。（《医鉴》）○又法灸气海二七壮妙。（《得效》）○霍乱吐泻不止，垂死灸天枢、气海、中脘立愈。（《正传》）○霍乱诸法不效，灸大椎即效。（《纲目》）○霍乱已死，但有暖气者，灸承筋七壮立苏。（《纲目》）

呕吐

针灸法：呕吐无度并干呕不止，尺泽、大陵皆灸三壮，又灸乳下一寸三十壮，又灸间使三十壮。若四肢厥冷，脉沉绝，灸间使便通。此回生起死之法。（《得效》）○善呕，呕有苦者，邪在胆，逆在胃，取三里、阳陵泉。（《内经》）○吐食不化，取上脘、中脘、下脘。（《东垣》）○反胃神效，膏肓俞灸百壮，膻中、三里各灸七壮。（《回春》）○又取劳宫、中魁、腕骨、心俞、中脘。（《纲目》）○今日食，明日吐，取心俞、膈俞、膻中、巨阙、中脘。（《纲目》）○五噎五膈取天突、膻中、心俞、上脘、中脘、下脘、脾俞、胃俞、通关、中魁、大陵、三里。（《纲目》）○反胃，灸肩井三壮即愈，乃神灸也。（《回春》）○又取水分、气海灸之。（《资生》）

咳嗽

针灸法：咳嗽有痰，宜灸天突、肺俞以泻火热泻肺气。（《丹心》）〇咳嗽上气，多吐冷痰，灸肺俞五十壮，又灸两乳下黑白肉际各百壮。〇咳嗽，声破喉嘶，灸天突五十壮。（《得效》）〇久患喘嗽，夜不得卧，夏月亦衣袄温背心，是膏肓病也。灸之而愈。（《资生》）〇久嗽，宜灸膏肓，次灸肺俞。（《资生》）〇喘急，灸肺俞十一壮，天突七壮。（《得效》）〇伤寒咳甚，灸天突即差。（《资生》）〇远年咳嗽，灸直骨穴即愈，如不愈其痛不可治矣。艾炷如小豆大灸三壮，男左女右。（《资生》）〇哮喘灸肺俞，又取天突、膻中、璇玑、俞府、乳根、气海。（《资生》）〇喘满痰实如胶，取太溪。〇咳喘不得卧，取云门、太渊。（《纲目》）〇咳嗽寒湿，取列缺。（《纲目》）〇气逆发哕，取膻中、中脘、肺俞、三里、行间。（《纲目》）〇吃逆，服药无效，灸中脘、膻中、期门必效。（《纲目》）〇吃逆，灸关元七壮，立愈。（《纲目》）〇又法乳下一指许，正与乳相直骨间陷中，妇人即屈乳头向下度之，乳头齐处是穴。艾炷如小豆大，灸三壮，男左女右，火到肌即差。一云其穴当取乳下骨间动脉处是也。（《得效》）〇咳逆不止，灸乳根二穴，即止如神。又灸脐下气海五壮或七壮亦立止。（《正传》）〇肺胀痰嗽不得卧，但可一边眠者，可左侧者，灸右足三阴交，可右侧者，灸左侧三阴交，立安。（《丹心》）

积聚

针灸法：奔豚上气，心痛欲绝，急以温汤浸手足数数易之，仍灸气海、关元、期门、章门各百壮，中极五十壮。（《得效》）〇癥瘕灸足踝后宛宛中，灸随年壮，又灸气海百壮，中脘二百壮。（《得效》）〇癥瘕积地先于块上针之，甚者又于块首一针、块尾一针，立应。针讫灸之，又灸三里。（《得效》）〇积聚取中脘、悬枢、脾俞、商曲，补尺泽、太溪。（《纲目》）〇伏梁，取上脘、三里。〇息贲，取巨阙、期门。〇奔豚，取玉泉即中极穴、章门。（《甲乙》）〇积块，取章门、中脘、气海、天枢、上脘、通谷。（《纲目》）〇专治痞块，取痞根穴，穴在十三椎下各开三寸半，多灸左边，如左右俱有左右俱灸。〇又法，用秆心量患人足大趾齐，量至足后跟中住，将此秆从尾骨尖量至秆尽处，两旁各开一韭叶许，在左灸右，在右灸左，针三分灸七壮，神

瘟疫

鍼法：治熱病五十九刺者。○頭上五行，行五者以越諸陽之熱逆也。頭中行謂上星、囟會、前頂、百會、後項五穴也。兩旁謂承光、通天、絡却、玉枕、天柱十穴也。又兩旁謂臨泣、目窗、正營、承靈、膈空十穴也。○大杼、膺俞即中府穴、缺盆、背俞即風門穴，此八者以瀉胃中之熱也。○雲門、髃骨即肩髃穴、委中

疾瘧

鍼灸法：瘧也。○瘧者。孫絡也。○且發。且傷陰從陽。故先其邪。視之在孫絡盛堅而血者。必取之。間已先。凡瘧皆取其移堅而血者。皆取之。○身諸瘧必取大小豆者。宜宜盡十灸三○妙刺凡瘧脈大虛宜用藥用鍼之三所棱視不癒而疾便取血或先而血瘧癒不鍼時脈而身末審始。

脹滿

鍼灸法：腹中彭脹取內庭。○水蠱取偏歷。○鼓脹取臍上下左右各刺二寸二分。又三里瀉○入一寸半皆取或灸五十壯是脹之要穴也○取中脘、氣海或鍼或灸或灸中脘氣海○水蠱取偏歷○單鼓脹取水分足脹。

浮腫

鍼灸法：四肢交面皆浮腫灸水分、氣海即消○水腫惟得鍼水沟余穴則鍼之水盡即死庸醫多為人鍼水分殺人多矣惟灸水分最為要穴盖此穴能分水不使妄行有人患水腫灸水分與氣海翌日面如削矣○水分即要穴水。

○又法於足第二指岐叉處又灸五七壯左患灸右後一晚夕覺腹中響動是臁穴。

效。○又法，于足第二趾歧叉處，灸五七壯，左患灸右，右患灸左。灸後一晚夕覺腹中響動，是臁穴也。（《入門》）

浮腫

針灸法：四肢交面皆浮腫，灸水分、氣海即消。○水腫惟得針水溝，余穴則針之水盡即死，庸醫多為人針水分，殺人多矣。惟灸水分最為要穴，盖此穴能分水，不使妄行，有人患水腫灸水分與氣海，翌日面如削矣。（《資生》）

脹滿

針灸法：腹中彭脹，取內庭。○水蠱，取偏歷。○鼓脹，取臍上下左右各刺二寸二分。○單鼓脹取水分，針入一寸半或灸五十壯。○脹滿，取足三里瀉之。○凡脹皆取三里，是脹之要穴也。○又取中脘、氣海，或針或灸。（《綱目》）

痎瘧

針灸法：瘧之且發也，陰陽之且移也，必從四末始也，陽已傷陰從之，故先其時堅束其處，審候見之在孫絡盛堅而血者，皆取之。（《內經》）○謂用三棱針視孫絡出血也。（《正傳》）○凡瘧必先問其病之所，先發者先刺之。○久瘧不愈，大椎先針，后灸三七壯或云第三骨節。○諸瘧而脈不見刺十指間出血，血去必已，先視身之赤如小豆者，盡取之。○凡瘧取間使為妙。○瘧脈緩大虛，便宜用藥，不宜用針。（《綱目》）

瘟疫

針法：治熱病五十九刺者。○頭上五行，行五者以越諸陽之熱逆也。頭中行謂上星、囟會、前項、百會、后項五穴也。兩旁謂承光、通天、絡却、玉枕、天柱十穴也。又兩旁謂臨泣、目窗、正營、承靈、膈空十穴也。○大杼、膺俞即中府穴、缺盆、背俞即風門穴，此八者以瀉胃中之熱也。○雲門、髃骨即肩髃穴、委中

髓空即腰俞穴，此八者以泻四肢之热也。○五脏俞旁五穴，此十者以泻五脏之热也。《内经》

邪祟

针灸法：百邪所病，针有十三穴，一名鬼宫，即人中穴。○二名鬼信，在手大指爪甲下入肉二分。○三名鬼垒，在足大趾爪甲下入肉二分。○四名鬼心，即太渊穴。○五名鬼路，即申脉穴。○六名鬼枕，在大椎入发际一寸。○七名鬼床，在耳前发际宛宛中、耳垂下五分。○八名鬼市，即承浆穴。○九名鬼路，即劳宫穴。○十名鬼堂，即上星穴。○十一名鬼藏，在阴下缝，女人玉门头。○十二名鬼臣，即曲池穴。○十三名鬼封，在舌下缝、针刺贯出舌上。○又，鬼邪发狂，灸十指端去爪一分，名曰鬼城。（《扁鹊》）○治鬼魅狐惑，恍惚振噤，以患人两手大指相并缚定，用大艾炷于两甲角及甲后肉四处骑缝著火灸之，若一处不著火即无效，灸七壮，病者哀告我自去，神效。此秦承祖灸鬼法也，即鬼哭穴。（《入门》）○五尸灸乳后三寸，男左女右，各二七壮，又灸两大拇指头七壮。（《得效》）○一切疰先仰卧，灸两乳边斜下三寸第三肋间随年壮。（《得效》）○卒狂言鬼语，以带急合缚两手大指，便灸左右胁下封屈肋头两处各七壮，须臾鬼自道姓名乞去，徐徐问之，乃解其缚。（《得效》）○卒中邪魅恍惚，灸鼻下人中及两手足大指爪甲，本令艾炷半在爪上半在肉上，各七壮，不止，十四壮。（《得效》）○卒狂鬼语，针足大拇指爪甲下即止。（《得效》）○狐魅，两手大指合缚，灸合谷三七壮，当狐鸣即差。（《得效》）

痈疽

痈疽针法：铍针者，末如剑锋，以取大脓。（《灵枢》）○夫痈气之息者，宜以针开除去之，注云息与瘜同死肉也。（《内经》）○痈疽成脓，以马衔铁作针，形如韭叶两而皆利，可以横直开裂以取脓血。（《精要》）○痈疽如椒眼数十粒，或如蜂窠莲房，而脓出痛不除，宜以铍针横直裂之，则瘀血挟脓出而愈。（《纲目》）○痈疽作脓若不针烙，毒气无从而解，脓瘀无从而泄。过时不针烙，反攻其内，欲望其生，岂可得乎？疖皮薄，惟用针以决其脓血兼可烙也。（《精义》）○凡近筋脉骨节处，不得乱行针烙。○痈疽皮厚口小，脓水出不快者，宜用针烙。（《精义》）○大抵用针只欲引脓，如出针刺无脓是气伏也不可用针烙。

蜞针法：痈疖初发渐大，以湿纸一片搭疮上，其一点先干处即是正项。先以水洗去人皮醎，取大笔管一个安于正顶上，却用大水蛭一条安其中，频以冷水灌之，蛭当吮其正穴脓血，皮皱肉白是毒散，无不差。如毒大蛭小，须用三四条方见效。若吮著正穴蛭必死，用水救活，累试奇效。如血不止，以藕节上泥涂之。（《得效》）〇蜞针一法，可施于轻小证候，若痈疽大毒积在脏腑，徒竭其血于外，无益也。（《丹心》）

痈疽灸法：凡痈疽之发，或因内有积热，或因外寒郁内。热若于生发之处，艾灸以散其毒，治之于早可以移深为浅、改重为轻。诸项灸法皆好，唯骑竹马灸法方见针灸尤为切要，此消患于未形之策。（《丹心》）〇痈疽已觉微漫肿硬、皮不变色、脉沉不痛者，当外灸之，引邪气出而方止。经云：陷下者灸之。如外微觉木硬而不痛者，当急灸之，是邪气深陷也。浅者，不可灸，如有脓水，亦不可灸，当针之。（《保命》）〇痈疽初觉肿痛，先以湿纸覆其上，视之先干处是头也，大蒜切片安头上，以大艾炷灸之三壮即换一蒜，痛者灸之不痛，不痛者灸至痛乃止，大概以百壮为准。最要早觉早灸为上，如有头则不必纸覆也。（《三因》）〇若十数头作一处生者，即用大蒜研成膏作薄饼铺头上，聚艾于饼上灸之。（《三因》）〇初发小点一二日，即以蒜片贴其中心，以小艾炷灸五壮止。（《直指》）〇始发一二日，十灸十活；三四日，六七活；五六日，三四活。（《纲目》）〇灸法所以畅达、拔引郁毒，此从治之意也。譬如盗入人家，必开门逐之使出，万一门不开无从而出，必伤生乃已。（《纲目》）〇头为诸阳之会，若有发宜灸，艾炷宜小、壮数宜少，三五壮而已。腹背，则多灸为妙。（《精要》）〇多灸则内服乳粉托里散，防火气入心。（《丹心》）〇有善治痈疽者，皆于疮上灸至二三百壮，无有不愈，但艾炷小作之，小则人不畏灸，灸多则作效，必矣。（《资生》）〇隔蒜灸法、豆豉饼灸法、桑枝灸法、附子灸法、硫黄灸法、土饼灸法，并治痈疽、恶疮、肿毒详见针灸。

艾灸治验：一人发背，医疗逾月，势益甚。有张生者，教以艾火灸其上，至一百五十壮知痛乃止，明日镊去黑痂，脓尽，溃肉理皆红，不复痛，乃以膏药贴之，日一易，易时剪去黑烂，月余乃平复。（《本事》）

灸石痈法：坚硬不溃，名曰石痈，当上灸百壮，石子当碎出。（《资生》）

灸发颐法：此疮最险，头面肿大、牙齿亦脱。解开发，寻顶螺中，灸二十一壮。如不达，灸至四十九壮而止。（《直指》）

灸疔疽法：大蒜烂捣成膏，涂疮四围，留疮顶以艾炷灸之，以爆为度，不爆难愈，灸百壮无不愈。（《正传》）

灸便毒法：用细草随患人左右手量中指，自手掌尽处横纹量起，通三节至指尽则住，不量爪甲切断，却将此草于手腕横纹量起，引草向臂当中，草尽处即是穴。艾炷如麦大，二三壮，肿散痛止即安。（《得效》）

大风疮

针法：厉风者，素刺其肿上，已刺，以锐针针其处，按出其恶气，肿尽乃止，常食方食，无食他食。（《灵枢》）○病大风，骨节重、须眉堕，名曰大风。刺肌肉为故，汗出百日，刺骨髓，汗出百日，凡二百日，须眉生而止针。（《内经》）○癞风，以三棱针看肉紫黑处及委中穴名。○紫脉出死血，但不可令出太过，恐损真气。（《正传》）

瘰疬

灸法：治瘰疬，以手仰置肩上，微举肘取之，肘骨尖上是穴，随患边灸七壮或二七壮，神效。（《得效》）○又法于掌后手腕尽处横纹量起，向臂中心直上三寸半是穴，灸三壮，即效。（《丹心》）○针法，肩尖、肘尖二穴，即肩髃、肘髎二穴，宜灸此穴疏通经络。（《良方》）○病核上灸七壮，隔蒜片灸之尤妙。（《资生》）

瘰瘤

灸法：治瘿，灸天突三七壮，又灸肩髃，男左十八壮、右十七壮；女右十八壮、左十七壮，妙。（《得效》）

疳瘘

灸法：久漏疮，足内踝上一寸灸三壮，在上则灸肩井、鸠尾。（《东垣》）○冷漏多在腿足之间，先虽积热所注，灸则为寒，宜用附子灸法、硫黄灸法二法并见痈疽，灸疮成漏，脓水不绝，去亦宜灸。（《丹心》）

疥癣

针灸法：治疮疥、顽癣，取绝骨、三里、间使、解溪、委中，或针或灸。（《纲目》）○手疥，取劳宫、灸大陵。（《纲目》）○浑身疮疥，取曲池、合谷、三里、绝骨、行间、委中。（《纲目》）○治癣，八月八日日出时，令患人正当东向户长跪，举两手，持户两边，取肩头小垂际骨解宛宛中，左右两穴俱下，灸七壮，七日愈。（《资生》）○一女子两股间湿癣下至膝，痒痛流黄水，百药不效，戴人以针当痒时刺百余处，血出尽，煎盐汤洗之，四次方除尽湿淫、瘀血，不可不针也。（子和）

臁疮

针法：臁疮色紫黑，先以三棱针刺去恶血，冷水洗净乃贴膏药，忌日光、火气、阳气，如有黑肿未尽，可再出血，以紫黑血尽为度。（《纲目》）

犬伤

针灸法：狂犬咬人，当先针刺去恶血，仍灸疮中十壮，自后日灸一壮，至百日乃止，忌饮酒。（《资生》）○被狂犬咬者，无出于灸，只就咬牙迹上灸之，一日三壮，灸至一百二十日乃止，常食韭菜，永不再发。（《千金》）○常饮韭菜自然汁，以滓封灸疮，永不再发。（《资生》）○狂犬伤毒不出、发寒热，速以艾灸外丘穴三壮，又灸所咬之处七壮，立愈。（《铜人》）

诸虫伤

灸法：凡蛇虺、蜈蚣、毒虫咬伤，于伤处灸五壮或七壮，即愈。（《丹心》）〇被恶蛇螫，即贴蛇皮于螫处，艾火灸其上，引出毒气即止。（《本草》）

蛊毒

灸法：灸蛊毒法，于足小趾尖上灸三壮，即有物出，酒饭得之随酒饭出，肉菜得之随肉菜出，即愈，神验，皆于灸疮上出。（《千金》）

卒死

针灸法：邪客于手足少阴、太阴、足阳明之络，此五络俱竭，令人身脉皆动而形无知，其状若尸，名曰尸厥。先刺隐白、后刺涌泉、后刺厉兑、后刺少商、后刺神门。（《内经》）〇尸厥，当刺期门、巨阙、中极、仆参、隐白、大敦、金门。〇卒厥、尸厥，百会灸四十九壮，气海、丹心灸三百壮，觉身体温暖为止。〇中恶客忤卒死，灸脐中百壮。〇中恶，取人中、中脘、气海。〇卒死，灸心下一寸、脐上三寸、脐下四寸各三壮即差，又灸手足两爪后二七壮。〇诸卒死及魇死，急于人中及两脚大拇趾内、离爪一韭菜许各七壮，即活。（《纲目》）〇卒被鬼击如中箭，用桃皮一片安痛上，取一匙头安桃皮上，用艾胡桃大，安匙头灸之，即差。（《入门》）

妇人

针灸法：男子无嗣者，以盐填脐艾灸之，连日灸至二三百壮必有效。（《纲目》）〇妇人绝嗣，灸关元三十壮，可报灸之。〇妇人妊子不成、数堕胎，灸胞门、子户各五十壮。胞门在关元左边二寸，子户在关元右边二寸，子户一名气门。（《得效》）〇又灸子宫三七壮，或针入二寸，穴在中极旁左右各开三寸。（《纲目》）〇无子，取阴交、石门、关元、中极、涌泉、筑宾、商丘、阴廉。（《甲乙》）〇催生难产及下死胎，取太冲补、合谷补、三阴交泻，立时分解。〇子上冲逼心，取巨阙，令产母正坐，使人抱头抱腰微偃，针入六分，留七呼，得气即泻，立苏。如子掬母心，生下儿手心有针痕；子顶母心，儿人中有针痕；向后则枕骨有针痕，是其验也，神效。（《纲目》）〇一妇人产后暴卒，其母为灸会阴、三阴交各数壮而苏，其母盖名医女也。（《资生》）〇横生逆产，诸药不效，急于产母右脚小指尖头上灸三壮，即产，亦治胞衣不下。《医鉴》云：即至阴穴。（《得效》）〇胞衣不下，取三阴交、中极、照海、内关、昆仑。（《纲目》）〇产后血晕，取三里、三阴交、阴交、神门、关元。（《纲目》）〇产后阴下脱，灸脐下横纹二七壮，又取照海。（《良方》）〇妇人无子或产后久不再孕，取秆心一条，长同身寸之四寸，令妇人仰身舒手足，以所量秆心自脐心直垂下，尽头处以墨点记后，以此秆心平折横安前点处，两头尽处是穴，按之自有动脉应手，各灸二七壮，神验。即上所云胞门、子户穴也。（《医鉴》）

小儿

针灸法：小儿初生脐风、撮口诸药不效，然谷针入三分或灸三壮，立效。（《三因》）〇癫痫惊风，神庭灸七壮，鼻上入发际三分宛宛中灸三壮，炷如小麦大。又取百会、瘈脉。（《纲目》）〇癫痫瘛疭，两蹻主之，男阳女阴，昼发治阳蹻、申脉，夜发治阴蹻、照海，各灸二七壮。（易老）〇急慢惊，灸印堂。〇急慢惊风危极，不可灸者，先当两乳头黑肉上，男左女右灸二壮。〇次灸发际眉心、百会各一壮。〇手足大指当甲角以物缚两手足一处，以灸骑缝灸，男近左边、女近右边，半甲半肉之间灸三壮，先脚后手，亦可治阴阳诸痫，艾炷如小麦大。（《得效》）〇慢惊慢脾逆恶证候，诸药不效者，如有太冲脉，则取百会穴灸之，神效。（《直指》）〇小儿卒然腹皮青黑而死，灸脐上下、左右去脐各半寸，并鸠尾骨下一寸，凡五处各灸五壮，仍酒和胡粉涂腹上，干则易。（《得效》）〇小儿龟背，灸肺俞、膈俞，各主五壮止，炷如小麦。（《得效》）〇小儿龟胸，取两乳前各一寸五分上两行，三骨罅间凡六处，各灸三壮，炷如小麦，春夏从下灸上，秋冬从上灸下，若不依此法，灸之无效。（《纲目》）〇囟门不合，脐上脐下各五分，二穴各灸三壮，灸疮未发先合。（《纲目》）〇小儿癖气，中脘、章门各灸七壮。（《纲目》）〇灸癖法，穴在小儿背脊中，自尾骶骨将手揣摸脊骨两旁，有白筋发动处两穴，每一穴用铜钱三文压上，穴上以艾炷安孔中各灸七壮，此是癣之根贯血之所也。(《回春》) ○小儿疟久不愈，内庭灸一壮，大椎、百会各灸随年壮。(《纲目》) ○小儿霍乱，男左女右第二脚趾上，灸三壮即愈。(《得效》) ○小儿雀目，灸两手大指甲后一寸内廉横纹头白肉际各一壮。○疳眼灸合谷各一壮。(《纲目》) ○小儿脱肛，灸尾骶骨尖上一壮，又灸脐中三壮，百会七壮。(《纲目》)

勉学堂针灸集成卷二终

勉学堂经穴详集卷三

手太阴肺经 共十一穴

中府：在周荣上二寸少外开三分，去中行六寸，针三分，留五呼，灸三壮、五壮。

主治：肺急、胸满喘逆、善噎食不下、肺胆寒热、咳呕脓血、肺风面肿、汗出、肩息背痛涕浊喉痹少气不得卧飞尸遁注瘿瘤。○此穴主泻胸中之热，其治多与大杼、缺盆、风府同。○身体烦热，针中府，上气咳逆短气气满食不下灸五十壮。《千金》。○同意舍，能治胸满哽噎。《百证赋》。

云门：在巨骨穴下四寸、微向内横气户二寸，璇玑旁六寸大些。针三分、灸五壮；针太深令人逆息。（《甲乙》）灸五十壮。（《千金》）

主治：伤寒，四肢热不已，咳逆短气上冲心胸，胁肋烦满彻痛，喉痹瘿气，臂不得举。○此穴主泻四肢之热，其治与肩髃、委中、腰俞大同。○病瘿，上气胸满，灸百壮。《千金》。

天府：距腋下三寸，在臂上前廉，直对尺泽相距七寸半。针四分，留三呼，禁灸，灸之令人气逆。

主治：暴痹内逆，肝邪相搏，卒中恶风邪气，血溢口鼻，飞尸鬼注，恶语、悲泣、善忘，喘息不得安卧，痎疟寒热，目眩瘿气。○身重嗜卧不自觉，灸五十壮，针三分补之。病瘿恶气，灸五十壮。《千金》。兼合

夾白　在尺澤上五寸大些。鍼

主治心痛氣短，乾嘔煩滿。

尺澤　在肘中約紋上，屈肘橫紋筋骨䐡中動脈應手，厥陰前直寸口。鍼三分，留三呼，灸三壯、五壯。甄權云：不宜灸。

主治嘔吐上氣，喉痺鼓頷，心煩身痛，不得汗，舌乾，欬唾膿血，心痛氣短，肺積息賁，痎瘧汗出，中風，肩背痛，灑淅寒熱，風痺肘攣，四肢腫痛不得舉，脇痛腹脹，小便數，溺色變，遺失無度，面白善嚏，悲愁不樂及小兒慢驚風，可灸一壯。〇邪病，四支重痛諸雜候，尺澤主之，一名鬼堂。嘔吐上氣，灸三壯、七壯，氣短不語，灸百壯。《千金》。理筋急，兼曲池療肘臂攣痛。《玉龍賦》。吐血定喘，須補此穴。《靈光賦》。治五般肘痛，又須鍼清冷淵，以收功。《席弘賦》。

孔最　在腕上七寸、尺澤下三寸半。鍼三分，留三呼，灸五壯。

主治熱病汗不出，灸三壯卽汗出，及欬逆肘臂痛，屈伸難，吐血失音，頭痛咽痛。

列缺　在腕後一寸五分行向外。鍼二分，留三呼，灸三壯，慎酒、麵、生、冷等物。

主治偏風口眼喎斜，手肘痛無力，半身不隨，口噤不開，痎瘧寒熱煩躁，欬嗽喉痺，嘔沫縱脣，健

勉學堂藏版　卷三　手太陰肺經　二

谷，可追鼻中衄血。《百证赋》。

侠白：在尺泽上五寸大些。针四分，留三呼，灸五壮。

主治：心痛气短，干呕烦满。

尺泽：在肘中约纹上，屈肘横纹筋骨䐡中动脉应手，厥阴前直寸口。针三分，留三呼，灸三壮、五壮。甄权云：不宜灸。

主治：呕吐上气，喉痹鼓颔，心烦身痛，不得汗，舌干，咳唾脓血，心痛气短，肺积息贲，痎疟汗出，中风，肩背痛，洒淅寒热，风痹肘挛，四肢肿痛不得举，胁痛腹胀，小便数，溺色变，遗失无度，面白善嚏，悲愁不乐及小儿慢惊风，可灸一壮。〇邪病，四肢重痛诸杂候，尺泽主之，一名鬼堂。呕吐上气，灸三壮、七壮，气短不语，灸百壮。《千金》。理筋急，兼曲池疗肘臂挛痛。《玉龙赋》。吐血定喘，须补此穴。《灵光赋》。治五般肘痛，又须针清冷渊，以收功。《席弘赋》。

孔最：在腕上七寸、尺泽下三寸半。针三分，留三呼，灸五壮。

主治：热病汗不出，灸三壮即汗出，及咳逆肘臂痛、屈伸难，吐血失音，头痛咽痛。

列缺：在腕后一寸五分行向外。针二分，留三呼，灸三壮，慎酒、面、生、冷等物。

主治：偏风口眼㖞斜、手肘痛无力、半身不遂、口噤不开，痎疟寒热烦躁，咳嗽喉痹，呕沫纵唇，健

忘惊痫善笑，妄言妄见，面目四肢痛肿，小便热痛。实则肩背暴肿汗出，虚则肩背寒栗，少气不足以息，四肢厥逆，瘕疝尸厥。若患偏风，灸至百壮；若患腕劳，灸七七壮甚妙。○男子阴中疼痛，尿血精出，灸五十壮。《千金》。兼太渊，治咳嗽风痰。《玉龙赋》。头部痛须寻之，痰涎壅塞咽干宜此。《拦江赋》。气刺两乳求太渊，未应，须泻此穴。偏正头疼求此，又须重泻太渊，无不应。《席弘赋》。堪治咳嗽寒痰。《通玄赋》。头项须寻列缺。《四总穴》。后溪并列缺，治胸项有痛。《千金》。善疗偏头患，遍身风痹麻，痰涎频上壅，口噤不开牙，若能明补泻，应手疾如拿。《马丹阳》。

经渠：在腕后五分，居寸脉上。针三分，留三呼，禁灸，灸则伤入神明。

主治：痎疟寒热，胸背拘急膨胀，喉痹，咳逆上气数欠，伤寒热病汗不出，心痛呕吐。○兼大都，治热病汗不出。《百证赋》。

太渊：在寸口前横纹上，与经渠甚近。针二分，留二呼，灸三壮。

主治：胸痹，气逆咳嗽，呕哕饮水，肺胀喘息不休，噫气，咳血，心痛，咽干，烦躁狂言不得卧，日痛生翳、赤筋，口噼，缺盆痛，肩背痛引臂膊，溺色变、遗失无度。○治牙疼，手腕无力疼痛，可灸七壮。《神农经》。兼列缺，治咳嗽风痰。《玉龙赋》。治气刺两乳求太渊，未应之时针列缺；偏正头疼寻列缺，重泻太渊无不应；五般肘痛寻尺泽，太渊针后却收功。《席弘赋》。

鱼际：在太渊上一寸少、大指本节后内侧陷中。本者根也，乃掌内肉中骨节，非手指外节。针二分，留三呼，灸三壮。

主治：酒病身热恶风寒，虚热，舌上黄，头痛咳哕，伤寒汗不出，痹走胸背，痛不得息，目眩烦心，少气寒栗，喉咽干燥，呕血唾血，心痹悲恐，腹痛食不下，乳痛，肢满肘挛，溺出及疟方欲寒，针手足太阴、阳明出血。○兼承山、昆仑，治转筋目眩。《席弘赋》。兼液门，能治喉痛。《百证赋》。兼经渠、通里，可治汗不出者便得淋漓。更兼三间、三里，便得汗至遍身。《一传》。齿痛不能食饮，左患灸左、右患灸右、男三女四。

少商：大指外侧，去爪甲角如韭叶。针一分、留三呼、五吸，宜用三棱针刺微出血，泄诸脏之热，不宜灸。《甲乙经》云：灸一壮，一云三壮，忌生冷。

主治：项肿喉痹，烦心呕哕，心下满，汗出咳逆，痎疟振寒，腹胀肠满，雀目不明，唇干唾沫引饮食不下，寒栗鼓颔，手挛指痛，小儿乳蛾。○唐刺史成君绰，忽项肿如升，喉闭水粒不下，甄权以三棱针刺之，微出血立愈。○此为十井穴，凡初中风，卒暴昏沉、痰涎壅盛、不省人事、牙关紧闭、药水不下，急以三棱针刺此穴及少冲、中冲、关冲、少泽、商阳，使血气流行，乃起死回生急救之妙穴。《乾坤生意》。男子疝癖，取少商。《太乙歌》。兼曲泽，治血虚口干。《百证赋》。专治指痛挛急。《天星秘诀》。

十二经脉流注腧穴：十二经者手三阳、手三阴、足三阳、足三阴合为十二经也。○节之交三百六十五会，所言节者，神气之所游行出入也，非皮肉筋骨也。又曰神气者，正气也。神气之所游行出入者，流注也，井荥输经合者，本输也。(《灵枢》) ○十二经一脉也，略为十二分而已也。(《东垣》)

手太阴肺经流注：手太阴之脉，起于中焦 (中府穴)，下络大肠，环循胃口，上膈属肺，从肺系横出腋下 (天府穴)，下循臑内 (肩下臂上通名曰臑)，行少阴、心主之前，下肘中 (臂上臑下缓处曰肘，即尺泽穴)，循臂内 (臑下掌上名曰臂，臂有二骨)，上骨下廉，入寸口 (经渠穴、太渊穴)，上鱼循鱼际 (鱼际穴)，出大指之端 (少商穴)；其支者 (列缺穴)，从腕后直出次指内廉，出其端 (交入手阳明)。是动则病肺胀满，膨膨而喘咳，缺盆中痛，甚则交两手而瞀，此谓臂厥。是主肺所生病者，咳嗽上气，喘喝，烦心胸满，臑臂内前廉痛厥，掌中热。气盛有余，则肩背痛风寒，汗出中风，小便数而欠。气虚则肩背痛寒，少气不足以息。盛者寸口大三倍于人迎，虚者则寸口反小于人迎也。(《灵枢》) 每朝寅时，从中府起循臂下行，至少商穴止。(《入门》)

手太阴肺经 左右凡二十二穴

少商二穴：在手大指端内侧，去爪甲角如韭叶。手太阴脉之所出为井。针入一分、留三呼、泻五吸，禁不可灸。（《铜人》）〇出血以泻诸脏之热。（《灵枢》）〇以三棱针刺之微出血，泄诸脏热，凑。〇咽中肿塞、水粒不下，针之立愈。（《资生》）

鱼际二穴：在手大指本节后、内侧散脉中。手太阴脉之所流为荥。针入二分、留三呼，禁不可灸。（《入门》）

太渊二穴：一名大泉。在手掌后横纹头陷中；一云在鱼后一寸陷者中。手太阴脉之所注为输。针入二分，可灸三壮。（《铜人》）

经渠二穴：在寸口脉中。手太阴脉之所行为经。针入二分、留三呼，禁不可灸，灸之则伤人神。（《铜人》）

列缺二穴：在去腕侧上一寸五分，以手交叉中指末、两节两骨罅中。手太阴络则走阳明。针入二分、留三呼、泻五吸，可灸七壮。（《资生》）

孔最二穴：在侧腕上七寸宛宛中。手太阴之郄。针入三分，可灸五壮。（《铜人》）

尺泽二穴：在肘约纹中。（《铜人》）〇肘中之动脉也，又云肘中约纹上动脉中。（《纲目》）〇在臂屈伸横纹中、筋骨罅陷中。又云肘中约上、两筋动脉中。（《资生》）手太阴脉之所入为合。针入三分，可灸五壮。（《铜人》）〇一云，不宜灸。（《入门》）

侠白二穴：在天府下，在肘上五寸动脉中。针入三分，可灸五壮。（《铜人》）

天府二穴：在腋下三寸、臑臂内廉动脉中，举手以鼻取之。针入三分、留三呼，禁不可灸。（《铜人》）

云门二穴：在巨骨下、挟气户旁二寸陷中，动脉应手，举臂取之。（《铜人》）〇在人迎下、第二骨间相去二寸四分。（《资生》）〇可灸五壮，针入三分，刺深则使人气逆，故不宜深刺。（《甲乙》）

中府二穴：肺之募也。一名膺中俞。在云门下一寸陷中，乳上三肋间，动脉应手，仰而取之。手足太阴之会也。针入三分、留三呼，可灸五壮。（《铜人》）

手陽明大腸經　共二穴

商陽　在手食指內側，去爪角如韭叶。鍼一分、留一呼、灸三壯。

主治胸中氣滿喘欬、熱病汗不出、耳鳴耳聾、寒熱痎疟、口乾頤腫齒痛、目盲、惡寒、肩背肢臂腫痛相引、缺盆中痛、灸三壯、左取右、右取左、如食頃立已。○兼太谿治寒疟有驗《百証賦》。○此為十井穴、凡初中風跌倒、卒暴昏沉、痰盛不省人事、牙關緊閉、藥水不下、急以三稜鍼刺此穴及少商中衝少衝、使血氣流通乃急救回生之妙穴《乾坤生意》。

二間　在食指本節前、第三節後紋頭陷中。鍼三分、留六呼、灸三壯。

主治頷腫喉痺、肩背臑痛、鼽衂齒痛、目黃、口乾、口眼歪斜、飲食不通、振寒傷寒水結。○治牙疼妙《玉龍賦》。兼陽谿治牙疼、腰痛、咽痺《席弘賦》。兼陽郄能疏通寒慄惡寒《百証賦》。治目昏不見《通玄賦》。兼三里治牙疼、頭痛、喉痺《天星秘訣》。

三間　在食指本節後陷中、去二間一寸。鍼三分、留三呼、灸二壯。

主治鼽衂熱病、喉痺咽中如梗、下齒齲痛、嗜臥、胸腹滿、腸鳴洞泄、寒熱疟、唇焦口乾、氣喘、目眦痛、善驚、寒熱結水、多唾。○兼腎俞、善除背痛、風

手阳明大肠经　共二十穴

商阳：在手食指内侧，去爪角如韭叶。针一分、留一呼，灸三壮。

主治：胸中气满喘咳，热病汗不出，耳鸣耳聋，寒热痎疟，口干颐肿齿痛，目盲，恶寒，肩、背、肢、臂肿痛相引、缺盆中痛，灸三壮。左取右、右取左，如食顷立已。○兼太溪，治寒疟有验。《百证赋》。○此为十井穴，凡初中风，跌倒、卒暴昏沉、痰盛，不省人事、牙关紧闭、药水不下，急以三棱针刺此穴及少商、中冲、少冲，使血气流通，乃急救回生之妙穴。《乾坤生意》。

二间：在食指本节前、第三节后纹头陷中。针三分、留六呼，灸三壮。

主治：颔肿喉痹，肩、背、臑痛，鼽衂，齿痛，目黄，口干，口眼歪斜，饮食不通，振寒，伤寒水结。○治牙疼妙。《玉龙赋》。兼阳溪，治牙疼、腰痛、咽痹。《席弘赋》。兼阳郄，能疏通寒栗恶寒。《百证赋》。治目昏不见。《通玄赋》。兼三里，治牙疼、头痛、喉痹。《天星秘诀》。

三间：在食指本节后陷中、去二间一寸。针三分、留三呼，灸二壮。

主治：鼽衂，热病，喉痹咽中如梗，下齿龋痛，嗜卧，胸腹满，肠鸣洞泄，寒热疟，唇焦口干，气喘，目眦痛，善惊，寒热结水，多唾。○兼肾俞，善除背痛、风

劳。《席弘赋》。兼攒竹，治目中之漠漠。《百证赋》。治身热气喘，口干目急。《捷径》。

合谷：在手大指、次指歧骨间陷中，动脉应手。针三分、留六呼，灸三壮。

主治：伤寒大渴，脉浮在表，发热恶寒，头痛脊强，风疹，寒热痎疟，热病汗不出偏正头痛，面肿，目翳，唇吻不收，暗不能言，口噤不开，腰脊引痛，痿躄，小儿乳蛾。○一云：能下死胎，妇人妊娠，补合谷即堕胎。○产后脉绝不还，针合谷入三分，急补之。《千金》。治鼻衄，目痛不明，牙疼，喉痹，疥疮，可灸三壮至七壮。《神农经》。伤寒无汗，泻合谷、补复溜，若汗多不止，便补合谷、泻复溜，神效。《拦江赋》。兼太冲，治手连肩脊痛难忍。兼曲池，治两手不如意。晴明治眼若未效，合谷、光明不可缺。冷嗽先宜补合谷，又须针泻三阴交。《席弘赋》。兼天府，治鼻衄。《百证赋》。

兼三阴交，治脾病血气；兼内庭，治寒疟，面肿及肠鸣。《天星秘决》。面口合谷收。《四总穴》。曲池兼合谷，可彻头疼。《千金》。疗头疼并面肿，疟病热还寒、体热身汗出、目暗视茫然，齿龋，鼻衄血，口噤不开言，针入五分深，能令病自安。《马丹阳》。

阳溪：在手腕横纹上侧两筋间陷中、直合谷。针三分、留七呼，灸三壮。

主治：狂言喜笑见鬼，热病烦心，掌中热，汗不出，目赤烂翳，厥逆头痛，胸满不得息，寒热痎疟，呕沫，喉痹，耳鸣，齿痛，惊掣，肘臂不举，痂疥。○兼二间，治牙疼、腰痛、喉痹。《席弘赋》。兼解溪，治惊悸怔忡；兼肩髃，能消瘾风之热极。《百证赋》。

偏历：腕后三寸。针三分、留七呼，灸三壮。

主治：痎疟寒热，癫疾，多言，目视䀮䀮，耳鸣，喉痹，口㖞，咽干，鼻衄，齿痛，汗不出。○针偏历，利小便，治大人水蛊。《标幽赋》。

温溜：腕后五寸。针三呼，灸三壮。

主治：伤寒哕逆，噎隔气闭，寒热头痛，喜笑狂言，见鬼，吐沫，口舌肿痛，喉痹，面虚肿，肠鸣腹痛，四肢肿疼，肩不得举。○兼期门，治伤寒项强。《百证赋》。

下廉：腕后六寸行微向外、曲池下四寸。针五分、留五呼，灸三壮。

主治：劳瘵，狂言，头风，痹痛，飧泄，小腹满，小便血，小肠气，面无颜色，疬癖，腹痛不可忍，食不化，气喘，涎出，乳痈。○此穴主泻胃中之热，与气冲、三里、巨虚、上廉治同。

上廉：腕后七寸、曲池下三寸、三里下一寸微外些。针五分，灸五壮。

主治：脑风头痛，胸痛喘息，半身不遂，肠鸣，小便涩，大肠气滞，手足不仁。○此穴主泻胃中之热，与气冲、三里、巨虚、下廉治同。

三里：曲池下二寸、腕后八寸。针三分，灸三壮。

主治：中风口癖，手足不随，五劳虚乏羸瘦，霍乱，遗失，失音，齿痛，颊肿，瘰疬，手痹不仁。○此穴治腰背痛、连脐不休，下针麻重，须泻得气不用留，手足上下针三里，食癖气块凭此取。《席弘赋》。兼少海，治手臂麻顽。《百证赋》。专治肩背痛。《通玄赋》。

曲池：在肘外侧横纹头。针七分，留七呼，灸三壮，一云百壮。

主治：伤寒振寒，余热不尽，胸中烦满热渴，目眩，耳痛，瘰疬，喉痹不能言，瘛疭，癫疾，绕踝风，手臂红肿，肘中痛，偏风，半身不遂，风邪泣出臂膊痛，筋缓无力屈伸不便，皮肤干燥，痂疥，妇人经脉不通。○治手、肘、臂、膊疼细无力，半身不遂，发热，胸前烦满，可灸十四壮。《神农经》。兼人中，可治痿仆；兼尺泽，治肘痛。《玉龙赋》。兼肩井，甄权针臂痛而复射。《标幽赋》。远达阳陵，治半身不遂；兼少冲，治发热验。《百证赋》。兼合谷，治两手不如意。《席弘赋》。治瘿、恶气、诸瘾疹，灸随年壮；十三鬼穴，此名鬼臣，若遇百邪癫狂，当于第十二次下火针；此与合谷可彻头疼。《千金》。主大人小儿遍身风疹、痂疥。（秦承祖）。善治肘中痛，偏风手不收，挽弓开不得，臂瘫莫梳头，喉痹促欲死，发热更无休，遍身风癣癫，针着即时瘥。

肘髎：在曲池上外斜一寸、横直天井。针三分，灸三壮。

主治：肘节风痹，臂痛不举，麻木不仁，嗜卧。

五里：在肘上三寸行向里、大脉中央。禁针，灸三壮，一日十壮。

主治：风劳，惊恐，吐血，咳嗽，嗜卧，肘臂疼痛难动，胀满气逆，寒热，瘰疬，目视昕昕，疾疟。○兼臂臑，能愈瘰疬。《百证赋》。

臂臑：臂外侧肩髃下三寸。针三分，灸三壮。《明堂》禁针，灸七壮、一日灸至百壮。

主治：臂痛无力，寒热瘰疬，颈项拘急。○治瘿气，灸随年壮。《千金》兼五里，能愈瘰疬。《百证赋》。

肩髃：在肩端高骨下辒陷中，举臂有空。针六分、留六呼，灸三壮至七七壮，以差为度。

主治：中风，偏风半身不遂，肩臂筋骨酸痛不能上头，伤寒作热不已，劳气泄精憔悴，四肢热，诸瘿气瘰疬。昔有病风痹臂痛无力不能挽弓，甄权于此进针，即可射。○此穴若灸偏风不遂，自七壮至七七壮止，不可过多，恐致臂细；若风病筋骨无力久不差，当多灸不畏细也。然灸不如针，忌酒肉、五辛、浆水。主泻四肢之热，与云门、委中、腰俞治同。〇灸瘰气，左右相当，男左十八右十七壮、女右十八左十七壮，再三以差止。《千金》。疗风湿搏于两肩。《玉龙赋》。手臂挛痛，取肩髃。《天星秘诀》。兼阳溪，能消瘾风之热极。《百证赋》。

巨骨：在肩髃上、大骨尖前陷中。针一寸五分，灸三壮五壮，一日禁针。

主治：惊痫，吐血，胸中有瘀血，臂痛不得屈伸。

天鼎：颈筋下、肩井内一寸四分。针三分，灸三壮。

主治：喉痹嗌肿不得食，暴喑，气哽。〇兼间使，治失音。

扶突：人迎后寸半、距天鼎前一寸二分。针四分，灸三壮。《甲乙经》曰针三分。

主治：咳嗽多唾，上气喘息，喉中如水鸡，暴喑气破，项瘿。

禾髎：直对鼻孔下侠水沟旁五分。针三分，灸三壮。

主治：尸厥口不可开，鼻疮息肉，鼻塞鼽衄。〇针两鼻齆衄。《灵光赋》。

迎香：鼻洼纹中。针三分，禁灸。

主治：鼻塞不闻香臭，息肉多涕有疮，鼽衄，喘息不利，偏风㖞斜浮肿，风动面痒状如虫行。〇能消眼热之红，攻鼻窒为最。《玉龙赋》。耳聋气痞，针听会，更泻此穴。《席弘赋》。

手阳明大肠经流注：手阳明之脉，起于大指次指之端外侧（商阳穴），循指上廉（本节前二间穴，本节后三间穴），出合谷两骨之间（合谷穴），上入两筋之中（阳溪穴），循臂上廉、偏历，入肘外廉（曲池穴），上循臑外前廉，上肩，出髃骨之前廉（肩髃穴），上出柱骨之会上（天鼎穴），下入缺盆络肺，下膈属大肠；其支者，从缺盆上颈贯颊，入下齿中，还出挟口，交人中（穴名），左之右、右之左，上挟鼻孔（迎香穴，自此交入足阳明）。是动，则病齿痛颊肿；是主津所生病者，目黄口干，鼽衄，喉痹，肩前臑痛，大指次指痛不用，气有余，则当脉所过者热肿，虚则寒栗不复。盛者人迎大三倍于寸口，虚者人迎反小于寸口也。（《灵枢》）○ 卯时自少商穴起至迎香穴止。（《入门》）

手阳明大肠经 左右凡四十六

商阳二穴：一名绝阳。在手大指次指外侧，去爪甲角如韭叶。手阳明脉之所出也为井。针入一分、留一呼，可灸三壮。（《铜人》）

二间二穴：一名间谷。在手大指次指本节前内侧陷中。手阳明脉之所流为荥。针入三分、留三呼，可灸三壮。（《铜人》）

三间二穴：一名少谷。在手大指次指本节后内侧陷中。手阳明脉之所注为输。针入三分、留三呼，可灸三壮。（《铜人》）

合谷二穴：一名虎口。在手大指次指歧骨间陷中。（《铜人》）○在手大指次指两骨罅间宛宛中，动脉应手。（《资生》）○手阳明脉之所过为原。针入三分、留六呼，可灸三壮。○妊妇不可刺，损胎气。（《铜人》）

阳溪二穴：一名中魁。在手腕中上侧两筋间陷者中。手阳明脉之所行为经。针入二分、留七呼，可灸三壮。（《铜人》）

偏历二穴：在腕中后三寸。手阳明络别走太阴。针入三分、留七呼，可灸三壮。（《铜人》）

温溜二穴：一名通注，一名池头。在腕后，小士五寸、大士六寸。（《铜人》）○在腕后五寸、六寸间。（《资生》）○手阳明郄。针入三分，可灸三壮。（《铜人》）○大士小士即大人小儿也。（《纲目》）

下廉二穴：在辅骨下、去上廉一寸。（《铜人》）○在曲池前五寸兑肉分外斜。（《入门》）○针入五分、留五呼，可灸三壮。（《铜人》）

上廉二穴：在三里下一寸。（《铜人》）○在曲池前四寸。（《入门》）○其分独抵阳明之会外斜。（《纲目》）○针入五分，可灸五壮。（《铜人》）

三里二穴：在曲池下二寸。（《铜人》）○按之肉起、锐肉之端。（《纲目》）○针入二分，可灸三壮。（《铜人》）

曲池二穴：在肘外辅骨屈肘曲骨之中。（《铜人》）○在肘外辅屈肘两骨中纹头尽处，以手拱胸取之。（《入门》）○手阳明脉之所入为合。针入五分、留七呼，可灸三壮。（《灵枢》）

肘髎二穴：在肘大骨外廉近大筋陷中。可灸三壮，针入三分。（《铜人》）

五里二穴：在肘上三寸，行向里大脉中央。可灸十壮，禁不可针。（《铜人》）○《内经》曰：大禁二十五在天府下五寸，注云五里穴也。大禁者，禁不可刺也。○迎之五里，中道而止，五至而已，五往而藏之，气尽矣，故五五二十五而竭其输也。此所谓夺其天气也，故曰阖门而刺之者，死于家中，入门而刺之者，死于堂上，传之后世，以为刺禁。（《灵枢》）

臂臑二穴：在肘上七寸腘肉端，平手取之。手阳明络。针入三分，可灸三壮。（《铜人》）○在肩髃一夫，两筋两骨罅陷宛中，平手取之，不得擎手令急，其穴即闭。宜灸不宜刺。（《资生》）

肩髃二穴：一名中肩井，一名扁骨。在肩端两骨间陷者宛宛中，举臂取之。（《铜人》）○在膊骨头肩端两骨间。（《资生》）○针入六分、留六呼，刺则泄肩臂热气，可灸七壮至二七壮。若灸偏风不遂，至七七壮止。○唐库狄钦患风痹，手不得伸，甄权针此穴，立愈。（《铜人》）

巨骨二穴：在肩端上行两叉骨罅间陷中。针入一寸半，可灸五壮。（《铜人》）

勉學堂集成　卷三　足陽明胃經　畺

主治冷淚出瞳子瘵遠視䀮䀮昏夜無見口眼

承泣　在目下七分上直瞳子禁灸一日禁不宜鍼

足陽明胃經　共四十五穴

禾髎二穴　一名長頻直鼻孔下挟水溝旁五分鍼入二分禁不可灸○在

迎香二穴　一名衝陽在禾髎上一寸鼻孔旁五分鍼入三分留三呼禁不可灸○五

扶突二穴　一名水穴在人迎後一寸五分○在曲頰下一寸仰而取之○鍼

天鼎二穴　在側頸缺盆直扶突後一寸○在頸缺盆氣舍後一寸五分○鍼入三分可灸三

喎斜

四白　在目下一寸直瞳子鍼三分禁灸甲乙經曰灸七壯一日下鍼宜愼若深卽令人目烏色

主治頭痛目眩目赤生翳瞤動流淚眼茲痒口眼喎僻不能言

巨髎　夾鼻孔旁七分直瞳子鍼三分灸七壯

主治瘈瘲唇頰腫痛口喎目瞕青盲無見遠視䀮䀮面風鼻頞腫脚氣膝脛腫痛○兼腎俞治胸膈停留瘀血

眼喎僻不能言

睊睊面風鼻頞頄腫脚氣膝脛腫痛○兼腎俞治

胸膈停留瘀血

地倉　夾口吻旁四分鍼三分留五呼灸七壯或二七壯重者七七壯病左治右病右治左艾炷宜小如粗釵脚若過大口反喎却灸承漿卽愈

主治偏風口眼歪斜牙關不開齒痛頰腫目不

天鼎二穴：在侧颈，缺盆直扶突后一寸。（《铜人》）○在颈缺盆气舍后一寸五分。（《纲目》）○针入三分，可灸三壮。（《铜人》）

迎香二穴：一名冲阳。在禾髎上一寸、鼻孔旁五分。针入三分、留三呼，禁不可灸。（《铜人》）

扶突二穴：一名水穴。在人迎后一寸五分。（《铜人》）○在气舍后一寸五分。（《纲目》）○在曲颊下一寸，仰而取之。（《入门》）○针入三分，可灸三壮。（《铜人》）

禾髎二穴：一名长频。直鼻孔下挟水沟旁五分。针入二分，禁不可灸。（《铜人》）

足阳明胃经：共四十五穴。

承泣：在目下七分上直瞳子，针三分，禁灸一日，禁不宜针。

主治：冷泪出瞳子，疗远视䀮䀮，昏夜无见，口眼喎斜。

四白：在目下一寸，直瞳子。针三分，禁灸，《甲乙经》曰：灸七壮。一日下针宜慎，若深即令人目乌色。

主治：头痛目眩，目赤生翳，瞤动流泪，眼兹痒，口眼喎僻不能言。

巨髎：夹鼻孔旁七分，直瞳子。针三分，灸七壮。

主治：瘈瘲，唇颊肿痛，口喎，目瞕青盲无见，远视䀮䀮，面风，鼻頞肿，脚气，膝胫肿痛。○兼肾俞，治胸膈停留瘀血。

地仓：夹口吻旁四分。针三分、留五呼，灸七壮或二七壮，重者七七壮。病左治右，病右治左。艾炷宜小如粗钗脚，若过大，口反喎，却灸承浆即愈。

主治：偏风口眼歪斜，牙关不开，齿痛颊肿，目不得闭，失音不语，饮食不收，水浆漏落，眼睭动，远视眈眈，昏夜无见。○地仓能止口流涎。《灵光赋》。兼颊车，疗口㖞。《玉龙赋》。

大迎：在曲颔前一寸三分，居颏下人迎上。针三分、留七呼，灸三壮。

主治：风痉，口暗，口噤不开，唇吻睭动，颊肿，牙痛，舌强不能言，目痛不能闭，口㖞，数欠，风壅面肿，寒热，瘰疬。○兼颧髎，治目眩。《百证赋》。

颊车：在耳下八分、曲颊端近前陷中。针三分，灸三壮，一曰：灸七壮至七七壮，炷如小麦。

主治：中风，牙关不开，失音不语，口眼歪斜，颊肿，牙痛不可嚼物，颈强不得回顾。凡口眼㖞斜者，㖞则左泻右补，斜则左补右泻。○针齿痛。《灵光赋》。兼地仓，疗口㖞。《玉龙赋》。

下关：在客主人下听会上，耳前动脉。针三分、留七呼，灸三壮。

《本输篇》曰：针之则欠不能呿者，此也耳中有干摘，禁不可灸。一曰：不可久留针。

主治：偏风，口眼㖞斜，耳鸣耳聋，痛痒出脓，失欠，牙关脱臼。

头维：在额角，入发际夹本神旁一寸五分、神庭旁四寸五分、直率谷微高些。针三分，没皮下向，禁灸。

主治：头风疼痛如破，目痛如脱，泪出不明。○兼

攒竹能治目疼頭疼《玉龍賦》兼臨泣可治淚出《百証賦》

人迎　在頸下夾結喉旁一寸五分大迎下水突上大動脈應手○禁灸《氣府論》註曰針可入四分過深殺人

主治吐逆霍亂胸滿喘呼不得息項氣悶腫食不下針入四分○耳鳴腰痛先此後耳門及三里《天星秘訣》

水突　在頸大筋前直人迎下夾氣舍上內貼氣喉針三分灸三壯

主治咳逆上氣咽喉痛腫短氣喘息不得臥

氣舍　在頸大筋前直人迎下針三分灸五壯

主治咳逆上氣肩腫項強不能回顧喉痹哽咽食飲不下瘿瘤

缺盆　在結喉旁橫骨陷者中對乳氣舍在里近喉缺盆在外針三分留七呼灸三壯針太深令人逆息孕婦禁針

主治喘急息賁咳嗽胸滿水腫瘰癧寒熱缺盆中腫外潰傷寒胸中熱不已喉痹汗出○一曰主瀉胸中之熱治與大杼中府風府同

氣戶　在橫骨下夾俞府兩旁各二寸去中行四寸陷中仰而取之針三分灸三壯五壯

主治咳逆上氣胸背痛支滿喘急不得息不知味○此穴攻噎若不愈兼灸氣海《席弘賦》兼華蓋

《勉學堂針灸集成》卷三　七

攒竹，能治目疼、头疼。《玉龙赋》。兼临泣，可治泪出。《百证赋》。

人迎：在颈下，夹结喉旁一寸五分，大迎下水突上，大动脉应手。○禁灸，《气府论》注曰：针可入四分，过深杀人。

主治：吐逆霍乱，胸满喘呼不得息，项气闷肿食不下。针入四分。○耳鸣腰痛，先此后耳门及三里。《天星秘诀》。

水突：在颈大筋前，直人迎下，夹气舍上，内贴气喉。针三分，灸三壮。

主治：咳逆上气，咽喉痛肿，短气喘息不得卧。

气舍：在颈大筋前，直人迎下。针三分，灸五壮。

主治：咳逆上气，肩肿，项强不能回顾，喉痹哽咽食饮不下，瘿瘤。

缺盆：在结喉旁横骨陷者中、对乳，气舍在里近喉，缺盆在外。针三分、留七呼，灸三壮。针太深令人逆息，孕妇禁针。

主治：喘急，息贲，咳嗽，胸满，水肿，瘰疬，寒热，缺盆中肿外溃，伤寒，胸中热不已，喉痹，汗出。○一曰：主泻胸中之热，治与大杼、中府、风府同。

气户：在横骨下，夹俞府两旁各二寸，去中行四寸陷中，仰而取之。针三分，灸三壮、五壮。

主治：咳逆上气，胸背痛，支满喘急不得息，不知味。○此穴攻噎，若不愈，兼灸气海。《席弘赋》。兼华盖

穴除胁痛有验《百证赋》

库房　在气户下一寸六分，去中行四寸陷中，仰而取之。针三分，灸三壮、五壮。

主治胸胁满，咳逆上气，呼吸不利，唾脓血浊沫。

屋翳　在库房下一寸六分，去中行四寸陷中，仰而取之。针三分，灸五壮。

主治咳逆上气，唾脓血浊痰，身肿，皮肤痛不可近衣，淫泺，瘈疭不仁。○兼至阴穴，治遍身风痒

膺窗　在屋翳下一寸六分、巨骨下四寸八分，去中行四寸陷中，仰而取之。针四分，灸五壮。

主治胸满短气不得卧，肠鸣注泄，乳痈寒热。

乳中　当乳头正中。微针，禁灸。

甲乙经曰禁不可针。气府论注曰针灸之，生蚀疮，疮中有清汁、脓血者可治；疮中有息肉，若蚀疮者死。○一传胎衣不下，以乳头向下尽处俱灸之即下。

乳根　在乳中下一寸六分，去中行四寸陷中，仰而取之。针三分，灸三壮、五壮。

主治胸下满痛，臂痛乳痛，凄凄寒热，霍乱转筋四厥。○治胸下满痛上气喘急，可灸七壮《神农经》。兼俞府，治气嗽痰哮《玉龙赋》。治忧噎《捷径》。主膈气不下，食噎病《华陀明堂》。治反胃吐食上气，灸两乳下各一寸以差为度《千金》。又灸咳逆。凡久病得咳逆，最

穴，除胁痛有验。《百证赋》。

　　库房：在气户下一寸六分，去中行四寸陷中，仰而取之。针三分，灸三壮、五壮。

　　主治：胸胁满，咳逆上气，呼吸不利，唾脓血浊沫。

　　屋翳：在库房下一寸六分，去中行四寸陷中，仰而取之。针三分，灸五壮。

　　主治：咳逆上气，唾脓血浊痰，身肿，皮肤痛不可近衣，淫泺，瘈疭不仁。○兼至阴穴，治遍身风痒之疼多。《百证赋》。

　　膺窗：在屋翳下一寸六分、巨骨下四寸八分，去中行四寸陷中，仰而取之。针四分，灸五壮。

　　主治：胸满短气不得卧，肠鸣注泄，乳痈寒热。

　　乳中：当乳头正中。微针，禁灸。

　　《甲乙经》曰：禁不可针。《气府论》注曰：针灸之，生蚀疮，疮中有清汁、脓血者可治；疮中有息肉，若蚀疮者死。○一传胎衣不下，以乳头向下尽处俱灸之，即下。

　　乳根：在乳中下一寸六分，去中行四寸陷中，仰而取之。针三分，灸三壮、五壮。

　　主治：胸下满痛，臂痛乳痛，凄凄寒热，霍乱转筋四厥。○治胸下满痛，上气喘急，可灸七壮。《神农经》。兼俞府，治气嗽痰哮。《玉龙赋》。治忧噎。《捷径》。主膈气不下，食噎病。《华陀明堂》。治反胃吐食上气，灸两乳下各一寸，以差为度。《千金》。又灸咳逆。凡久病得咳逆，最

为恶候，其法于乳下一指许，正与乳相直间陷中。女人即屈乳头度之，乳头齐处是穴，艾炷如小豆许，灸三壮，男左女右，火到肌即差，不差则不可治。《居家必用》。

不容：在幽门旁一寸五分，去中行二寸，对巨阙。针五分，灸五壮。

主治：腹满痃癖，胸、背、肩、胁引痛，心痛唾血，喘嗽，呕吐，痰癖，腹虚鸣不嗜食，疝瘕。

承满：在不容下，去中行二寸，对上脘。针三分，灸五壮。又针八分。（《甲乙经》云）

主治：腹胀肠鸣，胁下坚痛，上气喘急，食饮不下，肩息隔气唾血。○夹巨阙，相去五寸，名承满。主肠中雷鸣相逐、痢下，灸五十壮。《千金》。

梁门：在承满下，去中行二寸，对中脘。针三分，灸五壮。又针八分。《甲乙经》作孕妇禁灸。

主治：胸胁积气，饮食不思，气块疼痛，大肠滑泄，完谷不化，可灸七壮至二十一壮。

关门：在梁门下，去中行二寸，对建里。针八分，灸五壮。一云：五分，三壮。

主治：积气胀满，肠鸣切痛，泄痢不食，走气夹脐急痛，痎疟振寒，遗溺。

太乙：在关门下，去中行二寸，对下脘。针八分，灸五壮。一云：五分，三壮。

主治：心烦，癫狂，吐舌。

滑肉门：在太乙下，去中行二寸，对水分。针八分，灸五壮。一云：五分，三壮。

天枢
主治癫狂，呕逆，吐血，重舌舌强，

分在夹脐旁二寸，去肓俞一寸五分陷中，针五分、留七呼，灸五壮。拔萃云百壮。又千金魂魄
之舍不可针，孕妇不可灸。

主治奔豚，泄泻，赤白痢，水痢不止，食不化，水肿，
腹胀肠鸣，上气冲胸不能久立，久积冷气绕脐
切痛、时上冲心，烦满呕吐，霍乱，寒疟，不嗜食，身
黄瘦，女人癥瘕血结成块，漏下月水不调，淋浊
带下○久冷及妇人癥癖，小便不通，肠鸣泻痢，
绕脐绞痛，灸百壮三报之。又吐血，腹痛雷鸣，灸
百壮。又狂言恍惚，灸百壮。又霍乱先下痢，灸二

勉学堂针灸集成　卷三　足阳明胃经

七壮不瘥更二七壮男左女右千金治虚损标幽
兼水泉治月潮违限百证赋一传治夹膝疼痛腹
中气块久泻不止虚损劳弱可灸二十一壮

外陵
在天枢下去中行二寸对阴交针三分灸五壮又甲乙经作针八分

主治腹痛心下如悬下引脐痛

大巨
在外陵下去中行二寸对石门针五分灸五壮甲乙经针八分

主治小腹胀满烦渴小便难癀疝四肢不收惊悸不眠

水道
在大巨下三寸去中行二寸针一寸五分灸五壮一曰针八分半

主治肩背强急酸痛三焦膀胱肾气热结大小

主治：癫狂，呕逆，吐血，重舌舌强，

天枢：在夹脐旁二寸，去肓俞一寸五分陷中。针五分、留七呼，灸五壮。《拔萃》云：百壮。又《千金》魂魄之舍不可针，孕妇不可灸。

主治：奔豚，泄泻，赤白痢，水痢不止，食不化，水肿，腹胀肠鸣，上气冲胸不能久立，久积冷气绕脐切痛、时上冲心，烦满呕吐，霍乱，寒疟，不嗜食，身黄瘦，女人癥瘕血结成块，漏下月水不调，淋浊带下。○久冷，及妇人癥癖，小便不通，肠鸣泻痢，绕脐绞痛，灸百壮三报之。又吐血，腹痛雷鸣，灸百壮。又狂言恍惚，灸百壮。又霍乱先下痢，灸二七壮，不差更二七壮，男左女右。《千金》。治虚损。《标幽赋》。兼水泉，治月潮违限。《百证赋》。一传：治夹膝疼痛，腹中气块，久泻不止，虚损劳弱，可灸二十一壮。

外陵：在天枢下，去中行二寸，对阴交。针三分，灸五壮。又，《甲乙经》作针八分。

主治：腹痛，心下如悬，下引脐痛。

大巨：在外陵下，去中行二寸，对石门。针五分，灸五壮。《甲乙经》针八分。

主治：小腹胀满，烦渴，小便难，癀疝，四肢不收，惊悸不眠。

水道：在大巨下三寸，去中行二寸。针一寸五分，灸五壮。一曰：针八分半。

主治：肩背强急酸痛，三焦、膀胱、肾气热结，大小

便不利，疝气偏坠，妇人小腹胀痛引阴中，月经至则腰腹胀痛，胞中瘕，子门寒。○主三焦、膀胱、肾中热气，灸随年壮。《千金》。兼筋缩，专治脊强。《百证赋》。

归来：在水道下二寸，去中行二寸。针八分，灸五壮。一曰：针二分半。

主治：奔豚九疝，阴丸上缩，入腹引痛，妇人血藏积冷。

气冲：在归来下鼠鼷上一寸，动脉应手宛中，去中行二寸。横骨在内，气冲在外，冲门又外；气冲齐中极，横骨微下些，冲门齐关元，上直府舍，下直髀关。针三分、留七呼，灸七壮。《甲乙经》：灸之不幸使人不得息，一云：禁不可针，艾炷如大麦。

主治：逆气上攻心，腹胀满不得正卧，奔豚癫疝，淫泺，大肠中热，身热腹痛，阴肿茎痛，妇人月水不利小腹痛，无子，妊娠子上冲心，产难胞衣不下。此穴主泻胃中之热，与三里、巨虚、上下廉同。○治石水，灸然谷、气冲、四满、章门。《千金》。兼冲门，治带下产崩。《百证赋》主血多诸证，以三棱针针此穴，出血立愈。

髀关：在膝上伏兔后斜行向里，去膝一尺二寸。针六分，灸三壮。一云：针三分，禁灸。

主治：腰痛膝寒，足麻木不仁，黄疸，痿痹，股内筋络急，小腹引喉痛。

伏兔：在膝上六寸起肉间，正跪坐取之。针五分，禁灸。《千金》云：狂邪鬼语灸百壮，亦可五十壮。

勉学堂集灸 卷三 足阳明胃经

主治脚氣膝冷不得溫風痹婦人八部諸疾

陰市在膝上三寸伏兔下陷中拜而取之針三分留七呼禁灸腰痛論伏兔下陷者中灸三壯即此

主治腰膝寒如注水痿痹不仁不得屈伸寒疝小腹痛滿少氣○水腫大腹灸隨年壯千金兼風市能驅腿足之乏力玉龍賦膝胻痛陰市能醫通玄賦專治兩足拘攣靈光賦心疼手顫少海間若要除根覓陰市席弘賦

梁丘圓鍼三分灸三壯在膝上二寸兩筋間

主治脚膝痛冷痹不仁不可屈伸足寒大驚乳腫痛○治膝痛屈伸不得可灸三壯七壯神農經

犢鼻在膝臏下行骨上骨解大筋陷中行如牛鼻針六分灸三壯一曰針三分刺禁論針膝臏出液為跛故針此者不可輕也

主治膝痛不仁難跪起脚氣若膝臏痛腫潰者不可治不潰者可療若犢鼻堅鞕勿便攻之先用洗熨而後微鍼之愈○善治風邪濕

三里在膝眼下三寸胻骨外廉大筋內宛宛中坐而豎膝低跗取之極重按之則跗上動脉止矣針五分留七呼灸三壯千金云灸二百壯至五百壯

主治胃中寒心腹脹痛逆氣上攻臟氣虛憊胃氣不足惡聞食臭腹痛腸鳴食不化大便不通

主治：脚气，膝冷不得温，风痹，妇人八部诸疾。

阴市：在膝上三寸、伏兔下陷中，拜而取之，针三分、留七呼，禁灸。《针腰痛论》：伏兔下陷者中，灸三壮即此。

主治：腰膝寒如注水，痿痹不仁不得屈伸，寒疝、小腹痛满少气。○水肿大腹，灸随年壮。《千金》兼风市，能驱腿足之乏力。《玉龙赋》。膝胻痛，阴市能医。《通玄赋》。专治两足拘挛。《灵光赋》。心疼手颤少海间，若要除根觅阴市。《席弘赋》。

梁丘：在膝上二寸两筋间。针三分，灸三壮。

主治：脚膝痛，冷痹不仁不可屈伸，足寒，大惊，乳肿痛。○治膝痛屈伸不得，可灸三壮、七壮。《神农经》。

犊鼻：在膝膑下行骨上，骨解大筋陷中，行如牛鼻。针六分，灸三壮。一曰：针三分。《刺禁论》：针膝膑出液为跛，故针此者，不可轻也。

主治：膝痛不仁难跪起，脚气。若膝膑痛肿溃者，不可治，不溃者可疗。若犊鼻坚硬，勿便攻之，先用洗熨，而后微针之，愈。○善治风邪湿。

三里：在膝眼下三寸，胻骨外廉大筋内宛宛中，坐而竖膝低跗取之。极重按之则跗上动脉止矣。针五分，留七呼，灸三壮。《千金》云：灸二百壮至五百壮。

主治：胃中寒，心腹胀痛，逆气上攻，脏气虚惫，胃气不足，恶闻食臭，腹痛肠鸣，食不化，大便不通，

勉學堂鍼灸集成　卷三

腰痛膝弱不得俯仰小腸氣〇此穴主瀉胃中之熱與氣衝巨虛上下廉同〇諸病皆治食氣水氣蠱毒疿癖四支腫滿膝胻痠痛目不明秦承祖療五勞七傷羸瘦虛乏瘀血乳癰華陀人年三十已外若不灸三里令氣上衝目使眼無光蓋以三里能下氣也〇一傳心疼者灸此穴及承山立愈以其中有瘀血故瀉此則愈〇三里內庭治肚腹病妙又身重腫坐不欲起風勞脚疼灸五十壯鍼五分補之邪病大呼罵走三里主之名見鬼邪千金治心腹脹滿胃氣不足飲食不化疿癖氣吐吐血腹內諸疾五勞七傷灸七壯神農經兼束骨鍼治項強腫痛體重腰癰太乙歌兼絕骨三陰交能治連延脚氣又治心悸虛煩又兼水分陰交蠱脹宜鍼又合太衝中封治行步艱楚玉龍賦兼陰交治中邪霍亂百證賦治氣上壅又兼陽陵陰陵申脈照海治脚氣及在腰之疾靈光賦治手足上下疾亦治食癖氣塊虛喘宜尋三里中胃中有積鍼璇璣此穴功亦多又氣海專治五淋又須鍼三里又治耳內蟬鳴腰欲折須兼五會補瀉之始妙若鍼肩井須三里不鍼之

腰痛膝弱不得俯仰。小肠气。〇此穴主泻胃中之热，与气冲、巨虚、上下廉同。〇诸病皆治，食气、水气、蛊毒、疿癖、四肢肿满、膝胻酸痛、目不明。（秦承祖）。疗五劳七伤，羸瘦虚乏，瘀血乳痈。（华陀）。人年三十已外，若不灸三里，令气上冲目，使眼无光，盖以三里能下气也。〇一传：心疼者，灸此穴及承山立愈，以其中有瘀血，故泻此则愈。〇三里、内庭治肚腹病妙，又身重肿、坐不欲起，风劳脚疼，灸五十壮，针五分补之；邪病大呼骂走，三里主之名鬼邪。《千金》。治心腹胀满，胃气不足，饮食不化，疿癖气吐，吐血腹内诸疾，五劳七伤，灸七壮。《神农经》。兼束骨，针治项强肿痛、体重腰痈。《太乙歌》。兼绝骨、三阴交，能治连延脚气，又治心悸虚烦。又兼水分、阴交、蛊胀宜针。又合太冲、中封，治行步艰楚。《玉龙赋》。兼阴交，治中邪霍乱。《百证赋》。治气上壅，又兼阳陵、阴陵、申脉、照海，治脚气及在腰之疾。《灵光赋》。治手足上下疾，亦治食癖气块虚喘，宜寻三里中。胃中有积，针璇玑，此穴功亦多。又气海专治五淋，又须针三里。又治耳内蝉鸣、腰欲折，须兼五会补泻之始妙，若针肩井须三里，不针之特氣未調治腰連胯痛治腳腫腳痛須兼懸鍾陽陵陰陵三陰交太衝行氣並治指頭麻木又腕骨腿疼寫此穴又兼風府鍼度淺深更尋三里治膀胱氣未散席弘賦能却五勞之羸瘦又治冷痹通玄治食不充肌捷法耳門三里又胃停宿食後尋三里起璇璣又兼二間治牙疼頭痛並喉痹又兼期門治傷寒過經不出汗天星肚腹三里留四總能除心脇痛腹脹胃中寒腸鳴並泄瀉眼腫膝脛痠傷寒羸瘦損氣蠱及諸般年過三旬後鍼灸眼光全馬

上巨虛在三里下三寸兩筋骨陷中舉足取之鍼三分灸三壯甲乙經作鍼八分又千金云灸以年為壯數

主寫胃中之熱與氣衝三里下巨虛治同

疾骨髓冷疼不能久立俠臍腹痛腸中切痛殄

泄食不化喘息不能行腹脇支滿狂走○此穴

主治藏氣不足偏風腳氣腰腿手足不仁足脛

條口在三里下五寸下廉上一寸舉足取之鍼五分灸三壯甲乙經云鍼八分

主治足膝麻木寒痠腫痛跌腫轉筋濕痹足下熱足緩不收不能久立○兼衝陽絕骨治足緩

时气未调。治腰连胯痛，治脚肿脚痛，须兼悬钟、阳陵、阴陵、三阴交、太冲行气，并治指头麻木。又腕骨腿疼，泻此穴。又兼风府针度浅深，更寻三里，治膀胱气未散。《席弘赋》。能却五劳之羸瘦，又治冷痹。《通玄赋》。治食不充肌。《捷法》。耳鸣腰痛，先五会后耳门、三里。又胃停宿食，后寻三里起璇玑。又兼二间，治牙疼头痛并喉痹。又兼期门，治伤寒过经不出汗。《天星秘诀》。肚腹三里留。《四总穴》。能除心胁痛，腹胀胃中寒，肠鸣并泄泻，眼肿膝胫酸，伤寒羸瘦损，气蛊及诸般，年过三旬后，针灸眼光全。《马丹阳》。

　　上巨虚：在三里下三寸，两筋骨陷中，举足取之。针三分，灸三壮。《甲乙经》作针八分。又，《千金》云：灸以年为壮数。

　　主治：脏气不足，偏风，脚气，腰腿手足不仁，足胫酸，骨髓冷疼，不能久立，夹脐腹痛，肠中切痛，飧泄食不化，喘息不能行，腹胁支满，狂走。○此穴主泻胃中之热，与气冲、三里、下巨虚治同。

　　条口：在三里下五寸，下廉上一寸，举足取之。针五分，灸三壮。《甲乙经》云：针八分。

　　主治：足膝麻木寒酸肿痛，跌肿转筋，湿痹足下热，足缓不收，不能久立。○兼冲阳、绝骨，治足缓

勉学堂鍼灸集成〈卷三 足陽明胃經〉

難行天星秘訣

下巨虛　在上廉下三寸兩筋骨陷中蹲地舉足取之鍼三分灸三壯一曰鍼八分

主治胃中熱毛焦肉脫汗不得出少氣不嗜食暴驚狂言喉痹面無顏色胸脅痛飧泄膿血小腸氣偏風腿痿足不履地熱風風濕冷痹胕腫足跗不收女子乳癰○此穴主瀉胃中之熱與氣衝三里上巨虛同

豐隆　在下廉下微後斜對絕骨之中鍼三分灸三壯

主治頭痛面腫喉痹不能言風逆癲狂見鬼好笑厥逆胸痛如刺大小便難怠惰腿膝酸痛屈伸不便腹痛肢腫足清寒濕○兼上脘刺心疼嘔吐傷寒吐蚘太乙歌兼肺俞治痰嗽又合湧泉關元可治尸勞玉龍賦專治婦人心痛席弘賦兼強間治頭痛難禁

解谿　在衝陽後一寸足腕上繫鞋帶處陷中鍼五分留五呼灸三壯

主治風氣面浮頭痛目眩生翳厥氣上衝喘咳腹脹顛疾煩心悲泣驚瘛轉筋霍亂大便下重股膝胕腫又瀉胃熱善饑不食食即支滿腹脹及療瘡瘧寒熱須兼鍼厲兌三里解谿商丘出血○治腹脹腳腕痛目眩頭疼可灸七壯神農經

難行。《天星秘诀》。

下巨虚：在上廉下三寸、两筋骨陷中，蹲地举足取之。针三分，灸三壮。一曰：针八分。

主治：胃中热，毛焦肉脱汗不得出，少气不嗜食，暴惊狂言，喉痹，面无颜色，胸胁痛，飧泄脓血，小肠气，偏风腿痿足不履地，热风，风湿冷痹，胕肿足跗不收，女子乳痈。○此穴主泻胃中之热，与气冲、三里、上巨虚同。

丰隆：在下廉下微后，斜对绝骨之中。针三分，灸三壮。

主治：头痛面肿，喉痹不能言，风逆，癫狂见鬼好笑，厥逆，胸痛如刺，大小便难，怠惰，腿膝酸痛屈伸不便，腹痛，肢肿足清寒湿。○兼上脘，刺心疼呕吐，伤寒吐蚘。《太乙歌》。兼肺俞，治痰嗽，又合涌泉、关元，可治尸劳。《玉龙赋》。专治妇人心痛。《席弘赋》兼强间，治头痛难禁。

解溪：在冲阳后一寸、足腕上系鞋带处陷中。针五分、留五呼，灸三壮。

主治：风气面浮，头痛目眩，生翳，厥气上冲，喘咳，腹胀颠疾，烦心悲泣，惊瘛转筋，霍乱大便下重、股膝胕肿。又泻胃热善饥不食，食即支满腹胀，及疗瘡疟寒热，须兼针厉兑、三里、解溪、商丘出血。○治腹胀，脚腕痛，目眩头疼，可灸七壮。《神农经》。

兼商丘、丘墟，堪追脚痛。《玉龙赋》。兼阳谷，治惊悸怔忡。《百证赋》。一传：腹虚肿及足胫虚肿，灸之效；又气逆发噎将死，灸之效。

冲阳：在足跗上五寸正中，行高骨间动脉，去陷谷二寸。针三分、留十呼，灸三壮。《刺禁论》针跗上中大脉，血出不止死，即此穴也。

主治：偏风面肿，口眼㖞斜，齿龋，伤寒发狂，振寒汗不出，腹坚大不嗜食，发寒热，足痿跗肿，或胃疟先寒后热、喜见日月光、得火乃快然者，于方热时针之出血，立寒。○兼条口、绝骨，治足缓难行。《天星秘诀》。

陷谷：在足面上，去内庭二寸，足大趾次趾本节后陷中。针五分、留七呼，灸三壮。一曰：针三分。

主治：面目浮肿及水病善噎，肠鸣腹痛，汗不出，振寒疟疾，疝气少腹痛或胃脉弦者泻此，则水平而胃气自盛。○治水病，灸随年壮。《千金》。兼下脘，能平腹内肠鸣。《百证赋》。

内庭：在次趾中趾之间，脚丫纹尽处。针三分，留十呼，灸三壮。《甲乙经》针二分、留二十呼。

主治：四肢厥逆，腹满不得息，恶闻人声，振寒，咽痛，口㖞，齿龋，鼻衄，瘾疹，赤白痢，疟不嗜食。○一传：主疗久疟不愈并腹胀。○兼临泣，能理小腹之膜。《玉龙赋》。治腹膨休迟。《通玄赋》。三里、内庭，治肚腹病妙。《千金》。治石蛊又大便不通，宜泻此。《捷径》。兼合谷，治寒疟，面肿及肠鸣。《天星秘诀》。能治四肢厥，喜静恶闻声，瘾疹，咽喉痛，数欠及牙疼，疟疾不思食，耳鸣针便清。《马丹阳》。

厉兑：在足次趾外侧端，去爪甲如韭叶。针一分、留一呼，灸一壮。

主治：尸厥，口噤气绝，状如中恶，心腹满，水肿，热病汗不出，寒热疟不食，面肿，喉痹，齿龋，恶风鼻不利，多惊发狂，好卧，足寒膝膑肿痛。○与隐白相谐，治梦魇不宁。《百证赋》。

足阳明胃经流注：足阳明之脉，起于鼻之交頞中，旁约太阳之脉，下循鼻外（迎香穴），入上齿中，还出挟口环唇，下交承浆（穴名），却循颐后下廉，出大迎（穴名），循颊车（穴名），上耳前，过客主人（穴名），循发际，至额颅；其支者，从大迎前下人迎（穴名），循喉咙，入缺盆，下膈属胃络脾；其直者，从缺盆下乳内廉，下挟脐，入气冲中（穴名）；其支者，起胃下口，循腹里，下至气冲中而合，以下髀关（穴名），抵伏兔（穴名），下入膝膑中（腿下胫上接处曰膝膑，谓膝之盖骨也），下循胻外廉（即上廉下解溪穴也），廉下下足跗（月面曰跗，冲阳穴也），入中指内间（陷谷穴）；其支者，下膝三寸而别，下人中指外间（内庭穴）；其支者，别跗上，人大指间，出其端（厉兑穴也，自此交入足太阴）。是动则病凄凄然振寒，善伸数欠颜黑（颜即额也），病至，则恶人与火，闻木音则惕然而惊，心动，似独闭户牖而处，甚则欲上高而歌，弃衣而走，贲响腹胀，是谓骭厥（骭即胫之别名）。是主血所生病者，狂疟温淫汗出，鼽衄，口喎唇疹，颈肿喉痹，大腹水肿，膝膑肿痛，循膺、乳、街、股、伏兔、胻外廉、足跗上皆痛，中指不用。气盛则身以前皆热，其有余于胃，则消谷善饥，尿色黄。气不足则身以前皆寒，胃中寒则胀满。盛者人迎大三倍于寸口，虚者人迎反小于寸口也。（《灵枢》）○辰时自迎香穴交于

承泣穴，上行至头维对人迎，循胸腹下至足趾厉兑穴上。（《入门》）○阳明根于厉兑，结于颡大，颡大者钳耳也。（《灵枢》）

足阳明胃经　左右凡九十穴

厉兑二穴：在足大趾次趾端外侧，去爪甲如韭叶。足阳明脉之所出为井。针入一分，可灸一壮。（《铜人》）

内庭二穴：在足大趾次趾外间陷中。（《铜人》）○在足次趾与三趾歧骨间陷中。（《入门》）○足阳明脉之所流为荥，针入三分、留十呼，可灸三壮。（《铜人》）

陷谷二穴：在足大趾次趾外间，本节后陷中，去内庭二寸。足阳明脉之所注为输。针入一分、留七呼，可灸三壮。（《铜人》）

冲阳二穴：一名会原。在足跗上五寸骨间动脉，去陷谷三寸。（《铜人》）○在内庭上五寸骨间动脉。（《入门》）○在足跗上五寸陷者中，摇足而得之。（《灵枢》）○足阳明脉之所过为原。针入五分、留十呼，可灸三壮。（《铜人》）

解溪二穴：在冲阳后一寸半腕上陷中。（《铜人》）○上冲阳一寸半陷者中。（《灵枢》）在足腕上系草鞋带处，去内庭上六寸半。（《入门》）○足阳明脉之行为经，针入五分、留五呼，可灸三壮。（《铜人》）

丰隆二穴：在外踝上八寸，下廉胻骨外廉间陷中。○足阳明络别走太阴。针入三分，可灸三壮。（《铜人》）

下巨虚二穴：一名下廉。在上廉下三寸。（《铜人》）○在三里下六寸当举足取之。（《入门》）○在上廉下三寸两筋两骨罅陷宛宛中，蹲坐取之。（《资生》）○针入八分，可灸三壮。（《纲目》）

条口二穴：在下廉上一寸，上廉下一寸。（《铜人》）○在三里下五寸，举足取之。（《入门》）针入三分，禁不可灸。（《入门》）

上巨虚二穴：一名上廉。在三里下三寸。（《铜人》）○在膝犊鼻下胻外廉六寸，举足取之。○在三里下三寸，两筋两骨罅陷宛宛中。（《资生》）○针入八分，可灸三壮。一云：随年数为壮。（《铜人》）

三里二穴：在膝下三寸，胻骨外大筋内宛宛中。（《铜人》）○在膝下三寸陷中，胻骨外廉两筋肉分间。（《内经》）○在犊鼻下三寸，胻骨外廉分入肉间。（《入门》）○以手约膝取中指稍尽处是穴。（《得效》）○深则足跗阳脉不见，按之太冲脉不动是正穴。（《资生》）○足阳明脉之所入为合。针入一寸，可灸七壮。一云：三壮。（《铜人》）○《明堂》云：人年三十以上，若不灸三里，冷气上冲目。○三里下三寸为上廉复下三寸为下廉，大肠属上廉，小肠属下廉，足阳明胃脉也，然则是大肠、小肠皆属于胃也。（《灵枢》）○点三里穴，但按跗阳脉不应，方是正穴。（《丹心》）

犊鼻二穴：在膝膑下胻骨上，骨解大筋中。（《铜人》）○膝膑下胻挟罅，大筋中。（《资生》）○在膝头眼外侧大筋陷中。针入六分，禁不可灸。（《入门》）

梁丘二穴：在膝上二寸两筋间。足阳明之郄，针入三分，可灸三壮。（《铜人》）

阴市二穴：一名阴鼎。在膝上三寸，伏兔下陷中。（《铜人》）○在膝内辅骨后，大筋下小筋上、屈膝得之。（《资生》）○在膝上，当伏兔下行二寸，临膝取之。（《纲目》）○针入三分，留七呼，禁不可灸。（《铜人》）

髀关二穴：在膝上伏兔后交纹中。（《铜人》）○在膝上伏兔后胯骨横纹中。（《入门》）○针入六分，可灸三壮。（《铜人》）

伏兔二穴：一名外丘。在膝上六寸起肉是。一云：在膝盖上七寸。（《铜人》）○在膝髀罅上六寸向里，正跪正坐而取之。（《入门》）针入五分，禁不可灸。（《铜人》）

气冲二穴：一名气街。在归来下鼠鼷上一寸动脉中。（《铜人》）○在腹脐下横骨两端，鼠鼷上。（《资生》）○在天枢下八寸动脉。（《入门》）○可灸七壮，禁不可针。（《铜人》）

归来二穴：在水道下二寸。（《铜人》）○在天枢下七寸。（《入门》）○针入八分，可灸五壮。（《铜人》）

水道二穴：在大巨下三寸，天枢下五寸，针入二寸五分，可灸五壮。（《铜人》）

大巨二穴：在外陵下一寸，针入五分，可灸五壮。（《铜人》）

外陵二穴：在天枢下一寸，针入八分，可灸五壮。（《铜人》）

天枢二穴：一名长溪，一名谷门。大肠之募也，在肓俞旁一寸五分，挟脐二寸。（《铜人》）○魂魄之舍不可针，合脐相去各三寸。（《资生》）○平脐旁各三寸。（《入门》）○针入八分，留七呼，可灸百壮。（《铜人》）

滑肉门二穴：在太一下一寸，针入八分，可灸五壮。（《铜人》）

太一二穴：在关门下一寸，针入八分，可灸五壮。（《铜人》）

关门二穴：在梁门下一寸，针入八分，可灸五壮。（《铜人》）

梁门二穴：在承满下一寸，针入八分，可灸五壮。（《铜人》）

承满二穴：在不容下一寸。（《铜人》）○挟巨阙两旁各一寸半。（《资生》）○针入八分，可灸五壮。（《铜人》）

不容二穴：在幽门旁相去各一寸五分。（《铜人》）○在幽门两旁各一寸五分，去任脉二寸、直四肋端。（《纲目》）○平巨阙旁三寸，挺身取之。（《入门》）○挟鸠尾当乳下三寸。（《资生》）○针入五分，可灸五壮。（《铜人》）

乳根二穴：在乳中下一寸四分陷中，仰而取之。（《铜人》）○在当乳下一寸六分，《入门》《资生》并云：一寸六分。（《纲目》）○针入三分，可灸五壮。（《铜人》）

乳中二穴：当乳中是。（《铜人》）○即乳头上也。（《入门》）○针宜浅刺二分，禁不可灸。（《入门》）

膺窗二穴：在屋翳下一寸六分。针入三分，可灸五壮。（《铜人》）

屋翳二穴：在库房下一寸六分陷中，仰而取之。针入三分，可灸五壮。（《铜人》）

库房二穴：在气户下一寸六分陷中，仰而取之。针入三分，可灸五壮。（《铜人》）

气户二穴：在巨骨下挟俞府两旁相去各二寸陷中，仰而取之。针入三分，可灸五壮。（《铜人》）○自气户至乳根六穴，去膺中行各四寸。○相去各一寸六分。（《资生》）

缺盆二穴　氣舍二穴　水突二穴　人迎二穴　大迎二穴　地倉二穴　勉學堂集鍼灸成　卷三　巨髎二穴　四白二穴　承泣二穴　頰車二穴　下關二穴　頭維二穴　聽會二穴　膠客主人　足太陰脾經

缺盆二穴：一名天盖，在肩前横骨陷中，可灸三壮，禁不可针。（《铜人》）○肩前廉六穴，膈会极外、肩髃次之、缺盆极里。（《纲目》）

气舍二穴：在颈直人迎下，挟天突旁陷中。针入三分，可灸三壮。（《铜人》）

水突二穴：一名水门。在颈大筋前，直人迎下。针入三分，可灸三壮。（《铜人》）

人迎二穴：一名五会。在颈大脉动应手，挟结喉两旁各一寸五分，仰而取之，以候五脏气。针入四分，若过深则杀人，禁不可灸。（《铜人》）

大迎二穴：在曲颔前一寸二分骨陷中动脉。又以口下当两肩取之，针入三分，留七呼，可灸三壮。（《铜人》）

地仓二穴：一名胃难。挟口吻旁四分外。（《铜人》）○如近下有脉微微动者是。（《纲目》）○针入三分，留五呼，日可灸二七壮至七七壮止，艾炷若大口转㖞，却灸承浆七七壮，即愈。（《铜人》）

巨髎二穴：在挟鼻乳旁八分，直目瞳子，针入三分，可灸七壮。（《铜人》）

四白二穴：在目下一寸，直目瞳子，若针深令人目乌色，可灸七壮。（《铜人》）

承泣二穴：在目下七分，直目瞳子，禁不宜针，针之令人目乌色，可灸三壮。（《铜人》）

颊车二穴：一名机关。在耳下曲颊端近前陷中，侧卧开口取之。（《铜人》）○在耳下八分，小近前曲颊端陷中，开口有空。（《入门》）○针入四分得气即泻可灸七壮至七七壮。（《铜人》）

下关二穴：在上关下。（《铜人》）○在客主人下即上关穴，且前动脉卜廉。（《纲目》）○合口有空，张口则闭，宜侧卧开口取穴。（《入门》）○针入四分，得气即泻，禁不可灸。（《铜人》）○侧面部在耳前十二穴，头维居上，禾髎客主人次之，下耳门又次之，听会又次之，下关居下。（《纲目》）

头维二穴：在额角入发际，本神旁一寸五分，针入三分，禁不可灸。（《铜人》）

足太阴脾经　共二十一穴

勉學堂針灸集成 卷三 足太陰經

隐白：在足大趾内侧端，去爪甲角如韭叶。针一分、留三呼，灸三壮。

主治：腹胀，喘满不得卧，呕吐食不下，胸中痛，烦热，暴泄，衄血，尸厥，不识人，足寒不得温，妇人月事过时不止，针之立愈，小儿客忤，惊风。○兼厉兑，治梦魇不宁。

大都：在大趾内侧。第二节后、本节前骨缝白肉际陷中，居孤拐前。针三分、留七呼，灸三壮。

主治：热病汗不出，不得卧，身重骨痛，伤寒手足逆冷，腹满呕吐闷乱，腰痛不可俯仰，四肢肿痛，凡妇人孕不论月数及生产后未满百日，俱不宜灸。○治大便难，灸随年壮；又霍乱下泻不止，灸七壮。《千金》。兼横骨，治气滞腰痛不能立。《席弘赋》。兼经渠，治热病汗不出。《百证赋》。

太白：大趾后孤拐正中，赤白肉际陷中。针三分、留七呼，灸三壮。

主治：身热烦满，腹胀食不化，呕吐，泻痢脓血，腰痛，大便难，气逆霍乱，腹中切痛肠鸣，膝、股、胻酸，转筋，身重骨痛。○治痔漏。《玉龙赋》。能宣导于气冲。《通玄赋》。

公孙：在足大趾后、孤拐后旁脚边陷中。针四分、留七呼，灸三壮。《甲乙经》曰：留二十呼。

主治：寒疟不食，痫气好太息，多寒热汗出，喜呕，卒面肿，心烦多饮，胆虚、腹虚水肿，腹胀如鼓，脾冷胃痛。○治腹脹心疼，可灸七壯。《神農經》。治肚疼，須兼內關相應。《席弘賦》。脾冷胃疼，瀉公孫而立愈。《標幽賦》。兼照海，治傷寒四日，太陰經再行內關。《攔江賦》。

商丘：在內踝正下微前。鍼三分，留七呼，灸三壯。

主治：胃脘痛，腹脹腸鳴不便，脾虛令人不樂，身寒善太息，心悲氣逆，喘嘔舌強，脾積，痞氣，黃疸，寒瘧體重，肢節痛，怠惰嗜臥，骨疽，痔疾，陰股內痛，狐疝走引小腹疼痛，不可俯仰。○治脾虛腹脹、胃脘痛，可灸七壯。《神農經》。兼解溪、丘墟，堪追腳痛。《玉龍賦》。專治痔漏最良。《百證賦》。

勉學堂鍼灸集成卷三 足太陰脾經

三陰交：在內踝上除踝三寸。鍼三分，留七呼，灸三壯。妊娠不可鍼。

主治：脾胃虛弱，心腹脹滿，不思飲食，脾病身重，四肢不舉，殄泄痢血，疝癖，臍下痛不可忍，中風，卒厥不省人事，膝內廉痛，足痿不行。凡女人產難月水不禁，赤白帶下，先瀉後補。小腸疝氣偏墜，木腎腫痛，小便不通，渾身浮腫，先補後瀉。○內踝上三寸絕骨宛宛中，灸五十壯。主欬逆虛勞，寒損憂患，筋骨攣痛。又主心中欬逆，瀉注腹滿，喉痹項頸滿，腸痔逆氣，痔血陰急，鼻衄，骨疽，

冷胃痛。○治腹胀心疼，可灸七壮。《神农经》。治肚疼，须兼内关相应。《席弘赋》。脾冷胃疼，泻公孙而立愈。《标幽赋》。兼照海，治伤寒四日，太阴经再行内关。《拦江赋》。

商丘：在内踝正下微前。针三分，留七呼，灸三壮。

主治：胃脘痛，腹胀肠鸣不便，脾虚令人不乐，身寒善太息，心悲气逆，喘呕舌强，脾积，痞气，黄疸，寒疟体重，肢节痛，怠惰嗜卧，骨疽，痔疾，阴股内痛，狐疝走引小腹疼痛，不可俯仰。○治脾虚腹胀、胃脘痛，可灸七壮。《神农经》。兼解溪、丘墟，堪追脚痛。《玉龙赋》。专治痔漏最良。《百证赋》。

三阴交：在内踝上除踝三寸。针三分，留七呼，灸三壮。妊娠不可针。

主治：脾胃虚弱，心腹胀满，不思饮食，脾病身重，四肢不举，殄泄痢血，疝癖，脐下痛不可忍，中风，卒厥不省人事，膝内廉痛，足痿不行。凡女人产难月水不禁，赤白带下，先泻后补。小肠疝气偏坠，木肾肿痛，小便不通，浑身浮肿，先补后泻。○内踝上三寸绝骨宛宛中，灸五十壮。主咳逆虚劳，寒损忧患，筋骨挛痛。又主心中咳逆，泻注腹满，喉痹项颈满，肠痔逆气，痔血阴急，鼻衄，骨疽，

大小便涩，鼻中干燥，烦满狂易走气。凡二十二种病，皆当灸之也。又男女梦与人交。泄精，三阴交灸五壮。喜梦泄神良。又治霍乱手足逆冷。灸七壮不差。更七壮。又治劳淋，灸百壮，三报之。又痔疾。针入三分。亦主大便不利。又治气癞、水癞、卵偏大，上入腹，灸随年壮。《千金》。兼三里、绝骨，治连延脚气。《玉龙赋》。兼针气海，专司白浊久遗精。《百证赋》。冷嗽宜补合谷，却须泻此穴，又脚痛膝肿，针三里，又须兼悬钟、二陵、三阴交、太冲，引气并治指头麻木。《席弘赋》。兼合谷，治脾病血气，又兼承山，治胸膈痞满，饮食自喜。《天星秘诀》。兼大敦，治小肠疝气。《乾坤生意》。

漏谷：在内踝上六寸、骨下陷中。针三分、留七呼，灸三壮。

主治：膝痹脚冷不仁，肠鸣腹胀，痃癖冷气小腹痛，饮食不为肌肤，小便不利，失精。

地机：在膝下五寸内侧、骨下陷下，针三分，灸五壮。

主治：腰痛不可俯仰，溏泄腹胀，水肿，不嗜食，精不足，小便不利，足痹痛，女子癥瘕。○兼血海，治妇人经事之改常。《百证赋》。

阴陵泉：在膝下内辅骨下陷中，与阳陵泉相对，去膝横开一寸大。针五分、留七呼，灸三壮。

主治：腹中寒痛胀满，喘逆不得卧，小便不利，气淋。寒热不节，腰痛不可俯伸。霍乱，疝瘕，遗尿泄泻，阴痛，足膝红肿。○治小便不通，疝瘕，可灸七壮。《神农经》。小便失禁不觉，针五分。灸随年壮。又水肿不得卧，灸百壮。《千金》。兼阳陵，治膝肿之难消。《玉龙赋》。肠中切痛，阴陵调。《太乙歌》。治脚气。《灵光赋》。治心胸满，兼承山。饮食自思，又脚痛膝肿，针三里。又须兼悬钟、二陵、三阴交、太冲，行气并治指头麻木。《席弘赋》。兼水分，能去水肿脐盈。《百证赋》。能开通水道。《通玄赋》。若是小肠连脐痛，先针阴陵后涌泉。《天星秘诀》。

血海：在膝膑上一寸，内廉白肉际陷中。针五分，灸五壮。

主治：女子崩中漏下、月事不调、带下，逆气腹胀，先补后泻。又主肾脏风，两腿疮痒湿不可当。○兼地机，治妇人经事之改常。又兼冲门，治疝癖有验。《百证赋》。兼气海，疗五淋。《灵光赋》。

箕门：在鱼腹上越两筋间，阴股内廉动脉应手。针三分、留六呼，灸三壮。一云：禁针。

主治：小便不通，遗尿，鼠鼷肿痛。

冲门：上去大横五寸，横骨两端去中行二寸半，横直关元，上直府舍，下直髀关。针七分，灸五壮。

主治：中寒积聚，淫泺阴疝，妊娠冲心，难乳。○兼气冲，治带下产崩。又兼血海，治疝癖。《百证赋》。

府舍在腹結下三寸去腹中行三寸半橫直氣海鍼七分灸五壯

主治疝癖腹脇滿痛上下搶心積聚痺痛厥氣霍亂

腹結在大橫下一寸八分去腹中行三寸半橫直臍鍼七分灸五壯

主治欬逆遶臍腹痛中寒瀉痢心痛

大橫在腹結上一寸八分橫直水分下脘之中鍼七分灸五壯

主治大風逆氣四支不舉多寒善悲○主多寒洞痢四支不舉灸隨年壯又多汗四支不舉少力灸橫文五十壯在俠臍相去七寸亦屬此穴○兼天衝穴治反悲哭百證賦

勉學堂鍼灸集成 卷三 足太陰脾經 美

腹哀在日月下寸半去腹中行三寸半橫直中脘鍼三分灸五壯甲乙經鍼七分

主治寒中食不化大便膿血腹痛

食竇在天谿下一寸八分自中庭外橫開五寸半微上些中間有步廊鍼四分灸五壯

主治胸脇支滿欬唾逆氣飲不下膈有水聲

天谿直乳頭後二寸鍼四分灸五壯

主治胸滿喘逆上氣喉中作聲婦人乳腫賁癰

胸鄉在周榮下一寸六分鍼四分灸五壯

主治胸脇支滿引背痛不得臥轉側

周榮在中府下一寸六分鍼四分灸五壯

主治胸滿不得俛仰欬逆食不下

府舍：在腹结下三寸，去腹中行三寸半，横直气海。针七分，灸五壮。

主治：疝癖，腹胁满痛上下抢心，积聚痹痛，厥气霍乱。

腹结：在大横下一寸八分，去腹中行三寸半，横直脐。针七分，灸五壮。

主治：咳逆，远脐腹痛，中寒泻痢，心痛。

大横：在腹结上一寸八分，横直水分、下脘之中。针七分，灸五壮。

主治：大风逆气，四肢不举，多寒善悲。〇主多寒洞痢，四肢不举，灸随年壮。又多汗，四肢不举少力，灸横纹五十壮。在挟脐相去七寸，亦属此穴。〇兼天冲穴，治反悲哭。《百证赋》。

腹哀：在日月下寸半，去腹中行三寸半，横直中脘。针三分，灸五壮。《甲乙经》：针七分。

主治：寒中食不化，大便脓血，腹痛。

食窦：在天溪下一寸八分，自中庭外横开五寸半微上些，中间有步廊。针四分，灸五壮。

主治：胸胁支满，咳唾逆气，饮不下，膈有水声。

天溪：直乳头后二寸。针四分，灸五壮。

主治：胸满喘逆上气喉中作声，妇人乳肿，贲痈。

胸乡：在周荣下一寸六分。针四分，灸五壮。

主治：胸胁支满，引背痛不得卧转侧。

周荣：在中府下一寸六分。针四分，灸五壮。

主治：胸满不得俯仰，咳逆食不下。

大包：在渊腋下三寸，横直日月。针三分，灸三壮。

主治：胸中喘痛，有大气不得息，实则其身尽寒，虚则百节皆纵。

足太阴脾经流注：足太阴之脉，起于大趾之端（隐白穴），循趾内侧白肉际（大都穴）。过核骨后（太白穴），上内踝前廉（商丘穴），上腨内（腨：谓胫之鱼腹也）。循胻骨后，交出厥阴之前，上循膝股内前廉（阴陵泉穴），入腹属脾络，胃上膈，挟咽，连舌本，散舌下；其支者，复从胃别上膈，注心中（自此交入手少阴）。是动则病舌本强，食则呕，胃脘痛，腹胀善噫，得后与气则快然如衰，身体皆重。是主脾所生病者，舌本痛，体不能动摇，食不下，烦心，心下急痛，寒疟溏，瘕泄，水下黄疸，不能卧，强立股膝内肿厥，足大趾不用。盛者寸口大三倍于人迎，虚者寸口反小于人迎也。（《灵枢》）巳时自冲阳过交与隐白，循腿腹上行至腋下大包穴止。（《入门》）〇太阴根于隐白，结于太仓。（《灵枢》）

足太阴脾经　左右凡四十二穴

隐白二穴：在足大趾端内侧，去爪甲角如韭叶，足太阴脉之所出为井。针入一分，留三呼，禁不可灸。（《铜人》）

大都二穴：在足大趾内侧，本节前陷中。（《铜人》）〇在本节内侧白肉际。（《资生》）〇足太阴脉之所流为荣。针入二分、留七呼，可灸三壮。（《灵枢》）

太白二穴：在足大趾内侧、核骨下陷中。足太阴脉之所注为输。针入三分、留七呼，可灸三壮。（《铜人》）

公孙二穴：在足大趾本节之后一寸。（《铜人》）〇在太白后一寸陷中。（《入门》）〇足太阴络，别走阳明。针入四分，可灸三壮。（《铜人》）

商丘二穴：在足内踝骨下微前陷中。足太阴脉之所行为经。针入三分、留七呼，可灸三壮。

三陰交二穴：在内踝上三寸，足太陰、厥陰、少陰之會。○鍼入三分，可灸三壯。○昔有宋太子善醫術，逢一孕婦診曰：是一女。徐文伯診曰：此一男一女也。太子性急欲剖視之，文伯曰：臣請鍼之，瀉足三陰交、補手合谷，應鍼而落，果如文伯之言，故妊娠不可刺。

漏谷二穴：在内踝上六寸，骨下陷中。鍼入三分，禁不可灸。

地機二穴：一名脾舍。在別走上一寸空中，在膝下五寸，足太陰之郄。○鍼入三分，可灸三壯。

陰陵泉二穴：在膝下内側輔骨下陷中，伸足乃得之。○足太陰脈之所合，鍼入五分，留七呼，禁不可灸。

血海二穴：在膝臏上内廉白肉際三寸。○鍼入五分，可灸五壯。

箕門二穴：在魚腹上越筋間，陰股内動脈應手。○可灸三壯，禁不可針。

衝門二穴：一名慈宮。上去大橫五寸，在府舍下横骨兩端約文中動脈。鍼入七分，可灸五壯。

府舍二穴：在腹結下二寸，大橫下三寸。足太陰、陰維、厥陰之會，此三脈上下三入腹絡，肝脾結心肺，從脇上至肩。此太陰郄，三陰陽明之別。鍼入七分，可灸五壯。

腹結二穴：一名腸窟，一名腹屈。在大橫下三寸。鍼入七分，可灸五壯。

大橫二穴：在腹哀下一寸六分。○平臍傍四寸半。○去章門合為六寸。鍼入七寸

（《銅人》）

三陰交二穴：在内踝上三寸，骨下陷中。（《銅人》）○在骨後筋前。（《入門》）○足太陰、厥陰、少陰之會。鍼入三分，可灸三壯。○昔有宋太子善醫術，逢一孕婦診曰：是一女。徐文伯診曰：此一男一女也。太子性急欲剖視之，文伯曰：臣請鍼之，瀉足三陰交、補手合谷，應鍼而落，果如文伯之言，故妊娠不可刺。（《銅人》）

漏谷二穴：在内踝上六寸、骨下陷中。鍼入三分，禁不可灸。（《銅人》）

地機二穴：一名脾舍。在別走上一寸空中，在膝下五寸。足太陰之郄。（《銅人》）○在膝下五寸、大骨後，伸足取之。（《入門》）○鍼入三分，可灸三壯。（《銅人》）

陰陵泉二穴：在膝下内側輔骨下陷中，伸足乃得之。（《銅人》）○在膝内側輔骨下陷中。（《資生》）○曲膝取之。（《入門》）○足太陰脈之所合，鍼入五分，留七呼，禁不可灸。（《入門》）

血海二穴：在膝臏上内廉白肉際三寸。（《銅人》）○在膝臏上三寸内廉骨後筋前白肉際。（《入門》）鍼入五分，可灸五壯。（《銅人》）

箕門二穴：在魚腹上越筋間，陰股内動脈應手。（《銅人》）○在股上起筋間。（《靈樞》）○在血海上六寸，陰股内動脈應手筋間。（《入門》）○可灸三壯，禁不可針。（《入門》）

衝門二穴：一名慈宮。上去大橫五寸，在府舍下横骨兩端約紋中動脈。鍼入七分，可灸五壯。（《銅人》）

府舍二穴：在腹結下二寸。大橫下三寸。足太陰、陰維、厥陰之會，此三脈上下三入腹絡，肝脾結心肺，從脇上至肩。此太陰郄，三陰陽明之別。鍼入七分，可灸五壯。（《銅人》）

腹結二穴：一名腸窟，一名腹屈。在大橫下三寸。鍼入七分，可灸五壯。（《銅人》）

大橫二穴：在腹哀下一寸六分。（《銅人》）○平臍傍四寸半。（《入門》）○去章門合為六寸。《資生》鍼入七

分，可灸五壮。（《铜人》）○自期门至冲门去腹中行各当四寸半。（《资生》）

腹哀二穴：在日月下一寸六分。针入三分，禁不可灸。（《铜人》）

食窦二穴：在天溪下一寸六分陷中，举臂取之。针入四分，可灸五壮。（《铜人》）

天溪二穴：在胸乡下一寸六分陷中，仰而取之。针入四分，可灸五壮。（《铜人》）

胸乡二穴：在周荣下一寸六分陷中，仰而取之。针入四分，可灸五壮。（《铜人》）

周荣二穴：在中府下一寸六分陷中，仰而取之。针入四分，禁不可灸。（《铜人》）

大包二穴：在渊液下三寸。此脾之大络，布胸胁中出九肋间。针入三分，可灸三壮。（《铜人》）○云门、中府、周荣、胸乡、天溪、食窦六穴，去膺中行各六寸六分。（《资生》）

手少阴心经　共九穴

极泉：在臂内腋下、筋间动脉，横直天府三寸，微高于天府八分。针三分，灸七壮。

主治：心胁满痛，时臂厥寒，四肢不收，干呕烦渴，目黄。

青灵：在肘上三寸。灸三壮。

主治：头痛，目黄，振寒，胁痛，肩臂不举。

少海：在肘下内廉二寸，直青灵。针五分，灸三壮。一曰：禁灸。

主治：寒热齿痛，目眩发狂，癫痫羊鸣，呕吐涎沫，项不得回，头风疼痛，气逆，瘰疬，肘、臂、腋，胁痛挛不举。○主腋下瘰疬漏臂疼痛，风痹瘙漏，屈伸不得。针三分、留七呼、泻五呼。《千金》。心疼手颤少海间，若要除根觅阴市。《席弘赋》。兼三里穴，治两臂顽

勉學堂鍼灸集成　卷三　四　卌一

木賦百證　靈道　鍼在掌後一寸五分　灸五壯

主治心痛悲恐乾嘔瘈瘲肘攣暴瘖不能言

通里　向外鍼在腕側後一寸陷中

主治熱病頭痛目眩面熱無汗懊憹暴瘖心悸悲恐畏人喉痺苦嘔虛損數欠少氣遺溺肘臂腫痛婦人經血過多崩漏○治目眩頭疼可灸七壯　神農經○療心驚　玉龍賦○兼大鍾治倦言嗜臥　百證賦○治欲言聲不出懊憹及怔忡實則四支重頭顋面頰紅聲平仍欠數喉閉氣難通則不能食暴瘖面無容毫鍼微微鍼方信有神功　馬丹陽

陰郤　鍼在掌後脈中去腕五分　灸三壯

主治鼻衄吐血失音不能言霍亂胸中滿洒淅惡寒厥逆驚恐心痛○止盜汗治小兒之骨蒸　標幽賦兼二間能疏通寒慄惡寒又兼後谿治盜汗之多出　百證賦

神門　在掌後銳骨端陷中　鍼三分留七呼灸三壯一云七壯炷如小麥

主治瘧疾心煩欲得冷飲惡寒則欲就溫咽乾不嗜食驚憒心痛少氣身熱面赤發狂喜笑上氣嘔血吐血遺溺失音健忘心積伏梁大人小

木。《百证赋》。

灵道：在掌后一寸五分。针三分，灸五壮。

主治：心痛悲恐，干呕，瘈疭，肘挛，暴喑不能言。

通里：在腕侧后一寸陷中微向外。针三分，灸三壮。

主治：热病头痛，目眩面热，无汗懊憹，暴喑，心悸，悲恐畏人，喉痹，苦呕，虚损，数欠少气，遗溺，肘臂肿痛，妇人经血过多崩漏。○治目眩头疼，可灸七壮。《神农经》。○疗心惊。《玉龙赋》。○兼大钟，治倦言嗜卧。《百证赋》。○治欲言声不出，懊憹及怔忡。实则四肢重，头腮面颊红，声平仍欠数，喉闭气难通，则不能食，暴喑，面无容，毫针微微针，方信有神功。《马丹阳》。

阴郄：在掌后脉中，去腕五分。针三分，灸三壮。

主治：鼻衄吐血，失音不能言，霍乱胸中满，洒淅恶寒，厥逆，惊恐，心痛。○止盗汗，治小儿之骨蒸。《标幽赋》。兼二间，能疏通寒栗恶寒。又兼后溪，治盗汗之多出。《百证赋》。

神门：在掌后锐骨端陷中。针三分、留七呼，灸三壮。一云：七壮，炷如小麦。

主治：疟疾心烦，欲得冷饮，恶寒则欲就温，咽干不嗜食，惊愦心痛少气，身热面赤，发狂喜笑，上气，呕血吐血，遗溺，失音，健忘，心积伏梁，大人小兒五癇證，手臂攣掣。○治癲癇失意。《玉龍賦》。同上脘，治發狂奔走。《百證賦》。

少府，在手小指本節後，掌上橫紋頭骨縫陷中，直勞宮。針二分，灸三壯。一日七壯。

主治痎瘧久不愈，振寒，煩滿少氣，胸中痛，悲恐畏人，臂痠肘腋攣急，陰挺出陰癢陰痛，遺尿偏墜，小便不利。

少衝，在手小指內正端。針一分，留一呼，灸一壯。一日三壯。

主治熱病煩滿上氣，心火炎上，眼赤血少，嘔吐血沫及心痛冷淡，少氣，悲恐善驚，口熱咽酸，胸脅痛，乍寒乍熱。臑臂內後廉痛，手攣不伸。○可治心虛熱壅。《玉龍賦》。兼曲池治發熱。《百證賦》。凡初中風，跌倒卒暴，昏沉痰涎壅滿，不省人事，牙關緊閉，藥水不下，急以三稜鍼鍼少商、商陽、中衝、關衝、少澤及此穴，使氣血流通，乃起死回生急救之妙穴。

手少陰心經流注

勉學堂針灸集成　卷三　手少陰經

儿五痫证，手臂挛掣。○治癫痫失意。《玉龙赋》。同上脘，治发狂奔走。《百证赋》。

少府：在手小指本节后，掌上横纹头骨缝陷中，直劳宫。针二分，灸三壮。一日，七壮。

主治：痎疟久不愈，振寒，烦满少气，胸中痛，悲恐畏人，臂酸肘腋挛急，阴挺出阴痒阴痛，遗尿偏坠，小便不利。

少冲：在手小指内正端。针一分、留一呼，灸一壮。一日：三壮。

主治：热病烦满上气，心火炎上，眼赤血少，呕吐血沫及心痛冷淡，少气，悲恐善惊，口热咽酸，胸胁痛，乍寒乍热。臑臂内后廉痛，手挛不伸。○可治心虚热壅。《玉龙赋》。兼曲池，治发热。《百证赋》。凡初中风，跌倒卒暴、昏沉痰涎壅满、不省人事、牙关紧闭，药水不下，急以三棱针针少商、商阳、中冲、关冲、少泽及此穴。使气血流通，乃起死回生，急救之妙穴。

手少阴心经流注：手少阴之脉起于心中，出属心系，下膈络小肠。其支者，从心系上挟咽喉，乐目其直者。复从心系却上肺，下出腋下，下循臑内、后廉，行太阴心主之，后下肘内（少海穴），循臂内后廉（灵道穴），抵掌后锐骨之端（神门穴），入掌内后廉（少府穴），循小指之内，出其端（少冲穴自此交入手太阳）。是动则病嗌干心痛，渴而欲饮，是谓臂厥。是主心所生病者，目黄胁痛，臑臂内后廉痛厥，掌中热盛者，寸口大再倍于人迎，虚者寸口反小于人迎也。（《灵枢》）○午时自大包交与极泉，循臂行至小指少冲穴止。《入门》。

手少阴心经　左右凡一十八穴

少冲二穴：一名经始。在手小指端内侧，去爪甲角如韭叶，手少阴脉之所出为井。针入一分，可灸二壮。（《铜人》）

少府二穴：在手小指本节后陷中，直劳宫，手少阴脉之所流为荥。针入二分，可灸五壮。（《铜人》）

神门二穴：一名锐冲，一名中都。在掌后锐骨之端、动脉陷中。手少阴脉之所注为输。针入三分、留七呼。可灸七壮。（《铜人》）○《内经》言：心脏坚固，邪不能容，故手少阴独无输。其外经病而脏不病者，独取其经于掌后锐骨之端，神门穴是也。（《纲目》）

阴郄二穴：在掌后脉中，去腕五分。（《铜人》）○在掌后五分动脉中，手少阴郄。针入三分，可灸七壮。（《入门》）

通里二穴：在腕后一寸。手少阴络，别走太阳。针入三分，可灸二壮。（《铜人》）

灵道二穴：在掌后一寸五分，手少阴脉之所行为经。针入三分，可灸三壮。（《铜人》）

少海二穴：一名曲折。在肘内廉节后陷中。（《铜人》）○在肘内大骨外，去肘端五分。（《纲目》）○在肘内廉节后陷中、动脉应手，屈肘得之。（《资生》）○肘内廉横纹头尽处陷中，曲手向头取之。（《入门》）○手少阴脉之所入为合，针入三分，可灸三壮。（《铜人》）

青灵二穴：在肘上三寸，伸肘举臂取之。可灸七壮，禁不可针。（《铜人》）

极泉二穴：在臂内腋下筋间动脉入胸处。针入三分，可灸七壮。（《铜人》）

手太阳小肠经　共十九穴

少泽：在手小指外侧，去爪甲角如韭叶。针一分、留二呼，灸一壮。

主治：痎疟、寒热汗不出、喉痹舌强、心烦、咳嗽，瘈

勉学堂针灸集成　卷三　手太阳小肠经

疢、臂痛、颈项痛不可顾、目生翳及疗妇人无乳，先泻后补。○耳聋不得眠，针小指外侧端近甲入一分半，补之。《千金》。治妇人乳肿。《玉龙赋》。兼肝俞，可治攀睛。《百证赋》。除心下寒。《灵光赋》。凡初中风，卒暴昏沉、痰涎壅盛、不省人事，急以三棱针针少商、商阳、中冲、少冲及此穴，使气血流通，乃起死回生急救之妙穴。

前谷：在手小指外侧，第二节纹头。针一分、留三呼，灸三壮。

主治：热病汗不出，痎疟，癫疾，耳鸣，喉痹，颈项颊肿引耳后，咳嗽，目翳，鼻塞，吐衄，臂痛不得举，妇人产后无乳。

后溪：在手小指外侧，第三节纹头。针一分、留二呼，灸一壮。一云：三壮。

主治：痎疟寒热，目翳，鼻衄，耳聋，胸满项强，癫痫，臂、肘挛急，五指尽痛。○治项强不得回顾，脾寒肘疼，灸七壮。《神农经》。专治时疫痎疟。《玉龙赋》。专治督脉病癫狂。《拦江赋》。兼环跳，治腿痛。又偕劳宫，可治消疸，又同阴郄治盗汗之多出。《百证赋》。治头顶痛立安。《通玄赋》。兼列缺，治胸项有痛。《千金》。　传：早食午吐、午食晚吐。灸此左右二穴，九壮立愈。

腕骨：在手掌后横纹头。针二分、留三呼，灸三壮。

主治：热病汗不出，胁下痛不得息，颈项肿，寒热，耳鸣，目出冷泪生翳，狂惕，偏枯，臂肘不得屈伸，疟疾，烦闷头痛，惊风瘛疭，五指掣挛。凡心与小肠火盛者，当泻此。浑身热盛，先补后泻；肩背冷痛，先泻后补。〇又兼中脘，治脾虚黄疸。《玉龙赋》。腕骨祛黄。《通玄赋》。

阳谷：去腕骨一寸二分，踝骨下微后些。针二分、留三呼，灸三壮。

主治：癫疾发狂，妄言左右顾，热病汗不出，胁痛，项肿寒热，耳聋耳鸣，齿痛，臂不举，小儿瘛疭，舌强。〇兼侠溪，治颔肿口禁。

养老：去阳谷一寸二分，行向外。针三分，灸三壮。

主治：肩臂酸痛、肩欲折、臂如拔、手不能上下，目视不明。〇兼天柱，治目眈眈。《百证赋》。疗腰重痛不可转侧、起坐艰难，及筋挛脚痹、不可屈伸。

支正：去养老一寸七分。针三分、留七呼，灸三壮。

主治：五劳癫狂，惊风寒热，颔肿项强，头痛目眩，风虚惊恐悲忧，腰背酸，四肢乏弱，肘臂不能屈伸，手指痛不能握。〇兼飞扬，可治目眩。《百证赋》。

小海：在肘后，横去肘寸半。针二分、留七呼，灸五壮、七壮。

主治：肘、臂、肩，臑、颈项痛，寒热齿根肿，风眩，疡肿，

耳聾喉痛暴瘖〇狂邪鬼語灸九壯癮疹灸七

天窗 主治頸瘻腫痛肩胛引項不得回顧頰腫齒噤

肩中腧 主治欬嗽上氣唾血寒熱目視不明

肩外腧 主治肩胛痛發寒熱引項攣急周痺寒至肘

曲垣 主治肩臂熱痛拘急周痺

秉風 主治肩痛不可舉

天宗 主治肩臂痠痛肘外後廉痛頰頷腫

臑俞 主治臂痠無力肩痛引胛寒熱氣腫痠痛

肩貞 主治傷寒寒熱頷腫耳鳴耳聾缺盆肩中熱痛風痺手足不舉

小腹痛五癪瘕疝

小腹痛，五癪瘕疝。

肩贞：在直巨骨下相去六寸，去脊横开八寸少，下直腋缝。针五分，灸三壮。

主治：伤寒寒热，颌肿，耳鸣耳聋，缺盆、肩中热痛，风痹手足不举。

臑俞：在肩贞上一寸，外开八分。针八分，灸三壮。

主治：臂酸无力，肩痛引胛，寒热气肿酸痛。

天宗：在肩贞上一寸七分，横往内开一寸。针五分、留六呼，灸三壮。

主治：肩臂酸痛，肘外后廉痛，颊颔肿。

秉风：在臑俞上直对，相去一寸五分。针五分，灸三壮。

主治：肩痛不可举。

曲垣：在下距天宗一寸五分，上距肩井三寸少，在二穴之中微向外些，针五分，灸三壮。《甲乙经》曰：十壮。

主治：肩臂热痛、拘急，周痹。

肩外俞：在横直陶道四寸七分微高些。针六分，灸三壮。

主治：肩胛痛，发寒热，引项挛急，周痹寒至肘。

肩中俞：在肩外俞上五分。针三分、留七呼，灸十壮。《甲乙经》作：三壮。

主治：咳嗽上气，唾血，寒热，目视不明。

天窗：在直耳下二寸，针三分，灸三壮。《甲乙经》作：针六分。

主治：颈瘿肿痛，肩胛引项不得回顾，颊肿齿噤，耳聋，喉痛暴喑。〇狂邪鬼语，灸九壮。癮疹，灸七壮。《千金》。

天容：在颊车向后二寸，大些针一分，灸三壮。

主治：瘿气颈痛不可回顾，不能言齿噤，耳鸣耳聋。喉痹咽中如梗，寒热胸满，呕逆吐沫。

颧髎：直瞳子髎二寸，少在颧骨下。针二分，禁灸。

主治：口㖞面赤目黄，眼眴不止，颔肿齿痛。○兼大迎，治目眩妙。《百证赋》。

听宫：耳前肉峰内面。针三分，灸三壮。

主治：失音，癫疾心腹满，耳门蝉鸣耳聋。○兼脾俞，能祛心下之悲凄。《百证赋》。

手太阳小肠经流注：手太阳之脉，起于小指之端（少泽穴），循手外侧（本节前前谷穴，本节后后溪穴），上腕（腕前腕骨穴，腕中阳谷穴）。出踝中，直上循臂骨下廉。出肘内侧两骨之间少海穴，上循臑外后廉，出肩解，绕肩胛，交肩上。入缺盆，向腋络心，循咽下膈，抵胃属小肠。其支者，从缺盆贯颈上，颊至目锐眦，却入耳中。其支者，别颊上，颐抵鼻，至目内眦，斜络于颧髎（颊骨也，自此交入足太阳）。是动则病嗌痛颔肿。不可回顾。肩似拔，臑似折。是主液所生病者。耳聋黄目烦，颔肿，颈、肩、臑、肘、臂、外后廉痛。盛者人迎再倍于寸口，虚者人迎反小于寸口也。（《灵枢》）○未时自少冲，交与少泽，循肘上行至听宫穴止。（《入门》）

手太阳小肠经 左右凡三十八穴

少泽二穴：一名少吉。在手小指之端外侧，去爪甲角下如韭叶。手太阳脉之所出为井。针入一分，留二呼，可灸一壮。（《铜人》）

前谷二穴：在手小指外侧本节前陷中。手太阳脉之所流为荥。针入一分、留三呼，可灸三

後谿二穴：在手小指外側本節後陷中○本節後橫文尖盡處握掌取之○手太陽脈之所注爲輸鍼入二分留三呼可灸三壯

腕骨二穴：在手外側腕前起骨下陷中○在掌後外側高骨下陷中握掌向內取之○在手外側腕之前○手太陽脈之所過爲原鍼入二分留三呼可灸三壯

陽谷二穴：在手外側腕中銳骨下陷中手太陽脈之所行爲經鍼入二分留三呼可灸三壯

養老二穴：在手踝骨上一空在腕後一寸陷中鍼入三分可灸三壯

支正二穴：在腕骨後五寸○在腕後五寸去養老四寸陷中○手太陽絡別走少陰鍼入三分可灸三壯

小海二穴：太陽脈之所入爲合在肘內大骨外去肘端五分陷中○又云屈肘得之鍼入二分可灸三壯後陷中鍼後陷中

肩貞二穴：在肩曲胛上兩骨解間肩髃後陷中○在肩髃後兩骨罅間鍼入八分

臑俞二穴：在肩髎後大骨下胛上廉陷中舉臂取之鍼入八分可灸三壯

天宗二穴：在秉風後大骨下陷中鍼入五分留六呼可灸三壯

秉風二穴：在天髎外肩上小髃骨後舉臂有空○在天宗前小髃後鍼入五分可灸五壯

曲垣二穴：在肩中央曲胛陷中按之應手鍼入五分可灸十壯

肩外俞二穴：在肩胛上廉去脊三寸陷中○去大杼旁三寸鍼入六分可灸三

壯。（《銅人》）

　　后溪二穴：在手小指外侧本节后陷中。（《铜人》）○本节后横纹尖尽处，握掌取之。（《入门》）○手太阳脉之所注为输，针入二分、留三呼，可灸三壮。（《铜人》）

　　腕骨二穴：在手外侧腕前（臂下掌上接处曰腕）起骨下陷中。（《铜人》）○在掌后外侧高骨下陷中，握掌向内取之。（《入门》）○在手外侧腕之前。（《灵枢》）○手太阳脉之所过为原。针入二分、留三呼，可灸三壮。（《铜人》）

　　阳谷二穴：在手外侧腕中、锐骨下陷中。手太阳脉之所行为经，针入二分、留三呼，可灸三壮。（《铜人》）

　　养老二穴：在手踝骨上一空，在腕后一寸陷中。针入三分，可灸三壮。（《铜人》）

　　支正二穴：在腕骨后五寸。（《铜人》）○在腕后五寸、去养老四寸陷中。（《资生》）○手太阳络，别走少阴。针入三分，可灸三壮。（《铜人》）

　　小海二穴：在肘内大骨外，去肘端五分陷中。（《铜人》）○屈手向头取之，又云：屈肘得之。（《入门》）○手太阳脉之所入为合。针入二分，可灸三壮。（《铜人》）

　　肩贞二穴：在肩曲胛上、两骨解间，肩髃后陷中。（《铜人》）○在肩髃后两骨罅间。（《入门》）○针入八分，禁不可灸。（《入门》）

　　臑俞二穴：在肩髎后、大骨下胛上廉陷中，举臂取之。针入八分，可灸三壮。（《铜人》）

　　天宗二穴：在秉风后、大骨下陷中。针入五分、留六呼，可灸三壮。（《铜人》）

　　秉风二穴：在天髎外肩上小髃骨后，举臂有空。（《铜人》）○在天宗前小髃后。（《入门》）○针入五分，可灸五壮。（《铜人》）

　　曲垣二穴：在肩中央、曲胛陷中。按之应手痛。针入五分，可灸十壮。（《铜人》）

　　肩外俞二穴：在肩胛上廉，去脊三寸陷中。（《铜人》）○去大杼旁三寸。（《入门》）○针入六分，可灸三

肩中腧二穴 可灸十壮 ○肩后廉十二穴，臑俞、肩贞极外，天宗、曲垣次之。外俞、中俞极里。在肩胛两廉，去脊二寸陷中，针入三分，留七呼，去大杼旁二寸陷中

天窗二穴 一名窗笼，在颈大筋前、曲颊下，挟扶突后动脉应手陷中，针入三分，可灸三壮

天容二穴 在耳下曲颊后，针入一寸，可灸三壮，在颊车后陷中

颧髎二穴 不可灸 在面颊骨下廉，锐骨端陷中，针入三分，在面颊锐骨下，下廉陷中

听宫二穴 在耳中珠子、大如赤小豆，针入三分，可灸三壮，在耳前珠子旁

足太阳膀胱经 共六十三穴

睛明二穴 在目下眦外一分宛宛中，针一分半、留六呼，灸三壮，《甲乙经》曰：刺六分，一曰禁灸

主治目痛视不明，见风泪出，胬肉攀睛白翳，眦痒疳眼，头痛目眩，凡治雀目者，可久留针然后速出之。○治眼若未效，并合谷、光明不可缺。兼行间，可治雀目汗气。治胬肉。《灵光赋》

攒竹二穴 在眉头陷中，针一分、留六呼，不宜灸，《甲乙经》灸三壮，《明堂》用细三棱针针之，宣泄热气，眼目大明，宜针三分出血

主治目视䀮䀮，泪出目眩，瞳子痒，眼中赤痛及腮脸瞤动不卧。○兼头维，治目疼头痛。《玉龙赋》兼三间，可治目中漠漠。《百证赋》脑昏目赤泻此。《通玄赋》

壮。(《铜人》)

肩中俞二穴：在肩胛内廉，去脊二寸陷中。(《铜人》)○去大杼旁二寸。(《入门》)○针入三分，留七呼，可灸十壮。(《铜人》)○肩后廉十二穴，臑俞、肩贞极外，天宗、曲垣次之。外俞、中俞极里。(《纲目》)

天容二穴：在耳下曲颊后。(《铜人》)○在颊车后陷中。(《入门》)○针入一寸，可灸三壮。(《铜人》)

天窗二穴：一名窗笼。在颈大筋前、曲颊下，挟扶突后动脉应手陷中。(《铜人》)○在完骨下、发际下、颈上，大筋处动脉陷中。(《入门》)○针入三分，可灸三壮。(《铜人》)

颧髎二穴：在面颊骨下廉，锐骨端陷中。(《铜人》)○在面颊锐骨下，下廉陷中。(《入门》)○针入三分，禁不可灸。(《铜人》)

听宫二穴：在耳中珠子、大如赤小豆。(《铜人》)○在耳前珠子旁。(《入门》)○针入三分，可灸三壮。(《铜人》)

足太阳膀胱经 共六十三穴

睛明：在目下眦外一分宛宛中。针一分半、留六呼，灸三壮。《甲乙经》曰：刺六分，一曰：禁灸。

主治：目痛，视不明，见风泪出，胬肉攀睛，白翳，眦痒，疳眼，头痛目眩，凡治雀目者，可久留针然后速出之。○治眼若未效，并合谷、光明不可缺。《席弘赋》。兼行间，可治雀目汗气。《百证赋》。治胬肉。《灵光赋》。

攒竹：在眉头陷中，针一分、留六呼，不宜灸。《甲乙经》；灸三壮。《明堂》用细三棱针针之，宣泄热气，眼目大明，宜针三分出血。

主治：目视䀮䀮，泪出目眩，瞳子痒，眼中赤痛及腮脸瞤动不卧。○兼头维，治目疼头痛。《玉龙赋》。兼三间，可治目中漠漠。《百证赋》。脑昏目赤泻此。《通玄赋》。

曲差：在距神庭旁一寸。针二分，灸三壮、五壮。

主治：目不明，头痛鼻塞，衄衊，臭涕，顶巅痛，身心烦热汗不出。

五处：在曲差后五分。针三分、留七呼，灸三壮。《甲乙经》曰：不可灸。

主治：脊强反折，瘈疭顽疾，头痛戴眼，眩晕目视不明。

承光：在五处后一寸。针三分，禁灸。

主治：头风风眩，呕吐心烦，鼻塞不利，目翳，口㖞。

通天：在承光后一寸八分。针三分、留七呼，灸三壮。

主治：头旋。项痛不能转侧，鼻塞，偏风口㖞，衄血，头重耳鸣，狂走，瘈疭，恍惚，青盲内瞳。○瘿气，面肿，灸五十壮。《千金》。能去鼻内无闻之苦。《百证赋》。

络却：在通天后一寸五分。针三分、留五呼，灸三壮。一日：禁针。

主治：头旋，口㖞，鼻塞，项肿瘿瘤，内瞳，耳鸣。

玉枕：在络却后一寸八分。针三分、留三呼，灸三壮。一日：禁针。

主治：目痛如脱，不能远视，脑风头项痛，鼻塞无闻。○多汗寒热，灸五十壮，针三分。《千金》。连囟会，疗头风。《百证赋》。

天柱：在五枕后二寸少，去中行风府七分，去风池六分。针二分，留六呼，灸三壮。一日：针五分，禁灸。

主治：头旋脑痛，鼻塞泪出，项强肩背痛，足不任身，目瞑不欲视。○连养老，治目中晌晌。又连束骨，治项强多恶风。《百证赋》。

大杼：在距中行陶道二寸，微低二分。针三分、留七呼，灸五壮、七壮。一曰：禁灸，非大急不可灸也。

主治：伤寒汗不出，腰脊项背强痛不得卧，喉痹，烦满，痎疟。头痛，咳嗽，身热，目眩，癫疾，筋挛癫疾，膝痛不可屈伸。○凡针疟疾脉满大者，针此并噫嘻穴出血，随人肥瘦针之，不已，针委中、风门立已。○大杼若连长强，寻小肠气痛即行针。《席弘赋》。

风门：在二椎下，两旁各去脊中二寸。针五分、留七呼，灸五壮。

主治：伤寒头痛项强，目瞑，衄噫，胸中热，呕逆上气，喘卧不安身热黄疸，痈疽发背，此穴能泻一身热气，常灸之，永无痈疽疮疥等患。○伤风咳嗽，头痛鼻流清涕，可灸十四壮及治头疼风眩，鼻衄不止。《神农经》。上气短气，咳逆，胸背彻痛，灸百壮。《千金》。

肺俞：在三椎下，去脊中谷二寸。针三分、留七呼，灸三壮。一云：灸百壮。《素问》曰：针中肺，三日死。

主治：五劳传尸，骨蒸肺风，肺痿咳嗽，呕吐，上气喘满，虚烦口干，目眩，支满，汗不出，腰脊强痛，背

勉学堂集鍼灸成卷三 足太陽膀胱經

偻如龟，寒热，瘿气，黄疸。○此穴主泻五脏之热，与五脏俞治同。○治咳嗽吐血唾红，骨蒸虚劳，可灸十四壮。《神农经》。治吐血、唾血、上气咳逆、喉痹，灸随年壮。瘿肿上气、短气，灸百壮。又盗汗、寒热恶寒，灸随年壮，针五分。又气短不语，灸百壮。又治水注口中涌水出、灸肺俞及三阴交随年壮。《千金》。兼丰隆，治痰嗽。《玉龙赋》。兼天突，治咳嗽连声。《百证赋》。同陶道、身柱、膏肓，治虚损五劳七伤紧要法。《乾坤生意》。

厥阴俞：在四椎下，去脊中二寸，正坐取之。针三分，灸七壮。

主治：咳逆，牙痛，心痛结胸，呕吐烦闷。○主胸中膈气积聚、好吐，灸随年壮。《千金》

心俞：在五椎下，去脊中二寸，正坐取之。针三分，留七呼。

主治：偏风半身不遂，食噎，积结寒热，心气闷乱，烦满，恍惚心惊，汗不出，中风偃卧不得，冒绝，发痫悲泣，呕吐咳血，发狂健忘。○此穴主泻五脏之热，与五脏俞同。○小儿气不足者，数岁不能语，可灸五壮，艾炷如麦粒。《神农经》。兼肾俞，治腰肾虚乏之梦遗。《玉龙赋》。兼神道，治风痫常发自宁。《百证赋》。治忧噎。《捷径》。一传：主疗心虚遗精、盗汗，补之。

膈俞：在七椎下，去脊中二寸，正坐取之。针三分、留七呼，灸三壮。一云：灸至百壮。

主治：心痛周痹，膈胃寒痰，暴痛、心满气急，吐食反胃，痃癖，五积气块血块，咳逆，四肢肿痛，怠惰嗜卧，骨蒸，喉痹，热病汗不出，食不下，腹胁胀满。○此血会也，诸血病者，皆宜灸之，如吐血衄血不已，虚损昏晕。血热妄行，心肺二经，呕血。脏毒便血不止。○颅胀胁腹满，灸百壮三报之。又治吐逆不得食，今日食明日吐，灸百壮。《千金》。

肝俞：在九椎下，去脊中二寸。针三分、留六呼，灸三壮。《素问》曰：针中肝，五日死。

主治：气短咳血，多怒，胁肋满闷，咳引两胁，脊背急痛不得息，转侧难，反折上视，惊狂衄衄，眩晕痛循眉头，黄疸，鼻酸，热病后目中出泪，眼目诸疾热痛、生翳，或热病差后因食五辛患目，呕血，或疝气筋瘛相引，转筋入腹。○此穴主泻五脏之热，与五脏俞治同。○吐血酸削，灸百壮。又胸满、心腹积聚疼痛，灸百壮。又气短不语，灸百壮。《千金》。目昏血溢，肝俞辨其虚实。《玉龙赋》。兼命门，能使瞽者见秋毫。《标幽赋》。兼少泽，可治攀睛。《百证赋》。一传：治血痛项疬吐酸。

胆俞：在十椎下，去脊中二寸。针五分、留七呼，灸三壮。《素问》曰：针中胆一日半死。

主治：头痛振寒汗不出，腋下肿，心腹胀满，口干。若咽痛呕吐，翻胃食不下，骨蒸劳热，目黄，胸胁不能转侧。○兼阳纲，可治目黄。《百证赋》。兼膈俞，治劳噎。《捷径》。

脾俞：在十一椎下，去脊中各二寸。针三分，留七呼，灸三壮。《素问》曰：针中脾，十日死。

主治：痎癖积聚，肋下满，痎疟寒热，黄疸，腹胀痛，吐食不食，饮食不化或食饮倍多，烦热嗜卧，身日羸瘦。泄痢善欠，体重四肢不收。○此穴主泻五脏之热，与五赃俞同。○食不消化，泄痢不作肌肤，胀满水肿，灸随年壮三报之。又尿血白浊，虚劳，灸百壮。《千金》兼听宫，能祛心下之悲悽。又兼膀胱俞，治脾虚谷食不消。《百证赋》。治思噎、食噎。《捷径》。一传：治水肿鼓胀气满，泄泻年久不止及久年积块胀痛。

胃俞：在十二椎下，去脊中二寸。针三分、留七呼，灸三壮。一曰：灸随年壮。

主治：胃寒吐逆翻胃、霍乱、腹胀支满、肌肤疲瘦，肠鸣腹痛不嗜，脊痛筋挛，小儿羸瘦，食少不生肌肉及小儿痢下赤白，秋末脱肛，肚疼不可忍，艾炷如大麦。○兼魂门，治胃冷食不化。《百证赋》。一传：治水肿鼓胀，气膈不食，泄泻年久不止，多年

积块

三焦俞　在十三椎下去脊中二寸针五分灸三壮一曰三分五壮

主治伤寒身热头痛吐逆肩背急腰脊强不得俯仰藏府积聚胀满膈塞不通饮食不化羸瘦水谷不分腹痛下痢肠鸣目眩〇少腹坚大如盘盂胸腹胀满饮食不消妇人瘕聚瘦瘵灸三焦俞百壮三报之仍灸气海百壮又主五藏六府积聚心腹满腰脊痛吐逆寒热小便不利灸随年壮又治尿血灸百壮千金

肾俞　在十四椎下去脊中二寸与脐平针三分留七呼灸三壮一曰灸以年为壮素问曰针中肾六日死

主治虚劳羸瘦面目黄黑耳聋肾虚水藏久冷腰痛梦遗精滑脚膝拘急身热头重振寒心腹膜胀两胁满痛引少腹少气溺血便浊淫泺赤白带下月经不调阴中痛五劳七伤虚惫无力足寒如水洞泄食不化身肿如水男女久积气痛变成劳疾〇此穴主泻五藏之热与五藏俞同〇肾间风虚灸百壮又小便浊梦遗失精灸百壮又肾俞主五藏虚劳少腹弦急胀热灸五十壮老少减之若虚冷可百壮横三间寸灸之

积块。

三焦俞：在十三椎下去脊中二寸。针五分，灸三壮。一曰：三分，五壮。

主治：伤寒身热，头痛吐逆，肩背急，腰脊强不得俯仰，脏腑积聚胀满，膈塞不通，饮食不化，羸瘦水谷不分，腹痛下痢，肠鸣，目眩。〇少腹坚大如盘盂，胸腹胀满，饮食不消，妇人瘕聚瘦瘵。灸三焦俞百壮，三报之。仍灸气海百壮，又主五脏六腑积聚，心腹满，腰脊痛，吐逆寒热，小便不利，灸随年壮。又治尿血，灸百壮。《千金》。

肾俞：在十四椎下去脊中二寸，与脐平。针三分、留七呼，灸三壮。一曰：灸以年为壮。《素问》曰：针中肾，六日死。

主治：虚劳羸瘦，面目黄黑，耳聋肾虚，水脏久冷，腰痛，梦遗精滑，脚膝拘急，身热头重，振寒，心腹膜胀，两胁满痛引少腹，少气溺血，便浊淫泺，赤白带下，月经不调，阴中痛，五劳七伤，虚惫无力，足寒如水，洞泄食不化，身肿如水，男女久积气痛，变成劳疾。〇此穴主泻五脏之热，与五脏俞同。〇肾间风虚灸百壮。又小便浊，梦遗失精，灸百壮。又肾俞主五脏虚劳，少腹弦急胀热，灸五十壮。老少减之。若虚冷。可百壮，横三间寸灸之。

又消渴口乾同腰目灸之又尿血灸百壮又百病水腫灸百壮《千金》兼命門治老人便多又兼心俞治腰腎虚乏之夢遺《玉龍賦》能寫盡腰股之痛《通玄賦》一傳治色欲過度虚腫耳痛耳鳴

勉學堂鍼灸集成　大卷三　足太陽膀胱經

大腸俞在十六椎下去脊中二寸伏而取之針三分留六呼灸三壮
主治脊強不得俯仰腰痛腹脹繞臍切痛腸澼瀉痢食不化大小便不利○脹滿雷鳴灸百壮三報之《千金》治大便病《靈光賦》

小腸俞在十八椎下去脊中二寸伏而取之針三分留六呼灸三壮
主治膀胱三焦津液少便赤不利淋瀝遺尿小腹脹滿疔痛瀉痢膿血脚腫心煩短氣五痔疼痛婦人帶下○泄注五痢便膿血腹痛灸百壮又主三焦膀胱寒熱津液赤白洞泄腰脊痛小水不利婦人帶濁灸五十壮又消渴口乾不可忍者灸百壮橫三間寸灸之《千金》治小便病《靈光賦》

膀胱俞在十九椎下去脊二寸伏而取之針三分留六呼灸三壮一云七壮
主治小便赤澁遺尿泄痢腰脊腹痛陰瘡脚膝寒冷無力女子癥瘕○兼脾俞治脾虚穀食不消《百證賦》

中膂肉俞在二十椎下去脊中二寸夾脊起肉間伏而取之針三分留六呼灸三壮

又，消渴、口干，同腰目灸之。又，尿血，灸百壮。又，百病水肿，灸百壮。《千金》。兼命门，治老人便多。又兼心俞，治腰肾虚乏之梦遗。《玉龙赋》。能泻尽腰股之痛。《通玄赋》。一传：治色欲过度，虚肿耳痛、耳鸣。

大肠俞：在十六椎下去脊中二寸，伏而取之。针三分、留六呼，灸三壮。

主治：脊强不得俯仰，腰痛腹胀，绕脐切痛，肠澼泻痢，食不化，大小便不利。○胀满雷鸣，灸百壮，三报之。《千金》。治大便病。《灵光赋》。

小肠俞：在十八椎下去脊中二寸，伏而取之。针三分、留六呼，灸三壮。

主治：膀胱三焦津液少，便赤不利，淋沥遗尿，小腹胀满疔痛，泻痢脓血，脚肿，心烦短气，五痔疼痛，妇人带下。○泄注五痢，便脓血，腹痛，灸百壮。又主三焦、膀胱寒热，津液赤白洞泄，腰脊痛，小水不利，妇人带浊，灸五十壮。又消渴口干不可忍者，灸百壮。横三间寸灸之。《千金》。治小便病。《灵光赋》。

膀胱俞：在十九椎下，去脊二寸，伏而取之，针三分、留六呼。灸三壮。一云：七壮。

主治：小便赤涩遗尿，泄痢，腰、脊、腹痛，阴疮，脚膝寒冷无力，女子癥瘕。○兼脾俞，治脾虚谷食不消。《百证赋》。

中膂肉俞：在二十椎下，去脊中二寸，夹脊起肉间，伏而取之。针三分、留六呼，灸三壮。

勉學堂鍼灸集成〔卷三〕 足太陽膀胱經

百証賦

月經不調亦補之 ○兼委中治背連腰痛大驗

白濁腎虛腰痛先寫後補赤白帶寫之白帶補之

利温瘧筋攣痹縮虛熱閉塞 ○一云主夢遺

主治腰脊痛不得坐臥疝痛手足不仁二便不

諠多補之不可灸

白環俞在二十一椎去中脊二寸伏而取之鍼五壯甲乙經云鍼八分得氣則寫寫

穴痛者灸之立愈捷径

行百証賦主腰痛夾脊臀上下按之從後項至此

痢疝痛汗不出脇腹脹痛

主治腎虛消渴腰脊强痛不得俯仰腸冷赤白

○兼陶道治歲熱時

帶下月經不調

主治五勞七傷二便不利腹脹殂泄婦人少子

中髎在次髎下直中膂俞鍼二分留十呼灸三壯

氣下墜引陰痛不可忍腸鳴泄瀉赤白帶下

主治大小便淋赤不利心下堅脹腰痛足清疝

次髎在上髎下直膀胱俞鍼三分留七呼灸七壯一日三壯

婦人絕嗣陰中瘍痛陰挺出赤白帶下

主治大小便不利嘔逆腰膝冷痛寒熱瘧鼻衄

上髎在陽關下五分去中行一寸外直

主治：肾虚消渴，腰脊强痛不得俯仰，肠冷赤白痢，疝痛，汗不出，胁腹胀痛。○兼陶道，治岁热时行。《百证赋》。主腰痛、夹脊臀上下按之从后项至此穴痛者，灸之立愈。《捷径》。

白环俞：在二十一椎去中脊二寸，伏而取之。针五分，灸三壮。《甲乙经》云：针八分，得气则泻，泻讫多补之，不可灸。

主治：腰脊痛不得坐卧，疝痛，手足不仁，二便不利，温疟，筋挛痹缩，虚热闭塞。○一云：主治：梦遗白浊、肾虚腰痛，先泻后补，赤带泻之，白带补之。月经不调亦补之。○兼委中，治背连腰痛，大验。《百证赋》。

上髎：在阳关下五分，去中行一寸，外直小肠俞。针三分、留七呼，灸七壮。

主治：大小便不利，呕逆，腰膝冷痛，寒热疟，鼻衄，妇人绝嗣，阴中痒痛，阴挺出，赤白带下。

次髎：在上髎下，直膀胱俞。针三分、留七呼，灸七壮。一日：三壮。

主治：大小便淋赤不利，心下坚胀，腰痛足清，疝气下坠引阴痛不可忍，肠鸣泄泻，赤白带下。

中髎：在次髎下，直中膂俞。针二分、留十呼，灸三壮。

主治：五劳七伤，二便不利，腹胀殂泄，妇人少子，带下月经不调。

下髎：在中髎下一寸二分。针二分、留十呼，灸三壮。一曰：针二寸。

主治：肠鸣泄泻，二便不利，下血，腰痛引小腹急痛，女子淋浊不禁。〇湿热湿寒下髎定。《百证赋》。

会阳：长强、外关二寸。针二分，灸五壮。一曰：针八分。

主治：腹中寒气，泄泻，肠澼便血，久痔，阳气虚乏，阴汗湿。

附分：在二椎下两旁相去脊中各开三寸，正坐取。针三分，灸五壮。《甲乙经》作：针八分。

主治：肘臂不仁，肩背拘急，风客腠理，颈痛不得回顾。

魄户：在三椎下去脊各三寸半。针五分，灸五壮。一曰：针三分，灸百壮。

主治：虚劳肺痿，肩膊、胸背连痛，三尸走注，项强，喘逆，烦满呕吐。〇此穴主泻五脏之热。与五脏俞同。〇治虚劳发热，可灸十四壮。《神农经》。兼膏肓，治劳瘵传尸。《百证赋》。治体热劳嗽。《标幽赋》。

膏肓俞：在四椎下，五椎上，去脊中各三寸半。先令病人正坐曲脊，伸两手，以臂着膝前，令正直手大指与膝头齐，以物支肘，勿令臂动。乃从胛骨上角摸索至胛骨下头，其间当有四肋三间，依胛骨之际相去骨如容侧指许，按其中一间空处。自觉牵引肩中是其穴也。灸七七壮至百壮、千壮，灸后当灸足三里，以引火实下。

主治：百病，无所不疗。虚羸瘦损，五劳七伤诸病。梦遗失精，上气咳逆，痰火发狂、健忘、胎前产后，可灸二七至七七壮。○兼魄户，治劳瘵传尸。《百证赋》。治背脊痛，风劳一切诸病。《灵光赋》。兼陶道、身柱，肺俞，治虚损五劳七伤紧要之穴。《乾坤生意》。

神堂：在五椎下，去脊各三寸半。针三分，灸五壮。

主治：腰脊强痛，不可俯仰，洒淅寒热，胸腹满逆，时噎。

譩譆：在肩膊内廉六椎下，去脊各三寸半。正坐取之。针六分、留七呼，灸五壮。一曰：二七壮至百壮。

主治：大风热病汗不出，劳损不得卧，温疟久不愈，胸腹胀闷气噎，肩背胁肋痛急，目痛，咳逆，鼻衄。忌苋菜、白酒。○多汗疟病，灸五十壮。《千金》。

膈关：在七椎下，去脊中各三寸半陷中，正坐开肩取之。针五分，灸五壮。

主治：背痛恶寒，脊强，呕吐，饮食不下，胸中噎闷，大小便不利。○此亦血会，治诸血病。

魂门：在九椎下，相去脊中各三寸半陷中，正坐取之。针五分，灸三壮。

主治：尸厥走注，胸背连心痛，食不下，腹中雷鸣，大便不节，小便黄赤。○此穴主泻五脏之热，与五脏俞同。○兼胃俞，治胃冷、食难化。《百证赋》。筋挛骨痛者，补此。《标幽赋》。

阳纲：在十椎下，去脊中三寸半陷中，正坐取之。针五分，灸三壮、七壮。

主治腸　痛食不下，小便濇，身熱，消渴，目黄

腹脹泄瀉○兼膽俞治目黄[1]賦

意舍　在十一椎下去脊中三寸半陷中，正坐取之。鍼五分，灸七壯。一云：五十壯至百壯

主治背痛，腹脹，大便泄，小便黄，嘔吐，惡風寒，飲食不下，消渴，目黄○此穴主瀉五藏之熱與五藏俞同○兼中府能除脹滿噎塞胸背脇痛惡寒，嘔吐

胃倉　在十二椎下去脊中各三寸半，正坐取之。鍼五分，灸五壯。一云：五十壯

寒嘔吐百証賦

主治腹滿水腫，食不下，惡寒，背脊痛不可俯仰

肓門　在十三椎下去脊中各三寸半。又肋間陷中，前與鳩尾相直，正坐取之。鍼五分，灸三壯

主治心下痛，大便堅，婦人乳痛有餘

志室　在十四椎下去脊中各三寸半陷中，正坐取之。鍼五分，灸三壯七壯

主治陰腫陰痛失精小便淋瀝背脊強腰胁痛腹中堅滿霍亂吐逆不食大便難○此穴主瀉五藏之熱與五藏俞同

胞肓　在十九椎下去脊中各三寸半陷中，伏而取之。鍼五分，灸五壯七壯

主治腰脊痛，惡寒，小腹堅，腸鳴，大小便不利

秩邊　在二十一椎下去脊中各三寸半陷中，伏而取之。鍼五分，灸三壯

主治腰痛，五痔，小便赤濇

承扶　在尻臀下、股陰上約紋中。鍼七分，留七呼，灸三壯。《甲乙經》作：鍼二寸

主治：肠鸣腹[1]痛食不下，小便涩，身热，消渴，目黄。腹胀泄泻。○兼胆俞，治目黄。《百证赋》。

意舍：在十一椎下，去脊中三寸半陷中，正坐取之。针五分，灸七壮。一云：五十壮至百壮。

主治：背痛，腹胀，大便泄，小便黄，呕吐，恶风寒，饮食不下，消渴，目黄。○此穴主泻五脏之热，与五脏俞同。○兼中府，能除胀满噎塞，胸背胁痛，恶寒，呕吐。《百证赋》。

胃仓：在十二椎下，去脊中各三寸半，正坐取之。针五分，灸五壮。一云：五十壮。

主治：腹满水肿，食不下，恶寒，背脊痛不可俯仰。

肓门：在十三椎下，去脊中各三寸半。又肋间陷中，前与鸠尾相直，正坐取之。针五分，灸三壮。

主治：心下痛，大便坚，妇人乳痛有余。

志室：在十四椎下，去脊中各三寸半陷中，正坐取之。针五分，灸三壮、七壮。主治：阴肿阴痛，失精，小便淋沥，背脊强，腰胁痛，腹中坚满，霍乱吐逆不食，大便难。○此穴主泻五脏之热，与五脏俞同。

胞肓：在十九椎下，去脊中各三寸半陷中，伏而取之。针五分，灸五壮、七壮。主治：腰脊痛，恶寒，小腹坚，肠鸣，大小便不利。

秩边·在二十一椎下，去脊中各三寸半陷中，伏而取之。针五分，灸三壮。

主治腰痛，五痔，小便赤涩。

承扶：在尻臀下、股阴上约纹中。针七分，留七呼，灸三壮。《甲乙经》作：针二寸。

①鸣腹：底本脱字，据《类经图翼》卷七补。

主治腰脊相引如解久痔臀腫大便難胞寒小便不利

殷門在承扶下五寸三分針七分留七呼灸三壯

主治腰脊不可俯仰惡血流注外股腫

浮郄在殷門下一寸三分針五分灸三壯

主治霍亂轉筋小腹膀胱熱大腸結股外筋急髀樞不仁

委陽在浮郄下一寸七分針七分留五呼灸三壯

主治腰脊腋下腫痛不可俯仰引陰中不得小便胸滿身熱瘲瘈癲疾小腹滿飛尸遁注痿厥不仁〇三焦下輸出於委陽並太陽之正入絡膀胱約下焦實則閉癃虛則遺溺遺溺則補之閉癃則瀉之本輸篇兼天池穴腋腫針而速散百証賦

委中在膕中央約紋動脉陷中伏臥屈足取之鍼五分留七呼灸三壯一曰禁灸春月勿令出血蓋太陽合腎腎王于冬水衰於春故春無令出血

主治大風眉髮脫落太陽瘧從背起先寒後熱熇熇然汗出難已頭重轉筋腰脊背痛半身不遂遺溺小腹堅風痺髀樞痛膝痛足軟無力凡腎與膀胱實而腰痛者鍼出血妙虛者不宜鍼

勉學堂 鍼灸大成 卷三 足太陽膀胱經 卒

主治：腰脊相引如解，久痔臀肿，大便难，胞寒，小便不利。

殷门：在承扶下五寸三分。针七分、留七呼，灸三壮。

主治：腰脊不可俯仰，恶血流注，外股肿。

浮郄：在殷门下一寸三分。针五分，灸三壮。

主治：霍乱转筋，小腹膀胱热，大肠结股，外筋急，髀枢不仁。

委阳：在浮郄下一寸七分。针七分、留五呼，灸三壮。

主治：腰脊腋下肿痛不可俯仰，引阴中不得小便，胸满，身热，瘲疭，癫疾。小腹满，飞尸遁注，痿厥不仁。〇三焦下输出于委阳并太阳之正入络，膀胱约下焦，实则闭癃，虚则遗溺。遗溺则补之，闭癃则泻之。《本输篇》。兼天池穴，腋肿针而速散。《百证赋》。

委中：在腘中央约纹动脉陷中，伏卧屈足取之。针五分、留七呼，灸三壮。一曰：禁灸，春月勿令出血，盖太阳合肾，肾王于冬水衰于春，故春无令出血。

主治：大风眉发脱落，太阳疟从背起、先寒后热，熇熇然汗出难已，头重转筋，腰脊背痛，半身不遂，遗溺，小腹坚，风痹，髀枢痛，膝痛足软无力。凡肾与膀胱实而腰痛者，针出血，妙。虚者不宜针，慎之。○此穴主泻四肢之热。委中者，血郄也。凡热病汗不出。小便难，衄血不止，脊强反折，瘛疭，癫疾，足热，厥逆不得屈伸，取其经血立愈。○虚汗，盗汗补委中。《太乙歌》。合人中，除腰脊痛闪之难制，又兼居髎、环跳，除腿风湿痛。《玉龙赋》。兼白环俞，治背连腰痛已试。《百证赋》。委中、昆仑，治腰相连。《千金》。腰背委中求。《四总》。治腰痛不能举，沉引脊梁酸，风痛及转筋，疼痛难移，展风痹复无常，热病不能当膝头难伸屈，针入即安康。《马丹阳》。

合阳：在委中下四寸大些。针六分，灸五壮。

主治：腰脊强引腹痛，阴股热，䯒酸肿，寒疝偏坠，女子崩带不止。○兼交信，治女子少气下血。《百证赋》。

承筋：在合阳下二寸。灸三壮，禁灸。

主治：寒痹腰背拘急，腋肿大便闭，五痔，腨酸、脚跟痛引少腹，转筋霍乱䯒衄。○霍乱转筋，灸五十壮。《千金》。

承山：在委中下八寸半。针七分，灸五壮至七七壮。然灸不反针。

主治：头热鼻衄，寒热癫疾，疝气腹痛，痔肿便血，腰背痛、膝肿、胫酸、跟痛，霍乱转筋，战栗不能行立。凡有邪热者，可泻之。○灸转筋，随年壮神验。霍乱，灸百壮。《千金》。兼长强，灸痔最妙。《玉龙赋》。阴陵泉治心胁满，兼此穴而饮食自思，又兼鱼际、昆仑，治转筋目眩立消。《席弘赋》。治转筋，并久痔。《灵光赋》。针长强兼承山，善主肠风新下血。《百证赋》。兼内踝尖，治转筋并眼花。又兼阴交，治胸膈痞满、自喜饮食。《天星秘诀》。善治腰疼痛、痔疾大便难、脚气并膝肿、两足尽寒酸，展转成时疫、战栗疟憎寒，霍乱及转筋，针之立便安。《马丹阳》。

飞扬：在昆仑上五寸五分。针三分，灸三壮。

主治：痔痛不得起坐，脚酸肿不能立，历节风不得屈伸，癫疾，寒疟，头目眩，逆气。○疟实则腰背痛，虚则鼻衄，飞扬主之。《千金》。兼支正，可治目眩。《百证赋》。

附阳：在昆仑上三寸。针五分、留七呼，灸三壮。一云：七壮。

主治：霍乱转筋，腰痛不能立，髀枢股胻痛，痿厥风痹不仁，头重颔痛或时有寒热，四肢不举、屈伸不能。

昆仑：在足外踝后五分，跟骨上陷中，细动脉应手，针三分、留七呼，灸三壮。

主治：腰尻，脚气，足腨肿痛不能步立，头痛，鼽衄，

勉學堂集成　卷三　足太陽膀胱經　奎

肩背拘急欬喘目眩陰腫痛産難胞衣不下小
兒發痫瘛瘲○兼申脉太谿善療足腫之迍玉
賦能住喘愈脚氣靈光賦治腰尻痛足痛不能履
地肩背拘急可灸七壯又治小兒陰腫可灸三神
壯炷如小麦經兼魚際承山治轉筋目眩立
消席胞衣不出鍼足太陽入四分穴在外踝
下後一寸宛宛中者意必此穴又疟多汗腰痛
不能俯仰目如脱項似拔昆崙主之又兼委中
治腰背痛相連千金治偏風捷徑治轉筋腰尻痛髀
重更連陰頭疼脊背急暴喘滿冲心舉步行不
得動足即呻吟若欲求安樂須尋此穴鍼又增
治目晥晥如脱頭熱鼻衄肚脹痛不得息霍亂
大便泄風痫口噤不開小兒陰腫頭眩轉筋吐
逆尸厥中惡膝蓋暴痛馬丹
僕參　在昆崙直下二寸大些脚跟邉上鍼三分畱七呼灸七壯
主治腰痛足痿不收足跟痛霍亂轉筋吐逆尸
厥癲痫狂言見鬼膝痛○後跟痛在僕參求靈
賦
申脉　在金門直下脚邉上鍼三分畱七呼灸三壯
主治風眩癲疾腰脚痛膝胻寒痠不能坐立如

肩背拘急，咳喘，目眩，阴肿痛，产难，胞衣不下，小儿发痫，瘛疭。○兼申脉、太溪，善疗足肿之迍。《玉龙赋》。能住喘，愈脚气。《灵光赋》。治腰尻痛，足痛、不能履地，肩背拘急，可灸七壮。又治小儿阴肿，可灸三壮，炷如小麦。《神农经》。兼鱼际、承山，治转筋目眩立消。《席弘赋》。胞衣不出，针足太阳入四分，穴在外踝下后一寸宛宛中者，意必此穴。又疟多汗，腰痛不能俯仰，目如脱项似拔昆仑主之。又兼委中，治腰背痛相连。《千金》。治偏风。《捷径》。治转筋腰尻痛髀重更连阴，头疼，脊背急暴，喘满冲心，举步行不得，动足即呻吟。若欲求安乐须寻此穴针。又增治目晥晥如脱，头热鼻衄，肚胀痛不得息，霍乱，大便泄，风痫，口噤不开，小儿阴肿，头眩转筋，吐逆尸厥中恶，膝盖暴痛。（马丹阳）

仆参：在昆仑直下二寸大些，脚跟边上。针三分、留七呼，灸七壮。
主治：腰痛，足痿不收，足跟痛，霍乱转筋，吐逆尸厥。癫痫狂言见鬼，膝痛。○后跟痛在仆参求。《灵光赋》。

申脉：在金门直下，脚边上。针三分、留七呼，灸三壮。
主治：风眩，癫疾，腰脚痛，膝胻寒酸，不能坐立如在舟車中氣逆腿足不能屈伸婦人氣血痛脚氣紅腫寫之若麻木無力先寫後補○治腰痛可灸五壯〔神農〕兼太谿崑崙善療足腫之迤〔玉龍賦〕兼金門治頭風頭痛〔標幽賦〕能除寒與熱偏正頭風及心驚耳鳴鼻衂胸中滿遇麻木者虛而迎〔攔江賦〕陽蹻陰蹻及陽陵陰陵四穴治脚氣取之又兼三里同治脚氣亦去在腰諸疾〔靈光賦〕此名鬼路當在第五次下火鍼治自邪癲狂〔千金方〕

金門　在外踝正下鍼一分灸三壯云鍼三分灸七壯炷如小麥

主治霍亂轉筋尸厥癲癇疝氣膝胻痠不能立小兒張口搖頭身反○兼丘墟可醫轉筋〔百證賦〕兼申脉治頭風頭痛〔通玄賦〕

京骨　在申脉前三寸鍼三分留七呼灸七壯

主治腰脊痛如折髀不可曲項強不能回顧筋攣善驚痎瘧寒熱目眩內眥赤爛頭痛鼽衂癲病狂走

束骨　在京骨前二寸小指外側大孤拐後鍼三分留三呼灸三壯

主治腸癖泄瀉瘧痔癲癎發背癰疔頭痛目眩內眥赤痛耳聾腰膝痛項強不可回顧○兼三

勉學堂鍼灸《卷二》足太陽膀胱經　窌

在舟车中，气逆，腿足不能屈伸，妇人气血痛，脚气红肿，泻之。若麻木无力，先泻后补。○治腰痛，可灸五壮。《神农经》。兼太溪、昆仑，善疗足肿之迤。《玉龙赋》。兼金门，治头风头痛。《标幽赋》。能除寒与热偏正头风，及心惊耳鸣、鼻衄、胸中满。遇麻木者虚当补，逢疼痛者泻而迎。《拦江赋》。阳跷、阴跷及阳陵、阴陵四穴，治脚气取之。又兼三里同治脚气，亦去在腰诸疾。《灵光赋》。此名鬼路，当在第五次下火针，治自邪癫狂。《千金方》。

金门：在外踝正下。针一分，灸三壮。云：针三分，灸七壮，炷如小麦。

主治：霍乱转筋，尸厥，癫痫，疝气，膝胻酸不能立，小儿张口摇头身反。○兼丘墟，可医转筋。《百证赋》。兼申脉，治头风头痛。《通玄赋》。

京骨：在申脉前三寸，针三分、留七呼，灸七壮。

主治：腰脊痛如折，髀不可曲，项强不能回顾，筋挛善惊，痎疟寒热，目眩，内眦赤烂，头痛，鼽衄，癫病狂走。

束骨：在京骨前二寸、小趾外侧，大孤拐后。针三分、留三呼，灸三壮。

主治：肠癖泄泻，疟，痔，癫病，发背痈疔，头痛目眩，内眦赤痛，耳聋，腰膝痛，项强不可回顾。○兼三

里，针治项强肿痛，体重腰瘫。《太乙歌》。连天柱，治项强多恶风。《百证赋》。治风热胎赤，两目眦烂。(秦承祖)

通谷：在小趾外侧、本节前孤拐前脚边纹头。针二分、留五呼，灸三壮。

主治：头痛目眩，项痛，鼽衄，善惊，目䀮䀮，结积留饮，食多不化，失欠。○诸结积留饮、澼囊、胸满、饮食不消，灸通谷五十壮。《千金》。

至阴：在足小趾外侧，去爪甲角如韭叶。针一分、留五呼，灸三壮、五壮。

主治：风寒头重鼻塞，目痛生翳，胸胁痛，转筋，寒疟汗不出，烦心足下热，小便不利，失精，脉痹从足小趾起牵引上下。○兼屋翳，治遍身痒痛之疾。专治脚膝肿。《百证赋》。专治脚膝肿。《席弘赋》。又治妇人横产手先出、诸符药不效，为灸右脚小趾尖三壮，炷如小麦，下火立产。

足太阳膀胱经流注：足太阳之脉，起于目内眦（睛明穴），上额交巅上（百会穴）；其支者，从巅（顶为中，顶前曰囟，顶后曰脑，顶左右曰角）至耳上角；其直者，从巅入络脑，还出别下项，循肩膊内，挟脊抵腰中，入循膂，络肾属膀胱；其支者，从腰中下贯臀，入腘中（腘谓膝解之后、曲脚之中也，即委中穴）；其支者，从髆内左右，别下贯胛（胛，谓两胛骨下竖起肉也），挟脊内，过髀枢（髀，骨节也，即环跳穴），循髀外后廉下合腘中，以下贯腨内（足肚曰腨），出外踝之后（昆仑穴）循京骨（穴名也），至小趾外侧端（至阴穴也，自此交入足少阴）。是动则病冲头痛。目似脱、项似拔，脊痛腰似折，髀不可以曲。腘如结，腨如裂，是谓踝厥；是主筋所生病者，痔、疟、狂癫疾，头脑项痛，目黄泪出，鼽衄，项背腰尻腘腨脚皆痛，小趾不用。盛者人迎大再倍于寸口，虚者人迎反小于寸口也。（《灵枢》）中时自听宫交与睛明，循头颈。下背腰臀腿，至足至阴穴止。（《入门》）○太阳根于至阴，结于命门。命门者，目也。（《灵枢》）

足太阳膀胱经　左右凡一百二十六穴

至阴二穴：在足小趾端外侧，去爪甲角如韭叶，足太阳脉之所出为井。针入一分、留五呼，可灸二壮。（《铜人》）

通谷二穴：在足小趾本节之前外侧陷中，足太阳脉之所流为荥。针入二分、留五呼，可灸三壮。（《铜人》）

束骨二穴：在足小趾本节之后外侧陷中，足太阳脉之所注为输。针入二分、留五呼，可灸三壮。（《铜人》）

金门二穴：一名关梁。在足外踝下骨空陷中，足太阳郄。针入三分，可灸三壮。（《铜人》）

京骨二穴：在足外侧大骨下，赤白肉际陷中，按而取之。足太阳脉之所过为原。针入三分、留七呼，可灸三壮。（《铜人》）

申脉二穴：在外踝下陷中容爪甲白肉际。（《铜人》）○在外踝下五分。（《资生》）阳跷脉所生。针入三分，禁不可灸。（《铜人》）

仆参二穴：一名安邪。在足后跟骨下陷中，拱足得之。针入三分，可灸七壮。（《铜人》）

昆仑二穴：在足外踝后跟骨上陷中。（《铜人》）○在跟骨上陷中，细脉动应手。（《资生》）○在外踝下一寸大筋下。（《资生》）○足太阳脉之所行为经。针入五分、留十呼，可灸五壮。（《灵枢》）

跗阳二穴：在外踝上三寸，飞阳下。（《铜人》）○阳跷之郄。太阳前、少阳后筋骨间。（《纲目》）○针入五分、留七呼，可灸三壮。（《铜人》）

飞阳二穴：一名厥阳。在外踝上七寸骨后。针入五分，可灸三壮。（《铜人》）

承山二穴：一名鱼腹，一名肠山，一名肉柱。在锐腨肠下分肉间陷中。（《铜人》）○在腨股分肉间，拱足举地一尺取之。（《入门》）○在腿肚下分肉间。（《资生》）○针入七分，可灸五壮。（《铜人》）

承筋二穴：一名腨肠，一名直肠。在腨肠中央。（《铜人》）○在胫后腨股中央。从脚跟上七寸。（《入门》）○可灸三壮，禁不可灸。（《入门》）

合阳二穴：在膝约纹中央下三寸。一云：二寸。○在直委中下一寸。（《入门》）○针入五分，可灸五壮。（《铜人》）

委中二穴：在腘中央约纹中、动脉陷中。（《铜人》）○在膝腕内、腘横纹中央动脉。（《入门》）○委中者，血郄也。在腘中央，可出血，痼疹皆愈。（《资生》）○在曲瞅内两筋两骨中宛宛，又云：膝解后曲脚中，背面取之。（《资生》）○又于四畔紫脉上出血，如藤块者，不可出血，血不止，令人夭。（《纲目》）○宜针入一寸半一云：五分、留七呼，禁不可灸。（《纲目》）

委阳二穴：在承扶下六寸，屈伸取之。（《铜人》）○三焦下辅腧也。在足太阳后，出于腘中外廉两筋间。（《资生》）○在膝腕横纹尖外廉两筋间，委中外二寸，屈伸取之。（《入门》）○针入七分，可灸三壮。（《铜人》）○《铜人》云：委阳在足太阳前、少阳之后，出于腘中外廉两筋间，承扶下六寸，此足太阳之别络手少阳经也：以今经文考之，当云：一尺六寸。又按经文取委阳者，屈伸而索之。取阳陵泉者，正竖膝与之齐，下至委阳之前取之，是知委者曲也，委中即两腘之中央，委阳即曲瞅之阳分约纹之尽处两筋间。推其分野，则正当太阳、少阳之间，内外廉之界。故曰太阳之前、少阳之后，腘中外廉也。其穴正在约纹两筋之间，只止膝与之齐，阳陵泉正对其穴，当为一尺六寸无疑矣。（《纲目》）

浮郄二穴：在委阳上一寸，展膝得之。针入五分，可灸三壮。（《铜人》）

殷门二穴：在承扶下六寸。针入五分、留七呼，禁不可灸。（《铜人》）

承扶二穴：一名肉郄，一名阴关，一名皮部。在尻臀下，股阴冲上约纹中央。（《铜人》）○在尻臀下，阴股上横纹中。（《入门》）针入五分，禁不可灸。（《入门》）

秩边二穴：在第二十椎下，两旁相去各三寸陷中，伏而取之。针入五分，可灸三壮。（《铜人》）〇挟脊四寸，是除脊则各一寸半也。大杼下诸穴皆当除脊骨一寸，则两旁相去各一寸五分为正，大凡脊骨广一寸，当除之。（《资生》）

胞肓二穴：在第十九椎下，两旁相去各三寸，伏而取之。针入五分，可灸五七壮。（《铜人》）

志室二穴：在第十四椎下，两旁相去各三寸陷中。针入五分，可灸五壮。（《铜人》）

肓门二穴：在第十三椎下，两旁相去各三寸。又肋间与鸠尾相直。针入五分，可灸三十壮。（《铜人》）

胃仓二穴：在第十二椎下，两旁相去各三寸。针入五分，可灸五、七壮。（《铜人》）

意舍二穴：在第十一椎下，两旁相去各三寸陷中，正坐取之。针入五分，可灸五壮至百壮止。（《铜人》）

阳纲二穴：在第十椎下，两旁相去各三寸陷中，正坐取之。针入五分，可灸五壮。（《铜人》）

魂门二穴：在第九椎下，两旁相去各三寸陷中，正坐取之。针入五分，可灸五壮。（《铜人》）

膈关二穴：在第七椎下，两旁相去各三寸陷中，正坐取之。针入五分，可灸五壮。（《铜人》）

譩譆二穴：在肩膊内廉、第六椎下，两旁相去各三寸，正坐取之，以手重按之，病者言譩譆，是穴也。（《铜人》）〇在膊内廉，以手压之，令病人抱肘作譩譆之声，则指下动矣。（《入门》）〇针入六分、留三呼、泻五吸，可灸二七壮至一百壮止。（《铜人》）

神堂二穴：在第五椎下，两旁相去各三寸陷中，正坐取之。针入三分，可灸五壮。（《铜人》）

膏肓俞二穴：在第四椎下，两旁相去各三寸（取穴法详见下），可灸百壮至五百壮。若能用心得正穴灸之，无疾不愈。（《铜人》）〇《千金方》于诸穴治病，各分主之。独于膏肓、三里、涌泉。特云治杂病，盖是三穴无所不治也。（《资生》）

魄户二穴：一名魂户。在第三椎下，两旁相去各三寸。正坐取之。（《铜人》）○在三节外三寸。（《入门》）○针入五分，可灸五壮。一云：可灸七壮至百壮。（《纲目》）

附分二穴：在第二椎下，附项内廉，两旁相去各三寸。（《铜人》）○在第二节外三寸，附项内廉陷中，正坐取之。（《入门》）○针入五分，得气即消。日可灸七壮至百壮。（《铜人》）

会阳二穴：一名利机。在阴尾骶骨两旁。（《铜人》）○在阴尾骨外各开一寸半。（《入门》）○针入八分，可灸五壮。（《铜人》）

下髎二穴：在第四空、挟脊陷中。针入二寸，留十呼，可灸三壮。（《入门》）○尝见死人骸，腰脊骨尽处有骨广如人面大，而四穴分两行了然通透，乃是八髎穴也。

中髎二穴：在第三空、挟脊陷中。针入二寸、留十呼，可灸三壮。（《入门》）

次髎二穴：在第二空、挟脊陷中。针入二寸，可灸三壮。（《入门》）

上髎二穴：在第一空、腰髁下一寸，挟脊陷中。（《铜人》）○在腰髁骨下第一空，挟脊两旁陷中，余三髎少斜，上润下狭。针入一寸，可灸七壮。（《入门》）

白环俞二穴：在第二十一椎下，两旁相去各一寸五分。（《铜人》）○取如腰户法，挺杖伏地，端身两手相重支额，纵息令皮肤俱缓，乃得其穴。（《纲目》）○针入八分，得气先泻后补，禁不可灸。《铜人》

中膂内俞二穴：一名脊内俞。在二十椎下，两旁相去各一寸五分，挟脊起肉间，伏而取之。针入三分、留十呼，可灸三壮。《铜人》

膀胱俞二穴：在第十九椎下，两旁相去各一寸五分。针入三分、留六呼，可灸三壮。（《铜人》）

小肠俞二穴：在第十八椎下，两旁相去各一寸五分。针入三分、留六呼，可灸三壮。《铜人》

大肠俞二穴：在第十六椎下，两旁相去各一寸五分。针入三分、留六呼，可灸三壮。《铜人》

肾俞二穴：在第十四椎下，两旁相去各一寸五分，与脐相对。针入三分、留七呼。可灸，随年为壮。《铜人》。

三焦俞二穴：在第十三椎下，两旁相去各一寸五分。针入五分、留七呼，可灸三壮。（《铜人》）

胃俞二穴：在第十二椎下，两旁相去各一寸五分。针入五分、留七呼，可灸随年为壮数。（《铜人》）

脾俞二穴：在第十一椎下，两旁相去各一寸五分。针入三分、留七呼，可灸七壮。（《铜人》）

胆俞二穴：在第十椎下，两旁相去各一寸五分，正坐取之。针入五分，可灸三壮。（《铜人》）

肝俞二穴：在第九椎下，两旁相去各一寸五分。针入三分、留六呼，可灸三壮。（《铜人》）

膈俞二穴：在第七椎下，两旁相去各一寸五分。针入三分、留七呼，可灸三壮。（《铜人》）

心俞二穴：在第五椎下，两旁相去各一寸五分。针入三分、留七呼、得气即泻，禁不可灸。《铜人》

厥阴俞二穴：在第四椎下，两旁相去各一寸五分。针入三分，可灸七壮。（《铜人》）

肺俞二穴：在第三椎下，两旁相去各一寸五分。（《铜人》）〇肺俞与乳相对，引绳度之。（《资生》）〇以搭手左取右、右取左，当中指末是穴。针入五分、留七呼，可灸一百壮止。（《铜人》）

风门二穴：一名热府。在第二椎下，两旁相去各一寸五分。针入五分、留七呼，可灸五壮。今附云：若频刺泄诸阳热气，背永不发痈疽。（《铜人》）

大杼二穴：在第一椎下，两旁相去各一寸五分。针入五分，可灸七壮。一云：禁灸。（《铜人》）

天柱二穴：在挟项后发际、大筋外廉陷中。《铜人》〇在颈大筋外挟后发际陷中。针入五分，可灸三壮。（《入门》）

玉枕二穴：在络却后一寸五分，挟脑户旁一寸三分，起肉枕骨上入发际上三寸。可灸三壮，禁不可针。（《铜人》）

络却二穴：一名强阳，又名脑盖。在通天后一寸五分。可灸三壮，禁不可针。（《铜人》）

通天二穴：一名天伯。在承光后一寸五分。针入三分、留七呼，可灸三壮。（《铜人》）

勉學堂
鍼灸
集成
《卷三》
　　　辛

承光二穴：在五處後一寸五分。針入三分，禁不可灸。（《銅人》）

五處二穴：在上星旁一寸五分。針入三分、留七呼，可灸三壯。（《銅人》）

曲差二穴：入前發際，在挾神庭旁一寸五分。針入二分，可灸三壯。（《銅人》）

攢竹二穴：一名始光，一名光明，一名圓柱。在兩眉頭陷中。針入一分、留三呼、瀉五吸，禁不可灸。○宜以細三棱針刺之，宣泄熱氣，三度刺，目大明。（《銅人》）

睛明二穴：一名淚孔。在目內眥頭外一分。（《銅人》）○在目內眥紅肉陷中。（《入門》）○針入一寸五分、留三呼，禁不可灸。（《銅人》）○《明堂》云：針入一分半，蓋面部宜淺刺，是一分半為正，《銅人》誤也。（《資生》）

勉學堂針灸經穴詳集卷三終

勉学堂经穴详集卷四

足少阴肾经　共二十七穴

涌泉：在足心陷中，屈足卷趾宛宛中。针三分、留三呼，灸三壮。

主治：尸厥面黑，喘嗽有血，目视䀮䀮无所见，善恐，心中结热，风疹，风痛，心痛，不嗜食，男子如蛊，女子如妊，咳嗽气短，身热喉痹，目眩，颈痛，胸胁满，小便痛，肠澼泄泻，霍乱，转胞不得尿，腰痛，大便难，转筋，足胫寒痛，肾积奔豚，热厥，五指尽痛，足不践地。○足下热、喘满。淳于意曰：热厥也，针足心立愈。○阴中懊憹痛，针入三分；又鼻衄不止，灸二百壮；又霍乱转筋，灸三七壮，灸足踵聚筋上白肉际七壮，立愈。《千金》。兼关元、丰隆治尸劳。《玉龙赋》。鸠尾能治五般痫，若下涌泉人不死；又小肠气结连脐痛，速泻阴交，良久针涌泉，取气甚妙。《席弘赋》。专治厥寒、厥热；又兼行间治消渴肾竭。《百证赋》。治胸结身黄泻此。《通玄赋》。治妇人疾并男蛊女孕而病痿者，千金勿妄传。《灵光赋》。兼阴陵，治小肠连脐痛。《天星秘诀》。

然谷：在公孙后一寸。针三分、留三呼，灸三壮。一曰：针不宜见血。

主治：喘呼烦满，咳血喉痹，消渴舌纵，心恐少气，涩出，小腹胀，痿厥，寒疝，足跗肿胻酸，足一寒一热不能久立，男子遗精，妇人阴挺出，月经不调，不孕，初生小儿脐风撮口、痿厥，洞泄。此穴主泻肾脏之热，若治伤寒，亦宜出血。○石水，灸然谷、气冲、四满、章门。《千金》。此穴易醒脐风。《百证赋》。

太溪：在足内踝后五分。针三分、留七呼，灸三壮。

主治：热病汗不出，伤寒手足逆冷、嗜卧，咳嗽咽肿，衄血唾血，溺赤消瘅，大便难，久疟，咳逆，烦心不眠，脉沉，手足寒，呕吐不嗜食，善噫腹疼，瘠瘦，寒疝疝癖。○治牙疼可灸七壮。一云：牙疼红肿者泻之；阴股内湿痒生疮便毒，先补后泻。又云；肾疟呕吐多寒，闭户而处，其病难已，太溪、大钟主之；腰脊痛，大便难，手足寒，并针委中、大钟。《神农经》。合昆仑、申脉，善疗足肿之迍。《玉龙赋》。兼商阳，治寒疝有验。《百证赋》。

大钟：在照海后一寸半。针二分、留三呼，灸三壮。

主治：气逆烦闷，实则小便淋闭，洒洒腰脊强痛，大便秘涩，嗜卧，口中热，虚则呕逆多寒，欲闭户而处，少气不足，胸胀喘息，舌干，食噎不得下，善惊恐不乐，喉中鸣，咳唾血。○兼迍里，治倦言嗜卧。

照海 在内踝下一寸針四分留六呼

主治咽乾呕吐四支懈惰嗜卧善悲不樂大風偏枯半身不遂久瘧卒疝腹中氣痛小腹淋痛陰挺出月水不調○兼支溝能通大便之秘又合内關能醫腹疾之塊《玉龍賦》治月事不行可灸七壮又兼公孫治傷寒四日太陰經再用内關施截法《神農經》治噤口喉風用三棱鍼出血即安《拦江賦》兼大敦治傷寒《百證賦》兼百會太衝陰交治咽喉疾又兼陰交曲泉關元氣海同寫治七疝如神《席弘賦》二蹻二陵脚氣者取此四穴又兼三里同治脚氣并在腰之疾《靈光賦》兼陽維内關能下胎衣又治喉中之閉塞《标幽賦》

水泉 在内踝下微後直太

主治目肮肮不能遠視女子月事不來來即多心下悶痛小腹痛小便淋陰挺出○兼天樞治月潮違限《百證賦》

復溜 在交信後五分並排針三分留三呼灸五壮七壮

主治腸澼痔疾腰脊内引痛不得俯仰善怒多言舌乾涎出足痿胻寒不得履目視肮肮腸鳴

勉學堂鍼灸集成 卷四 足少陰腎經

三

《百证赋》。治心性之呆痴。《标幽赋》。

照海：在内踝下一寸。针四分、留六呼，灸三壮。一曰：针三分，灸七壮。

主治：咽干呕吐，四肢懈惰，嗜卧，善悲不乐，大风偏枯，半身不遂，久疟卒疝，腹中气痛，小腹淋痛，阴挺出，月水不调。○兼支沟，能通大便之秘；又合内关，能医腹疾之块。《玉龙赋》。治月事不行，可灸七壮；又兼公孙，治伤寒四日太阴经，再用内关施截法。《神农经》。治噤口喉风，用三棱针出血即安。《拦江赋》。兼大敦，治伤寒。《百证赋》。兼百会、太冲、阴交，治咽喉疾；又兼阴交、曲泉、关元、气海同泻，治七疝如神。《席弘赋》。二跷二陵脚气者，取此四穴又兼三里同治脚气并在腰之疾。《灵光赋》。兼阳维、内关，能下胎衣，又治喉中之闭塞。《标幽赋》。

水泉：在内踝下微后直太溪下。针四分，灸五壮。

主治：目肮肮不能远视，女子月事不来、来即多，心下闷痛，小腹痛，小便淋，阴挺出。○兼天枢，治月潮违限。《百证赋》。

复溜：在交信后五分，与交信并排，针三分、留三呼，灸五壮、七壮。

主治：肠澼痔疾，腰脊内引痛不得俯仰，善怒多言，舌干涎出，足痿胻寒不得履，目视肮肮，肠鸣腹痛，四肢腫，十種水病，五淋，盜汗，齒齲，脈微細。○治盜汗不收及面色痿黃，可灸七壯。《神農經》。血淋灸五十壯。《千金》。針治腰脊閃挫疼痛，游風遍體。《太乙歌》。傷寒無汗，宜瀉，又起六脈之沉匿。《玉龍賦》。傷寒無汗，先補合谷，次瀉此穴。《攔江賦》。此穴專治氣滯在腰。《席弘賦》。治腫如神。《靈光賦》。

交信：在三陰交下一寸後開些。針四分、留五呼，灸三壯。

主治：五淋癀疝，陰急股腨內廉引痛，瀉痢赤白，大小便難，女子漏血不止，陰挺，月事不調，小腹痛，盜汗。○兼合陽，治女子少氣漏血。《百證賦》。

築賓：在三陰交直上二寸後開一寸二分。針三分，灸五壯。

主治：小兒胎疝，癲疾吐舌，發狂罵詈，腹痛、嘔吐涎沫，足腨痛。

陰谷：在曲泉後橫直一寸半微下些。針四分、留七呼，灸三壯。

主治：舌縱涎下，腹脹煩滿，溺難，小腹疝急引陰，陰股內廉痛，為痿為痹，膝痛不可屈伸，女人漏下不止，少妊。○兼水分，三里，利小便消腫脹。《太乙歌》。治臍腹痛。《通玄賦》。

橫骨：在大赫下一寸，肓俞下五寸，去中行五分。針五分，灸三壯、五壯。《甲乙經》曰：針一寸。

主治：五淋，小便不通，陰器下縱引痛小腹，滿目眦赤痛，五脏虚。○兼肓俞，泻五淋久积。《百证赋》。兼大都，治气滞腰疼不能立。《席弘赋》。

大赫：在气穴下一寸，去中行五分。针三分，灸五壮。《千金》云：三十壮。《甲乙经》作：针一寸。

主治：虚劳失精，阴痿上缩，茎中痛，目赤痛，女子赤带。

气穴：在四满下一寸，去中行五分。针三分，灸五壮。《甲乙经》作：针一寸。

主治：奔豚痛引腰脊，泻痢，经不调。

四满：在中注下一寸，去中行五分。针三分，灸三壮。《甲乙经》云：针一寸。《千金》云：灸百壮。

主治：积聚疝瘕，肠癖切痛，石水，奔豚，脐下痛，女人月经不调，恶血疞痛并无子，可灸三十壮。

中注：在肓俞下一寸，去中行五分。针一寸，灸五壮。一云：针五分。

主治：小腹热，大便坚燥，腰脊痛，目眦痛，女子月事不调。

肓俞：在商曲下一寸半，直脐旁相去五分。针一寸，灸五壮。一云：针五分。

主治：腹痛寒疝，大便燥，目赤痛从内眦始。○兼横骨，泻五淋之久积。

商曲：在石关下二寸，去中行五分。针一寸，灸五壮。一云：针五分。

主治：腹中切痛，积聚，不嗜食，目赤痛内眦始。

石关：在阴都下二寸，少去中行五分。针一寸，灸三壮。一云：针五分。

主治：哕噫呕逆，脊强，腹痛，气淋，小便不利，大便

燥閉目赤痛婦人無子或藏有惡血上衝腹痛不可忍○治積氣疼痛可灸七壯孕婦禁灸治哕噫嘔逆灸百壯兼陰交無子可搜

陰都 在通谷下二寸少去中行五分鍼三分灸三壯甲乙經曰鍼一寸千金云灸隨年壯
主治心煩滿恍惚氣逆腸鳴肺脹氣搶嘔沫便難脇下熱痛目痛寒熱痎瘧婦人無子藏有惡血腹絞痛

通谷 在幽門下二寸少去中行五分鍼五分灸五壯
主治口喎暴瘖積聚痃癖胸滿食不化膈結嘔吐目赤痛不明清涕項似拔不可回顧

幽門 在巨闕旁各五分鍼五分灸五壯
主治胸中引痛心下煩悶逆氣里急支滿不嗜食數咳乾哕嘔吐涎沫健忘泄痢膿血少腹脹滿女子心痛逆氣善吐食不下○治心下痞脹飲食不化積聚疼痛可灸十四壯孕婦不可灸神農兼玉堂能開徹煩心嘔哕賦

步廊 在中庭旁二寸鍼三分灸五壯
主治胸腎脇滿痛鼻塞少氣咳逆不得息嘔吐不食臂不得舉

燥闭，目赤痛，妇人无子或脏有恶血上冲腹痛不可忍。○治积气疼痛，可灸七壮，孕妇禁灸。《神农经》。治哕噫呕逆，灸百壮。《千金》。兼阴交，无子可搜。《百证赋》。

阴都：在通谷下二寸，少去中行五分。针三分，灸三壮。《甲乙经》曰：针一寸。《千金》云：灸随年壮。

主治：心烦满，恍惚，气逆肠鸣，肺胀气呛呕沫，大便难，胁下热痛，目痛，寒热痎疟，妇人无子脏有恶血腹绞痛。

通谷：在幽门下二寸，少去中行五分。针五分，灸五壮。

主治：口喎暴暗，积聚痃癖，胸满食不化，膈结呕吐，目赤痛不明，清涕，项似拔不可回顾。

幽门：在巨阙旁各五分。针五分，灸五壮。

主治：胸中引痛，心下烦闷，逆气里急，支满不嗜食，数咳干哕，呕吐涎沫，健忘，泄痢脓血，少腹胀满，女子心痛，逆气善吐食不下。○治心下痞胀，饮食不化，积聚疼痛，可灸十四壮，孕妇不可灸。《神农经》。兼玉堂，能开彻烦心呕哕。《百证赋》。

步廊：在中庭旁二寸。针三分，灸五壮。

主治：胸胁满痛，鼻塞、少气咳逆不得息，呕吐不食，臂不得举。

神封：在步廊上二寸，少去中行二寸。针三分，灸五壮。

主治：胸胁满痛，咳逆不得息，呕吐不食，乳痈洒淅恶寒。

灵墟：在神封上二寸，少去中行二寸。针三分，灸五壮。

主治：同神封。

神藏：在灵墟上二寸，少去中行二寸。针三分，灸五壮。

主治：同上。○兼璇玑，治胸满项强已试。《百证赋》。

彧中：在神藏上二寸，少去中行二寸。针四分，灸五壮。

主治：咳逆不得喘息，胸胁支满，多唾，呕吐不食。○治气喘痰壅，可灸十四壮。《神农经》。一传：治咳嗽、哮病、唾血。

俞府：在彧中上二寸，少去中行二寸。针三分，灸五壮。

主治：咳逆上气，呕吐不食中痛。○一云：热嗽泻之，冷嗽补之。○兼乳根，能治气嗽痰哮。《玉龙赋》。

足少阴肾经流注：足少阴之脉起于小趾之下，斜趋足心（涌泉穴），出然骨之下（然谷穴），循内踝之后（太溪穴），别入跟中（大钟穴），以上腨内（复溜穴），出腘内廉（阴谷穴），上股内后廉，贯脊属肾络膀胱；其直者，从肾上贯肝膈入肺中，循喉咙挟舌本；其支者，从肺出络心，注胸中（自此交入手心主）。是动则病饥不欲食，面黑如炭色，咳唾则有血，喉鸣而喘，坐而欲起，目䀮䀮如无所见，心如悬若饥状，气不足则善恐心惕惕若人将捕之，是谓骨厥；是主肾所生病者，口热舌干，咽肿上气嗌干及痛，烦心心痛，黄疸，肠澼，脊臀股内后廉痛，痿厥嗜卧，足下热而痛。灸则强食生肉（勉强饮食，以生肌肉），缓带

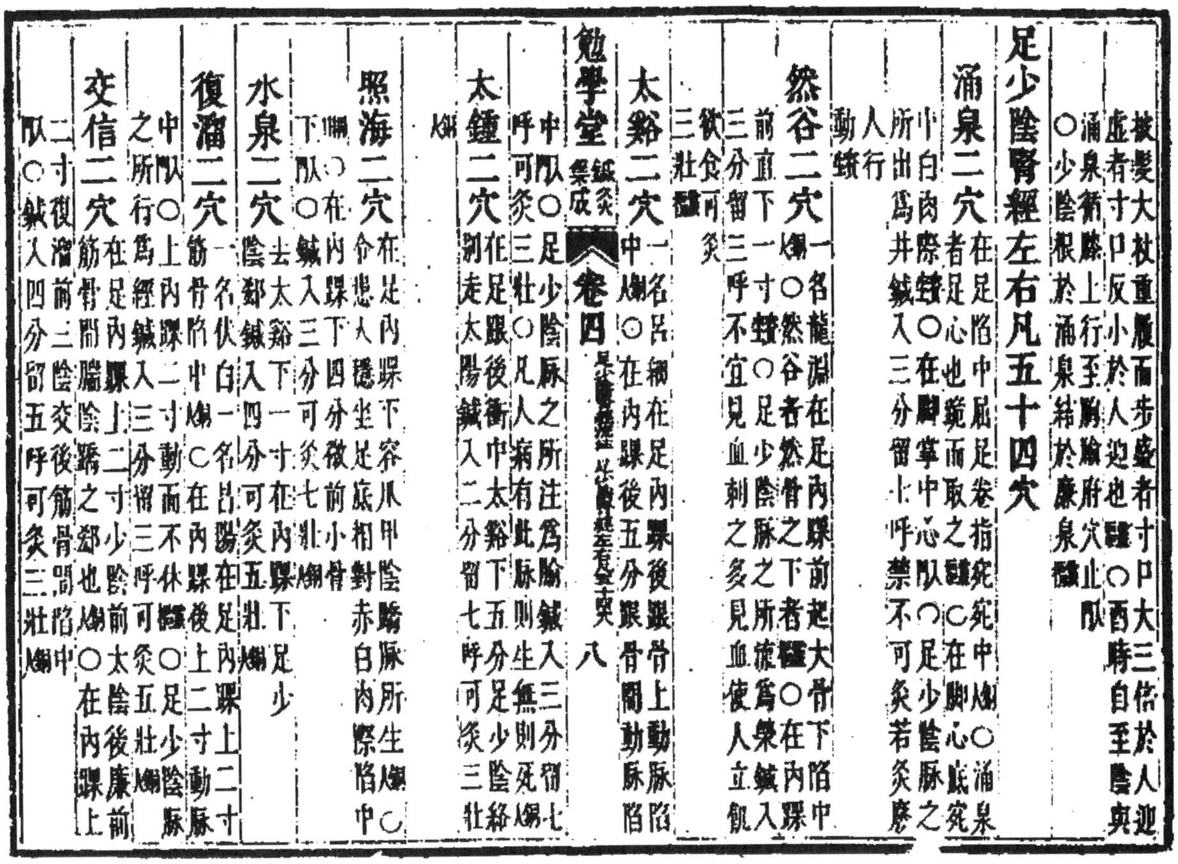

披发，大杖重履而步。盛者寸口大三[1]倍于人迎，虚者寸口反小于人迎也。（《灵枢》）〇酉时自至阴与涌泉循膝上行至胸俞府穴止。（《入门》）〇少阴根于涌泉，结于廉泉。（《灵枢》）

足少阴肾经 左右凡五十四穴

涌泉二穴：在足陷中，屈足卷趾宛宛中。（《铜人》）〇涌泉者，足心也，跪而取之。（《灵枢》）〇在脚心底宛中白肉际。（《资生》）〇在脚掌中心。（《入门》）〇足少阴脉之所出为井，针入三分、留七呼，禁不可灸，若灸酸人行动。（《资生》）

然谷二穴：一名龙渊。在足内踝前起大骨下陷中。（《铜人》）〇然谷者，然骨之下者。（《灵枢》）〇在内踝前直下一寸。（《资生》）〇足少阴脉之所流为荥。针入三分、留三呼，不宜见血，刺之多见血，使人立饥欲食，可灸三壮。（《灵枢》）

太溪二穴：一名吕细。在足内踝后跟骨上动脉陷中。（《铜人》）〇在内踝后五分跟骨间动脉陷中。（《入门》）〇足少阴脉之所注为输。针入三分、留七呼，可灸三壮。〇凡人病，有此脉则生，无则死。（《铜人》）

大钟二穴：在足跟后冲中，太溪下五分。足少阴络别走太阳。针入二分、留七呼，可灸三壮。（《铜人》）

照海二穴：在足内踝下容爪甲，阴跷脉所生。（《铜人》）〇令患人稳坐，足底相对赤白肉际陷中。（《纲目》）〇在内踝下四分微前小骨下。（《入门》）〇针入三分，可灸七壮。（《铜人》）

水泉二穴：去太溪下一寸，在内踝下。足少阴郄。针入四分，可灸五壮。（《铜人》）

复溜二穴：一名伏白，一名昌阳。在足内踝上二寸筋骨陷中。（《铜人》）〇在内踝后上二寸动脉中。（《入门》）〇上内踝二寸动而不休。（《灵枢》）〇足少阴脉之所行为经。针入三分、留三呼，可灸五壮。（《铜人》）

交信二穴：在足内踝上二寸，少阴前、太阴后廉前、筋骨间腨。阴跷之郄也。（《铜人》）〇在内踝上二寸，复溜前、三阴交后筋骨间陷中。（《入门》）〇针入四分、留五呼，可灸三壮。（《铜人》）

①三：《灵枢·经脉》作“再”。

步廊二穴○在神封下一引六分陷中卻而取之〔銅人〕○去中庭外二寸〔入門〕○鍼入二分可灸

五壯
神封二穴取之在靈墟下一寸六分陷中鍼入三分可灸五壯〔銅人〕

靈墟二穴取之在神藏下一寸六分陷中鍼入三分可灸五壯〔銅人〕

神藏二穴取之在或中下一寸六分陷中鍼入三分可灸五壯〔銅人〕

或中二穴取之在俞府下一寸六分陷中鍼入四分可灸五壯〔銅人〕

俞府二穴一名輸府在巨骨下璇璣旁各二寸陷中仰而取之鍼入三分可灸五壯〔銅人〕

手厥陰心包絡經 共九穴

天池二穴在乳後一寸下五分鍼三分灸三壯

主治目䀮䀮不明頭痛胸脇煩滿欬逆臂腋腫痛四支不舉上氣寒熱瘧熱病汗不出○治頸漏瘰癧灸百壯千金兼委陽穴腋腫鍼而速散百證賦

天泉二穴在臂內極泉直下一寸大些鍼六分灸三壯一曰鍼二分

主治惡風寒胸脇痛支滿欬逆膺背胛臂間痛

曲澤二穴在臂內廉橫紋正中居手太陰尺澤之後鍼三分留七呼灸三壯

主治心痛善驚身熱煩渴臂肘搖動掣痛不可伸傷寒嘔吐氣逆○兼少商治血虛口渴百證賦

郄門二穴在掌後去腕五寸鍼三分灸五壯

主治嘔吐衄血心痛嘔噦驚恐神氣不足久痔

步廊二穴：在神封下一寸六分陷中，仰而取之。（《铜人》）○去中庭外二寸。（《入门》）○针入二分，可灸五壮。（《铜人》）

神封二穴：在灵墟下一寸六分陷中，仰而取之。针入三分，可灸五壮。（《铜人》）

灵墟二穴：在神藏下一寸六分陷中，仰而取之。针入三分，可灸五壮。（《铜人》）

神藏二穴：在彧中下一寸六分陷中，仰而取之。针入三分，可灸五壮。（《铜人》）

彧中二穴：在俞府下一寸六分陷中，仰而取之。针入四分，可灸五壮。（《铜人》）

俞府二穴：一名输府。在巨骨下璇玑旁各二寸陷中，仰而取之。针入三分，可灸五壮。（《铜人》）

手厥阴心包络经 共九穴

天池：在乳后一寸下五分。针三分，灸三壮。

主治：目䀮䀮不明，头痛，胸胁烦满，咳逆，臂腋肿痛，四肢不举，上气，寒热疟，热病汗不出。○治颈漏瘰疬，灸百壮。《千金》。兼委阳穴，腋肿针而速散。《百证赋》。

天泉：在臂内极泉直下一寸大些。针六分，灸三壮。一曰：针二分。

主治：恶风寒，胸胁痛，支满咳逆，膺背胛臂间痛。

曲泽：在臂内廉横纹正中，居手太阴尺泽之后。针三分、留七呼，灸三壮。

主治：心痛善惊，身热烦渴，臂肘摇动掣痛不可伸，伤寒呕吐气逆。○兼少商，治血虚口渴。《百证赋》。

郄门：在掌后去腕五寸。针三分，灸五壮。

主治：呕吐衄血，心痛呕哕，惊恐神气不足，久痔。

间使：在掌后三寸。针三分、留七呼，灸五壮。

主治：伤寒结胸，心悬如饥，呕沫少气，中风气塞，昏危不语；卒狂，胸中澹澹，恶风寒；霍乱干呕，腋肿肘挛，卒心痛，多惊，咽中如鲠，妇人月水不调，小儿客忤久疟，可灸鬼邪随年壮。○干呕不止，所食即吐不停，灸三十壮。若四肢脉绝不至者，灸之便通，此法能起死人。又治卒死灸百息；又，《十三鬼穴》云此名鬼路，针百邪癫狂，当在第九次下针。《千金》。治脾寒、寒热往来、浑身疮疥，灸七壮。《神农经》。兼风池、环跳，治疟疾。又兼气海、中极、三里，针小腹便澼。《太乙歌》。治痎疟。《玉龙赋》。兼天鼎，治失音休迟。《百证赋》。兼水沟，治邪癫。《灵光赋》。治热病频哕。《捷径》。

内关：在掌后去腕二寸两筋间，与外关相对。针五分，灸五壮。

主治：中风失志，实则心暴痛，虚则心烦惕惕，面热目昏，支满，肘挛，久疟不已，胸满肠痛。实则泻之，生疮灸之。○治心疼腹胀、腹内诸疾，可灸七壮。《神农经》合照海能医腹疾之块。《玉龙赋》。兼公孙治肚痛。《席弘赋》。治伤寒太阴经四口者，先用照海、公孙，后用内关施治。《拦江赋》。兼建里，扫尽胸中之苦闷。《百证赋》。胸满腹痛针内关。《标幽赋》。

大陵：在掌后正横纹陷中。针三分、留七呼，灸三壮。

主治：热病汗不出，舌本痛，喘咳呕血，心悬如饥，善笑不休，头痛气短，胸胁痛，惊恐悲泣，呕逆喉痹，口干目赤，肘臂挛痛，小便如血。○治胸中疼痛，胸前疮疥，可灸三壮。《神农经》。吐血呕逆，灸五十壮。又凡卒患腰肿、附骨痈疽、节肿、游风热毒此等疾，但初觉有异即急灸之，从手掌后第一横纹后两筋间灸五壮，立愈，患左灸右，患右灸左，当中者，两手俱灸；又此为鬼心，治百邪癫狂，在第四次下针。《千金》。兼劳宫，疗心闷疮痍；又合人中频泻，全去口气；又合外关、支沟，治肚疼秘结。《玉龙赋》。

劳宫：在掌心屈中指无名指取之，居中是穴。针二分，灸三壮。

主治：中风悲笑不休，热病汗不出，胁痛不可转侧，吐衄噦逆，烦渴，食不下，胸胁支满，口中腥气，黄疸，手痹，大小便血，热痔。○心中懊憹痛，针入五分补之。《千金》。兼大陵，疗心闷疮痍。《玉龙赋》。治劳倦。《灵光赋》。兼后溪，可治三消黄疸。《百证赋》。能退胃翻，心痛。《通玄赋》。治忧噎。《捷径》。一传：癫狂灸此效。

中冲：在手中指端去爪甲如韭叶。针一分、留三呼，灸一壮。

手厥陰心包經左右凡一十八穴

中衝二穴　在手中指之端去爪甲如韭葉陷中手厥陰脉之所生爲井鍼入一分留三呼可灸一壯

勉學堂鍼灸集成　卷四　手厥陰心包經

手厥陰心包經流注　手厥陰之脉起于胸中出屬心包下膈歷絡三焦其支者循胸出脇下腋三寸上抵腋下下循臑内行太陰少陰之間入肘中曲澤穴下臂行兩臂之間間使穴腕中大陵穴入掌中勞宮穴循中指出其端中衝穴其支别者從掌中循小指次指出其端自此交入手少陽是動則病手心熱肘臂攣急腋腫甚則胸脇支滿心中澹澹大動面赤目黃喜笑不休是主脉所生病者煩心心痛掌中熱盛者寸口大一倍于人迎虛者寸口反小于人迎也（靈樞）○戌時自俞府交與天池從手臂下行至中衝穴止（入門）○心者五臟六腑之大主也精神之所舍也其臟堅固邪不能容也容之則心傷心傷則神去神去則死矣故諸邪之在于心者皆在于心之包絡包絡者心主之脉也故獨無輸焉其餘脉出入屈折其行之徐疾皆如手少陰心主之脉行也故實漢卿孔穴旁通圖心經不出少衝少府神門靈道少海而代以中衝勞宮大陵間使曲澤則可知矣（綱目）

主治熱病汗不出頭痛如破身熱如火心痛煩滿舌强痛中風不省人事○治小兒夜啼多哭灸一壯炷如小麥神農經兼廉泉堪攻舌下腫痛百証賦一云主神氣不足失志○凡初中風暴仆昏沉痰涎壅盛不省人事牙關緊閉藥水不入急以三稜鍼鍼少商商陽中衝關衝少衝少澤使血氣流通乃起死回生急救之妙訣乾坤生意

主治：热病汗不出，头痛如破，身热如火，心痛烦满，舌强痛，中风不省人事。○治小儿夜啼多哭，灸一壮，炷如小麦。《神农经》。兼廉泉，堪攻舌下肿痛。《百证赋》。一云：主神气不足失志。○凡初中风，暴仆昏沉、痰涎壅盛、不省人事、牙关紧闭、药水不入，急以三棱针针少商、商阳、中冲、关冲、少冲、少泽，使血气流通，乃起死回生急救之妙诀。《乾坤生意》。

手厥阴心包经流注：手厥阴之脉，起于胸中，出属心包，下膈，历络三焦；其支者，循胸出胁下腋三寸，上抵腋下，下循臑内，行太阴、少阴之间，入肘中曲泽穴，下臂行两臂之间间使穴、腕中大陵穴，入掌中劳宫穴，循中指出其端中冲穴；其支别者，从掌中循小指、次指出其端自此交入手少阳。是动则病手心热，肘臂挛急，腋肿，甚则胸胁支满，心中澹澹大动，面赤目黄，喜笑不休；是主脉所生病者，烦心心痛，掌中热。盛者寸口大一倍于人迎，虚者寸口反小于人迎也。（《灵枢》）○戌时自俞府交与天池，从手臂下行至中冲穴止。（《入门》）○心者，五脏六腑之大主也，精神之所舍也，其脏坚固，邪不能容也，容之则心伤，心伤则神去，神去则死矣。故诸邪之在于心者，皆在于心之包络。包络者，心主之脉也，故独无输焉。其余脉出入屈折其行之徐疾，皆如手少阴心主之脉行也，故实汉卿孔穴旁通图：心经不出少冲、少府、神门、灵道、少海，而代以中冲、劳宫、大陵、间使、曲泽，则可知矣。（《纲目》）

手厥阴心包经　左右凡一十八穴

中冲二穴：在手中指之端，去爪甲如韭叶陷中。手厥阴脉之所生为井。针入一分、留三呼，可灸一壮。（《灵枢》）

劳宫二穴：一名五里，一名掌中。在掌中央，屈无名指取之。（《铜人》）○在掌中央横纹动脉中。（《纲目》）○在手掌横纹中心，屈中指取之。（《入门》）○手厥阴脉之所流为荥。针入三分、留六呼，可灸三壮。（《铜人》）○只一度，针过两度，令人虚；不可灸。屈中指为是，屈无名指者非也。（《资生》）

大陵二穴：在掌后两筋间陷中。（《铜人》）○在掌后横纹两筋两骨陷中。（《入门》）○手厥阴脉之所注为输。针入五分，可灸三壮。（《铜人》）

内关二穴：在掌后去腕二寸。（《铜人》）○在大陵后二寸。（《入门》）○在两筋间，手心主络别走少阳。（《纲目》）○针入三分，可灸三壮。（《铜人》）

间使二穴：在掌后三寸，两筋间陷中。（《铜人》）○在大陵后三寸，又云：去腕三寸。（《入门》）○手厥阴脉之所行为经。针入三分，可灸五壮。（《铜人》）○《灵枢》云：在两筋之间、三寸之中也，有过则至，无过则止。注云：其穴有大络为限，故入络过腕掌后正劳宫后三寸，寸止处是穴。故曰：有过则至，无过则止。（《纲目》）

郄门二穴：在掌后去腕五寸。一云：大陵后五寸，手厥阴郄。针入三分，可灸五壮。（《铜人》）

曲泽二穴：在肘内廉下陷中，屈肘得之。（《铜人》）○在肘腕内横纹中央动脉，曲肘取之。（《入门》）○手厥阴脉之所入为合。针入三分、留七呼，可灸三壮。（《铜人》）

天泉二穴：一名天湿。在曲腋下去臂二寸，举臂取之。针入三分，可灸三壮。（《铜人》）

天池二穴：一名天会。在腋下乳后一寸，著胁直腋胁间。（《铜人》）○在乳后一寸，腋下三寸。（《纲目》）○在乳外二寸侧胁陷中。（《入门》）○针入三分，可灸三壮。（《铜人》）

手少阳三焦经 共二十三穴

关冲：在手无名指外侧去爪甲如韭叶。针一分、留三呼，灸三壮。

主治：头痛、口干，喉痹，霍乱，胸中气噎不食，肘臂

痛不能舉目昏昏〇主三焦邪熱口渴脣焦口
氣宜寫此出血〇壅熱盛於三焦關衝最宜玉
龍賦兼啞門治舌緩不語百證治熱病煩心滿悶
汗不出掌中大熱如火舌本痛口乾消燥久熱
不去徑凡初中風暴仆昏沉痰涎壅盛不省人
事牙關緊閉藥水不下急以三稜鍼鍼少商
陽中衝少衝關衝少澤使血氣流通乃起死回
生急救之妙穴乾坤生意

勉學堂集成鍼灸《卷四手少陽三焦經》十三

液門頭鍼在手小指次指間合縫紋頭鍼二分留二呼灸三壯
主治驚悸忘言寒厥臂痛不得上下痎瘧寒熱
頭痛目眩赤澀泣出耳暴聾咽外腫牙齦痛若
手臂紅腫痛楚寫之出血爲妙〇治耳聾不得
眠鍼入三分補之千金兼中渚治手臂紅腫玉龍
兼魚際能療喉痛百證

中渚對鍼在手無名指後本節後骨直
主治熱病汗不出臂指痛不得屈伸頭痛目眩
生翳不明耳聾咽腫久瘧手臂紅腫寫之出血
灸五壯〇鍼久患腰疼背痛太乙兼液門治手
臂紅腫玉龍治久患傷寒肩背痛席弘脊心後
痛鍼此立愈通玄五指不便取中渚靈光

痛不能举、目昏昏。〇主三焦邪热，口渴唇焦、口气，宜泻此出血。〇壅热盛于三焦，关冲最宜。《玉龙赋》。兼哑门，治舌缓不语。《百证赋》。治热病烦心、满闷汗不出、掌中大热如火，舌本痛，口干消燥，久热不去。《捷径》。凡初中风，暴仆昏沉、痰涎壅盛、不省人事、牙关紧闭、药水不下，急以三棱针针少商、商阳、中冲、少冲、关冲、少泽，使血气流通，乃起死回生急救之妙穴。《乾坤生意》。

液门：在手小指、次指间合缝纹头。针二分、留二呼，灸三壮。

主治：惊悸忘言，寒厥臂痛不得上下，痎疟寒热，头痛目眩，赤涩泣出，耳暴聋，咽外肿，牙龈痛。若手臂红肿痛楚，泻之出血为妙。〇治耳聋不得眠，针入三分补之。《千金》。兼中渚，治手臂红肿。《玉龙赋》。兼鱼际，能疗喉痛。《百证赋》。

中渚：在手无名指后，本节后骨直对。针二分、留三呼，灸三壮。

主治：热病汗不出，臂指痛不得屈伸，头痛目眩，生翳不明，耳聋咽肿，久疟，手臂红肿，泻之出血，灸五壮。〇针久患腰疼背痛。《太乙歌》兼液门，治手臂红肿。《玉龙赋》。治久患伤寒肩背痛。《席弘赋》。脊心后痛，针此立愈。《通玄赋》。五指不便取中渚。《灵光赋》。

阳池：在手表腕上陷中，自本节后骨直对腕中。针二分、留六呼，灸三壮。

主治：消渴口干烦闷，寒热疟或因折伤手腕捉物不得，臂不能举。○消渴口干，灸五十壮。《千金》。治手腕疼无力、不能上举至头，可灸七壮。《神农经》。

外关：在阳池后二寸两筋间陷中。针三分、留七呼，灸三壮。

主治：耳聋浑惇无闻，肘臂五指痛不能握、若胁肋痛者泻之。○治肘臂不得屈伸，五指尽疼不能握物，可灸七壮。《神农经》。兼大陵、支沟，治肚痛秘结。《玉龙赋》。

支沟：在阳池后三寸。针二分、留七呼，灸七壮。

主治：热病汗不出，肩臂酸重，胁腋痛，四肢不举，霍乱呕吐，口噤暴喑，鬼击卒心痛，产后血晕不省人事，凡三焦相火炽盛及大便不通、胁肋疼痛者，俱宜泻之。○治颈漏马刀，灸百壮。《千金》。兼照海，能通大便之秘，又合外关、大陵，治肚疼秘结。

会宗：在阳池后三寸于支沟平，微前五分。针三分，灸三壮。一曰：禁针。

主治：五痫，耳聋，肌肤痛。

三阳络：在阳池后四寸、对支沟。灸五壮，禁针。

主治：暴喑不能言，耳聋齿龋，嗜卧身不欲动。

四渎：在三阳络前五分上一寸四分。针六分、留七呼，灸三壮，一曰：针三分。

勉學堂鍼灸集成　卷四　手少陽三焦經　七

主治暴氣耳聾下齒齲痛

天井　在肘微後些正中陷中鍼三分留七呼灸三壯甲乙經鍼一分

主治欬嗽上氣胸痛不得語唾膿不嗜食寒熱淒淒不得臥驚悸悲傷癭疣癲疾五痛風痺頭頸肩背痛耳聾目銳眥痛頰腫肘臂痛不得捉物及寫一切瘰癧瘡腫癮疹○治欬嗽上氣風痺肘疼可灸七壯神農經

清冷淵　在肘後寸半距天井一寸鍼三分灸三壯

主治諸痺痛肩臂肘臑不能舉○五般肘痛尋尺澤冷淵鍼後即收功席弘賦

消濼　在臂臑上二寸後開一寸少鍼五分灸五壯一曰鍼一分灸三壯

主治風痺頸項強急腫痛寒熱頭痛肩背急一傳海南治牙疼灸此穴

臑會　在消濼上二寸微前鍼五分灸五壯

主治肘臂氣腫酸痛無力不能舉項癭氣瘤寒熱瘰癧

肩髎　在肩髃後一寸三分微下些鍼七分灸三壯

主治臂重肩痛不能舉

天髎　在肩井內一寸後開八分在肩外俞上一寸□分鍼八分灸三壯

主治肩臂痠痛缺盆痛汗不出胸中煩滿頸項

主治：暴气耳聋，下齿龋痛。

天井：在肘微后些正中陷中。针三分、留七呼，灸三壮。《甲乙经》：针一分。

主治：咳嗽上气，胸痛不得语，唾脓，不嗜食，寒热凄凄，不得卧，惊悸悲伤，瘿疣癫疾，五痛风痹，头颈肩背痛，耳聋目锐眦痛，颊肿，肘臂痛不得捉物，及泻一切瘰疬疮肿瘾疹。○治咳嗽上气，风痹肘疼，可灸七壮。《神农经》。

清冷渊：在肘后寸半，距天井一寸。针三分，灸三壮。

主治：诸痹痛，肩臂肘臑不能举。○五般肘痛寻尺泽，冷渊针后即收功。《席弘赋》。

消泺：在臂臑上二寸后开一寸少。针五分，灸五壮。一曰：针一分，灸三壮。

主治：风痹颈项强急肿痛，寒热头痛，肩背急。一传：海南治牙疼灸此穴。

臑会：在消泺上二寸微前。针五分，灸五壮。

主治：肘臂气肿酸痛无力不能举，项瘿气瘤，寒热瘰疬。

肩髎：在肩髃后一寸三分微下些。针七分，灸三壮。

主治：臂重肩痛不能举。

大髎：在肩井内一寸后开八分，在肩外俞上一寸□[1]分。针八分，灸三壮。

主治：肩臂酸痛，缺盆痛，汗不出，胸中烦满，颈项

①□：底本脱字。查《素问》《灵枢》以下历代针灸文献，对天髎位置的描述均作"在缺盆中，上毖骨之际陷中"，惟《琼瑶发明神书》卷中作"在肩上缺盆中上毖骨之际陷中，直肩井后一寸八分"。供参考。

勉学堂集成针灸 卷四 手少阳三焦经

六

急，寒热。

天牖：在风池下一寸微外些。针一分、留七呼，不宜补，亦不宜灸，灸即令人面肿。《资生经》云：灸一壮。《甲乙经》云：灸三壮。

主治：暴聋不聪气，目不明，夜梦颠倒，面无颜色，头风面肿、项强。〇一曰：若治面肿眼合，先取噫嘻，后针天牖、风池，其病即差。若不先针噫嘻，其病难愈。

翳风：在耳根后距耳五分。针三分，灸七壮。

主治：耳聋，口眼㖞斜，口噤不开，脱颔肿颊，牙车急痛，暴暗不能言。〇一云：耳红肿痛泻之，耳虚鸣补之，补多泻少。〇兼听会，治耳聋气闭。《百证赋》。

瘈脉：在翳风上一寸稍近耳根。针一分，灸三壮。《铜人》云：针出血如豆汁，不宜多出。一云：禁灸。

主治：头风耳鸣，小儿惊痫瘈疭，呕吐泻痢，无时惊恐、目涩眵膏。

颅息：在瘈脉上一寸大些。〇以上翳风、瘈脉、颅息三穴，自上而下紧耳后。针一分，灸七壮。《甲乙经》：灸三壮；一曰：禁针，出血多，则杀人。

主治：耳鸣，喘息，小儿呕吐，瘈疭惊恐发痫，身热头痛不得卧，聤耳肿流脓汁。〇痉病非颅息不愈。《百证赋》。

角孙：在客主人上一寸，针三分，灸三壮。

勉学堂针灸集成 卷四 手少阳三焦经

主治：目生翳，齿龈肿不能嚼，唇吻燥、颈项强。○堪治耳齿之病。

耳门：在耳前肉峰下缺口外。针三分、留三呼，灸三壮。一云：禁灸。

主治：耳聋聤耳脓汁，耳生疮，齿龋唇吻强。○但患伤寒两耳聋，耳门听会疾如风。《席弘赋》。兼丝竹空能住牙疼于顷刻。《百证赋》。耳鸣腰痛，先五会后此穴及三里。《天星秘诀》。

和髎：在眉直后发际。针三分，灸三壮。一曰：灸之目盲。

主治：头痛，耳鸣，牙车引急，颈项肿，口僻，瘈疭。

丝竹空：在眉后陷中。针三分、留三呼，禁灸，灸之不幸，令人目小及盲。

主治：头痛目赤，目眩，视物晄晄，拳毛倒睫，风痫戴眼，发狂吐涎沫，偏正头风。○治头风宜出血。《神农经》。兼耳门，能治牙疼于顷刻。《百证赋》。治偏头痛难忍。《通玄赋》。一传：主眼赤痛，针一分出血。

手少阳三焦经流注：手少阳之脉，起于小指、次指之端外侧（关冲穴），上出两指之间（本节前液门穴，本节后中渚穴），循手表腕（阳穴）也，出臂外两骨之间（支沟穴），上贯肘（天井穴），循臑外上项挟耳后，直上出耳上角，以屈下颊至顽（顽，颊骨也）；其支者，从耳后入耳中出走耳前，过客主人前穴名，交颊至目锐眦（自此交入足少阳）。是动则病耳聋浑浑焞焞，嗌肿喉痹；是主气所生病者，汗出目锐眦痛，颊痛，耳后肩臑肘臂外皆痛，小指次指不用。盛者人迎大一倍于寸口，虚者人迎反小于寸口也。《灵枢》。○亥时自中冲交与关冲，循臂上行至耳门穴止。《入门》

手少陽三焦經左右凡四十六穴

關衝二穴：在手小指、次指之端外側去爪甲角如韭葉，握拳取之。手少陽脉之所出為井。針入一分、留三呼，可灸三壯。（《銅人》）

液門二穴：在手小指、次指間本節前陷中，手少陽脉之所流為滎，握拳取之。針入二分、留三呼，可灸三壯。（《銅人》）

中渚二穴：在手小指、次指本節後間陷中，液門下一寸，握掌取之。手少陽脉之所注為輸。針入三分、留三呼，可灸三壯。（《銅人》）

陽池二穴：一名別陽。在手表腕上陷中。（《銅人》）○在手掌背橫紋陷中。手少陽脉之所過為原。針入三分、留三呼，禁不可灸。（《銅人》）

外關二穴：在腕後二寸陷中，在陽池後二寸。手少陽絡，別走心主。針入三分、留七呼，可灸三壯。（《銅人》）

支溝二穴：在腕後三寸兩骨之間陷中，陽池後三寸。（《銅人》）○在腕後臂外三寸。（《資生》）○手少陽脉之所行為經。針入三分、留七呼，可灸二七壯。（《銅人》）

會宗二穴：在腕後三寸空中一寸。（《銅人》）○在支溝外旁一寸空中。（《入門》）○針入三分，可灸三壯。（《銅人》）

三陽絡二穴：在臂上大交脉支溝上一寸。（《銅人》）○在陽池後四寸。（《入門》）○在肘前五寸外廉陷中。（《資生》）○可灸七壯，禁不可針。（《銅人》）

四瀆二穴：在肘前六寸外廉陷中。針入六分、留七呼，可灸三壯。（《銅人》）

天井二穴：在肘外大骨之後，肘上一寸陷中。（《銅人》）○在曲肘後一寸，又手按膝頭取之兩筋骨罅中；又云：肘後二筋間屈肘乃得之。（《資生》）○手少陽脉之所入為合。（《銅人》）○針入一寸、留七呼，可

勉学堂针灸集成卷四

风差 风池 其人

平心第三，体蕴左右凡四十六穴。

天牖二穴	在颈大筋外发际，若灸之面肿眼合，先取噫嘻，后针天牖、风池，天牖禁不宜灸，颈大筋前缺盆上
天髎二穴	在肩缺盆中上毖骨之际陷中，其肩上廉十穴，肩髎极外，巨骨次之，肩井又次之，秉风又次其里
肩髎二穴	在肩端臑上斜陷中，举臂取之○在肩端外陷臑会上斜○针入七分，可灸三壮
臑会二穴	一名臑髎，在肩前廉去肩头三寸宛宛中，针入七分，留七呼，可灸七壮
消泺二穴	在肩下臂外间腋斜肘分下行，针入六分，可灸三壮
清冷渊二穴	在肘上二寸，伸肘举臂取之，针入三分，可灸三壮

灸三壮。(《灵枢》)

清冷渊二穴：在肘上二寸，伸肘举臂取之。针入三分，可灸三壮。(《铜人》)

消泺二穴：在肩下臂外间腋斜肘分下行。针入六分，可灸三壮。(《铜人》)

臑会二穴：一名臑髎。在肩前廉去肩头三寸宛宛中。针入七分、留七呼，可灸七壮。(《铜人》)

肩髎二穴：在肩端臑上陷中，举臂取之。(《铜人》)○在肩端外陷臑会上斜。(《入门》)○针入七分，可灸三壮。(《铜人》)

天髎二穴：在肩缺盆中上毖骨之际陷中。针入八分，可灸五壮。(《铜人》)○肩上廉十穴：肩髎极外，巨骨次之，肩井又次之，秉风又次之，天髎极其里。(《纲目》)

天牖二穴：在颈大筋前，缺盆上、天容后、天柱前、完骨下发际上一寸陷中。(《铜人》)○在耳下颈大筋外发际上一寸。(《入门》)○针入一寸、留七呼，禁不宜灸，若灸之面肿眼合，先取噫嘻，后针天牖、风池，其病即差。(《铜人》)

翳风二穴：在耳珠后尖角陷中，按之引耳中痛。针入七分，可灸七壮。(《铜人》)

瘈脉二穴：一名资脉。在耳本后鸡足青络脉。刺出血如豆汁，针入一分，禁不可灸。(《铜人》)

颅息二穴：一名颅囟。在耳后间青络脉。(《铜人》)○在耳后上青脉间。(《入门》)○可灸七壮，禁不可针。(《铜人》)

丝竹空二穴：一名目髎。在眉后陷中。(《铜人》)○在眉尾骨后陷中。(《入门》)○针入三分、留三呼，禁不可灸，不幸使人目小，又令人目无所见。(《铜人》)

角孙二穴：在耳郭中间上，开口有空。(《铜人》)○在耳郭上，中间发际下。(《入门》)○可灸三壮，禁不可针。(《入门》)

和髎二穴：在耳门前锐发下陷中横动脉。针入三分，禁不可灸。(《铜人》)

耳门二穴：在耳前起肉当耳中缺者。针入三分、留三呼，可灸三壮。（《铜人》）

足少阳胆经　共四十三穴：

瞳子髎：在目外去小眦五分。针三分，灸三壮。

主治：头痛，目痒，外眦赤痛，翳膜青盲，远视䀮䀮，泪出多眵。○一云：兼少泽，能治妇人乳肿。

听会：在耳前肉峰之前，上有下关、下有耳门，此穴居中。针四分，灸三壮。

主治：耳聋耳鸣，牙车脱臼，齿痛，中风，瘈疭，喎斜。治耳聋腮肿。《玉龙赋》。○耳聋针听会更泻迎香功如神，兼金门，治伤寒两耳聋。《席弘赋》。兼翳风，治耳聋气闭。

客主人：在下关上五分。针一分、留三呼，灸三壮。《甲乙经》曰：针太深令人耳无闻。一曰：禁针。一曰：针上关不得深，下关不得久。

主治：口眼偏斜，耳聋耳鸣，聤耳，目眩，齿痛，瘈疭口噤不能嚼物。

颔厌：在悬颅上五分，与风池上下相对有二寸，风池微向外些。针三分、留三呼，灸三壮。《气府论》注曰：针深令人耳无所闻。

主治：头风偏头颈项俱痛，目眩耳鸣，多嚏，惊痫，历节风，汗出。○兼悬颅，治偏头痛。《百证赋》。

悬颅：与窍阴并，窍阴在前，悬颅在后，相距三分大些。针三分、留三呼，灸三壮。

主治：头痛，齿痛，偏头痛引目，热病汗不出。○兼

颔厌治偏头痛

悬厘　与完骨并，完骨在前，悬厘在后，相距三分，上直颔厌一寸，下直风池一寸。针三分、留七呼，灸三壮。

主治偏头痛，面肿，目锐眦痛，热病烦心汗不出。

曲鬓　在耳上入发际一寸微后些、直颅息。针三分，灸三壮。

主治颔颊肿引牙车不得开，口噤难言，项强不得顾，头角痛，巅风，目眇。

率谷　在耳直上入发际一寸，高于曲鬓相距八分。针三分，灸三壮。

主治脑痛，两头角痛，胃膈寒痰烦闷呕吐，酒后皮风肤肿。○治头风两角疼痛，可灸三壮至五壮；小儿急慢惊风灸三壮，炷如小麦。

天冲　在颔厌上四分，横直浮白。针三分，灸三壮。

主治癫疾风痉，牙龈肿，惊恐头痛。○兼大横，治反张悲哭。

浮白　在耳上轮根入发际一寸，横直天冲。针三分，灸三壮。

主治咳逆胸满，喉痹，耳聋，齿痛，项瘰，痰沫不得喘息，肩臂不举，足不能行。○专治瘰气。

窍阴　在浮白下一寸，瘲脉后八分微上处发际下。针三分，灸三壮。

主治四肢转筋，目痛，头项痛，耳鸣，痈疽发热，手

颔厌，治偏头痛。

悬厘：与完骨并，完骨在前，悬厘在后，相距三分，上直颔厌一寸，下直风池一寸。针三分、留七呼，灸三壮。

主治：偏头痛，面肿，目锐眦痛，热病烦心汗不出。

曲鬓：在耳上入发际一寸微后些、直颅息。针三分，灸三壮。

主治：颔颊肿引牙车不得开，口噤难言，项强不得顾，头角痛，巅风，目眇。

率谷：在耳直上入发际一寸，高于曲鬓相距八分。针三分，灸三壮。

主治：脑痛，两头角痛，胃膈寒痰烦闷呕吐，酒后皮风肤肿。○治头风两角疼痛，可灸三壮至五壮；小儿急慢惊风灸三壮，炷如小麦。

天冲：在颔厌上四分，横直浮白。针三分，灸三壮。

主治：癫疾风痉，牙龈肿，惊恐头痛。○兼大横，治反张悲哭。《百证赋》。

浮白：在耳上轮根入发际一寸，横直天冲。针三分，灸三壮。

主治：咳逆胸满，喉痹，耳聋，齿痛，项瘰，痰沫不得喘息，肩臂不举，足不能行。○专治瘰气。《百证赋》。一传：治眼目四时疼痛，头风痛。

窍阴：在浮白下一寸，瘲脉后八分微上处发际下。针三分，灸三壮。

主治：四肢转筋，目痛，头项痛，耳鸣，痈疽发热，手

足烦热，汗不出，咳逆，喉痹，舌强，胁痛，口苦。

完骨：在窍阴下七分发际中。针三分、留七呼，灸三壮。

主治：头痛，头风，耳鸣，齿龋，牙车急，口眼㖞斜，喉痹颊肿，瘿疾，便赤，足痿不收。

本神：在临泣旁一寸入发际五分。针三分，灸七壮。

主治：惊痫吐沫，目眩，项强急痛，胸胁相引不得转侧，偏风癫疾。○兼身柱，治癫疾效。《百证赋》。

阳白：在眉上七分，直瞳子。针二分，灸三壮。

主治：头痛目昏多眵，背寒栗重衣不得温。

临泣：在目上直入发际五分，距曲差一寸少。针三分，灸三壮。一日：禁灸。

主治：鼻塞，目眩，生翳、眵瞯、冷泪眼目诸疾，惊痫反视，卒暴中风不识人，胁下痛，疟疾日西发。○兼头维，可治目中泪出。《百证赋》。

目窗：在临泣后一寸少。针三分，灸五壮。

主治：头目眩痛引外眦，远视不明，面肿，寒热汗不出。

正营：在目窗后二寸少。针三分，灸三壮。

主治：头痛目眩，齿龋痛，唇吻强急。

承灵：在曲鬓后寸半微高。针三分，灸五壮。一日：禁针。

主治：脑风头痛，恶风，鼻窒不通。

脑空：在悬颅后七分，风池上寸半。针四分，灸五壮。

主治：劳瘵身热羸瘦，脑风头痛不可忍，项强不得顾，目瞑，鼻衄，耳聋，惊悸，癫风引目眇，鼻痛。

风池：在天柱外八分下些，天髎斜上六分入发际陷中。针四分，灸三壮、七壮，炷不用大。

主治：中风，偏正头痛，伤寒热病汗不出，痎疟，颈项如拔痛不得回，目眩赤痛泪出，鼽衄，耳聋，腰背俱痛，伛偻引项，筋力不收脚弱无力。○治瘿气灸百壮。《千金》。兼环跳、间使，治疟疾；又兼风府取之，治伤寒。《太乙歌》。兼绝骨，可疗伛偻。《玉龙赋》。寻到风府、风池，治伤寒百病。《席弘赋》。头晕目眩觅风池。《通玄赋》。治温病烦满汗不出。《捷径》。一传：治中风不语，牙关紧闭，汤水不能入口。

肩井：在肩上陷解中，缺盆上大骨前一寸半，以三指按取之，当中指下陷者中。针五分，灸三壮，孕妇禁针。

主治：中风气塞、涎上不语气逆，五劳七伤，头项颈痛，臂不能举或因扑伤腰痛，脚气上攻，若妇人难产坠胎后手足厥逆，针之立愈，若灸更胜。○凡产难，针两肩井一寸泻之，须臾即生。○又臂重不举，灸随年壮至百壮，针五分补之。○又治卒忤，灸百壮。○又治上气咳逆短气，风劳百病，灸二百壮。又灸癫疝随年壮。《千金赋》。针肩井须针三里，方可使气调。《席弘赋》。治乳痈极效。《百证赋》。除两臂之不胜。《通玄赋》。兼曲池，甄权针臂痛而复射。《标幽赋》。兼三里、阳陵，治脚气酸痛。《天星秘诀》。

渊腋：在腋下三寸宛宛中。针三分，禁灸，灸之不幸生肿蚀马刀疡，内溃者死。

主治：寒热马刀疡，胸满，无力臂不举。

辄筋：在腋下三寸，复前行：一寸著胁。针六分，灸三壮。

主治：太息多唾，善悲，言语不止，四肢不收，呕吐宿汁，吞酸，胸中暴满不得卧。

日月：在期门直下八分。针七分，灸五壮。

主治：太息善悲，小腹热，欲走多唾，语言不正，四肢不收。○呕吐宿汁吞酸，灸神光百壮，三报之。

京门：直对章门外开二寸。针三分、留七呼，灸三壮。一云：针八分。

主治：肠鸣洞泄，水道不利，少腹急痛，寒热膜胀，肩背腰髀引痛不得俯仰久立。

带脉：在京门直下二寸。针六分，灸五壮。

主治：腰腹纵水状，妇人小腹痛急，瘕疝，月经不调，带下赤白，两胁气引背痛。○合关元多灸，堪攻肾败。

五枢：在带脉直下二寸。针一寸，灸五壮。

主治痃癖、小肠膀胱气攻两胁、小腹痛、腰腿痛、阴疝睾丸上入腹、妇人赤白带下。○兼背缝治肩脊痛。玉龙

维道　针章门直下七寸。针八分、灸三壮。

主治呕逆不止、三焦不调、不食、水肿。

居髎　在维道下二寸后开五分、环跳前、横直环跳相去三寸微高些。针八分、灸三壮。

主治肩引胸臂挛急不得举、腰引小腹痛。○兼环跳、委中治腿风湿痛。玉龙

环跳　在髀枢中、侧卧伸下足屈上足取之、有大空。针一寸、留十呼、灸三壮。甲乙经云留二十呼、灸五十壮。

主治冷风湿痹不仁、胸胁相引、半身不遂、腰胯酸痛、膝不得伸、遍身风疹。○兼风池、间使能除冷风膝痹并疟疾。太乙歌。兼居髎、委中治腿风湿痛。玉龙。兼阳陵治冷风湿痹。天星秘诀。兼后溪针腿痛。百证赋。中风宜针此、又华陀兼绝骨、针躄足而立行。标幽赋。○兼腰俞用烧针治冷风冷痹。席弘。兼阳陵治膝间并腋胁病。十全。能针偏废躯、折腰莫能顾、冷风并湿痹、身体似绳拘、腿胯连腨痛、屈转重欷吁、若人能针灸、顷刻病消除。马丹阳。

中渎　在髀骨外、膝上五寸分肉间陷中。针五分、留七呼、灸五壮。

主治: 疝癖、小肠膀胱气攻两胁, 小腹痛, 腰腿痛, 阴疝睾丸上入腹, 妇人赤白带下。○兼背缝, 治肩脊痛。《玉龙赋》。

维道: 对章门直下七寸。针八分, 灸三壮。

主治: 呕逆不止, 三焦不调, 不食, 水肿。

居髎: 在维道下二寸后开五分、环跳前, 横直环跳相去三寸微高些。针八分, 灸三壮。

主治: 肩引胸臂挛急不得举, 腰引小腹痛。○兼环跳、委中, 治腿风湿痛。《玉龙赋》。

环跳: 在髀枢中, 侧卧伸下足屈上足取之, 有大空。针一寸、留十呼, 灸三壮。《甲乙经》云: 留二十呼, 灸五十壮。

主治: 冷风湿痹不仁, 胸胁相引, 半身不遂, 腰胯酸痛, 膝不得伸, 遍身风疹。○兼风池、间使, 能除冷风膝痹并疟疾。《太乙歌》。兼居髎、委中, 治腿风湿痛。《玉龙赋》。兼阳陵, 治冷风湿痹。《天星秘诀》。兼后溪, 针腿痛。《百证赋》。中风宜针此, 又华陀兼绝骨, 针躄足而立行。《标幽赋》。○兼腰俞用烧针, 治冷风冷痹。《席弘赋》。兼阳陵, 治膝间并腋胁病。《十全》。能针偏废躯, 折腰莫能顾, 冷风并湿痹, 身体似绳拘, 腿胯连腨痛, 屈转重欷吁, 若人能针灸, 顷刻病消除。马丹阳。

中渎: 在髀骨外、膝上五寸分肉间陷中。针五分、留七呼, 灸五壮。

主治：寒气客于分肉间攻痛上下，筋痹不仁。

阳关：在膝眼旁一寸。针五分，禁灸。

主治：风痹不仁，股膝冷痛不可屈伸。

阳陵泉：在三里上六分，横开二寸。针六分、留十呼，灸七壮至七七壮。

主治：偏风半身不遂，足膝冷痹不仁，无血色，脚气筋挛。○治足膝冷痹不仁屈伸不得，半身不遂，胁肋疼痛，可灸十四壮至二十一壮。○兼阴陵驱膝肿之难消。《玉龙赋》。专治膝间疼痛，宜用针烧，又：脚痛膝肿针三里，又须绝骨、二陵、三阴交，更兼太冲以行气。《席弘赋》。远达曲池治半身不遂。《百证赋》。治胁下肋边疾。《通玄赋》。兼环跳治冷风湿痹，又兼肩井、三里，治脚气酸痛。《天星秘诀》。环跳与阳陵，治膝前兼腋胁病。《千金》。治膝肿并麻木冷痹及偏风，起坐腰背重，面肿满胸中，举足不能起，坐卧似衰翁、针入六分止，神功妙不同。《马丹阳》

阳交：在外踝上七寸。针六分、留七呼，灸三壮。

主治：胸满喉痹，膝痛足不仁，寒厥，惊狂，面肿。

外丘：在外踝上七寸，与阳交在一处，外丘在前，阳交在后，外丘高三分。针三分，灸三壮。

主治：颈项痛，胸满，痿痹，癫风，恶犬伤毒不出。○能收大肠。《百证赋》。

光明 在悬鍾上一寸八分鍼六分留七呼灸五壯

主治熱病汗不出卒狂喘頬淫濼脛胻痛不能久立虚則痿痹偏細坐不能起實則足胻熱膝痛身體不仁○睛明治眼未效時合谷光明不可缺席弘賦兼地五會治眼癢痛標幽賦

陽輔外鍼三分懸鍾二穴之中微向外鍼三分留七呼灸三壯標幽賦

主治腰溶溶如水浸膝下胕腫筋攣百節酸疼痿痹馬刀厥逆頭項痛喉痹汗不出及汗出振寒瘧疾腰胻酸痛不能行立○治膝胻酸疼偏風不隨可灸十四壯神農

懸鍾一名絕骨在足外踝上三寸富骨尖前動鍼六分留七呼灸五壯

主治心腹脹滿胃熱不食喉痹咳逆頭疸中風虛勞頸項痛手足不收腰膝痛脚氣筋骨攣○兼三里陰交治連延脚氣又兼風池療傴僂玉龍賦脚氣膝腫鍼三里又須此穴兼二陵三陰交及太衝行氣席弘賦兼環跳華佗鍼躄足而立行標幽賦兼條口衝陽治足緩難行天星秘訣

丘墟在足外踝下微前陷中鍼五分留七呼灸三壯

主治胸脇滿痛不得息寒熱目生翳膜頸腫久瘧振寒痿厥腰腿痠痛髀樞中痛轉筋足脛偏

光明：在悬钟上一寸八分。针六分、留七呼，灸五壮。

主治：热病汗不出，卒狂喘颊，淫泺胫胻痛不能久立，虚则痿痹偏细坐不能起，实则足胻热，膝痛，身体不仁。○睛明治眼未效时，合谷、光明不可缺。《席弘赋》。兼地五会，治眼痒痛。《标幽赋》。

阳辅：在光明、悬钟二穴之中微向外。针三分、留七呼，灸三壮。

主治：腰溶溶如水浸，膝下胕肿筋挛，百节酸疼痿痹，马刀，厥逆，头项痛，喉痹，汗不出及汗出振寒，痰疟，腰胻酸痛不能行立。○治膝胻酸疼，偏风不随，可灸十四壮。《神农经》。

悬钟：在足外踝上三寸，当骨尖前动脉中。针六分、留七呼，灸五壮。

主治：心腹胀满，胃热不食，喉痹咳逆，头疸中风，虚劳，颈项痛，手足不收，腰膝痛，脚气筋骨挛。○兼三里、阴交，治连延脚气；又兼风池，疗伛偻。《玉龙赋》。脚气膝肿，针三里，又须此穴兼二陵、三阴交及太冲行气。《席弘赋》。兼环跳、华佗针躄足而立行。《标幽赋》。兼条口、冲阳，治足缓难行。《天星秘诀》

丘墟：在足外踝下，微前陷中。针五分、留七呼，灸三壮。

主治：胸胁满痛不得息，寒热，目生翳膜，颈肿，久疟振寒，痿厥，腰腿酸痛，髀枢中痛，转筋，足胫偏細，小腹堅，卒疝。○治脇下疼不得息，小腹腎痛，脚腕疼，可灸七壯。《神農經》。兼商丘、解谿，堪追脚痛。《玉龍賦》。髀樞疼痛瀉丘墟。《靈光賦》。兼金門，能醫轉筋。《百證賦》。

臨泣：距俠谿一寸六分，距地五會一寸。鍼二分、留五呼，灸三壯。

主治：胸滿氣喘，目眩，心痛，缺盆中及腋下馬刀瘍，痺痛無常，厥逆，痎瘧日西發者，淫濼胻痠，洒淅振寒，婦人月經不利，季脇支滿，乳痛。○一云：木有餘者，宜瀉此或兼陽輔使火虛而木自平。○頸漏腋下馬刀灸百壯。《千金》。兼內庭，能理小腹之膜。《玉龍賦》。

地五會：俠谿後一寸。針一分，禁灸。《甲乙經》曰：灸之令人瘦，不出三年死。

主治：腋痛，內損吐血，足外無膏脂，乳癢。○兼三里，治耳內蟬鳴腰欲折。《席弘賦》。兼光明，治眼癢眼疼。《標幽賦》。耳內蟬鳴，先五會，次針耳門、三里內。《天星秘訣》。

俠谿：在足小指、次指外側，合縫紋頭歧骨間。針三分、留三呼，灸三壯。

主治：胸脇支滿，寒熱病汗不出，目赤頷腫，胸痛耳聾。○兼陽谷，治頷腫口禁。

竅陰：如韭葉鍼一分、留三呼，灸三壯。

细，小腹坚，卒疝。○治胁下疼不得息，小腹肾痛，脚腕疼，可灸七壮。《神农经》。兼商丘、解溪，堪追脚痛。《玉龙赋》。髀枢疼痛泻丘墟。《灵光赋》。兼金门，能医转筋。《百证赋》。

临泣：距侠溪一寸六分，距地五会一寸。针二分、留五呼，灸三壮。

主治：胸满气喘，目眩，心痛，缺盆中及腋下马刀疡，痹痛无常，厥逆，痎疟日西发者，淫泺胻酸，洒淅振寒，妇人月经不利，季胁支满，乳痛。○一云：木有余者，宜泻此或兼阳辅使火虚而木自平。○颈漏腋下马刀灸百壮。《千金》。兼内庭，能理小腹之膜。《玉龙赋》。

地五会：侠溪后一寸。针一分，禁灸。《甲乙经》曰：灸之令人瘦，不出三年死。

主治：腋痛，内损吐血，足外无膏脂，乳痛。○兼三里，治耳内蝉鸣腰欲折。《席弘赋》。兼光明，治眼痒眼疼。《标幽赋》。耳内蝉鸣，先五会，次针耳门、三里内。《天星秘诀》。

侠溪：在足小趾、次趾间，合缝纹头歧骨间。针三分、留三呼，灸三壮。

主治：胸胁支满，寒热病汗不出，目赤颔肿，胸痛耳聋。○兼阳谷，治颔肿口禁。

窍阴：在足小趾、次趾外侧、去爪甲角如韭叶。针一分、留三呼，灸三壮。

主治：胁痛咳逆不得息，手足烦热，汗不出，痛疽，口干，头痛，喉痹，舌强，耳聋，转筋肋不能举。

足少阳胆经流注：足少阳之脉，起于目锐眦，上抵头角，下耳后，循颈，行手少阳之脉前至肩上，却交出手少阳之后，入缺盆；其支别者，从耳后入耳中，出走耳前，至目锐眦。下大迎，合于手少阳，抵于颛，下加颊车，下颈，合缺盆以下胸中，贯膈络肝属胆，循胁里，出气冲（穴名），绕毛际，横入髀厌中（即环跳穴）；其直者，从缺盆下腋，循胸中，过季胁（胁骨曰肋，肋尽处曰季胁），下合髀厌中（腹则腿上节处是也），以下循髀阳，出膝外廉（阳陵泉穴），下外辅骨之前（辅骨，谓辅佐胻骨，在胻之外），直下抵绝骨之端（阳辅穴），下出外踝之前（丘墟穴），循足跗上，出小趾次趾之端（本节前侠溪穴，本节后临泣穴，末乃窍阴穴）；其支者，从跗上入大趾歧骨内，出其端，还贯爪甲，出三毛（自此交入足厥阴）。是动则病口苦，善太息，心胁痛不能转侧，甚则面微尘，体无膏泽，足外反热，是为阳厥。是主骨所生病者，头痛颔痛，目锐眦痛，缺盆中肿痛，腋下肿，马刀挟瘿，汗出振寒，疟，胸、胁、肋、髀、膝外至胫绝骨外踝前及诸节皆痛，小趾次趾不用。盛者人迎大一倍于寸口，虚者人迎反小于寸口也。（《灵枢》）〇子时自窍阴门交与瞳子髎，循头耳侧胁下行至足窍阴穴止。（《入门》）〇少阳根于窍阴，结于窗笼。窗笼者，耳中也。（《灵枢》）

足少阳胆经　左右凡九十穴

窍阴二穴：在足小趾、次趾之端外侧，去爪甲角如韭叶。足少阳脉之所出为井。针入一寸、留三呼，可灸三壮。（《铜人》）

侠溪二穴：在足小趾、次趾歧骨间，本节前陷中。足少阳脉之所流为荥。针入二分、留三呼，可灸三壮。（《铜人》）

地五会二穴：在足小趾、次趾本节之后陷中，去侠溪一寸。针入二分，不可灸，灸则使人羸瘦，不出三年卒。（《铜人》）

临泣二穴：在足小趾、次趾本节后间，去侠溪一寸半陷中。足少阳脉之所注为输。针入三分、留三呼，可灸三壮。（《铜人》）

丘墟二穴：在足外踝下微前陷中，去临泣三寸。足少阳脉之所过为原。针入五分、留七呼，可灸三壮。（《铜人》）

悬钟二穴：一名绝骨。在足外踝上三寸动脉中，足三阳之大络，按之阳明脉绝乃取之。针入六分、留七呼，可灸三壮。（《铜人》）

阳辅二穴：在足外踝上四寸，辅骨前绝骨端如前三分，去丘墟七寸。足少阳脉之所行为经。针入五分、留七呼，可灸三壮。（《铜人》）

光明二穴：在足外踝上五寸。少阳络，别走厥阴。针入六分、留七呼，可灸五壮。（《铜人》）

外丘二穴：在足外踝上七寸骨陷中。足少阳郄。针入三分，可灸三壮。（《铜人》）

阳交二穴：一名别阳，一名足髎。在外踝上七寸斜，属三阳分肉之间。针入六分、留七呼，可灸三壮。（《铜人》）

阳陵泉二穴：在膝下一寸外廉陷中，伸而得之。（《铜人》）〇在膝下外尖骨前。（《资生》）〇在膝品骨下一寸外廉两骨陷中，蹲坐取之。足少阳脉之所入为合。针入六分、留十呼，得气即泻，可灸七壮至七七壮。（《铜人》）

阳关二穴：一名关阳，一名关陵。在阳陵泉上三寸、犊鼻外陷中。针入五分，禁不可灸。（《铜人》）

中渎二穴：在髀骨外膝上五寸分肉间陷中。针入五分、留七呼，禁不可灸。（《铜人》）

风市二穴：在膝上外廉两筋间，正立以两手着腿中指尽处是穴。（《入门》）〇在膝上外廉五寸。（《得效》）〇针入五分，可灸五壮。（《入门》）

环跳二穴：在髀枢中，侧卧，伸下足屈上足取之。（《铜人》）〇在髀枢碾子骨（一作砚子）后宛宛中。（《入门》）〇

针入一寸、留十呼，可灸五十壮。（《铜人》）

居髎二穴：在章门下八寸三分监骨上陷中。针入八分，可灸三壮。（《铜人》）

维道二穴：在章门下五寸三分。针入八分，可灸三壮。（《铜人》）

五枢二穴：在带脉下三寸，水道旁一寸五分陷中。针入一寸，可灸五壮。（《铜人》）

带脉二穴：在季胁端一寸八分。针入六分，可灸五壮。（《铜人》）

京门二穴：肾之募也。一名气府，一名气俞。在监骨下腰中，挟脊季胁本。针入八分、留十呼，可灸三壮。（《铜人》）

日月二穴：胆之募也。一名神光。在期门下五分陷中，直乳第二肋下。（《铜人》）○在乳下二肋端。（《入门》）○针入七分，可灸五壮。（《铜人》）

辄筋二穴：在腋下三寸，腹前行一寸着胁。（《铜人》）○在渊腋前一寸。（《入门》）○针入六分，可灸三壮。（《铜人》）

渊腋二穴：在侧腋下三寸宛宛中，举臂取之。针入三分，禁不可灸。（《铜人》）

肩井二穴：一名膊井。在肩上陷蟀中，缺盆上大骨前一寸半，以三指按取之，当中指下陷中是。可灸七壮，禁不宜针。（《铜人》）

风池二穴：在颞颥即脑空穴后发际陷中。（《铜人》）○在耳后一寸半，横挟风府。（《入门》）○针入三分、留七呼，可灸七壮。（《铜人》）

脑空二穴：一名颞颥。在承灵后一寸半挟玉枕骨下陷中。（《铜人》）○挟玉枕旁枕骨下陷中，摇耳有空。（《入门》）○针入五分、得气即泻，可灸三壮。○曹魏公苦患头风目眩，华佗针此穴即愈。（《铜人》）

承灵二穴：在正营后一寸五分。针入三分，可灸五壮。（《铜人》）

正营二穴：在目窗后一寸五分，针入三分，可灸五壮。（《铜人》）

目窗二穴：一名至荣。在临泣后一寸。针入三分，可灸五壮，今附三度刺，目大明。（《铜人》）

临泣二穴：在当目直上入发际五分。针入三分、留七呼，禁不可灸。（《铜人》）

阳白二穴：在眉上一寸，直目瞳子。针入二分，可灸三壮。（《铜人》）

本神二穴：在曲差旁一寸五分，直耳上。（《铜人》）〇在临泣外一寸半。（《入门》）〇针入三分，可灸七壮。（《铜人》）

完骨二穴：在耳后入发际四分。针入三分，可灸七壮。（《铜人》）

窍阴二穴：在完骨上枕骨下摇耳有空。针入三分，可灸七壮。（《铜人》）〇侧头部在耳后者十二穴：翳风帖耳，瘈脉次之，颅息又次之，完骨又次之，浮白最后，窍阴又居浮白之上。（《纲目》）

浮白二穴：在耳后入发际一寸。针入三分，可灸七壮。（《铜人》）

角孙二穴：在耳郭中间上，开口有空。针入三分，可灸三壮。〇侧头部在耳上者六穴：率谷最上，天冲次之，角孙最下。（《纲目》）

天冲二穴：在耳上如前三分，承灵后一寸半。针入三分，可灸七壮。（《铜人》）

率谷二穴：在耳上入发际一寸五分。针入三分，可灸三壮。（《铜人》）

曲鬓二穴：在耳上入发际曲隅陷中，鼓颔有空。（《铜人》）〇以耳掩前尖处是穴。（《入门》）〇在耳上将耳掩前正尖上是穴。（《资生》）〇针入三分，可灸七壮。（《铜人》）〇侧头部在耳前者八穴：颔厌在脑空上廉，悬颅在脑空中廉，悬厘在脑空下廉，皆直头角上至耳前曲鬓，又在悬厘之后。（《纲目》）

悬厘二穴：在曲周上颞颥下廉。（《铜人》）〇从额斜上头角下陷。（《入门》）〇针入三分、留三呼，可灸三壮。（《铜人》）

悬颅二穴：在曲周上颞颥中。（《铜人》）〇斜上额角中，在悬厘间。（《入门》）〇针入三分，可灸三壮。（《铜人》）

颔厌二穴：在曲周下颞颥上廉。（《铜人》）〇对耳额角外。（《入门》）〇在曲角下脑空之上，上廉、曲周皆

当作曲角。（《资生》）○针入五分、留七呼，可灸三壮。（《铜人》）

客主人二穴：一名上关。在耳前上廉起骨，开口有空动脉宛宛中。可灸七壮，禁不可针。○若针必须侧卧张口取之，禁不可针深，问曰：何以不得针深？曰：上关若刺深，令人欠而不得故，下关若久留针，即故而不得欠，牙关急，是故上关不得刺深，下关不得久留针也。（《铜人》）

听会二穴：一名听呵，一名后关。在耳珠微前陷中，开口有空。（《铜人》）○在上关下一寸动脉宛宛中，张口得之。（《纲目》）○针入三分、留三呼，可灸五壮至二七壮。（《铜人》）

瞳子髎二穴：一名太阳，一名前关。在目外眦去眦五分。针入三分，禁不可灸。（《铜人》）

足厥阴肝经 共一十四穴

大敦：足大趾爪甲根后四分节前。针二分、留十呼，灸三壮。

主治：卒心痛汗出，腹胀肿满，中热喜寐，五淋七疝，小便频数不禁，阴痛引小腹，阴挺出，血崩，尸厥如死，病左取右，病右取左，孕妇产前产后皆不宜灸。○一云：凡疝气腹胀足肿者皆宜灸之、以泄肝木而脾胃之土自安。○兼期门，能治坚疝疝气。《玉龙赋》。大便难灸四壮，又五淋灸三十壮，又失尿不禁灸七壮，小儿灸一壮，又尿血灸随年壮。《千金》。大便秘结宜烧此。《席弘赋》。兼照海善蠲寒证。《百证赋》。能除七疝之偏坠。《通玄赋》。兼长强治小肠气痛。《天星秘诀》。兼三阴交治小肠气痛，又一切冷气连脐腹结痛，小便遗溺。《乾坤生意》。

行間鍼大指次指合縫後五分留十呼灸三壮
主治嘔逆欬血心胸痛腹脇脹色蒼蒼如死狀
終日不得息中風口喎四逆嗌乾煩渴瞑不欲
視目中淚出太息癲疾短氣肝積肥氣瘀疟洞
洩遺尿癃閉崩漏白濁寒疝少腹腫腰痛不可
俛仰小兒驚風〇一曰主便赤溺難白濁胸背
心腹脹痛瀉行間火而熱自清木氣自下〇治
小腹脹心疼寒濕肺氣可灸七壮神農小兒重
舌灸行間隨年壮又莖中痛灸五十壮又失尿
不禁灸七壮千金兼睛明可治雀目汗氣又兼
泉療消渴百證賦治膝腫腰疼通玄賦兼膻中水分
關元三里三陰交治血盅捷法

勉學堂集鍼灸 卷四 足厥陰肝經

太衝在行間後寸半橫距陷谷一寸少針三分留十呼灸三壮
主治虛勞嘔血恐懼氣不足嘔逆發寒肝疟令
人腰痛嗌乾胸脇支滿太息浮腫小腹滿腰引
少腹痛足寒或大小便難陰痛遺溺溏泄小便
淋癃小腹疝氣腋下馬刀瘍瘻胕酸踝痛女子
月水不通或漏血不止小兒卒疝〇治寒濕脚
氣痛行步難可灸三壮神農産後出汗不止鍼
太衝急補之又凡上氣冷發嘔逆不食腹中雷

行间：大趾、次趾合缝后五分。针三分、留十呼，灸三壮。

主治：呕逆咳血，心胸痛，腹胁胀，色苍苍如死状，终日不得息，中风口㖞四逆，嗌干烦渴，瞑不欲视，目中泪出，太息，癫疾，短气，肝积肥气，痎疟洞泄，遗尿癃闭，崩漏白浊，寒疝少腹肿，腰痛不可俯仰，小儿惊风。〇一曰：主便赤溺难，白浊，胸背心腹胀痛，泻行间火而热自清，木气自下。〇治小腹胀，心疼，寒湿肺气可灸七壮。《神农经》。小儿重舌，灸行间随年壮；又茎中痛，灸五十壮；又失尿不禁，灸七壮。《千金》。兼睛明，可治雀目汗气；又兼泉，疗消渴。《百证赋》。治膝肿腰疼。《通玄赋》。兼膻中、水分、关元、三里、三阴交，治血盅。《捷法》。

太冲：在行间后寸半、横距陷谷一寸少。针三分、留十呼，灸三壮。

主治：虚劳呕血，恐惧气不足，呕逆，发寒，肝疟，令人腰痛嗌干，胸胁支满太息，浮肿小腹满，腰引少腹痛，足寒或大小便难，阴痛遗溺，溏泄，小便淋癃，小腹疝气，腋下马刀疡瘘，胻酸踝痛，女子月水不通或漏血不止，小儿卒疝。〇治寒湿脚气痛行步难，可灸三壮。《神农经》。产后出汗不止，针太冲急补之；又凡上气冷发，呕逆不食，腹中雷鸣，不限壮数，从痛灸至不痛止，炷如雀矢；又气短下气，灸五十壮；此穴并主肺痿，又不得尿，灸五十壮；又虚劳浮肿，灸百壮。《千金》。兼合谷，治并连肩脊痛难忍；又兼百会、照海、阴交，治咽喉疾；又脚痛膝肿，针三里、悬钟、三阴交、二陵，更向太冲引气。《席弘赋》。能除心胀咽痛。《标幽赋》。治行步难移最奇。《通玄赋》。能治生死病，能医惊痫风，咽喉并心胀，两足不能动，七疝偏坠肿，眼目似云蒙，亦能疗腰痛，针下有神功。马丹阳。

中封：在内踝前一寸微下些。针四分、留七呼，灸三壮。《千金》云：五十壮。

主治：瘄疟色苍苍然，善太息，如将死状，振寒溲白大便难，小便肿痛，五淋，足厥冷，不嗜食，身体不仁，寒疝痿厥，筋挛，失精，阴缩入腹相引痛或身微热。○一云：能止汗出。○梦泄遗精阴缩，灸五十壮；又五淋不得尿，灸二七壮；又鼓胀，灸二百壮；又瘿气，灸随年壮。《千金》。合三里，治行步艰楚。《玉龙赋》。

蠡沟：在内踝前上五寸，针二分、留三呼，灸三壮。

主治：疝痛小腹满痛，癃闭，脐下积气如石，数噫，恐悸，少气，足胫寒酸屈伸难，腰背拘急不可俯

勉學堂鍼灸　卷四　足厥陰肝經　天

仰月經不調溺下赤白

中都　在蠡溝上二寸半鍼三分留六呼灸五壯

主治腸癖癀疝小腹痛濕痺足熱脛寒不能行立婦人崩中產後惡露不絕

膝關　在犢鼻下一寸二分向裏橫開寸半下直中都相距五寸鍼四分灸五壯

主治風痺膝內腫痛引膑不可屈伸及寒濕走注白虎歷節風痛不能舉動咽喉中痛

曲泉　在橫紋頭鍼六分留七呼灸三壯

主治癀疝陰股痛小便難少氣泄痢膿血腹脇支滿膝痛筋攣四肢不舉不可屈伸風勞失精身體極痛膝脛冷陰莖痛實則身熱目痛汗不出目眈眈發狂衄血喘呼痛引咽喉女子陰挺出少腹痛陰痒血瘕○男子失精膝脛冷疼灸百壯千金兼照海陰交更求氣海關元同寫治七疝小腹痛神效席弘

陰包　在股內廉膝上三寸橫直陰市鍼六分灸三壯七壯

主治腰尻引小腹痛小便難遺尿月水不調

五里　橫直髀關鍼六分灸五壯

主治腸風熱閉不得溺風勞嗜臥四肢不能舉

陰廉　在五里上一寸大些鍼八分留三呼灸二壯

仰，月经不调，溺下赤白。

中都：在蠡沟上二寸半。针三分、留六呼，灸五壮。

主治：肠癖，癀疝小腹痛，湿痹，足热胫寒，不能行立，妇人崩中，产后恶露不绝。

膝关：在犊鼻下一寸二分，向里横开寸半，下直中都，相距五寸。针四分，灸五壮。

主治：风痹膝内肿痛引膑不可屈伸及寒湿走注，白虎历节风痛不能举动，咽喉中痛。

曲泉：在横纹头。针六分、留七呼，灸三壮。

主治：癀疝，阴股痛，小便难，少气，泄痢脓血，腹胁支满，膝痛筋挛，四肢不举，不可屈伸，风劳失精，身体极痛，膝胫冷，阴茎痛；实则身热目痛汗不出，目眈眈，发狂，衄血，喘呼痛引咽喉，女子阴挺出，少腹痛，阴痒血瘕。○男子失精，膝胫冷疼，灸百壮。《千金》。兼照海、阴交，更求气海、关元同泻，治七疝小腹痛神效。《席弘赋》。

阴包：在股内廉膝上三寸，横直阴市。针六分，灸三壮、七壮。

主治：腰尻引小腹痛，小便难，遗尿，月水不调。

五里：横直髀关。针六分，灸五壮。

主治：肠风，热闭不得溺，风劳嗜卧，四肢不能举。

阴廉：在五里上一寸大些。针八分，留三呼，灸二壮。

主婦人不妊若經不調未有孕者灸三壯即有子

急脈　在陰毛中陰上兩旁相去同身寸之二寸半按之隱指堅然甚按則痛引上下其左者中寒則上引少腹下引陰丸善為痛為小腹急中寒此兩脈皆厥陰之大絡通行其中故曰厥陰急脈即睪之系也可灸而不可針病疝少腹痛者即可灸之

章門　臍上二寸橫開八寸針六分留六呼灸三壯一云百壯

主治兩脇積氣如卵石膨脹腸鳴食不化胸脇痛煩熱支滿嘔吐咳喘不得臥腰脊冷痛不得轉側肩臂不舉傷飽身黃瘦弱泄瀉四肢懈惰善恐少氣厥逆○藏會季肋藏病治此難疏奔豚積聚堅滿脹痛吐逆不下食腰脊冷疼小便白濁灸脾募百壯三報之又狂走癲癇灸三十壯又尿血灸百壯又治石水灸然谷氣衝四滿章門千金治胸脇支滿百證賦一傳治久瀉不止癖塊脹疼

期門　在乳直下四寸乳根下微外些日月上橫直巨關針四分灸五壯七壯

主治傷寒胸中煩熱奔豚上下目青而嘔霍亂瀉痢腹硬胸脇積痛支滿嘔酸善噫食不下喘不得臥○一婦人患傷寒熱入血室醫者不識許學士曰小柴胡以遲當針期門予不能針請

主治①：妇人不妊，若经不调未有孕者，灸三壮即有子。

急脉：在阴毛中阴上两旁相去同身寸之二寸半，按之隐指坚然，甚按则痛引上下，其左者中寒则上引少腹，下引阴丸，善为痛，为小腹急中寒。此两脉皆厥阴之大络，通行其中，故曰：厥阴急脉，即睾之系也，可灸而不可针，病疝少腹痛者，即可灸之。

章门：脐上二寸，横开八寸。针六分、留六呼，灸三壮，一云：百壮。

主治：两胁积气如卵石，膨胀肠鸣，食不化，胸胁痛，烦热支满，呕吐，咳喘不得卧，腰脊冷痛不得转侧，肩臂不举，伤饱，身黄，瘦弱，泄泻，四肢懈惰，善恐，少气厥逆。○脏会季胁，脏病治此。《难疏》。奔豚积聚坚满胀痛，吐逆不下食，腰脊冷疼，小便白浊，灸脾募百壮三报之；又狂走癫痫，灸三十壮；又尿血灸百壮；又治石水，灸然谷、气冲、四满、章门。《千金》。治胸胁支满。《百证赋》。一传：治久泻不止，癖块胀疼。

期门：在乳直下四寸，乳根下微外些，日月上横直巨关。针四分，灸五壮、七壮。

主治：伤寒胸中烦热，奔豚上下，目青而呕，霍乱泻痢，腹硬胸胁积痛支满，呕酸善噫，食不下，喘不得卧。○一妇人患伤寒热入血室，医者不识，许学士曰：小柴胡以迟，当针期门，予不能针，请

---

① 治：原无，据体例补。

善针者针之，如言而愈。○主奔豚，灸百壮。上气咳逆，胸满痛彻，胸背灸巨阙、期门各五十壮。○兼大敦，能治坚疝疝气。《玉龙赋》。期门穴主伤寒患六日过经犹未汗，但向乳根二肋间；又治妇人坐产难。《席弘赋》。兼温溜，治伤寒项强。《百证赋》。期门退胸满血膨而可止。《通玄赋》兼三里，治伤寒过经不出汗。《天星秘诀》。治产后哕。《捷径》。

足厥阴肝经流注：足厥阴之脉，起于大趾聚毛之际（大敦穴），上循足跗上廉（本节前行间穴，本节后太冲穴），去内踝一寸（中封穴），上踝八寸交出太阴之后，上腘内廉（曲泉穴），循股阴入毛中，环阴器，抵小腹，挟胃，属肝络胆，上贯膈，布胁肋，循喉咙之后上入颃颡（额也），连目系，上出额，与督脉会于巅；其支者，从目系下颊里，环唇内；其支者，复从肝别贯膈，上注肺口（自此交入手太阴）。是动则病腰痛不可以俯仰，丈夫癫疝，妇人小腹肿，甚则嗌干，面尘脱色。是主肝所生病者，胸满呕逆洞泄，狐疝遗尿闭癃。盛者寸口大一倍于人迎，虚者寸口反小于人迎也。（《灵枢》）○丑时自窍阴交与大敦，循膝股上行至期门穴止。（《入门》）○厥阴根于大敦，结于玉英，络于膻中。（《灵枢》）

足厥阴肝经 左右凡二十六穴

大敦二穴：在足大趾端去爪甲如韭叶后三毛中。（《入门》）○在足大趾聚毛中。（《资生》）○足厥阴脉之所生为井。针入三分、留六呼，可灸三壮。（《铜人》）

行间二穴：在足大趾间动脉应手。（《铜人》）○在大趾、次趾歧骨间动脉陷中。（《入门》）○足厥阴脉之所流为荥。针入六分、留十呼，可灸三壮。（《铜人》）

太冲二穴：在足大趾本节后二寸动脉中。（《铜人》）○在足大趾间本节后二寸动脉应手。（《资生》）○

在行间上二寸。（《灵枢》）○足厥阴脉之所注为输。针入二分、留十呼，可灸三壮。（《铜人》）

中封二穴：一名悬泉。在足内踝前一寸陷中。（《铜人》）○在内踝前一寸斜行小脉上。（《资生》）○足厥阴脉之所行为经，仰足取之。（《灵枢》）○针入四分、留七呼，可灸三壮。（《铜人》）○在内踝之前一寸半陷者之中，使逆则宛，使和则通，摇足而得之。其穴使足逆仰则穴有宛陷可定针，使手足和其穴有巷道可通。故曰：使逆则宛，使和则通也。（《灵枢》）

蠡沟二穴：一名交仪。在足内踝上五寸，足厥阴络，别走少阳。针入二分、留三呼，可灸三壮。（《铜人》）

中都二穴：一名中郄。在内踝上七寸胫骨中，与少阴相直。针入三分，可灸五壮。（《铜人》）

膝关二穴：在犊鼻下二寸旁陷中向里。针入四分，可灸五壮。（《铜人》）

曲泉二穴：在膝内辅骨下，大筋上、小筋下陷中，屈膝取之。（《铜人》）○在辅骨下横纹尖陷中。（《入门》）○正膝屈内外两筋间宛宛中。又云：在膝曲横纹头。（《资生》）○足厥阴脉之所入为合。针入六分、留十呼，可灸三壮。（《铜人》）

阴包二穴：一名阴胞。在膝上四寸股内廉两筋间。针入六分，可灸三壮。（《铜人》）五里二穴：在气冲下三寸，阴股中动脉应手。针入六分，可灸五壮。（《铜人》）

阴廉二穴：在羊朱下，去气冲二寸动脉中。针入八分、留七呼，可灸三壮，若未经生产妇人可灸，即有子。（《铜人》）○羊朱二穴在气冲外一寸。（《入门》）

章门二穴：脾之募也。一名长平，一名胁髎。在大横外，直脐旁。（《铜人》）○在脐上二寸，横取六寸，侧胁季胁端陷中。（《入门》）○直脐季胁侧卧，屈上足伸下足，举臂取之。（《纲目》）○在脐上二寸两旁九寸。（《资生》）○针入六分，可灸一百壮。（《铜人》）

期门二穴：肝之募也。在不容旁一寸五分，直两乳下第二肋端。（《铜人》）○直两乳下第二肋端

针灸大成卷四

任脉 四共穴二十

会阴：在大便前小便后两阴间正中，针二寸、留三呼，灸三壮。一曰：禁针，惟卒死者针一寸补之，溺死者令人倒驭出水用针补之，尿屎出则活，余不可针。

主治：阴汗，阴中诸病，前后相引痛，不得大小便，谷道病，久痔相通，男子阴寒冲心，女子阴门痛、经不通。○一传：治妇人产后昏迷不省人事。

曲骨：在横骨上、中极下一寸毛际陷中动脉。针一寸五分、留七呼，灸三壮。一曰：针八分，灸七壮至七七壮。

主治：小便胀满水肿，小便淋涩，血癃，癫疝，小腹痛，失精虚冷，妇人赤白带下。○水肿胀灸百壮。

中极：在脐下四寸。针八分、留十呼，灸三壮。一曰：可灸百壮至三百壮，孕妇不可灸。

主治：阳气虚惫，冷气时上冲心，尸厥，恍惚，失精无子，腹中脐下结块，水肿奔豚，疝瘕，五淋，小便赤涩不利，妇人下元虚冷，血崩，白浊，因产恶露不行，胎衣不下，经闭不通，血积成块，子门肿痛，转脬不得小便。○治血结成块，月水不调，产后恶露不止，脐下积聚疼痛，血崩不止，可灸十四

傍一寸半。又云：乳直下一寸半。（《资生》）○令人仰卧，从脐心正中向上五寸，以墨点定，从墨点两边横量各二寸半，此乃正穴，大约直两乳为的肘同身寸。（《类聚》）。

任脉 共二十四穴

会阴：在大便前小便后两阴间正中。针二寸、留三呼，灸三壮。一曰：禁针，惟卒死者针一寸补之，溺死者令人倒驭出水用针补之，尿屎出则活，余不可针。

主治：阴汗，阴中诸病，前后相引痛，不得大小便，谷道病，久痔相通，男子阴寒冲心，女子阴门痛、经不通。○一传：治妇人产后昏迷不省人事。

曲骨：在横骨上、中极下一寸毛际陷中动脉。针一寸五分、留七呼，灸三壮。一曰：针八分，灸七壮至七七壮。

主治：小便胀满水肿，小便淋涩，血癃，癫疝，小腹痛，失精虚冷，妇人赤白带下。○水肿胀灸百壮。《千金》。

中极：在脐下四寸。针八分、留十呼，灸三壮。一曰：可灸百壮至三百壮，孕妇不可灸。

主治：阳气虚惫，冷气时上冲心，尸厥，恍惚，失精无子，腹中脐下结块，水肿奔豚，疝瘕，五淋，小便赤涩不利，妇人下元虚冷，血崩，白浊，因产恶露不行，胎衣不下，经闭不通，血积成块，子门肿痛，转脬不得小便。○治血结成块，月水不调，产后恶露不止，脐下积聚疼痛，血崩不止，可灸十四

勉學堂鍼灸集成　卷四　壬辰

壮　神農兼氣海、中極、三里、鍼治小腹便澼。太乙歌　妊不成數墮落、灸玉泉五十壮三報之；又為婦人斷緒最要穴；又腹脹水腫堅滿、灸百壮；又腰痛、小便不利、轉胞、灸七壮。千金

關元　在臍下三寸。鍼八分、留七呼、灸七壮。甲乙經云：鍼二寸。氣府論注曰：鍼一寸二分。一曰：可灸百壮至三百壮。○金曰：婦人鍼之則无子。

主治　積冷諸虛百損、臍下絞痛漸入陰中、冷氣入腹、少腹奔豚、夜夢遺精、白濁、五淋七疝、溲血、小便赤澀、遺瀝、轉胞不得溺、婦人帶下瘕聚、經水不通不妊、或妊娠下血、或產後惡露不止、或血冷月經斷絕。○一云：但是積冷虛乏皆宜灸、孕婦不可鍼、鍼之則落胎、如不落、更鍼崑崙則立墜。○一云：治陰證傷寒及小便多、婦人赤白帶下、俱當灸此、多者千餘壮、少亦不下二三百壮、活人多矣、然須頻次灸之、仍下兼三里、故曰：若要丹田安、三里不曾乾。○治疝癖氣痛、可灸二十一壮。神農　治瘕癖、灸五十壮；又久痢百治不瘥、灸三百壮、分十日灸之、并治冷痢腹痛及臍下結痛流入陰中、發作無時、仍灸天井百壮；又治霍亂灸三七壮。又治氣淋、石淋、癲疝及臍

壮。《神农经》。兼气海、中极、三里，针治小腹便澼。《太乙歌》。妊不成数堕落，灸玉泉五十壮三报之；又为妇人断绪最要穴；又腹胀水肿坚满、灸百壮；又腰痛，小便不利，转胞，灸七壮。《千金》。

关元：在脐下三寸。针八分、留七呼，灸七壮。《甲乙经》云：针二寸。气府论注曰：针一寸二分。一曰：可灸百壮至三百壮。○《千金》曰：妇人针之则无子。

主治：积冷诸虚百损，脐下绞痛渐入阴中，冷气入腹，少腹奔豚，夜梦遗精，白浊，五淋七疝，溲血，小便赤涩，遗沥，转胞不得溺，妇人带下瘕聚，经水不通不妊，或妊娠下血，或产后恶露不止，或血冷月经断绝。○一云：但是积冷虚乏皆宜灸，孕妇不可针，针之则落胎，如不落，更针昆仑则立坠。○一云：治阴证伤寒及小便多，妇人赤白带下，俱当灸此，多者千余壮，少亦不下二三百壮，活人多矣，然须频次灸之，仍下兼三里，故曰：若要丹田安，三里不会干。○治疝癖气痛，可灸二十一壮。《神农经》。治瘕癖，灸五十壮；又久痢百治不差，灸三百壮，分十日灸之，并治冷痢腹痛及脐下结痛流入阴中，发作无时，仍灸天井百壮；又治霍乱灸三七壮。又治气淋、石淋、癫疝及脐

下三十六种疾，灸五十壮至百壮；又云：胞门闭塞绝子，灸关元三十壮报之。《千金》云：合涌泉、丰隆，为治尸劳之例。又云：兼带脉多灸，堪攻肾败。《玉龙赋》治小便不禁。又云：兼照海、阴交、曲泉、气海同泻，治七疝痛如神。《席弘赋》。无子收阴交、石关之乡。《百证赋》。○一传：治妇人产后血气痛，子宫不成胎。

石门：在脐下二寸。针六分、留七呼，灸五壮。一曰：灸二七壮至百壮。一云：不宜多灸，令人败伤，妇人禁针灸，犯之终身绝孕。

主治：腹胀坚硬，水肿支满，气淋，小便黄赤不利，小腹痛，泄泻不止，身寒热，咳逆上气，呕血，卒疝疼痛，妇人因产恶露不止，遂结成块，崩中漏下血淋。○大肠闭塞，气结心下坚满，灸百壮；又治少腹绞痛，泄痢不止，灸丹田百壮三报之；又治血淋，灸随年壮；又治水肿人中满，灸百壮。《千金》。一传：欲绝产，灸脐下二寸三分阴动脉中三壮。

气海：在脐下一寸半宛宛中。针八分，灸五壮。《甲乙经》曰：针一寸三分。一曰：灸百壮，孕妇不可灸。

主治：下焦虚冷上冲心腹，或为呕吐不止，或阳虚不足，惊恐不卧，奔豚七疝，小肠膀胱癥瘕结块，状为覆杯，脐下冷气，阳脱欲死，阴证伤寒，卵缩，四肢厥冷，小便赤涩，羸瘦白浊，妇人赤白带下月事不調產後惡露不止繞臍疞痛小兒遺尿○一云治卒厥厥氣上攻兩脇心下痛奄奄欲絕此名奔豚先以熱湯洗兩足浸良久灸百壯○此氣海也凡藏氣憊一切真氣不足久疾不差者悉皆灸之○治水洩痢及小腹癥積腹脹婦人癥聚瘕瘦灸氣海百壯三報之《千金》兼璇璣治尪羸喘促《玉龍賦》治五淋須更鍼三里又兼照海陰交曲泉關元同寫治七疝小腹痛如神《席弘賦》鍼三陰與氣海專司白濁久遺精《百證賦》兼血海療五淋《靈光賦》一傳治小腸氣痛傷寒腹痛氣脹水鼓黃腫四時宜多灸

陰交在臍下一寸鍼八分灸五壯一曰灸百壯孕婦不可灸

主治衝脈生病從少腹衝心而痛不得小便疝痛陰汗濕癢奔豚腰膝拘攣婦人月事不調崩中帶下陰癢產後惡露不止繞臍冷痛○治臍下冷疼可灸二十一壯《神農經》大小便不通灸三壯轉胞灸隨年壯又治水腫氣上下灸百壯《千金》兼三里水分治鼓脹《玉龍賦》兼照海曲泉關元氣海同寫治七疝小腹痛如神又云治小腸氣撮痛連臍急寫此穴更於涌泉取氣甚妙又云

下，月事不调，产后恶露不止，绕脐疞痛，小儿遗尿。○一云：治卒厥，厥气上攻两胁，心下痛奄奄欲绝，此名奔豚，先以热汤洗两足浸良久，灸百壮。○此气海也，凡脏气惫，一切真气不足，久疾不差者，悉皆灸之。○治水泄痢及小腹癥积腹胀，妇人癥聚瘕瘦，灸气海百壮三报之。《千金》。兼璇玑，治尪羸喘促。《玉龙赋》。治五淋须更针三里，又兼照海、阴交、曲泉、关元同泻，治七疝小腹痛如神。《席弘赋》。针三阴与气海，专司白浊久遗精。《百证赋》。兼血海疗五淋。《灵光赋》。一传：治小肠气痛，伤寒腹痛气胀，水鼓黄肿，四时宜多灸。

阴交：在脐下一寸。针八分，灸五壮。一曰：灸百壮，孕妇不可灸。

主治：冲脉生病，从少腹冲心而痛，不得小便，疝痛，阴汗湿痒，奔豚，腰膝拘挛，妇人月事不调、崩中带下，阴痒，产后恶露不止，绕脐冷痛。○治脐下冷疼，可灸二十一壮。《神农经》。大小便不通，灸三壮，转胞灸随年壮；又治水肿气上下，灸百壮。《千金》。兼三里、水分治鼓胀。《玉龙赋》。兼照海、曲泉、关元、气海同泻，治七疝小腹痛如神。又云：治小肠气撮痛连脐，急泻此穴，更于涌泉取气甚妙。又云：

兼百会、太冲、照海，治咽喉疾。《席弘赋》。阴交阳别定血晕。《标幽赋》。兼三里，治中邪霍乱；又云：无子取阴交，石关之乡。《百证赋》。一传：治腹内风寒走痛胀疼。

　　神阙：在当脐中。灸三壮，禁针，针之令人恶疡，溃矢死不治。一曰：纳炒干净盐满脐上，加厚姜一片盖定，灸百壮，或以川椒代盐亦妙。

　　主治：阴证伤寒中风，不省人事，腹中虚冷伤惫，肠鸣泄泻不止，水肿鼓胀，小儿乳痫不止，腹大风痫，角弓反张，脱肛，妇人血冷不受胎者，灸此永不脱胎。○此穴在诸家俱不言灸，只云禁针。《铜人》云：宜灸百壮。有徐平者，卒中不省，得桃源为灸脐中百壮始苏，更数月复不起。郑纠云：有一亲卒中风，医者为灸五百壮而苏，后年逾八十，向使徐平灸至三五百壮，安知其不永年耶。故神阙之灸，须填细盐然后灸之，以多为良。若灸至三五百壮，不惟愈疾，亦以延年；若灸少，则时或暂愈，后恐复发，必难救矣。但夏月人神在脐，乃不宜灸。○纳盐脐中，灸三壮，治淋病。又云：凡霍乱，纳盐脐中，灸七壮，并治胀满。《千金》。

　　水分：在脐上一寸，下脘下一寸，禁针，灸五壮。《甲乙经》曰：针一寸，孕妇不可灸。

　　主治：水病腹坚，黄肿如鼓，冲胸不得息，绕脐痛，肠鸣泄泻，小便不通，小儿陷囟。○若水病胀满，坚硬不能食，灸之大良，日七壮至四百壮止，但不可针，针而水尽即死。○腹胀水肿，可灸十四壮至二十一壮。《神农经》。治反胃吐食，灸二十壮；又治腹胀，绕脐结痛，坚不能食，灸百壮；又霍乱转筋入腹欲死，用四人持其手足，灸四五壮，自不动即勿持之，灸至十四壮。《千金》。腹胀泻此，兼三里、阴谷，利水消肿。《太乙歌》。兼阴交、三里，治鼓胀。《玉龙赋》。兼阴陵，能去水肿盈脐。《百证赋》。兼气海，治水肿。《席弘赋》。兼建里，治肚腹浮肿胀膨膨。《天星秘诀》。

下脘：在建里下一寸，脐上二寸。针八分，灸五壮。一曰：二七壮至百壮，孕妇不可灸。

主治：脐上厥气坚痛，腹胀满，寒谷不化，虚肿癖块连脐，瘦弱少食，翻胃，小便赤。○兼中脘，治腹坚。《灵光赋》。兼陷谷，能平腹内肠鸣。《百证赋》。

建里：脐上三寸，中脘下一寸，针五分、留十呼，灸五壮。一云：宜针不宜灸，孕妇尤忌之。

主治：腹胀身肿，心痛上气，肠鸣，呕逆不食。○主霍乱，肠鸣，腹胀，可针八分，泻五吸、疾出针，日灸二七壮至百壮。《千金》。兼内关扫尽胸中之苦闷。《百证赋》。兼水分，治肚腹肿胀。《天星秘诀》。

中脘：在脐上四寸，上脘下一寸。针八分，灸七壮。一云：二七壮至百壮，孕妇不可灸。

主治心下脹滿傷飽食不化五隔五噎翻胃不食心脾煩熱疼痛積聚痰飲面黃傷寒飲水過多腹脹氣喘溫瘧霍亂吐瀉寒熱不已或因讀書得奔豚氣上攻伏梁心下寒癖結氣凡脾冷不可忍心下脹滿飲食不進不化氣結疼痛雷鳴者皆宜灸之○此為腑會故凡腑病者當治之○虛勞吐血嘔逆不下食多飽多睡百病灸三百壯又治脹滿水腫氣聚寒冷灸百壯三報之又治奔豚伏梁冷氣鍼八分留七呼瀉五吸仍日灸二七至四百壯又主五毒注不能食飲灸至千壯又治霍亂先腹痛灸二七壯不差更二七壯又治中惡灸五十壯千金兼腕骨療脾虛黃疸又云合上脘治九種心疼玉龍賦主治積痢百證賦兼下脘治腹堅灵光賦治食噎捷徑

上脘在臍上五寸巨闕下一寸半去蔽骨三寸鍼入八分留七呼灸五壯千金云日灸二七壯至百壯三報之孕婦不可灸

主治心中煩熱痛不可忍腹中雷鳴飲食不化霍亂翻胃嘔吐三焦多涎奔豚伏梁氣脹積聚黃疸心風驚悸嘔血身熱汗不出○治心疼積塊嘔吐可灸十四壯神農經合中脘治九種之心

主治：心下胀满，伤饱食不化，五隔五噎，翻胃不食，心脾烦热疼痛，积聚痰饮面黄，伤寒饮水过多，腹胀气喘，温疟，霍乱吐泻，寒热不已，或因读书得奔豚气上攻，伏梁，心下寒癖结气。凡脾冷不可忍，心下胀满，饮食不进不化，气结疼痛雷鸣者，皆宜灸之。○此为腑会，故凡腑病者，当治之。○虚劳吐血，呕逆不下食，多饱多睡百病，灸三百壮。又治胀满水肿，气聚寒冷，灸百壮三报之；又治奔豚、伏梁、冷气，针八分、留七呼、泻五吸，仍日灸二七至四百壮；又主五毒注不能食饮，灸至千壮；又治霍乱先腹痛，灸二七壮，不差，更二七壮；又治中恶，灸五十壮。《千金》。兼腕骨，疗脾虚黄疸。又云：合上脘，治九种心疼。《玉龙赋》。主治：积痢。《百证赋》。兼下脘，治腹坚。《灵光赋》。治食噎。《捷径》。

上脘：在脐上五寸，巨阙下一寸半，去蔽骨三寸。针入八分、留七呼，灸五壮。《千金》云：日灸二七壮至百壮三报之，孕妇不可灸。

主治：心中烦热，痛不可忍，腹中雷鸣，饮食不化，霍乱，翻胃呕吐，三焦多涎，奔豚伏梁，气胀积聚，黄疸，心风惊悸呕血，身热汗不出。○治心疼积块，呕吐，可灸十四壮。《神农经》。合中脘，治九种之心疼。《玉龍賦》。兼豐隆，鍼治心疼嘔吐，傷寒吐蚘。《太乙歌》。合神門治發狂奔走。《百証賦》。治風痫熱病，蚘蟲心痛。《捷徑》。

巨闕：在鳩尾下一寸，鍼六分，留七呼，灸七壮。一曰：鍼三分，灸七七壮。

主治：上氣咳逆，胸滿氣短，九種心疼，冷痛引少腹，蚘痛，痰飲咳嗽，霍亂腹脹，恍惚發狂，黃疸，中隔不利，煩悶卒心痛，尸厥，蠱毒，息賁，嘔血，吐痢不止牛痫。○治吐逆不下食，灸五十壮，上氣胸滿，牽背徹痛，灸五十壮，若霍亂心痛先吐，灸二七壮未愈再二七壮，又治卒忤，灸百壮。《千金》。治心腹積氣，可灸十四壮。又云：治小兒諸痫病，如尸蹶吐沫，可灸三壮，艾炷如小麥。《神農經》。兼鍼膻中，能除膈痛飲蓄難禁。《百証賦》。

鳩尾：在臆前蔽骨下五分，無蔽骨者，從歧骨際下行一寸，禁鍼灸。一云：可鍼三分，灸三壮，此穴大難下鍼，非甚妙高手，不可輕鍼也。

主治：心驚悸、神氣耗散，癲痫狂病。○鳩尾能治五般痫，若下涌泉人不死。《席弘賦》。

中庭：在膻中下一寸六分陷，下仰而取之，鍼三分，灸五壮。

主治：胸脅支滿噎塞，吐逆食入還出，小兒吐乳。

膻中：玉堂下一寸六分，橫兩乳間，仰臥取之，禁鍼，灸七壮，鍼之不幸，令人天。《甲乙經》曰：鍼三分。

疼。《玉龙赋》。兼丰隆，针治心疼呕吐，伤寒吐蛔。《太乙歌》。合神门，治发狂奔走。《百证赋》。治风痫热病，蛔虫心痛。《捷径》。

巨阙：在鸠尾下一寸。针六分、留七呼，灸七壮。一曰：针三分，灸七七壮。

主治：上气咳逆，胸满气短，九种心疼，冷痛引少腹，蛔痛，痰饮咳嗽，霍乱腹胀，恍惚发狂，黄疸，中隔不利，烦闷卒心痛，尸厥，蛊毒，息贲，呕血，吐痢不止、牛痫。○治吐逆不下食，灸五十壮，上气胸满，牵背彻痛，灸五十壮，若霍乱心痛先吐，灸二七壮，未愈，再二七壮；又治卒忤，灸百壮。《千金》。治心腹积气，可灸十四壮。又云：治小儿诸痫病，如口哕吐沫，可灸三壮，艾炷如小麦。《神农经》。兼针膻中，能除膈痛饮蓄难禁。《百证赋》。

鸠尾：在臆前蔽骨下五分，无蔽骨者，从歧骨际下行一寸。禁针灸。一云：可针三分，灸三壮，此穴大难下针，非甚妙高手，不可轻针也。

主治：心惊悸、神气耗散，癫痫狂病。○鸠尾能治五般痫，若下涌泉人不死。《席弘赋》。

中庭：在膻中下一寸六分陷，下仰而取之。针三分，灸五壮。

主治：胸胁支满噎塞，吐逆食入还出，小儿吐乳。

膻中：玉堂下一寸六分，横两乳间，仰卧取之。禁针，灸七壮，针之不幸，令人夭。《甲乙经》曰：针三分。

主治：一切上气短气，痰喘哮嗽，咳逆噎气，隔食反胃，喉鸣气喘，肺痈，呕吐涎沫脓血，妇人乳汁少。○此气之会也，凡上气不下及气噎、气隔、气痛之类，均宜灸之。○上气喘咳，可灸七壮。《神农经》。胸痹心痛，灸百壮，上气咳逆灸五十壮。《千金》。兼天突，医喘嗽。《玉龙赋》。兼巨阙，针之能除膈痛蓄饮难禁。《百证赋》。一传：澄伤寒风痰壅盛。

玉堂：紫宫下一寸六分陷中，仰而取之。针三分，灸五壮。一云：少灸。

主治：胸膺满痛，心烦咳逆，上气喘急不得息，喉痹咽壅水浆不入，呕吐寒痰。○兼幽门，能治烦心呕吐。《百证赋》。

紫宫：在华盖下一寸六分陷中，仰而取之。针三分，灸五壮。

主治：胸胁支满膺痛，喉痹咽壅水浆不入，咳逆上气，吐血烦心。

华盖：在璇玑下一寸六分陷中，仰而取之。针三分，灸五壮。

主治：咳逆喘急，上气哮嗽，喉痹，胸胁满痛，水饮不下。○治气喘咳嗽，胸满喘逆，不能言语，可灸七壮。《神农经》。兼气户，治胁肋疼痛。《百证赋》。

璇玑：在天突下一寸陷中，仰而取之。针三分，灸五壮。

主治：胸胁满，咳逆上气，喘不能言，喉痹咽肿水饮不下。○兼气海，治尫羸喘促。《玉龙赋》治胃中有积，兼三里功多。《席弘赋》兼神藏，治膈满项强已试。《百证赋》。

天突：在结喉下三寸宛宛中。针五分、留三呼，灸二壮。《甲乙经》曰：低头取之，针入一寸。

主治：上气哮喘，咳嗽喉痹，五噎，肺痈吐咯脓血，咽肿暴喑身寒热，咽干舌下急，不得下食。○治气喘咳嗽，可灸七壮。《神农经》。○兼膻中医咳嗽。《玉龙赋》。治喘痰。《灵光赋》。兼肺俞，治咳嗽连声。《百证赋》。○治上气气闷，咽塞声坏，灸五十壮。《千金》。

廉泉：在颔下结喉上中央、舌本下，仰而取之。针三分、留三呼，灸三壮。

主治：咳嗽喘息上气，吐沫舌纵，舌下肿难言，舌根急缩不食，涎出口疮。○兼中冲，堪攻舌下肿痛。《百证赋》。

承浆：在颐前下唇棱下陷中。针二分、留五呼，灸三壮。

主治：偏风半身不遂，口眼㖞斜，口禁不开，暴喑不能言，针三分徐徐引气而出，及治任之为病，其苦内结，男子为七疝，女子为瘕聚。○一云：疗偏风口㖞面肿，消渴饮水不休，口齿疳蚀生疮，灸之亦佳，日可七壮至七七壮止，即血脉宣通，其风应时立愈，艾炷不必大，但令当脉即能愈疾。○小兒唇緊，灸三壯。又云：凡哕，令人慌恨，灸七壯，炷如小麥；又十三鬼穴云此名鬼市，治百邪癫狂，當在第八次下鍼。《千金》。泻牙疼而即移。《百證賦》。治頭項強。《通玄賦》。

任脉流注及孔穴：任脉者，起于中極之下，以上毛際，循腹里，上關元穴名，至咽喉承浆穴，屬陰脉之海也，中行凡二十四穴。（《銅人》）○任即妊也，所謂生養之源，女子之主。（《入門》）

頤前承浆一穴：一名懸浆，一名天池。在頤前唇下宛宛中，開口取之。鍼入三分，可灸七壯。（《銅人》）

頷下廉泉一穴：一名舌本。在頷下結喉上，舌本間。鍼入三分，可灸三壯。（《銅人》）

膺上天突一穴：一名天瞿，一名五户。在頤結喉下四寸宛宛中。鍼入五分、留三呼、鍼宜橫下不得低，可灸三壯。（《銅人》）

璇玑一穴：在天突下一寸陷中，仰頭取之。鍼入三分，可灸五壯。（《銅人》）

華蓋一穴：在璇玑下一寸六分陷中，仰頭取之。鍼入三分，可灸五壯。（《銅人》）

紫宮一穴：在華蓋下一寸六分陷中，仰頭取之。鍼入三分，可灸五壯。（《銅人》）

玉堂一穴：一名玉英。在紫宮下一寸六分陷中，仰頭取之。鍼入三分，可灸五壯。（《銅人》）

膻中一穴：一名元儿，一名元見。在玉堂下一寸六分。（《銅人》）○橫直兩乳間陷中，仰臥取之。（《綱目》）○在鸠尾上二寸。（《資生》）○可灸七壯至七七壯止，禁不可鍼。（《入門》）

中庭一穴：在膻中下一寸六分陷中，仰頭取之。（《銅人》）○在鸠尾上一寸。（《入門》）○鍼入三分，可灸五壯。（《銅人》）

腹中鸠尾一穴：一名𩩲骬，一名尾翳。在臆前蔽骨下五分，人無蔽骨者，從歧骨之際量取一寸。○此穴灸之，則令人少心力又健忘，且大難針，大好手方可下針，不然取氣多，令人夭，故并禁

鍼灸

巨闕一穴：令心之募也，在鳩尾下一寸，中人有鳩尾拒者少，鳩尾拒之。鍼入六分，留七呼，得氣即瀉，可灸七壯至七七壯即鳩尾同。

上脘一穴：一名上管。在巨闕下一寸三分，去蔽骨三寸。鍼入八分，先補後瀉，可灸二七壯至百壯。

中脘一穴：一名太倉，胃之募也，在臍上四寸。居心蔽骨與臍之中上下各四寸。鍼入八分，留七呼，瀉五吸，可灸二七壯至一百壯。

建里一穴：在中脘下一寸。鍼入五分，留七呼，可灸五壯。

下脘一穴：在建里下一寸。鍼入八分，留三呼，瀉五吸，可灸七壯至百壯。

水分一穴：一名分水，一名中守。在下脘下，臍上一寸。鍼入八分，留三呼，瀉五吸，若水病灸之大良，可灸七壯至百壯，禁不可鍼，鍼則水盡則斃。

神闕一穴：一名氣合。在臍中央。禁不可鍼，可灸百壯。禁鍼者，刺之使人臍中惡瘍，潰屎出者死。鍼則成水盅病死。中風不省人事，可灸百壯至五百壯，即蘇。

陰交一穴：在臍下一寸。鍼入八分，得氣即瀉，可灸百壯。

氣海一穴：一名脖胦，一名下言。在陰交下五分，臍下一寸五分。氣海者，是男子生氣之海也，一切氣疾皆灸之。鍼入八分，得氣即瀉，可灸百壯。

石門一穴：一名利機，一名精露。三焦之募也。鍼入五分，可灸二七壯至百壯。婦人不可鍼，終身絶子。

關元一穴：一名丹田，一名大中極。小腸之募也。鍼入八分，留三呼，瀉五吸，可灸百壯至三

针灸。（《铜人》）

巨阙一穴：心之募也。在鸠尾下一寸，鸠尾拒者少令强，一寸中人有鸠尾拒之。针入六分、留七呼、得气即泻，可灸七壮至七七壮。（《铜人》）

上脘一穴：一名上管，一名胃脘。在巨阙下一寸三分，去蔽骨三寸。针入八分，先补后泻，可灸二七壮至百壮。（《铜人》）

中脘一穴：一名太仓。胃之募也。在脐上四寸。（《铜人》）○中脘居心蔽骨与脐之中上下各四寸。（《资生》）○针入八分、留七呼、泻五吸，可灸二七壮至一百壮。（《铜人》）

建里一穴：在中脘下一寸。针入五分、留七呼，可灸五壮。（《铜人》）

下脘一穴：在建里下一寸。针入八分、留三呼、泻五吸，可灸七壮至百壮。（《铜人》）

水分一穴：一名分水，一名中守。在下脘下，脐上一寸。针入八分、留三呼、泻五吸，若水病灸之大良，可灸七壮至百壮，禁不可针，针则水尽则毙。（《铜人》）

神阙一穴：一名气合。在脐中央。禁不可针，可灸百壮。（《铜人》）○禁针者，刺之使人脐中恶疡，溃屎出者死。（《资生》）○针则成水盅病死。（《纲目》）○中风不省人事，可灸百壮至五百壮，即苏。（《资生》）

阴交一穴：在脐下一寸。针入八分、得气即泻，可灸百壮。（《铜人》）

气海一穴：一名脖胦，一名下言。在阴交卜五分，脐下一寸五分。（《铜人》）○气海者，是男子生气之海也，一切气疾皆灸之。（《资生》）○针入八分，得气即泻，可灸百壮。（《铜人》）针入一寸二分，灸三十壮，年高者百壮。（《入门》）

石门一穴：一名利机，一名精露。三焦之募也。针入五分，可灸二七壮至百壮。○妇人不可针，终身绝子。（《铜人》）

关元一穴：一名丹田，一名大中极。小肠之募也。针入八分、留三呼、泻五吸，可灸百壮至三

百壮。（《铜人》）〇一云：针入二寸，可灸三十壮至三百壮。（《入门》）

中极一穴：一名气原，一名玉泉。膀胱之募也。在关元下一寸，脐下四寸。针入八分、留十呼、得气即泻，可灸百壮至三百壮。〇妇人断绪，四度针，针则有子也。（《铜人》）〇一云：针入一寸二分，日灸三十壮至二百壮。（《入门》）

曲骨一穴：一名回骨。在横骨之上，毛际陷中动脉应手。（《铜人》）〇在中极下一寸，脐下五寸。（《入门》）〇针入二寸，可灸七壮至七七壮。（《铜人》）〇一云：针入一寸半，灸五壮。（《入门》）

会阴一穴：一名屏翳。在两阴间。（《铜人》）〇在肛门之前，前阴后两阴间。（《入门》）〇针入二寸，可灸三壮。（《铜人》）

督脉　共二十八穴

长强：在脊骶骨端，伏地取之。

主治：腰脊强急不可俯仰，狂病，大小便难，肠风下血，五痔五淋，下部痔蚀，洞泄、失精，呕血，小儿囟陷，惊痫瘛疭，脱肛泻血，此穴为五痔之本。〇一经验：治少年注夏羸瘦，灸此最效。〇治赤白下痢，灸穷骨头百壮，多多为佳；又下漏五痔，痔虫食下部，针三分，伏地取之，以大痛为度，灸亦良。日三十壮至七日止，但不及针。又灸尾翠骨七壮，治脱肛神良，《千金》作：龟尾即穷骨也。《千金翼》。兼承山，灸痔最妙。《玉龙赋》。连大杼行针，治小肠气痛。又云：小儿脱肛患多时，先灸百会后长强。《席弘

赋兼百會穴專治脱肛又云六鍼長强與承山善
主肠风新下血百證百會龜尾治痢疾灵光兼
大敦治小肠疝氣天星秘訣

腰俞在二十一椎节下間宛宛中鍼二分留七呼灸五壮一曰鍼五分灸七七壮
主治腰脊重痛不得俯仰举动腰以下至足冷
痹不仁强急不能坐卧灸随年壮温疟汗不
婦人經閉溺赤灸後忌房勞强力○腰卒痛不出
窮骨上一寸灸七壮者即止云千金兼環跳燒鍼
冷風冷痹

勉学堂集成鍼灸卷四篇

陽關在十六椎节下間伏而取之鍼五分灸三壮
主治膝痛不可屈伸風痹不仁筋挛不行

命門在十四椎节下間伏而取之鍼五分灸三壮一曰鍼三分灸二十七壮以上者
灸恐絶子
主治肾虚腰痛赤白帶下男子泄精耳鳴手足
冷痹挛疝惊恐头眩頭痛如破身热如火骨蒸
汗不出痎疟癫疾里急腹痛○腰痛不得動者
令病人正立以竹杖拄地度至脐乃取杖度背
脊灸杖頭尽处随年壮良丈夫痔漏下血脱肛
不食長泄痢婦人崩中去血帶下淋濁赤白皆
灸之此挟两傍各一寸横三間寸灸之○治腰

赋》。兼百会穴，专治脱肛。又云：针长强与承山，善主肠风新下血。《百证赋》。百会龟尾治痢疾。《灵光赋》。兼大敦，治小肠疝气。《天星秘诀》。

腰俞：在二十一椎节下间宛宛中。针二分、留七呼，灸五壮。一曰：针五分，灸七七壮。

主治：腰脊重痛，不得俯仰举动，腰以下至足冷痹不仁，强急不能坐卧，灸随年壮。温疟汗不出，妇人经闭溺赤，灸后忌房劳强力。○腰卒痛，去穷骨上一寸，灸七壮者即止。《千金》。兼环跳烧针，冷风冷痹。

阳关：在十六椎节下间，伏而取之。针五分、灸三壮。

主治：膝痛不可屈伸，风痹不仁，筋挛不行。

命门：在十四椎节下间，伏而取之。针五分，灸三壮。一曰：针三分，灸二十七壮，若年二十以上者，灸恐绝子。

主治：肾虚腰痛，赤白带下，男子泄精耳鸣，手足冷痹，挛疝，惊恐头眩，头痛如破，身热如火，骨蒸汗不出，痎疟，癫疾，里急腹痛。○腰痛不得动者，令病人正立，以竹杖拄地，度至脐，乃取杖度背脊，灸杖头尽处随年壮良；丈夫痔漏下血，脱肛不食，长泄痢，妇人崩中去血，带下淋浊赤白，皆灸之，此挟两旁各一寸，横三间寸灸之。○治腰痛，可灸七壮。《神农经》。治老人便多，兼肾俞著艾。《玉龙赋》。兼肝俞，能使瞽士视秋毫之末。《标幽赋》。一俗传：以此穴灸寒热多效。

悬枢：在十三椎节下，伏而取之。针三分，灸三壮、五壮。

主治：腰脊强不得屈伸，腹中积气上下疼痛，水谷不化，泻痢不止。

脊中：在十一椎节下间，伏而取之。针五分，禁灸，灸则令人偻。

主治：风痫癫邪，腹满不食，五痔积聚下痢，小儿痢下赤白，秋末脱肛，每厕则肛痛不可忍者，灸之亦无妨。

中枢：在第十椎节下间，俯而取之。针五分，禁灸，灸之令人腰背伛偻。一传：云此穴能退热进饮食，可灸三壮，常用常效，未见伛偻。

筋缩：在九椎节下间，俯而取之。针五分，灸三壮、五壮。

主治：癫疾惊狂，脊强风痫，目下视。○兼水道专治脊强。《百证赋》。

至阳：在七椎节下间，俯而取之。针五分，灸三壮。

主治：腰脊强痛，胃中寒，不食，少气难言，胸胁支满，羸瘦身黄，淫泺胫酸，四肢重痛，寒热解㑊。○一云：灸三壮，治喘气立已。○治寒热胫酸，四肢重痛，咳嗽，可灸三壮至七壮。《神农经》。却疸，治神疲。

玉龍賦

靈臺　在六椎節下間，俛而取之。鍼三分，灸三壯。《甲乙經》無此穴，出《氣府論》註。

主治　今俗以灸氣喘不能臥，及風冷久嗽火到便愈。

神道　在五椎節下間，俛而取之。鍼五分、留五呼，灸五壯。一曰：可灸七七壯至百壯，禁鍼。

主治　傷寒頭痛，寒熱往來，痎瘧，悲愁，健忘，驚悸，牙車急，張口不合，小兒風癇瘈瘲，可灸七壯。〇兼心俞，治風癇常發自寧。《百證賦》

勉學堂鍼灸集成　卷四　毛

身柱　在三椎節下間，俛而取之。鍼五分、留五呼，灸五壯。一曰：灸七七壯。

主治　腰脊痛，癲癇狂走，怒欲殺人，瘈瘲，身熱妄言見鬼，小兒驚癇。〇治欬嗽可灸十四壯。《神農經》。能蠲嗽除脊痛。《玉龍賦》。兼本神穴治癲疾妙。《百證賦》。同陶道肺俞膏肓治虛損五勞七傷緊要法。〇一傳治四時傷寒。

陶道　在一椎節下間，俛而取之。鍼五分，灸五壯。一曰：鍼三分。

主治　痎瘧，寒熱洒淅，脊強煩滿汗不出，頭重目瞑，瘈瘲，恍惚不樂。〇兼身柱肺俞膏肓治虛損五勞七傷。《乾坤生意》。兼中膂俞治歲熱時行。〇一傳：此穴善退骨蒸之熱。

大椎　在第一椎上陷者中。鍼五分、留五呼，灸五壯。一云，以年爲壯。大椎爲骨會，骨病者可灸之。

《玉龙赋》。

灵台：在六椎节下间，俯而取之。针三分，灸三壮。《甲乙经》无此穴，出《气府论注》。

主治：今俗以灸气喘不能卧，及风冷久嗽，火到便愈。

神道：在五椎节下间，俯而取之。针五分、留五呼，灸五壮。一曰：可灸七七壮至百壮，禁针。

主治：伤寒头痛，寒热往来，痎疟，悲愁，健忘，惊悸，牙车急，张口不合，小儿风痫瘈疭，可灸七壮。〇兼心俞，治风痫常发自宁。《百证赋》

身柱：在三椎节下间，俯而取之。针五分、留五呼，灸五壮。一曰：灸七七壮。

主治：腰脊痛，癫痫狂走，怒欲杀人，瘈疭，身热妄言见鬼，小儿惊痫。〇治咳嗽，可灸十四壮。《神农经》。能蠲嗽，除脊痛。《玉龙赋》。兼本神穴，治癫疾妙。《百证赋》。同陶道、肺俞、膏肓，治虚损五劳七伤紧要法。〇一传：治四时伤寒。

陶道：在一椎节下间，俯而取之。针五分，灸五壮。一曰：针三分。

主治：痎疟，寒热洒淅，脊强烦满，汗不出，头重目瞑，瘈疭，恍惚不乐。〇兼身柱、肺俞、膏肓，治虚损五劳七伤。《乾坤生意》。兼中膂俞，治岁热时行。〇一传：此穴善退骨蒸之热。

大椎：在第一椎上陷者中。针五分、留五呼，灸五壮。一云，以年为壮。大椎为骨会，骨病者可灸之。

主治：五劳七伤乏力，风劳食气，痎疟久不愈，肺胀胁满，呕吐上气，背膊拘急，项颈强不得回顾。○一云：能泻胸中之热及诸热气，若灸寒热之法，先大椎，次长强，以年为壮数。○一云：治身痛，寒热，风气痛。○一云：治衄血不止，灸二三十壮，断根不发。○凡疟，有不可差者，从未发前灸大椎至发时满百壮，无不差。○又云：诸烦热、时气、温病，灸大椎百壮，针三分泻之。○又治气短不语，灸随年壮。○又治颈瘿，灸百壮及大椎两边相去各一寸半，少垂下各三十壮。○百劳止虚汗。《玉龙赋》。治小儿急慢惊风。《神农经》。治诸虚寒热，灸此。窦太师治热不至肩。《捷径》。时传：以此治百病。

哑门：在项后入发际五分宛宛中，仰头取之。针二分，不可深，禁灸，灸之令人哑。

主治：颈项强急不语，诸阳热盛，衄血不止，脊强反折，瘛疭癫疾，头风疼痛，汗不出，寒热风痉中风，尸厥暴死，不省人事。○治关冲，治舌缓不语为紧要。《百证赋》。

风府：在项入发际一寸大筋内宛宛中。针三分、留三呼，禁灸，灸则令人喑。

主治：中风舌缓，暴喑不语，振寒汗出，身重偏风、半身不遂，伤风头痛，项急不得回顾，目眩反视，鼻衄，咽痛，狂走悲恐惊悸，欲自杀。○一云：主泻胸中之热，与大杼、缺盆、中府同。○风府、风池寻得到，伤寒百病一时消。又云：阳明二日寻风府。又云：从来风府最难寻，须用功夫度浅深，倘若膀胱气未散，更宜三里穴中寻。○风伤项急求风府。《通玄赋》。一传：治感冒风寒，呕吐不止。○邪病卧冥冥不自知，风府主之。又十三鬼穴云：此名鬼枕，治百邪癫狂，当在第六次下针。《千金》。

脑户：在枕骨下，强间后一寸五分，入发际二寸。禁针灸，针中脑户入脑立死、亦不可灸，令人喑。

强间：在后项后一寸五分。针二分，灸五壮。一曰：禁灸。

主治：头痛项强，目眩脑旋，烦心，呕吐涎沫，狂走。○兼丰隆治头痛难禁。《百证赋》

后顶：在百会后一寸五分枕骨上。针二分，灸五壮。

主治：颈项强急，额颅上痛，偏头痛，恶风目眩不明。

百会：在前顶后一寸五分顶中央容豆许，直两耳尖。针二分，灸五壮。《甲乙经》曰：针三分，灸三壮。一曰：灸头顶，不得过七七壮。

主治：头风头痛，耳聋，鼻塞鼻衄，中风言语蹇滞，口噤不开，或多悲哭，偏风半身不遂，风病卒厥，角弓反张吐沫，心神恍惚，惊悸健忘，瘈疭，女人血风，胎前产后风疾，小儿风痫，惊风，脱肛久不差。○一曰：百病皆治，宜针此二分，得气即泻；若灸至百壮，停三五日后，绕四畔用三棱针出血，以井花水淋之，令气宣通，否则恐火气上壅，令人目暗。○一曰：治悲笑欲死、四肢冷、气欲绝、身口温，可针人中三分，灸百会三壮，即苏。○扁鹊治虢太子尸厥，针取三阳五会而苏。《史记》载。○治头风，可灸三壮，小儿脱肛，可灸三壮至五壮，艾炷如小麦。《神农经》。兼囟会，治卒暴中风。《玉龙赋》。○兼龟尾，治痫疾。《灵光赋》。小儿脱肛患多时，先灸百会后尾骶。又云：兼太冲、照海、阴交，治咽喉疾。《席弘赋》。

前顶：在囟会后一寸五分骨陷中。针二分，灸五壮。一曰：灸七七壮。

主治：头风目眩，面赤肿，小儿惊痫瘛疭，鼻多清涕，颈项肿痛。○治小儿急慢惊风，可灸三壮，艾炷如小麦。《神农经》兼水沟，治面肿虚浮。

囟会：在上星后一寸陷中。针二分，灸五壮。一曰：灸二七壮至七七壮。

主治：脑虚冷痛，头风肿痛，项痛，饮酒过多，头皮肿，风痫，清涕。○一云：治目眩面肿，鼻塞不闻香臭，惊痫戴目，昏不识人，可灸二七壮至七七壮，初灸即不痛，病去即痛，痛即罢灸。若是鼻塞，灸至四日渐退，七日顿愈。针入二分、留三呼、得气即泻；头风生白屑，多睡，针之弥佳，针讫以末盐生麻油相和折发根下，即头风永除。○治头风疼痛，可灸三壮，小儿急慢惊风，灸三壮，炷如小麦。《神农经》。邪病鬼癫囟上主之，一名鬼门。《千金》。兼百会，治卒暴中风。《玉龙赋》。连玉枕疗头风。《百证赋》。

上星：在鼻直上入发际一寸陷者中，可容豆。针三分、留六呼，灸五壮。一云：宜三棱针出血，以泻诸阳热气。

主治：头风头痛，头皮肿，面虚恶寒，痎疟，寒热汗不出，鼻血臭涕，鼻塞不闻香臭，目眩睛痛，不能远视，以细三棱针刺之，即宣泄诸阳热气无令上冲头目。○鼻中息肉，灸二百壮。又云：兼大椎，灸疟至发时令满百壮，炷如黍米；又治鬼魅，灸百壮；又十三鬼穴，此名鬼堂，主百邪癫狂，当在第十次下针。○治头风鼻渊。《玉龙赋》。

神庭：在直鼻上入发际五分，发高者，际边是穴，发低者，高二、三分，灸三壮，禁针，针之令人癫狂、目失明。一日：灸七壮至三七壮止。

主治：发狂登高妄走，风痫癫疾，角弓反张，目上视不识人，头风鼻渊，流涕不止，头痛目泪，烦满喘喝，惊悸不得安寝。○专理头风。《玉龙赋》。

勉學堂集鍼灸　卷四　空

素髎鍼在鼻端準頭鍼一分禁灸

主治鼻中瘜肉不消喘息不利多涕㖞澼衄血

一曰治酒酢風用三稜鍼出血

水溝鍼在鼻下人中陷中鍼三分留六呼得氣即瀉灸三壯至七壯炷如小麥然灸不及鍼

主治中風口噤牙關不開卒中惡邪鬼擊不省人事癲癇卒倒消渴多飲水氣遍身浮腫瘟疫口眼㖞澼俱宜鍼之若風水面腫鍼此一穴出水盡即頓愈〇一云水氣腫病但宜鍼此三分徐徐出之以瀉水氣若鍼他穴水盡則死〇治小兒急慢驚風可灸三壯炷如小麥神農經

兼曲池穴治瘰仆又云兼委中穴治腰脊閃痛又云合大陵頻瀉之全除口氣玉龍賦人中治癲功最高十二鬼穴不須饒席弘賦此穴爲鬼市治百邪癲狂此當在第一次下鍼凡人中惡先掐鼻下是也鬼擊卒死者須即灸之千金兼前頂治面虛浮百證賦水溝兼間使治邪癲靈光賦

兌端鍼在上脣端鍼三分留六灸三壯炷如大麥

主治癲癇吐沫齒齗痛消渴衄血口噤口瘡臭不可近〇小便赤澀兌端獨瀉大腸經百證

齗交鍼在脣內上齒縫中鍼三分逆鍼之灸三壯

素髎：在鼻端准头。针一分，禁灸。

主治：鼻中息肉不消，喘息不利、多涕，㖞澼衄血。一曰：治酒酢风，用三棱针出血。

水沟：在鼻下人中陷中。针三分，留六呼、得气即泻，灸三壮至七壮，炷如小麦，然灸不及针。

主治：中风口噤，牙关不开，卒中恶邪，鬼击不省人事，癫痫卒倒，消渴多饮，水气遍身浮肿，瘟疫，口眼㖞澼，俱宜针之，若风水面肿，针此一穴，出水尽，即顿愈。〇一云：水气肿病，但宜针此三分，徐徐出之，以泄水气，若针他穴，水尽则死。〇治小儿急慢惊风，可灸三壮，炷如小麦。《神农经》。兼曲池穴，治瘰仆。又云：兼委中穴，治腰脊闪痛。又云：合大陵频泻之，全除口气。《玉龙赋》。人中治癫功最高，十三鬼穴不须饶。《席弘赋》。此穴为鬼市，治百邪癫狂，此当在第一次下针，凡人中恶，先掐鼻下是也，鬼击卒死者，须即灸之。《千金》。兼前顶，治面肿虚浮。《百证赋》。水沟兼间使，治邪癫。《灵光赋》。

兑端：在上唇端。针三分、留六呼，灸三壮，炷如大麦。

主治：癫痫吐沫，齿龈痛，消渴衄血口噤，口疮臭秽不可近。〇小便赤涩，兑端独泻太阳经。《百证赋》。

龈交：在唇内上齿缝中。针三分，逆针之，灸三壮。

主治：面赤心烦痛，鼻生息肉不消，头额中痛，颈项强，目泪多眵赤痛，牙疳肿痛，小儿面疮久癣不除，点烙亦佳。○专治鼻痔。《百证赋》。

督脉流注及孔穴：督脉者，起于下极之腧，并于脊里，上至风府，入脑，上巅，循额，至鼻柱。属阳脉之海，中行凡二十七穴。（《铜人》）○督之为言都也，阳脉都会，男子之主也。（《入门》）

鼻下素髎一穴：一名面正。在鼻柱上端。一云：准头。针入三分，禁不可灸。（《铜人》）

水沟一穴：一名人中。在鼻柱下人中，中直唇取之。针入三分、留五呼，可灸三壮。风水面肿针此穴，即愈。（《铜人》）

兑端一穴：在唇上端。一云：在上唇中央尖尖上。针入三分、留六呼，可灸三壮。（《铜人》）

龈交一穴：在唇内齿上龈缝筋中。（《铜人》）○在唇内齿上缝中央。（《入门》）○针入三分，可灸三壮。（《入门》）

额上神庭一穴：在额前直鼻上入发际五分。可灸七壮，禁不可针。（《入门》）

上星一穴：在神庭后入发际一寸。（《铜人》）○在额颅上，鼻直中入发际一寸陷中，容豆是穴也。○针入二分、留十呼，可灸三壮，不宜多灸。（《铜人》）

囟会一穴：在上星后一寸陷者中。可灸二七壮至七七壮，初灸不痛，病去即痛止灸，禁不可针。（《铜人》）

前顶一穴：在囟会后一寸五分骨陷中。针入一分，可灸二壮至七七壮。（《铜人》）

百会一穴：一名三阳五会，一名天满。在前顶后一寸五分顶中央旋毛中可容豆。针入二分、得气即泻，可灸七壮。○凡灸头顶不得过七七壮，缘头顶皮肤浅薄，灸不宜多。（《铜人》）

顶后后顶一穴：一名交冲。在百会后一寸五分枕骨上。针入三分，可灸五壮。（《铜人》）

强间一穴：一名大羽。在后顶后一寸五分。针入三分，可灸五壮。（《铜人》）

脑户一穴：一名匝风，一名合颅。在枕骨上强间后一寸五分。禁不可针，令人哑，可灸七壮，亦不可妄灸。（《铜人》）

风府一穴：一名舌本。在项入发际一寸，脑户后一寸五分项大筋内宛宛中。（《铜人》）〇在项后发际上一寸，疾言其肉立起，言休立下。针入二分，禁不可灸。（《铜人》）

哑门一穴：一名舌肿，一名舌厌。在风府后五分，入发际五分宛宛中，入系舌本，仰头取之。（《铜人》）〇在项中央入发际五分宛宛中，去风府一寸。（《资生》）〇针入二分，禁不可灸，令人哑。（《铜人》）

背脊大椎一穴：在项后第一椎上陷中。针入五分、留三呼、泻五吸；若灸，随年为壮。（《铜人》）〇凡灸椎骨，当灸骨节突处方验，灸节下当骨，则无验，以鱼肉骨参之，其言为可信，尽依其言，当骨节灸之。（《资生》）〇椎皆作节，下皆作外。（《入门》）

陶道一穴：在项后大椎节下间，俯而取之。针入五分，可灸五壮。（《铜人》）

身柱一穴：在第三椎节下间，俯而取之。针入五分，可灸五壮。（《铜人》）

神道一穴：在第五椎节下间，俯而取之。可灸七七壮至百壮，禁不可针。（《铜人》）

灵台一穴：在第六椎节下间，俯而取之。可灸五壮，禁不可针。（《铜人》）

至阳一穴：在第七椎节下间，俯而取之。针入五分，可灸三壮。（《铜人》）

筋缩一穴：在第九椎节下间，俯而取之。针入五分，可灸三壮。（《铜人》）

脊中一穴：一名神宗，一名脊俞。在第十一椎节下间，俯而取之。针入五分，禁不可灸。（《铜人》）

悬枢一穴：在第十三椎节下间，伏而取之。针入三分，可灸三壮。（《铜人》）

命门一穴：一名属累。在第十四椎节下间，伏而取之。针入五分，可灸三壮。（《铜人》）〇背部中行，自项中央直脊至命门穴与脐相对，若取一杖，正身立地，以杖从地起量至脐切断，却移向后量脊，杖头尽处是命门穴也。（《纲目》）

阳关一穴：在第十六椎节下间，伏而取之。针入五分，可灸三壮。（《铜人》）

腰俞一穴：一名背解，一名髓孔，一名腰柱，一名腰户，一名髓空。在第二十一椎节下间宛宛中。（《铜人》）○以挺伏地舒身两手相重支额，纵四体开，然后巧取，乃得真穴。（《纲目》）○针入八分，留三呼、泻五吸，可灸七壮至七七壮止。（《铜人》）

长强一穴：一名气之阴郄，督脉别络。在脊骶端下陷中，伏地取之，乃得其穴。针入二分、留七呼，可灸三十壮至二百壮。（《铜人》）

经外奇穴

头部

前神聪：去前顶五分，自神庭至此穴共四寸。

主治：中风、风痫，灸三壮。

后神聪：去百会一寸。

主治：中风、风痫，灸三壮。

发际：平眉上三寸是穴。

主治：头风眩晕疼痛，延久不愈，灸三壮。

阳维：在耳后引耳令前，弦筋上是穴。

主治：耳风聋雷鸣，灸五十壮。《千金翼》。

当阳：当目瞳子直入发际内一寸，去临泣五分是穴。

主治：风眩不识人，鼻塞症，灸三壮，针三分。○虾蟆瘟，针当阳及太阳多出恶血，继以绸系其肩下臑上，即针刺左右尺泽大小血络及委中血

絡並棄血如糞則不日而飲水神效

耳上穴

治瘰氣灸風池及耳上髮際各百壯與　千金

作兩耳後髮際

神聰四穴　在百會左右前後四而各相去一寸

主頭風目眩風癎狂亂鍼入三分

太陽穴　在兩額角眉後青絡鍼出血

治偏頭風〇又治風目眶爛太陽當陽尺澤皆

明堂　在鼻直上入髮際一寸

主治頭風鼻塞多涕即上星

眉衝二穴　在鼻直上入髮際一寸

主治頭風鼻塞多涕鍼入二分一云即星穴也

勉學堂集鍼灸　卷四　　奕

面部

印堂　在兩眉中間

治小兒急慢驚風可灸三壯艾炷如小麥大〇

善治驚搐　玉龍

海泉　在舌下中央脉上

主治消渴鍼出血

左金津右玉液　在舌上兩旁紫脉上

络，并弃血如粪，则不日而饮水，神效。

耳上穴：治瘰气，灸风池及耳上发际各百壮。《千金翼》。《千金》作两耳后发际。

神聪四穴：在百会左右前后四而各相去一寸。

主头风、目眩、风痫、狂乱，针入三分。

太阳穴：在两额角眉后青络，针出血。

主治偏头风。〇又治风目眶烂，太阳、当阳、尺泽，皆针弃血如粪，神效。

明堂：在鼻直上入发际一寸。

主治：头风鼻塞多涕，即上星。

眉冲二穴：在鼻直上入发际一寸。

主治：头风鼻塞多涕，针入二分。一云：即星穴也。

面部

印堂：在两眉中间。

治小儿急慢惊风，可灸三壮，艾炷如小麦大。〇善治惊搐。《玉龙》

海泉：在舌下中央脉上。

主治：消渴，针出血。

左金津右玉液：在舌下[1]，两旁紫脉上。

---

① 下：原作"上"，据本书卷一改。

主治消渴口瘡舌腫喉痺三棱鍼鍼出血

唇裏穴 唇裏正當承漿邊遍齒齗鍼三鋥

主治馬黃黃疸《千金翼》

夾承漿穴 夾承漿兩邊各一寸

主治馬黃急疫《千金翼》

燕口 在口吻兩傍燕口處赤白肉際

主治狂疾罵詈撾斫人名為熱陽疾灸此穴各一壯《千金翼》○狂邪鬼語灸十五壯○小兒大小便不通灸各一壯

鼻交頞中 主治癲風角弓反張羊鳴大風青風面風如蟲行卒風多睡健忘心中憒憒口禁卒倒不識人黃疸急黃此一穴皆主之鍼入六分得氣即瀉留三呼五吸不補亦宜灸然不及鍼慎酒麵生冷醋滑豬魚蒜蕎麥漿水

魚腰 一名印堂在兩眉中

主治眼疾鍼入二分

魚尾 在目眥外頭

兼睛明太陽治目證《玉龍》

顡顬 在眉尾中間上下有來去絡脈是鍼灸之所

主治：消渴、口疮、舌肿、喉痹，三棱针针出血。

唇里穴：唇里正当承浆边，逼齿龈，针三鋥。

主治：马黄黄疸。《千金翼》。

挟承浆穴：挟承浆两边各一寸。

主治：马黄急疫。《千金翼》。

燕口：在口吻两旁燕口处赤白肉际。

主治：狂疾骂詈挝斫人，名为热阳疾，灸此穴各一壮。《千金翼》○狂邪鬼语，灸十五壮。○小儿大小便不通，灸各一壮。

鼻交頞中：主治癫风，角弓反张，羊鸣，大风，青风，面风如虫行，卒风，多睡健忘，心中愦愦，口禁卒倒不识人，黄疸急黄，此一穴皆主之。针入六分，得气即泻，留三呼、五吸，不补，亦宜灸，然不及针。慎酒、面、生、冷、醋、滑、猪、鱼、蒜、荞麦、浆水。

鱼腰：一名印堂。在两眉中。

主治：眼疾，针入二分。

鱼尾：在目眥外头。

兼睛明、太阳治目证。《玉龙》。

顡顬：在眉尾中间上下有来去络脉，是针灸之所。

鼻準: 在鼻柱尖。

主治: 鼻上酒瘟, 針出血。

耳尖: 在耳尖捲耳取之。

治目生白膜, 灸七壯, 不宜多灸。

聚泉: 在舌, 以舌出口外使直, 有縫陷中。

主治: 哮喘咳嗽久不愈, 用生薑切薄片搭舌上, 中灸七壯, 不宜多灸。○熱喘用雄黄末少許和艾炷灸, 冷喘用款冬花末少許和艾灸, 灸畢即用生薑茶清微呷下。若舌胎、舌强, 少針出血。

睛中二穴: 在眼黑珠正中。取穴之法: 先用布搭目外以冷水淋一刻, 方將三稜針於目外角離黑珠一分許針入半分之微, 然後入金針約數分深, 旁入自上層轉撥向瞳人輕輕而下斜插定目角, 即能見物, 一飯頃出針, 輕扶偃臥, 仍用青布搭目外, 再以冷水淋三日夜止。初針盤膝正坐, 將筋一把兩手握於胸前, 寧心正視, 其穴易得。治一切內障年久不能視物, 頃刻光明, 神秘穴也。○凡學針人眼, 先試針內障羊眼, 能針羊眼復明, 方針人眼, 不可造次。

機關　在耳下八
　　　分近前

凡卒中風口噤不開灸此二穴五壯即愈一日
隨年為壯僻者逐左右灸之　千金

百勞　在大椎向發際二寸點記將其二寸中摺
　　　墨記横布於先點上左右兩端盡處是

主治瘰癧灸七壯神效〇又瘰癧聯珠瘡灸百
勞三七壯至百壯肘尖百壯又先問審知初出
核以鍼貫核正中即以石雄黄末和熟艾作炷
灸核上鍼穴三七壯諸核從此亦消矣

勉學堂鍼灸集成　卷四
頸項部　膺部
奕

膺部

龍頷　在鳩尾上一寸半

主治心痛冷氣上灸百壯勿鍼　千金

乳上穴

治乳癰妒乳以繩横度口以度從乳上行灸度
頭二七壯

通谷　在乳下二寸

主心痛惡氣上脇痛急灸五十壯　千
　　　　　　　　　　　　　　金

腋下穴

治哕噫膈中氣閉塞灸腋下聚毛下附肋宛宛
中五十壯神良　千金

颈项部

机关：在耳下八分近前。

凡卒中风口噤不开，灸此二穴五壮即愈。一曰：随年为壮，僻者逐左右灸之。《千金翼》。

百劳：在大椎向发际二寸点记，将其二寸中折墨记，横布于先点上左右两端尽处是。

主治：瘰疬，灸七壮神效。〇又瘰疬联珠疮，灸百劳三七壮至百壮，肘尖百壮。又先问审知初出核，以针贯核正中，即以石雄黄末和熟艾作炷灸核上针穴三七壮，诸核从此亦消矣。

膺部

龙颔：在鸠尾上一寸半。

主治：心痛冷气上，灸百壮，勿针。《千金翼》。

乳上穴：治乳痈、妒乳，以绳横度口，以度从乳上行，灸度头二七壮。

通谷：在乳下二寸。

主心痛，恶气上胁痛，急灸五十壮。《千金》。

腋下穴：治哕噫，膈中气闭塞。腋下聚毛下附肋宛宛中五十壮，神良。《千金翼》。

旁廷：在腋下四肋间，高下正与乳相当，乳后二寸陷中，俗名注布，与腋取之。

主卒中恶，飞尸遁注，胸胁满。针入五分，灸五十壮。

肋头：治瘕癖，患左灸左，患右灸右。第一屈肋头近第二肋下，即是灸处；第二肋头近第三肋下间肉走前，亦是灸处。初日三壮，次日五壮，后七壮，周而复始至十壮止。惟忌大蒜。

肋罅：治飞尸诸疰。以绳量病人两乳间中屈之，乃从乳头向外量，使当肋罅于绳头尽处是穴，灸随年壮。《千金》云：三壮或七壮，男左女右。○凡中尸者①，飞尸、遁尸、风尸、尸疰②，其状皆腹胀痛急不得息，气上冲心胸两胁，或踝踊起，或挛引腰脊，灸乳后三寸，男左女右，可二七壮，如不止，多其壮数愈。

乳下：正居乳下一寸。

主胃脘痛，肝俞、脾俞、下三里、膈俞、太冲、独阴无，乳下一寸，各灸二十壮。

腹部

---

① 者：原作"壮"，据《类经图翼》卷六改。
② 尸疰：此上原有"尸尸"二字，据《类经图翼》卷六、《罗遗编》卷上删。

长谷：在挟脐相去五寸。一名循脊。

主治：下痢不嗜食，食不消，灸五十壮、三报之。《千金》。羸瘦，食不化，灸长谷、胃俞、挟脐旁各二寸，各七壮。

肠遗：挟中极旁相去二寸半。

治大便难，灸随年壮。《千金》。

肓募：以乳头斜度至脐中，乃屈去其半，从乳下量至尽处是穴。

主治：结气囊裹针药不及者，灸随年壮。

胁堂：在腋下骨间陷中，举腋取之。

主治：胸腋气满、哕噫。喘逆，目黄，远视晄晄，可灸五壮。

身交：在少腹下横纹中。

治白崩中，灸少腹横纹，当脐孔直下一百壮，及治胞落癫，须三报之。○又治大小便不通。○又治尿床者，可灸七壮。

通关：通关二穴在中脘旁各五分。

主治：五噎，左捻能进饮食，右捻能和脾胃。此穴一针有四效，下针良久后觉脾磨食，又觉针动为一效；次觉针病根腹中作声为第二效；次觉流入膀胱为三效；四觉气流。

直骨在乳下大約離一指頭看其低陷之處與乳直對不偏者是穴也婦人按其乳直向下看乳頭所到之處正穴也

主治遠年咳嗽炷如小豆大灸三壯男左女右不可差誤其咳即愈不愈不可治

陰都在臍下一寸五分兩旁相去各三寸針五分

子宮二穴在中極兩旁各五分

胞門子戶氣門子臟閉塞不受精妊娠不成若墮胎胞漏見赤灸胞門五十壯關元左邊二寸是也右邊名子戶若胞衣不出及子死腹中或腹中積聚皆針入胞門一寸○胎孕不成灸氣門穴在關元旁三寸各五十壯又漏胎下血不禁灸百壯

臍下六寸兩旁各開一寸是穴灸三七壯內關太衝三壯獨陰五壯

治冷氣衝心疼

臍旁穴以蠟繩量患人口兩角為一寸作三折成三角以一角安臍心兩角在臍下兩旁盡處點記灸二七壯治冷心痛立差○治奔豚氣繞臍上衝灸二七壯兩丸蹇塞亦灸左取右右取左並灸氣衝七壯

勉學堂聚錦灸 卷四 奎

直骨：在乳下大约离一指头，看其低陷之处与乳直对不偏者是穴也。妇人按其乳直向下看乳头所到之处正穴也。

主治：远年咳嗽，炷如小豆大，灸三壮，男左女右，不可差。误其咳即愈，不愈不可治。

阴都：在脐下一寸五分，两旁相去各三寸，针五分。

子宫二穴：在中极两旁各五分。

胞门、子户、气门：子脏闭塞不受精，妊娠不成。若堕胎胞漏见赤，灸胞门五十壮。关元左边二寸是也，右边名子户。若胞衣不出及子死腹中，或腹中积聚，皆针入胞门一寸。○胎孕不成，灸气门穴。在关元旁三寸，各五十壮。又漏胎下血，不禁灸百壮。

脐下六寸：两旁各开一寸是穴。灸三七壮，内关、太冲三壮，独阴五壮。

治冷气冲心疼。

脐旁穴：以蜡绳量患人口两角为一寸，作三折成三角，以一角安脐心，两角在脐下两旁尽处点记。灸二七壮，治冷心痛立差。○治奔豚气绕脐上冲，灸二七壮，两丸蹇塞亦灸，左取右，右取左，并灸气冲七壮。

経中穴[在臍下寸半兩旁各三寸]

治大小便不通灸百壯胞門五十壯營衝三壯大腸俞三壯膀胱俞三壯丹田二七壯

腸繞二穴[在挾玉泉兩旁相去各二寸]

主治大便閉塞灸以年為壯

背部

魂舍[在挾臍兩旁相去一寸]

主治小腸瀉痢膿血灸百壯小兒減之

後腋下穴[治頸漏灸背後兩邊腋下後文頭灸隨年壯]

脊背五穴[治大人癲疾小兒驚癇灸背第二椎上及下窮骨尖二處乃以繩度量上下中折復量至脊骨上點記之共三處畢復斷此繩取其半者為三折而三合如△字樣以上角對中央一穴其二角正夾脊兩邊同灸之凡五處也各百壯]千金

巨闕俞[第四椎名巨闕]

主胸膈中氣灸隨年壯

督俞[在第六椎下兩旁相去各二寸禁針可灸一名高蓋]

氣海俞[在第十五椎下兩旁相去各二寸鍼三分留六呼可灸]

勉學堂集灸《卷四》[尻部 背部] 圭

经中穴：在脐下寸半两旁各三寸。

治大小便不通，灸百壮，胞门五十壮，营冲三壮，大肠俞三壮，膀胱俞三壮，丹田二七壮。

肠绕二穴：在挟玉泉两旁相去各二寸。

主治：大便闭塞，灸以年为壮。

背部

魂舍：在挟脐两旁相去一寸。

主治：小肠泻痢脓血，灸百壮，小儿减之。

后腋下穴：治颈漏。背后两边腋下后纹头，灸随年壮。

脊背五穴：治大人癫疾，小儿惊痫。背第二椎上及下穷骨尖二处，乃以绳度量上下中折，复量至脊骨上点记之，共三处毕、复断此绳取其半者为三折而三合如△字样，以上角对中央一穴，其二角正夹脊两边同灸之，凡五处也各百壮。《千金翼》。

巨阙俞：第四椎，名巨阙。

主胸膈中气，灸随年壮。

督俞：在第六椎下两旁相去各二寸。禁针，可灸。一名高盖。

气海俞：在第十五椎下两旁相去各二寸。针三分、留六呼，可灸。

关元俞：在十七椎下两旁相去各二寸。针三分、留六呼，可灸。

治泻痢虚胀，小便难，妇人瘕聚诸疾。

夹脊穴：治霍乱转筋。令病者合面卧伸两手著身，以绳横牵两肘尖，当脊间绳下两旁相去各一寸半所灸百壮，无不差者，此华佗法。

下极俞：在第十五椎，名下极俞。

主治：腹中疾，腰痛，膀胱寒，饮澼注下，灸随年壮。《千金翼》。

十七椎穴：转胞腰痛，灸第十七椎五十壮。《千金翼》。

回气：在脊穷骨上赤白肉下。

主治：五痔、便血、失尿，灸百壮。○若灸穷骨惟多为佳。《千金翼》。

下腰一穴：在八髎正中央脊骨上，名三宗骨。

主治：泻痢下脓血，灸五十壮。

环岗二穴：在小肠俞下二寸，横纹间。

主大小便不通，灸七壮。

胛缝二穴：在背端骨下，直腋缝尖及臂。

主治：肩背痛连，针入三分，泻二吸。

精宫：在背第十四椎下各开三寸。

专主梦遗，灸七壮，神效。

崇骨：在大椎上第一小椎是也。

肩柱：在肩端起骨尖。

主治：瘰疬及手不举，灸七壮。

浊浴：挟胆俞旁行，相去五寸。名浊浴。

主治：胸中胆病、恐畏多惊、少力，口苦无味，灸随年壮。

腰眼：其法令病人平眠，以笔于两腰眼宛宛中点二穴，各灸七壮。此穴诸书所无而居家必用，载三云：其累试屡验。

主治：诸劳瘵已深之难治者，于癸亥日二更尽入三更时，令病人平眠，取穴灸三壮。○一传：治传尸劳瘵已至灭门绝户者有之，此症因寒热煎作，血凝气滞有化而为虫者，内食脏腑，每致传人，百方难治，惟灸可攻。其法于癸亥日二更后，将父夜半，乃六神皆聚之时，毋使人知，令病者解去下衣，举手同上，略转后些，则腰间两旁自有微陷可见，是名鬼眼穴，即俗人所谓腰眼也。正身直立，用墨点记，然后上床合面而卧，用小艾炷灸七壮，或九壮，十一壮尤好，其虫必于吐泻中而出，烧毁远弃之，此比四花等穴尤易且效。○《千金翼》云：治腰痛灸腰目髎，在尻上约左右。○又曰：在肾俞下三寸，夹脊两旁各一寸半以指按陷中，主治：消渴。此二说似皆指此穴。

夹脊穴：量三椎下，近四椎上，从脊骨上两旁各五分。灸三七壮至七七壮，立差神效。

尾穷骨：上一寸，左右各一寸，有三穴。

治腰痛不能屈伸，兼肾俞、委中各七壮。

膝旁：主治腰痛不能伸曲，脚酸难久立，在曲脉横纹头四处各三壮，并一时吹火使之一时自灭，一处灸不到，其疾不愈。

脊骨旁：治腰背伛偻、在脊骨旁左右突起浮高处以针深刺，灸五百壮至七八百壮，若病歇，则不必尽其数矣。

手部

大骨：在手大指第二节前尖上，屈指当骨节中，灸二七壮，禁针。

主治：内瘴久痛及吐泻。

拳尖：在中指本节前骨尖上，握拳取之。

主治：风眼翳膜疼痛，患左灸右，患右灸左，炷如

壯〇煩熱頭疼鍼三分〇心痛灸兩虎口白肉

治小兒唇緊灸此穴男左女右七壯兼承漿三

虎口

際七壯

主治霍亂轉筋在兩臂及胸中灸手掌後白肉

手掌後白肉際穴

池同

年壯肺俞大腸俞肝俞太冲各七壯中泉獨陰曲

又治少腹積聚腰脊周痺欬嗽大便難腎俞以

醫掌中熱胃氣上逆唾血及心腹中諸氣痛〇

中泉在手腕外間陽池陽溪中間陷中灸七壯

主治胸中氣滿不得臥肺脹滿彭彭然目中白

壯下火立愈

手中指第一節穴

治牙齒疼灸兩手中指背第一節前有陷處七

中魁在手中指第二節前骨尖上握指得之〇又

穴腸溪日在手腕中上側兩筋間陷中灸二七壯蓋

主治手指拘攣

五虎在手食指無名指背間本節前骨尖上各

小麥

五九一

小麦。

五虎：在手食指无名指背间，本节前骨尖上各一穴，握拳得之。

主治：手指拘挛。

中魁：在手中指第二节前骨尖上，握指得之。〇又曰：在手腕中上侧两筋间陷中，灸二七壮，盖阳溪穴也。

手中指第一节穴：治牙齿疼，灸两手中指背第一节前有陷处七壮，下火立愈。

中泉：在手腕外间，阳池、阳溪中间陷中，灸七壮。

主治：胸中气满不得卧，肺胀满彭彭然，目中白翳，掌中热，胃气上逆，唾血，及心腹中诸气痛。〇又治少腹积聚，腰脊周痺，咳嗽大便难，肾俞以年壮，肺俞、大肠俞、肝俞、太冲各七壮，中泉、独阴、曲池同。

手掌后白肉际穴：主治霍乱转筋在两臂及胸中，灸手掌后白肉际七壮。

虎口：治小儿唇紧，灸此穴，男左女右七壮，兼承浆三壮。〇烦热头疼针三分。〇心痛灸两虎口白肉際七壮。

手足髓孔：手髓孔在腕后尖骨头宛宛中，脚髓孔在足外踝后一寸。

俱主瘘退风半身不遂、可灸百壮。

两手研子骨：治豌豆疮，灸两手腕研子骨尖上三壮，男左女右。

河口：治狂走惊痫，灸河口五十壮，在手腕后陷中动脉。

肘尖：治肠痈屈两肘尖骨头，各灸百壮，则下脓血者自愈。○又云：正灸肘头锐骨。

八关八穴：在手十指间。

治大热眼痛睛欲出，针刺出血即愈。

小骨空穴：在手小指二节尖上。

治眼疾及烂弦风，眼灸九壮，以口吹火灭。

二白四穴：在掌后横纹上四寸，手厥阴脉两穴相并，一穴在两筋中，一穴在大筋外。

主治：痔漏下血痒痛，针入三分，泻两吸。

龙元二穴：在列缺上青脉中。

主治：下牙痛，灸七壮。○兼合谷、下三里、神门、列缺各三壮，吕细二七壮，治牙颊痛。

夺命：在曲泽上。

主治：目昏晕，针三分，禁灸。

大都二穴：在手大指次指间，虎口赤白肉际，屈掌取之。

主治：头风及牙疼痛，针一分，灸七壮。

上都二穴：在食指中指本节歧骨间。

主治：手臂红肿，针一分，灸七壮。

中都二穴：在手中指、无名指之间，本节前歧骨间。

治手臂红肿，针一分，灸三壮。

下都二穴：在手小指、无名指之间，本节前歧骨间。针一分，灸三壮。

四缝左右十六穴：在手四指内中节横纹紫脉上，针出血。

十宣一十穴：在手十指头端去爪甲一分，针一分。治乳蛾。

大指甲根：排刺二针，治双蛾，重者一日再刺。

手大指甲后：第一节横纹头白肉际，兼肝俞各灸一壮。

治大人小儿雀目。

手大指内侧横纹头：治目生白翳，兼小指本节尖各灸三壮。○手五指不能曲伸，灸一壮，神效。

手掌后臂间穴：治疔肿，灸掌后横纹后五指许，男左女右，七壮

即驗巳用得效○又云治風牙疼以繩量自手
中頭至掌後橫紋折爲四分乃復自橫紋比量
向後放臂中盡處兩筋間是穴灸三壯隨左右
灸之兩患者灸兩臂至驗

手表腕上踝骨尖端
治上下齒痛灸此處如不愈更灸七壯左痛灸
右右痛灸左神效

高骨二穴在掌後寸部前五分鍼一寸半灸七壯

治手病

勉學堂鍼灸集成　卷四　手部

鬼眼四穴在手大拇指去爪甲角如韭葉兩指並
起用帛縛之當兩指岐縫中是穴又二

治五癇等症發疾灸之效甚

足部

膝眼在膝頭骨下兩旁陷中刺五分禁灸

主治膝冷痛不巳○兼髖骨治脚腿腫痛

髖骨在膝盖上梁丘旁外開一寸

主治兩脚膝紅腫痛寒濕走注白虎歷節風痛
腿風不能舉動

風市在後

交儀

即验，已用得效。○又云：治风牙疼，以绳量自手中头至掌后横纹，折为四分，乃复自横纹比量向后放臂中尽处两筋间是穴，灸三壮，随左右灸之，两患者灸两臂至验。

手表腕上踝骨尖端：治上下齿痛，灸此处，如不愈，更灸七壮，左痛灸右，右痛灸左，神效。

高骨二穴：在掌后寸部前五分，针一寸半，灸七壮。

治手病。

鬼眼四穴：在手大拇指去爪甲角如韭叶，两指并起，用帛缚之，当两指岐缝中是穴。又二穴在足大趾，取穴亦如在手者同。

治五痫等症发疾，灸之效甚。

足部

膝眼：在膝头骨下两旁陷中，刺五分，禁灸。

主治：膝冷痛不已。○兼髋骨，治脚腿肿痛。

髋骨：在膝盖上，梁丘旁外开一寸。

主治：两脚膝红肿痛，寒湿走注，白虎历节风痛，腿风不能举动。

风市：在后

交仪：

治婦人漏下赤白，月水不利，灸交儀穴，在內踝上五寸。

營池：主婦人下血漏赤白，灸營池四穴三十壯。在內踝前後兩邊池上脉，一名陰陽。

漏陰：治婦人漏下赤白，四肢酸削，灸漏陰三十壯，穴在內踝下五分微動脉上。

足太陰太陽穴：治婦人逆產足先出，刺太陰入三分，足入乃出針。穴在內踝後白肉際骨陷宛宛中。○胞衣不出，刺足太陽入四分，在外踝後一寸宛宛中。

足踝：治小兒重舌，灸右足踝上七壯。○又云：灸兩足外踝上七壯。○又治齒頭，灸外踝上高骨前交脉上七壯。○又治轉筋十指拘攣，灸足外踝骨上七壯。○又治翻胃吐食，灸內踝下稍斜向前有穴三壯，或曰向前一指。○又治諸惡漏中冷息肉出、灸足內踝上各三壯，二年六壯。

外踝尖：在外踝尖上三寸。

主治：外转筋，可灸七壮，或刺出血。

踝尖：在足内踝尖上。

主治：下牙痛。〇又曰：脚足转筋不忍，内筋急内踝尖七壮，外筋急外踝尖七壮。

内昆仑：在足内踝后陷中。

主治：转筋，针入六分，气至泻之。

承命：在内踝后上行三寸动脉中。

治狂邪惊痫，灸三十壮。一曰：七壮。

足踵：治霍乱转筋，灸涌泉三七壮，如不止、灸足踵聚筋上白肉际七壮，立愈。

阴阳穴：在足拇趾下，屈里表头白肉际。

治妇人下漏赤白，注泻，灸随年壮三报之。

独阴：在足第二趾下，横纹中。

主治：干呕吐、伏梁、奔豚、积聚、小肠疝气、死胎、胎衣不下、胸痛、吐冷酸水，太冲三壮，内关二壮，独阴五壮，足大趾内初节横纹中三壮，尾穷骨五十壮。〇治脐下结块如盆，关元、间使各三十壮，太冲、太溪、三阴交各三壮，肾俞以年壮，独阴五壮。〇阴卵偏大入腹，灸太冲、独阴、三阴交、关元。

足第二指上穴　灸足第二指上一寸随年壮治水病○

手足小指穴　主治食注灸手小指尖头别男左女右随年壮○又治消渴症初灸两手足小指头及项椎随年壮又灸膀胱俞横三间寸灸之亦随年亦报之又治癞疝灸手小指端七壮左灸右灸左

勉学堂集成针灸　卷四　足部　金

血郄　即百虫窠在膝内廉上膝三寸陷中
主肾脏风疮针入二寸半灸二七壮止

气端　在足十趾端
主脚气日灸三壮神效

鹤顶　在膝盖骨尖上
主两足瘫痪无力灸七壮

阴独八穴　在足四趾间
主妇人月经不调须待经定为度针三分灸三壮

通里　在足小指上二寸
主妇人崩中及经血过多针入二分灸二七壮

吕细　二穴在足内踝尖
主治上牙痛灸二七壮

足第二趾上穴：灸足第二趾上一寸随年壮，治水病。

手足小指穴：主治食注，灸手小指尖头，男左女右，随年壮。○又治消渴症，初灸两手足小指头及项椎随年壮，又灸膀胱俞横三间寸灸之，亦随年壮，五日亦报之。又治癞疝，灸手小指端七壮，左灸右，右灸左。

血郄：即百虫窠在膝内廉，上膝三寸陷中。
主肾脏风疮，针入二寸半，灸二七壮止。

气端：在足十趾端。
主脚气日灸三壮，神效。

鹤顶：在膝盖骨尖上。
主两足瘫痪无力，灸七壮。

阴独八穴：在足四趾间。
主妇人月经不调，须待经定为度。针三分，灸三壮。

通里：在足小趾上二寸。
主妇人崩中及经血过多，针入二分，灸二七壮。

吕细：二穴在足内踝尖。
主治：上牙痛，灸二七壮。

营衝即营池

內太衝二穴在足太衝穴對內傍

主治疝氣上衝呼吸不通鍼一分灸三壯極妙

甲根在足大拇趾端爪甲角隱皮爪根左右廉內甲之隙治疝鍼一分

足大指橫紋穴毛中

治卒中惡悶熱毒欲死灸足大指橫紋隨年為壯○治陰腫欲潰困憊灸大拇指本節橫紋中五壯一曰隨年壯○治癩卵疝氣灸足大指本節間三壯○又治癩疝灸足大指內側去端一

寸白肉際隨年壯甚驗若雙癩灸兩處○又治癩疝卵腫如瓜入腹欲死灸足大指下橫紋中隨年壯即腫邊灸之神驗○又治老少大便失禁灸兩脚大指去甲一寸所三壯○又治卒癩病灸聚毛中七壯○又治鼻衄時癢灸足大指節橫理三毛中十壯劇者百壯並主陰腫○又治久魘不醒者灸兩足大指聚毛中二十一壯

手足大指爪甲穴治卒中邪魅鼻下人中及手足大指爪甲令艾炷半在爪上半在肉上灸七壯不止十四壯炷如雀矢

营冲：即营池。

内太冲：二穴在足太冲穴对内旁膈大筋陷中，举足取之。

主治：疝气上冲，呼吸不通，针一分，灸三壮，极妙。

甲根：在足大拇趾端爪甲角隐皮爪根左右廉内甲之隙，治疝针一分。

足大趾横纹穴：在三毛中。

治卒中恶，闷热毒欲死，灸足大趾横纹随年为壮。○治阴肿欲溃困惫，灸大拇指本节横纹中五壮，一曰：随年壮。○治癩卵疝气，灸足大趾本节间三壮。○又治癩疝，灸足大趾内侧去端一寸白肉际随年壮，甚验，若双癩，灸两处。○又治癩疝卵肿如瓜，入腹欲死；灸足大趾下横纹中随年壮。即肿边灸之，神验。○又治老少大便失禁，灸两脚大趾去甲一寸所三壮。○又治卒癩病，灸聚毛中七壮。○又治鼻衄时痒，灸足大趾节横理三毛中十壮。剧者百壮，并主阴肿。○又治久魇不醒者，灸两足大趾聚毛中二十一壮。

手足大指爪甲穴：治卒中邪魅，鼻下人中及手足大指爪甲、令艾炷半在爪上半在肉上，灸七壮，不止，十四壮，炷如雀矢。

风市：在膝上七寸外侧两筋间。又取法：令正身平立，直垂两手着腿、当中指头尽处陷中是穴。针五分，灸三五壮。病轻者不可减百壮，重者灸五六百壮。（《千金》）

主治：腰腿酸痛，足胫麻顽，脚气，起坐艰难，先泻后补，风痛先补后泻，此风病冷痛之要穴。○兼阴市能驱腿脚之乏力。《玉龙》。治偏风半身不遂，两腿疼痛，灸二十一壮。《神农经》。

阿是穴：即天应穴。

兼风门、肩井、风池、昆仑、天柱、风府、绝骨，治项强。详其经络治之，兼针阿是穴。随痛随针之法能行，则无不神效。

足大趾甲根

治积年胸痛，足大趾爪甲之本根，爪甲之半当中灸七壮，男左女右，太冲三壮，独阴五壮，章门七壮，立愈；若或不愈，更灸。○阴疝，针一分，灸三壮。

踝下：在内踝下白肉际。

治满身卒肿面浮洪大，灸三壮，立效。

足大趾节：

治癫痫。在足大趾本节内纹，及独阴穴灸七壮。

阴部

横骨：

妇人遗尿不知时出，灸横骨当阴门七壮。○又治癫疝，在横骨两旁，夹茎灸之。

泉阴：在横骨旁三寸。

治癫疝偏大，灸泉阴百壮三报之。《千金翼》。

阴囊下横纹：治风气，眼反口噤，腹中切痛，灸阴囊下第一横理十四壮。《千金翼》。又胸痛口噤，阴囊下十字纹、期门、大陵、神门各灸三壮。

阴茎：

治卒癫病，灸阴茎上宛宛中三壮，得小便通，即差，当尿孔上是穴。○又灸阴茎头三壮。

羊矢：在会阴旁三寸，股内横纹中，按皮肉间有核如羊矢，可针三分，灸七壮。

关门二穴：在玉茎旁二寸。

治疝气冲心欲绝，针入二寸半，灸二七壮。

囊底 在阴囊下十字纹。

主治：肾脏风疮及小肠疝气，一切肾病灸七壮。

势头：治癫痫，穴在阴茎头，尿孔上宛宛中，灸三七壮，著火哀乞即差，不问男女，重者七七壮，轻者五壮、七壮。

禁针穴目录

神庭　脑户　承灵　颅息　囟会　神道　灵台　肩井　膻中　客主人　鸠尾　水分

神阙　会阴　石门　络却　玉枕　云门　承泣　缺盆　合谷　五里　气冲　人迎

乳中　伏兔　三阴交　然谷　青灵　角孙　横骨　三阳络　承筋　箕门　犊鼻　肺俞

心俞　肝俞　胆俞　脾俞　肾俞　四白　天枢

禁针穴

神庭：禁针，针之令人癫狂，目失明。

脑户：禁针灸、刺中脑户，入脑立死。

承灵：禁针。

颅息：禁针，出血多则杀人。

囟会：小儿八岁以前禁针，盖其囟门未合，针之不幸，令人夭。

神道：禁针。

灵台

肩井：此足阳明之会，连五脏气，若针深，令人闷倒，连补足三里须史平复，凡针肩井者，皆以三里下其气。一曰：此脏气所聚之处，不宜补。

伏兔　乳中　入迎　氣衝　五里　合谷　缺盆　承泣　雲門　　玉枕　絡却　石門　會陰　神闕　水分　鳩尾　客主人　膻中

随学堂　針灸大成　卷四　禁鍼穴　灸

膻中：禁针，针之不幸，令人夭。

客主人：针之则呿不能欠。《甲乙经》曰：针太深，令人耳无闻。一曰：禁针。一曰：针上关不得深。

鸠尾：禁针灸。

水分：禁针，水肿病不可针，针而水尽即死。

神阙：禁针，针之恶疡溃矢，死不治。

会阴：禁针，惟卒死者针一寸补之；溺死者，令人倒驮出水，用针补之，尿屎出则活，余不可针。

石门：妇人禁针灸，犯之绝孕。

络却：禁针。

玉枕：禁针。

云门：针太深，令人并息。

承泣：阳跷、任脉、足阳明三脉之会，禁不宜针灸。

缺盆：为五脏六腑之道，针太深，令人逆息，孕妇禁针。

合谷：孕妇不宜针，针之堕胎。

五里：《玉版篇》曰：迎之五里，中道而止，五至而已，五往而藏之气尽矣；小针解曰：夺阴者死，皆谓此穴，故禁针。

气冲：气街之中，胆胃脉也。胆之脉，循胁里出气街，绕毛际；胃之脉，挟脐入气街中。禁不可针，灸之不幸，使人不得息。

人迎：针过深，杀人。

乳中：针灸之，生蚀疮。

伏兔：

三阴交：妊娠不可针，针之堕胎。

然谷：针不宜见血。

青灵

角孙

横骨

三阳络：禁针。

承筋：禁针。

箕门：禁针。

犊鼻：刺禁论曰：刺膝膑出液为跛。

肺俞：刺中肺，三日死。

心俞：刺中心，一日死。

肝俞：刺中肝，五日死。

胆俞：刺中胆，一日半死。

脾俞：刺中脾，十日死。

肾俞：刺中肾，六日死。

四白：针深，令人目乌色。

天枢：魂魄之舍，不可针，孕妇不宜灸。

禁灸穴目录

天柱　承光　头维　攒竹　睛明　禾髎　迎香　颧髎　下关　人迎　天牖　天府

天府 禁之令人氣逆
天牖 不宜灸令人面腫
人迎 足陽明少陽之會禁灸鍼
下關 灸禁
顴髎 灸禁
迎香 灸禁
禾髎 灸禁
睛明 灸禁
攢竹 灸禁
頭維 灸禁
承光 灸禁
天柱 灸禁
禁灸穴
勉學堂聚灸卷四 禁灸穴目錄 禁灸穴 卒
石門 腦戶 地五會 頭臨泣 素髎
瘂門 風府 淵腋 鳩尾 脊中 陽關
絲竹空 白環俞 陰陵泉 氣衝 四白 天樞
殷門 心俞 承泣 承扶 瘈脈 耳門
犢鼻 伏兔 陰市 髀關 申脈 委中
少商 魚際 經渠 隱白 漏谷 條口
周榮 乳中 腹哀 肩貞 陽池 中衝

周荣　乳中　腹哀　肩贞　阳池　中冲　少商　鱼际　经渠　隐白　漏谷　条口　犊鼻　伏兔　阴市　脾关　申脉　委中　殷门　心俞　承泣　承扶　瘈脉　耳门　丝竹空　白环俞　阴陵泉　气冲　四白　天枢　哑门　风府　渊腋　鸠尾　脊中　阳关　石门　脑户　地五会　头临泣　素髎

禁灸穴

天柱：禁灸。

承光：禁灸。

头维：禁灸。

攒竹

睛明：禁灸。

禾髎

迎香：禁灸。

颧髎：禁灸。

下关：禁灸。

人迎：足阳明、少阳之会，禁灸针。

天牖：不宜灸，灸则令人面肿。

天府：禁之令人气逆。

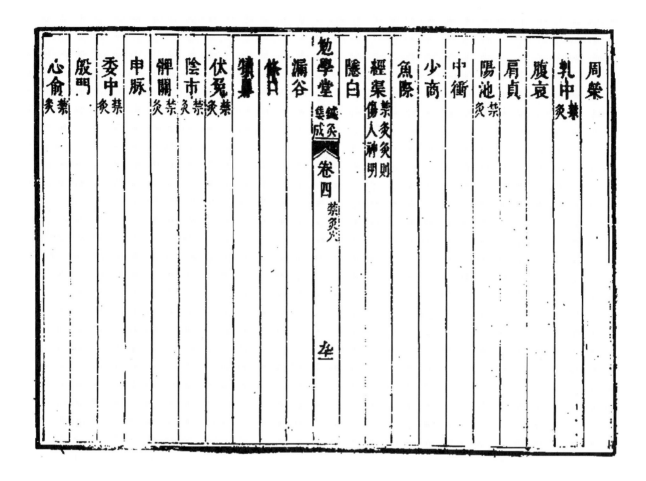

周荣
乳中：禁灸。
腹哀
肩贞
阳池：禁灸。
中冲
少商
鱼际
经渠：禁灸，灸则伤人神明。
隐白
漏谷
条口
犊鼻
伏兔：禁灸。
阴市：禁灸。
髀关：禁灸。
申脉
委中：禁灸。
殷门
心俞：禁灸。

承泣灸禁
承扶
瘈脈灸禁
耳門灸禁
絲竹空禁灸，灸之不幸，令人目小及盲
白環俞灸禁
陰陵泉
氣衝灸之不幸使人不得息
四白灸禁
天樞孕婦宜灸不
勉學堂集錄大卷四 禁灸穴

啞門禁灸，灸之令人瘂
風府禁灸，灸則令人喑
淵腋禁灸，灸之不幸生腫蝕馬刀瘍內潰者死
鳩尾灸禁
脊中穴令人灸之
陽關穴足少陽經
石門人灸之絕令孕
腦戶灸之令人喑
地五會禁灸，灸之令人瘦不出三年死
頭臨泣灸禁

承泣：禁灸。

承扶

瘈脉：禁灸。

耳门：禁灸。

丝竹空：禁灸，灸之不幸，令人目小及盲。

白环俞：禁灸。

阴陵泉

气冲：灸之不幸，使人不得息。

四白：禁灸。

天枢：孕妇不宜灸。

哑门：禁灸，灸之令人哑。

风府：禁灸，灸则令人喑。

渊腋：禁灸，灸之不幸生肿蚀马刀疡，内溃者死。

鸠尾：禁灸。

脊中：禁灸，灸之令人偻。

阳关：足少阳经穴，禁灸。

石门：妇人灸之绝孕。

脑户：灸之令人喑。

地五会：禁灸，灸之令人瘦，不出三年死。

头临泣：禁灸。

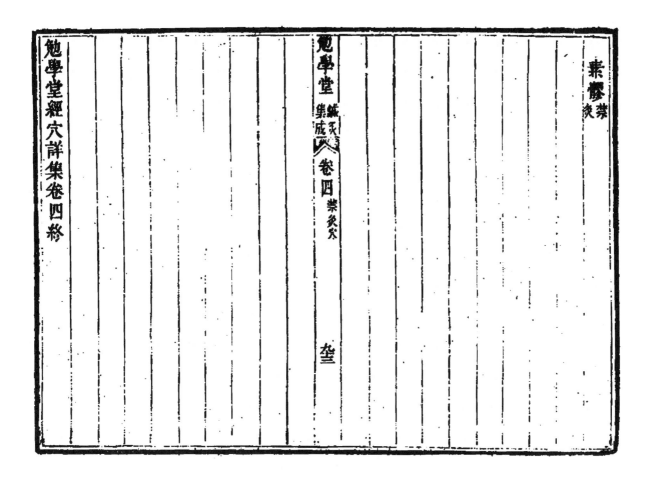

素髎：禁灸。

勉学堂经穴详集卷四终

附 考正周身穴法歌

御纂醫宗金鑑參互考究正其訛舛且近取諸身時嘗尋按至忘寢食更覺胸有把握益信古人救世深心金鍼度盡特患不甚研求耳余自維留京五載年已四十文章無靈終不能進蓬瀛一步雖平日於天文算學地學以及小筮壬遁星命諸學時深探

医用鍼灸由來久矣嘗見痼疾沈疴藥力所不能愈者得鍼灸而奏效獨奇自穴道難明業醫者憚於窮究遂藉口瀉氣極力詆訶俾患者視爲畏途致今內經素問心法終於就湮可慨也今歲夏偶遇明師以鍼灸大成相示因取而讀之漸覺豁然有得竊以爲下手用功處在熟穴法熟極則巧自生而余性健忘深慮旋得旋失因將原書考正穴法韻以五言用當記誦并遵

考正穴法歌序

序

　　医用针灸由来久矣，尝见痼疾沉疴药力所不能愈者。得针灸而奏效，独奇自穴道难明，业医者惮于穷究，遂藉口泻气，极力诋诃。俾患者视为畏途，致今《内经·素问》心法终于就湮，可慨也。今岁夏偶遇明师，以《针灸大成》相示。因取而读之，渐觉豁然有得，窃以为下手用功处在熟穴，法熟极则巧自生，而余性健忘深虑，旋得旋失。因将原书考正穴法韵，以五言用当记诵，并遵《御纂医宗金鉴》参互考究，正其讹舛。且近取诸身时尝寻按至忘寝食，更觉胸有把握，益信古人救世深心，金针度尽特患不甚研求耳。余自维留京五载，年已四十，文章无灵，终不能进蓬瀛一步。虽平日于天文、算学、地学以及小筮壬遁星命诸学时，深探

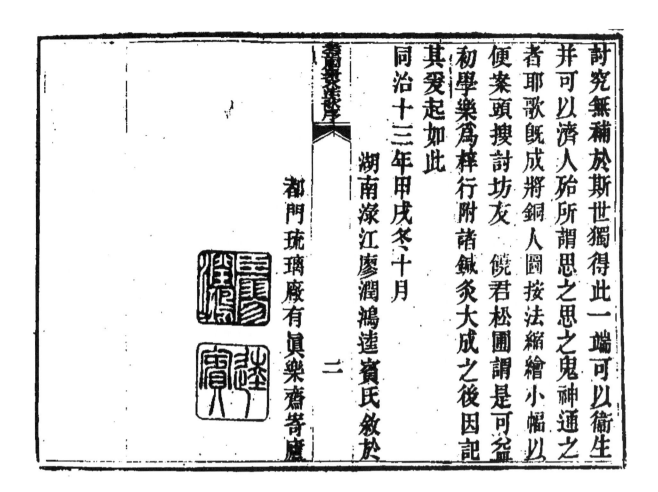

讨究无补，于斯世独得此一端，可以卫生，并可以济人殆。所谓思之，思之鬼神通之者耶。歌既成将铜人图按法缩绘小幅，以便案头搜讨坊友。傀君松圃谓是可益初学乐为梓行，附诸针灸大成之后因记其爱起如此。

同治十三年甲戌冬十月

湖南渌江廖润鸿达宾氏叙于

都门琉璃厂有真乐斋寄庐

考正周身穴法歌

湖南渌江廖润鸿达宾氏撰

手太阴肺经

　　手太阴肺经，膺胸前两旁高虚也。间中府一名膺俞起，云门下寸六，下一寸六分。以后言寸几者仿此。乳上三肋里，肋虚则切胁之单条骨。脉应手陷中，胸旁六寸取。去胸中行旁，几寸者仿此。手足太阴会，肺膜结于此。原文膜作募，按募广求也。召也，招也。无从取义，膜音莫，肉间脉膜也。又幕也，幕络一体也。于义较顺且与原注经气聚此相符，因改作膜。云门巨骨即膺上肩下之大骨大肠经之巨骨穴，因此得名。下，气户旁二寸，去胸中旁行，以六寸为定，陷中有动脉，举臂音秘，自膊至肘曰臑，自肘至腕曰臂，又为上身两大支之通称。取之应。

　　天府腋音翠，左右胁之间也。下三，谓三寸也，以后言单数者仿此，动脉应手间，肘腕胧膊中节上下骨交接处为肘，音帚，其能宛屈为腕，音宛。上五寸，鼻尖点墨参。以墨涂鼻尖，举臂转头向鼻墨点到处是穴。府后为**侠白**，去肘五寸测，亦在动脉中。肘腕即尺泽，屈肘横纹里，筋骨中陷缺，手太阴合水，肺实便当泻。**孔最**腕手腕也上七，侧取斯为的。**列缺**腕亦手腕侧上，一寸五分举，两手交叉取，食指尽处立。以患人大指食指交叉虎口中，食指尽处是穴也。食指即第二指。两筋骨罅呼讶切，音嚇，裂也，孔罅也。中，通任脉最密。经渠寸口取，动脉复陷中，手太阴经金，勿灸令神蒙。**太渊**一名大泉掌后取，内侧横纹头，诸脉所会地脉会太渊。寅时气血流，肺虚须用补，俞土动脉求，穴在动脉中。大指本节指之后节曰本节后，**鱼际**以形象鱼得名。白肉际，陷中散脉中，肺经荥火地。大指之内侧，指向胸者曰内。去爪角韭叶，少商肺井木，喉闭微出血。

手阳明大肠经

手阳明大肠，井金起商阳一名绝肠，食指之内侧，爪角韭叶详，本节前二间一名间谷，节后三间一名少谷藏。均内侧陷中，荥水俞木乡。合谷在虎口，此穴透劳宫，大肠脉之原，歧骨间陷中骨两叉者曰歧。居腕臂掌之交曰腕中上侧，阳溪一名中魁两筋通，张大指次指，其穴即陷中。手阳明经火，以次偏历逢，腕中后三寸，络脉走太阴。大肠经络脉别走肺经。温溜一名逆注，一名池头。在腕后，上侧六寸间遵《医宗金鉴》改正。下廉辅骨下，锐肉分处看，温溜上二寸五分，再寸上廉观。再寸手三里，肉起锐肉端。上二寸曲池，以手拱胸取，屈肘横纹头，合土定于此。肘髎音聊依大骨，外廉骨际曰廉陷中处，五里行向里，大脉中央际，离肘上三寸，却是禁针地。臂臑音导肘上七肩髃下一寸，恰在腘音国，曲脚中也，在肩之脚，故云腘。肉端，两筋两骨罅，宛宛陷中央，脉与阳维会，及手足太阳。手阳明之络，伸臂平手看。肩髃音虞，一名中肩井，一名偏肩。膊音博，肩膊也。骨头，恰在肩端上，举臂即有空，两骨罅间看。巨骨肩尖上，两叉骨罅间，阳跷脉相会，与肩髃同参。天鼎缺盆上，扶突后一寸，扶突一名水穴气舍上，一寸五分正，在头当曲颊。颊者，耳前颧侧两旁之称。曲颊者，颊骨曲如环形，受颊车骨尾之钩者也。下一寸为定，人迎后寸半，仰取穴莫遒。禾髎一名长频，又名禾窌。鼻孔下，夹水沟之旁，恰好离五分，阳明气发皇大肠经气所发。**迎香**穴禁灸，手足阳明会，上禾髎一寸。鼻旁五分外，若求内迎香，鼻孔通臭味。

足阳明胃经

足阳明胃经，其穴头维起。按《医宗金鉴》作，交鼻而起始于承泣。**本神**旁寸五，额角发际之下两眉之上曰额，两旁骨棱起者曰额角。发际取，又去神庭旁，四寸五分拟，**下关**在耳前，动脉下廉里骨际曰廉。合口即有空，开口则闭矣。足阳明少阳，二脉会于此。**颊车**下牙床骨起处在耳下八分，开口便有空，今人侧卧取，曲颊端陷中。**承泣**目胞下胞者，外冲之胞也，直瞳子陷中，阳跷与任脉，一一会其官，其病目翳绿，禁灸亦禁针。**四白**在目下，一寸直瞳子，针刺仅三分，反是目乌矣。**巨髎**鼻孔旁，八分直瞳子平水沟，手足阳明经，阳跷脉会此。口吻音汶，口边也。四分外，近下脉微动，亦三脉所会，**地仓**穴甚重。曲颔胡或切口含物之车也，曲颔者耳下颈上之曲骨处。前寸二，骨陷中动脉，口下当两肩，此是**大迎**穴。颈大脉应手，结喉旁寸五，仰取见**人迎**一名五会，会足少阳部结喉者喉之管头，人瘦者多见。颈大筋之前，正直人迎下，其穴名**水突**一名水门。又下为**气舍**，贴骨尖陷中，外旁**缺盆**一名天盖大，肩前横骨中，状如盆在架。**气户**目骨下，俞府旁二寸亦在云门旁二寸。户下一寸六，**库房**穴莫遁，房下寸六分，**屋翳**更可证。屋下再寸六，好把膺窗认。其穴各陷中，去中各四寸，均须仰取之，四穴于斯定。**乳中**乳之中，微刺却禁灸，**乳根**下寸六，去中四寸有，不容更承满，梁门复关门，太乙滑肉门，均一寸相承，去申各三寸。六穴得其真。自不容至滑肉门，《医宗金鉴》均去中旁关二寸。天枢一名长溪，一名谷门。大肠膜，去肓俞一寸，夹脐之两旁，二寸陷中论。外陵天枢下，大巨继外陵，各直下一寸，去中二寸行。水道巨下三，再二寸归来，去中各二寸。下一又气街原名气冲，宛宛动脉应，殆冲脉起哉。《素问》刺中脉血不出为肿鼠蹼。东垣曰：吐血多不愈，以三棱针于气街出血，立愈。髀关伏兔后，正值交纹中。伏兔按捺上有肉起，如伏兔之状，故名。在膝上，六寸肉起隆，取穴正跪坐，三指按捺工。阴市一名阴鼎拜揖取，伏兔下陷中，膝之上三寸，禁灸伏兔同。梁丘在膝上，二寸两筋间。犊鼻状如牛鼻，故名。形陷中，膝眼当两旁，微刺莫轻从，出液足便伤。《素问》：刺出液为跛。三里膝眼下，三寸大筋旁，胻骨俗名臁胫骨，其骨两根在前者，形粗膝外矣，山之骨也。在后者名辅骨，形细膝内侧之小骨也。此则指形粗膝外之骨而言。之外侧，胃脉合土参。再三寸上廉一名上巨虚，两筋骨罅中，再二寸条口，举足取之同，下廉一名下巨虚条口下，一寸两筋骨，罅中如何取，蹲地举足得。外踝踝者，胻骨之下足跗之上两旁突出之高骨也。在外者为外踝，在内者为内踝。上八寸，胻骨外陷中，丰隆胃之络，别走入阴宫。解溪居腕脚掌骨交按能宛屈处也。上，冲阳后寸五，陷中系鞋处，次指直上取，所行为经火，胃虚宜用补。冲阳跗上脚背也五，去陷谷二寸，骨间有动脉，胃脉之原径。陷谷次指外，本节后陷中，去内庭二寸，胃脉俞木逢。内庭次指外，本节歧骨会，其穴形陷中，阳明荥水界，去爪甲韭叶，指端为**厉兑**。井金胃脉终，实则泻无害。

足太阴脾经

足太阴脾经，大趾之内侧，井木隐白起，去爪角韭叶。大指次节末遵《金鉴》改正，内侧而陷中。大都在骨缝，赤白肉际逢。脾脉荥火地，虚以补为功。足大趾内侧，**太白内踝**见足阳明胃经注前，核骨本节骨隆起如核下陷中，俞土在是焉。大指本节后，一寸是**公孙**，内踝前络脉足太阴之络，别走足阳明。又交通冲脉，合于胃胸心。足内踝骨下，微前而陷中，前封中封也后照海，其中**商丘**逢，经金系此穴，脾实泻为功。内踝上三寸，夹骨陷中真，足三阴所会，**三阴交**斯名。泻三阴交补合谷，能下胎，泻合谷补三阴交，能安胎，妊妇慎之。内踝上六寸，夹胻骨注见足阳明胃经内，此则指膝内侧之骨而言。陷中，其穴名**漏谷**一名太阴络。以次**地机**一名脾舍逢，在膝下五寸，内侧辅骨见足阳明胃经注隆。郄脉伸足取，夹骨下有空。曲膝横纹头，内侧辅骨下，阴陵泉陷中，伸屈可取也。与阳陵泉对，稍高一寸者，足太阴合水，内外莫相假。阳陵泉在外，阴陵泉在内。膝膑膝上盖骨也上一寸，内廉白肉际。**血海**穴陷中，再上箕门闭，阴股足之大腿阴股者，向内面之股也。起筋间，动脉应手细，难禁手重按，恰在鱼腹地。再上即**冲门**一名上慈宫，府舍下一寸，横骨之两端，约纹动脉应，去腹中横行，四寸五分定。上一寸**府舍**《金鉴》从冲门上行七分，会厥阴阴维，三脉络脾肝，更与心肺依，上二寸**腹结**。一名肠窟。《金鉴》从府舍上行三寸。寸三**大横**依，太阴阴维会。再手少陰心經〔極泉〕臂內探有動脈入胸在腋下筋間〔青靈〕舉臂取細看肘上三〔少海〕一名曲節肘內廉節後大骨外肘後端五〔靈道〕居掌後寸〔通里〕腕側外腕後寸陷中〔少府〕穴心經榮火〔少衝〕一名經始穴

上腹哀相去三寸五穴亦會陰經各去腹中行四寸五分微《金鑒》自衝門至腹哀均去腹中行旁開三寸半食竇舉臂取天溪下寸六天溪穴陷中再上胸鄉繼旋有周榮繼各離寸六促均仰取去胸旁行六寸足大包在腋下六寸九肋間又在淵液下三寸為脾脈大絡總諸絡陰陽由脾灌五臟足太陰穴完

手太陽小腸小指外側端爪角下一分〔少澤〕一名小吉井金鄉手小指外側本節前陷中小腸脈榮水穴在前谷通〔後溪〕通督脈合於目內眥及頸項耳肩膊小腸膀胱亦小指外側本節後陷中橫紋握拳得在橫紋尖上手太陽俞木虛以補為訣〔腕骨〕手外側腕前

上腹哀随，相去三寸五，穴亦会阴经，各去腹中行，四寸五分微。《金鉴》自冲门至腹哀，均去腹中行，旁开三寸半。**食窦**举臂取，天溪下寸六；**天溪**穴陷中，再上胸乡继；旋有周荣继，各离寸六促。均仰取去胸，旁行六寸足。**大包**在腋下，六寸九肋间又在渊液下三寸，为脾脉大络。总诸络阴阳，由脾灌五脏，足太阴穴完。

手少阴心经

手少阴心经，**极泉**臂内探，有动脉入胸，在腋下筋间。**青灵**举臂取，细看肘上三。**少海**一名曲节肘内廉，节后大骨外，肘后端五分，屈肘向头盖，手太阴合水，禁灸得安泰。**灵道**居掌后，寸半属经金。**通里**腕侧外，腕后寸陷中。原文掌后一寸陷中，未实指何处今遵《金鉴》改正。手少阴之络，别走小肠经，**阴郄**动脉应，掌腕后五分。掌后锐骨端，陷中是**神门**。转手令骨开，得穴始为真，手少阴俞土，实则泻之云。小指本节末，外侧骨缝中。原文系本节后骨缝陷中，似与后溪穴相混，今从《金鉴》改正。陷中**少府**穴，心经荣火红。小指之内侧，去爪角韭叶，井木虚则补，视此**少冲**一名经始穴。

手太阳小肠经

手太阳小肠，小指外侧端，爪角下一分，**少泽**一名小吉井金乡。手小指外侧，本节前陷中，小肠脉荣水，穴在前谷通。**后溪**通督脉合于目内眦及颈项、耳、肩膊、小肠、膀胱，亦小指外侧，本节后陷中，横纹握拳得在横纹尖上。手太阳俞木，虚以补为诀。**腕骨**手外侧，腕前起骨下，小肠脉之原，罅缝陷中也。**阳谷**手外侧，腕下锐骨下，小肠脉经火，亦是陷中者。手踝骨前上掌后两大骨名手踝骨，陷中名**养老**腕后一寸，**支正**手外廉，腕后五寸考。手太阳络脉，别走心经好。肘外大骨外，去肘端五分，屈肘向头取，陷中**小海**真，小肠脉合土，实则泻之云。**肩贞**曲胛下，胛者，即髃骨之末成片骨也，亦名肩髆，俗名锹板子骨。所谓髃骨者，肩端之骨也。大肠经肩髃穴在此，即肩胛骨，曰头之上棱骨也。其白接髆骨上端，俗曰肩头，其外曲卷翘骨肩后之棱骨也。其下棱骨在背肉内。按此言曲胛者以肩端形成故云。在两骨解间肩端之骨节解处也，肩髃后陷中，以次**臑俞**探。臑俞夹**肩髎**，其后大骨下。臑者，肩髆下内侧对腋处高起软白肉也，自肩至肘皆曰臑。胛上廉陷中，举臂可取也。与阳维阳跷，三脉所会者。**天宗**秉风后，大骨下陷中。**秉风**天髎外又在曲垣之后，举臂即有空。肩上小髃后，四脉所会同，手太阳阳明，手足少阳通。**曲垣**肩中央，在曲胛陷中，按之应手痛，痛处穴难蒙。**肩外俞**陷中，肩胛上廉取，去脊旁几何，只在三寸里。再上**肩中俞**，在肩胛内廉，去大椎二寸，原文去脊二寸，今遵《金鉴》改正较显明。陷中亦复然。颈之大筋前，原文大筋间，今依《金鉴》改正。恰在曲颊下。**天窗**一名窗笼穴陷中，动脉应手者。耳下曲颊后，其穴即**天容**。**颧髎**音聊，又通作髎。故髎深空处也。頄骨下，頄音求，頄内鼻旁间，近生门牙之骨也。頄音拙，目下之眶骨颧骨内，下连上牙床者也。颧音权，面两旁之高起大骨也。总之目眶上骨曰眉棱骨，下即頄骨，頄骨之外即颧骨，頄骨颧骨之间近生门牙者曰頄骨。锐骨端陷中。手太少阳会，以次为**听宫**一名多所闻。耳中之珠子，有如小豆红，会手足少阳，手太阳穴终。

足太阳膀胱经

足太阳膀胱，睛明一名泪孔穴始章，内眦音次，眼角也。近鼻者曰内，近鬓者曰外。外一分，会者手太阳，足阳明阴跷，阳跷脉同商。可刺一分半，禁灸。攒竹一名始光，一名员柱，一名光明。针宜泻治目疾用细三棱针刺之，以泻热气。两眉头陷中。再直眉头上，二穴名眉冲，神庭曲差间，禁灸攒竹同。曲差入鬓际，神庭旁寸五，五处上星旁，一寸半为伍，直行离五分。二穴相接武，寸五上承光，通天络却一名强阳，一名脑盖。起，三穴去中行，横直寸五取以上遵《金鉴》校正。玉枕络却后，直下寸半间，夹脑户之旁，却是一寸三，起肉枕骨上，发际二寸探。天柱夹项后，发际大筋外。项，户讲切，头后也。陷中头部终，以下言肩背。一椎下陷中，骨会于大杼；手足太少阳，督脉别络与。二椎下风门一名热府，肺俞三椎伍刺中肺三日死其动为咳。均正坐取之，去脊音积，俗名背梁骨，其二十一椎。旁寸五。肺俞穴更明，引绳宜对乳，或搭手取之，左手取右部，右手取左穴，中指末为主。厥阴一名厥俞与心俞刺中心一日死，其动为噫，督俞膈俞场刺中膈一岁内必死。四厥俞五心俞六督俞七膈俞椎，其下之两旁，去脊各寸半，血会膈俞方。肝俞刺中肝五日死，其动为欠。九椎下，胆俞刺中胆一日半死，其动为呕。十椎量；脾俞刺中脾十日半死，其动为吞。十一椎，胃俞十二详；十三椎三焦俞，均在下两旁，去脊各寸半，正坐取之良。肾俞刺中肾六日死，其动为嚏。与脐平，十四椎下定。再有气海俞，十五椎下问。去脊各寸半，坐取均宜正。大肠十六椎下关元十七椎下俞，十六七下旁，十八九椎下，小肠十八与膀胱，去脊亦寸半，伏取好参详。二十椎中膂一名脊内俞，伏地肉伸起，白环俞廿一椎，挺身伏地取。两手重支额，从息皮缓里。均去脊寸半，俞穴终于此。自大杼至白环俞，《医宗金鉴》均云去脊中二寸。《针灸大成》则云去脊一寸五分。盖《金鉴》自背脊之中量起，《大成》自脊旁量起。盖人身背脊骨宽一寸，自脊中分半，则有五分合一寸五，计之则适足二寸也。今依《大成》原文。又，按俞音于应声之词以俞名者，以脏腑所紧不可刺深，应声即止也。上髎第一空，腰髁下一寸，腰髁骨者，十四椎下、十五十六椎间尻上之骨也。尻骨者，腰髁骨下十七椎至二十一椎五节之骨也。上四节纹之旁左右各四孔，即上次中下各髎穴。足太少阳络，二空次髎间，三空是中髎，下髎四空定，均夹脊陷中，一一穴可证。会阳一名利机在阴尾，尻考平声，脊骨尽处骨之两旁，仅离五分许遵《金鉴》，其穴夹长强。附分二椎下，项内廉两旁，魄户三椎下，亦在两旁看，去脊各三寸，正坐取宜详。四椎下一分，五椎上二分，去脊各三寸，四肋三间明，正坐屈脊取，更教两手伸，以臂着膝前，大指与膝平，再以物支肘，毋令摇动频。如病人侧卧，挽着上臂寻。识得膏肓俞，多灸疴起沉，更刺足三里，引火气下行。神堂五椎下，两旁陷中里，六椎下两旁，令人呼噫嘻，以手重按之，噫嘻应手矣，去脊旁三寸，均须正坐取。七椎下膈关，十椎下阳纲，去脊旁三寸，正坐开肩看均陷中。魂门九椎下，两旁形陷中，意舍十一椎，十二胃仓封，去脊旁三寸，取宜正坐恭。十三椎肓门，十四椎志室，陷中正坐取，脊旁三寸值。胞肓十九椎，二十椎秩边，去脊旁三寸，陷中伏取焉。自附分至秩边各穴，

《金鉴》均云去脊中三寸半，《大成》言去脊三寸。盖《金鉴》自脊中量起，《大成》自脊外量起故也。今依《大成》原文。**承扶**一名肉郄，一名阴关，一名皮部。尻臀尻旁大肉也，即坐橙处。下，股上约纹中，浮郄下三寸，殷门门可封。《金鉴》作从殷门外循斜上一寸是浮郄，则是浮郄斜下一寸是殷门也。今依原文以备考。**浮郄**屈膝得，下寸**委阳**确，出腘中外廉。两筋间里托。承扶下六寸，认取勿疑惑。三焦下辅俞，足太阳别络。**委中**一名血郄腘音国，腿弯也。中央，约纹动脉里由屈曲而见纹者曰约纹。膀胱脉合土，面挺扶卧取。约纹下三寸，此穴名合阳，**承筋**一名腨肠，一名直肠。穴陷中，腨肠音舛长，俗名小腿肚。之中央，脚跟上七寸，禁针恐筋伤。**承山**一名鱼腹，一名肉柱，一名肠山，因形似鱼腹故名。腨肠下，分肉间陷中，两手托壁上，两足离地空，足大趾竖起，审取穴难蒙。**飞扬**一名厥场足外踝，骨之上七寸，足太阳络脉，别走少阴定。外踝上三寸，**附阳**足太阳前少阳后故名。筋骨间，阳跷脉之郄，足大少阳参。**昆仑**足外踝，离后有五分，陷中细脉动，跟骨足后根之骨也。上边寻。足太阳经火，侧下**仆参**一名安邪名，陷中跟骨下，阳跷脉本根。**申脉**一名阳跷通阳跷，合于目内眦、颈、耳、肩髆、小肠、膀胱。外踝下五分，容爪白肉际，穴前后有筋，上踝下软骨，其穴在中停。**金门**一名梁关外踝下，申脉一寸前，足太阳之郄，阳维别属焉。**京骨**足外侧，小趾本节后，大骨下陷中，赤白肉相凑，膀胱脉之原，虚实救为妙。**束骨**足小趾，本节后外侧，赤白肉陷中，俞木实则泻。足小趾外侧，**通谷**荥水脉，本节前陷中，以次至阴列，并金虚则补，离爪角韭叶。

足少阴肾经

足少阴肾经，**涌泉**一名地冲起足心，屈足复捲指，宛宛中处寻，肾脉属井木，实则泻之云。**然谷**一名龙渊内踝前，大骨下陷中，别于太阴郄与陈同言脉之隙也，少阴荥火红。**太溪**一名吕细足内踝，其后有五分，陷中跟骨上，动脉定死生，足少阴俞土，牙痛必须针。**大钟**足后踵，音肿，脚底板也。骨上两筋中，足少阴之络，别走太阴宫。**水泉**少阴郄，**太溪**下寸深。**照海**通阴跷合于肺系咽喉胸膈，内踝下四分，上踝下软骨，前后二筋寻。**复溜**一名昌阳，一名伏白。足内踝，其上二寸明，筋骨陷中是，肾虚补经金。**交信**阴跷郄，亦上二寸凭。傍骨是复溜，傍筋交信真，二穴分前后，只隔一条筋。**筑宾**内踝上，远在腨分中小腿肚之分槽处。阴维脉之郄，最上**阴谷**临，膝内辅骨后，屈膝求其真。恰在大筋下，小筋以上云，按之应手得，肾经合土敦。**横骨**在阴上，宛曲如仰月，可灸不可针。上一寸**大赫**，一名阴维，一名阴关。**气穴**一名胞门，一名子户。与**四满**一名随府，**中注肓俞**列，上下各一寸。腹中寸为则去腹中行各一寸，又云旁寸五，录此备考测。冲脉足少阴，所会已六穴。**商曲与石关，阴都**一名食宫并**通谷，幽门**穴陷中，均离一寸足，去腹中旁行，一寸五分属。《铜人》五分，《素注》一寸。少阴冲脉会，五穴又连续。按《医宗金鉴》自横骨穴至幽门穴均去腹中行旁开五分，然以横骨如仰月中央证之，则此一穴已不仅五分也。又云：肓俞穴去脐中旁开五分，则此一穴又在脐之边上矣。故未敢遵，而依《大成》原文。**步廊神封**继，**灵墟神藏**通，直离一寸六，旁行二寸逢，仰取陷中是，

再寸六或中 俞府气舍下，璇玑旁二寸，陷中仰取之，肾经穴已尽。

手厥阴心包络经

手厥阴心包，穴起天池一名天会高，腋下有三寸，乳后一寸遥，着胁复直腋，撅肋间相适，手足少阴会，与足厥阴交。天泉绕腋起，外循臂，内廉，下行有二寸，举臂可取焉。肘内廉陷中，曲泽为合水，大筋之内侧，横纹动脉是。郄门在掌后，去腕五寸逢，去掌后三寸，其中间使通。内关在掌后，去腕二寸探，与外关相抵，正在两筋间。手厥阴之络，别走少阳参，又通阴维脉，合胃胸心间。掌后骨横纹，两筋间大陵，陷中膈俞土，实则泻之云。劳宫一名五里，一名掌中。掌中央可透合谷，可以屈指取。中指四指间，动脉在其里，心包络荥火，再后中冲起，在手中指端，去爪韭叶比。心包络井木，虚则补之矣。

手少阳三焦经

手少阳三焦，关冲脉之苗，四指之外侧，爪角韭叶飘，廿三穴所起，井金理孔昭。小指与四指，歧骨间陷中，液门握拳取，三焦荥水通。液门上一寸，陷中是中渚，手少阳俞木，三焦虚则补。阳池一名别阳穴陷中，四指直上取，手背腕中心，与大陵相抵。手少阳之原，虚实拨之矣。外关在腕后，二寸两骨分，手少阳之络，别走手厥阴，又通阳维脉

再寸六或中。俞府气舍下，璇玑旁二寸，陷中仰取之，肾经穴已尽。

手厥阴心包络经

手厥阴心包，穴起天池一名天会高，腋下有三寸，乳后一寸遥，着胁复直腋，撅肋间相适，胁者，腋下至肋骨尽处之统名；腋者，肩之下胁之上际；肋者，胁之单条骨也。撅，音厥，手有所把也，手有所把则乳后之肋动也，故曰撅肋。手足少阴会，与足厥阴交。天泉绕腋起，外循臂此是肘以上之臂。内廉，下行有二寸，举臂可取焉。原文大混，遵《金鉴》改正。肘内廉陷中，曲泽为合水，大筋之内侧，横纹动脉是。郄门在掌后，去腕五寸逢，心包络之郄，故名郄门。去掌后三寸，其中间使通。心包络经金，两筋间陷中。内关在掌后，去腕二寸探，与外关相抵，正在两筋间。手厥阴之络，别走少阳参，又通阴维脉，合胃胸心间。掌后骨横纹，两筋间大陵，陷中膈俞土，实则泻之云。劳宫一名五里，一名掌中。掌中央可透合谷，可以屈指取。中指四指间，动脉在其里，心包络荥火，再后中冲起，在手中指端，去爪韭叶比。心包络井木，虚则补之矣。

手少阳三焦经

手少阳三焦，关冲脉之苗，四指之外侧，爪角韭叶飘，廿三穴所起，井金理孔昭。小指与四指，歧骨间陷中，液门握拳取，三焦荥水通。液门上一寸，陷中是中渚，手少阳俞木，三焦虚则补。阳池一名别阳穴陷中，四指直上取，手背腕中心，与大陵相抵。可针透抵大陵，不可破皮，不可摇手。手少阳之原，虚实拨之矣。外关在腕后，二寸两骨分，手少阳之络，别走手厥阴，又通阳维脉，

足少陽膽經

足少陽膽經（瞳子髎）一名大陽一名前關穴起目外眥五分去目幾何矣

合於目銳眥，耳後頰頸肩。與內關對針。**支溝**一名飛虎外關後，上一寸可憑，兩骨間陷中，手少陽之經。**會宗**並支溝會宗與支溝均在腕後三寸，實外關一寸，支溝一寸上，**三陽絡**一名通門可證，以手三陽三脈同行也，故名。臂上大交脈，二穴針休進。**四瀆**肘前五，陷中外廉側。**天井**在肘上，大骨後寸列，兩筋又骨罅，屈肘拱胸得，或叉手按膝，合土實則瀉。肘上二寸際，即是**清冷淵**，伸肘舉臂取，消濼更繼焉。肩下臂外處，肘上分肉間遵《金鑒》校正。**臑會**一名臑交肩前廉，去肩端三寸，少陽陽維會，宛宛中處問。**肩髎**斜舉臂，肩端臑陷中。**天髎**缺盆內，陷處上有空，在起肉上認，刺陷處便凶傷臟氣令人卒死。手足少陽會，陽維亦會同。頸之大筋外，**天牖**不宜灸灸即令人面腫眼合，正當完骨下，發際上可數，恰值天柱前，又在天容後。**翳風**在耳後，尖角陷中巧，按之耳中痛，更令患人咬以銅錢二十文令患人咬之，手足少陽會，尋取穴了了。**瘈脈**一名資脈耳本後，雞足青絡脈刺出血如豆汁。**顱息**在耳後，亦青絡脈測，兩穴針一分，不得多出血血多殺人。**角孫**耳郭耳上輪也間，開口便有空，手足少陽會，手太陽亦同。手足少陽脈，發自**絲竹空**一名目髎，眉後陷中處，勿灸令目矇。耳前銳髮下即鬢角也，橫動脈**和髎**，手足少陽會，手太陽相遭。耳前起肉處，陷中當耳缺，**耳門**原禁灸，三焦終此穴。

足少阳胆经

足少阳胆经，**瞳子髎**一名大阳、一名前关。穴起，目外眦五分，去目几何矣。

与手少阳会，手太阳同此。耳前起骨上，动脉宛宛中，此穴名听会，上寸主人即客主人，一名上关。翁，均张口可取，开口同一空以《金》参校更明断。颔厌曲周下，颞颥鬓骨也上廉胎，针七分止，刺深令人耳声。悬颅在中廉，亦针七分止，不可刺深。悬厘下廉排。均手足少阳，阳明同会哉。曲鬓一名曲发居耳上，发际曲隅中，鼓颔有空是，再上率谷逢，入发际寸半，嚼齿宛有空。入耳后发际，二寸为天冲，浮白亦耳后，发际一寸容。足少阳太阳，四穴皆会同。窍阴名枕骨，完骨上边寻，穴在枕骨下，摇动有空凭。手足少阳会，手太阳亦临。完骨在耳后，入发际四分，足少阳太阳，均会于此云。本神直耳上，曲差旁寸五神庭旁三寸，入发际四分，阳维同会此。阳白在眉上，一寸直瞳人，手足少阳会，并手足阳明，阳维同会此，临泣目上寻，令人正睛取，入发际五分陷中。足少阳太阳，阳维所会云。目窗临泣后，半寸穴可凭《金鉴》作一寸。又看目窗后，寸半即正营《金鉴》作一寸。承灵正营后，亦一寸五分，脑空陷中处，玉枕骨边停夹玉枕骨下，离承灵寸半，头风向此针。风池脑空下，发际陷中寻，在大筋外廉，按之引耳深。均手足少阳，阳维所会云。肩井一名膊井缺盆上，大骨前寸半，以三指着肩，中指往后按。足阳明阳维，手足少阳伴，四经均会此，脉连入五脏。渊腋一名泉液举臂得，腋下三寸测不宜灸。复前行一寸，即是辄筋一名神光，一名胆膜。穴。横直蔽骨旁，七寸五分列，又平直两乳，其端在三肋，问君如何取。

侧卧上足屈，足太少阳会，又为胆之膜，乳下二肋端，五分后日月，足太阴少阳，阳维会其侧。**京门**一名气俞，一名气府。肾之膜，监骨下腰中。监骨俟考，即《医宗金鉴·周身名位骨度篇》亦未言及。令以各穴分寸按之，当是腰间上下之骨为监骨也。季胁胁下各小肋骨也，俗名软肋。肋者腋下至肋骨尽处之总名，故又名季肋。本夹脊，凡骨之隆起皆曰脊，夹脊夹肋之脊也。以后**带脉**逢。季肋下寸八，脐上二分踪，旁开七寸半《金鉴》作八寸半，陷中处不蒙。足少阳带脉，二脉所会同。带脉下三寸，穴又为**五枢**，恰当水道旁，五寸五分居。**维道**章门下，五寸三分余，足少阳带脉，亦会于此欤。**居髎**章门下，八寸有三分在维道下三寸，监骨上陷中，此穴又云监骨上可见，监骨是腰间上下之骨。阳跷会此经。**环跳**髀枢中，髀者，膝上之大骨也。上端如杵，接于臀内之大骨处，如枢纽然，故称髀枢。侧卧屈足取，下足任其伸，摇撼宛曲是，三指又髀枢。指在筋骨里，筋应大指甲，大骨下边止，已刺不可摇，怕令针伤毁。足少阳太阳，均会于此矣。此穴为治足不能起立者要穴，可针至二寸许，复主先生取之最精，因用其口传。**风市**在膝上，外廉两筋中，本人手着腿，中指尽处攻。**中渎**居膝上，五寸外廉寻，陷中分肉处，络脉走厥阴。**阳关**一名阳陵犊鼻外，膝上二寸关，宜针不宜灸，陷中处好探。在膝下一寸，**阳陵泉**可参，外廉尖骨前，陷中筋骨间，合土筋所会，足少阳之合土，筋会阳陵泉。蹲坐取无难。**阳交**一名别阳，一名足髎。阳维郄髎音寥，足外踝上七。三阳分肉间，外丘亦并立。**外丘**却外斜，少阳所生的。外踝上五寸，隐隐放**光明**，是足少阳络，又别走厥阴。外踝上四寸，绝骨端内斜，恰针三分许，辅骨前是他，去丘墟七寸，阳辅一名分肉穴不差，足少阳经火，胆实泻之耶。悬钟一名绝骨足外踝，上三寸可凭。按：《金鉴》云：从阳辅下行三寸外踝骨尖内动脉中。今以穴按之，则外踝骨尖并无动脉，骨下则有动脉也。若以骨上行入肉处为骨尖，则足阳辅下一寸也，恐传写有误。其中有动脉，摸着骨尖真，骨尖，是骨上入肉不见处。以手重按，动脉在隐约之间。足三阳大络，髓会于此经髓会绝骨。丘墟外踝下，更斜前陷中，恰在骨缝里，临泣三寸通去临泣三寸。足少阳之原，虚实拔为功。足小指四指，本节后陷中，在足跗间，跗足背也。去侠溪五寸，临泣此间逢，足少阳俞木，又与带脉通。合于目锐眦，耳后颊颈肩。临泣五分下，地五会之踪禁灸。侠溪小四指，陷中歧骨间。本节前荥水，胆实泻宜参。窍阴胆经毕，四指之外侧。足少阳井金，去爪角韭叶。

足厥阴肝经

足厥阴肝经，穴起于大敦，大指端外侧，去爪韭叶寻，恰在聚毛际，井木初向荥。《大成》原文：足大趾端三毛中。《金鉴》作：足大趾端外侧聚毛中。是因《玉龙歌》而改正也，今从之。大指本节前，上下皆有筋，前后有小骨，动脉陷中寻，行间荥火地，肝实泻之云。太冲足大趾，本节后二寸在足跗间。动脉决生死，陷中俞土论。中封一名悬泉足内踝，骨前一寸寻，筋里宛宛中，足厥阴经金。蠡沟一名交仪肝之络，别走足少阳，内踝上五寸，上七中都一名中郄详，穴在胻骨中，直足少阴乡。膝关犊鼻下，陷中二寸旁。曲泉膝骨上，内侧辅骨下，大小筋中间大筋上小筋下，屈膝可取者，正在横纹头，合水虚补也。**阴包**膝上四，股内两筋间，蹺足看内侧，中有槽可观。气冲下三寸，阴股动脉应，**五里**又**阴廉**，上一寸为定。阴廉在气冲下二寸，五里上一寸。**急脉**傍阴器，去中二寸半，按之隐指坚，极按痛下上，足厥阴大络，为睾丸之系，睾丸者，肾丸也。针灸均莫乱《大成》无此穴，遵《金鉴》补之。**章门**一名长平，一名胁髎。大横外，直季胁肋端，脐上有二寸，两旁六寸看，侧卧肘尖尽，尽处穴已详，脾膜脏所会脏会章门，又会足少阳。**期门**肝之膜，直乳二肋端，乳旁一寸半在不容穴旁一寸半，直下寸五看，足厥阴太阴，阴维会此方。

任脉经穴

任脉廿四穴，胸腹中纲纪。**会阴**一名屏翳两阴间，在肾囊之下有缝，通肛门阴器，与肛门为两阴也。任督冲所起，督由此行背，任由行腹里，冲行足少阴，针刺治溺水，溺死者令人倒拖出水，针以补法行之，尿屎出则活。非是切莫针，此地关生死。**曲骨**横骨中，脐下五寸毛际逢，陷中动脉应，与足厥阴通会肝经，上一寸**中极**，一名玉泉，一名气原。脐下四寸穷，为膀胱之膜，足三阴会同。**关元**小肠膜，脐下三寸凭，与足三阴会，上一寸**石门**，一名利机，一名精露，一名丹田，一名命门。石门三焦膜，脐下二寸真。脐下一寸五，**气海**一名脖胦，一名下肓。宛宛中，上五分**阴交**脐下一寸，会少阴及冲，当膀胱上际，三焦膜所逢。**神阙**一名气舍居脐内，上一寸**水分**一名分水，当小肠下口，泌别浊与清，入膀胱大肠，水液入膀胱。渣滓入大肠。二穴皆禁针。

又一寸下脘，脐上二寸凭，穴当胃下口，小肠上口承，水谷从此入，脉会足太阴。**建里**脐上三，**中脘**一名大会脐上四，六腑所会地，腑病宜治此腑会中脘，手太阳少阳，足阳明同会，又为胃之膜，胃虚引导是。**上脘**一名胃脘脐上五，络脾而属胃中脘亦然，任脉足阳明，手太阳同会。上一寸**巨阙**，心膜在此也，再一寸**鸠尾**，一名尾翳，一名𩩲骬。𩩲骬者，胸之众骨也，因众骨止此，故名。居两歧骨下，骨垂鸠尾形，针灸莫轻者。仅可针三分，大妙手方针，不然，针取气多，令人夭。**中庭**膻中下，一寸六陷中，横量两乳间，**膻中**一名元儿[1]针莫攻，足太阴少阴，手太少阳同四脉之会。上寸六**玉堂**一名玉英，又寸六**紫宫**，再寸六**华盖**，一寸**璇玑**踪，陷中仰面取，针下三分穷。**天突**一名天瞿结喉下在璇玑上一寸，两缺盆之中，下针莫低手，直下始为功。针五分，若低手而下伤人。按：《大成》：华盖、璇玑、天突均离一寸六分。今以同身寸量之，则天突至膻中共离六寸八分，是膻中、玉堂、华盖各离一寸六分，华盖至璇玑、璇玑至天突各离一寸也。今遵《金鉴》改正。**廉泉**一名舌本结喉上，中央是其踪，阴维任脉会，低针一分通。**承浆**一名悬浆唇棱下，陷中开口取，与太阳胃督，各脉会于此。

督脉经穴

督脉廿八穴，走背脑中心，**长强**一名气之阴郤，一名厥骨。尾闾下，骨端计三分，是督脉之络，别走任脉云，足少阴阳会，治痔之本根。**腰俞**一名背解，一名体孔，一名腰柱，一名腰户。廿一椎，其下宛宛中，挺身伏地卧，两手支额重，又令四体纵，穴乃不能蒙。**阳关**十六椎，坐取莫倚

---

① 儿：原作"见"，据《针灸甲乙经》卷三第十四改。

斜，十四椎**命门**一名属累，**悬枢**十三耶，均须伏而取，椎下莫教差。**脊中**一名神宗，一名脊俞。十一椎，**中枢**十椎下遵《金鉴》增入，**筋缩**九椎与**至阳**七椎，九椎七椎惹，**灵台**伏六椎，**神道**五椎也，**身柱**隐三椎，**陶道**一椎者。足太阳督脉，相会陶道野，均须俯取之，各在椎下裹。脊中灸漫施灸之令人腰伛偻，灵台针莫把。**大椎**一椎上，陷者宛宛中，手足三阳会，百劳名亦同。**哑门**一名舌厌，一名舌横，一名喑门。项中央，入发际五分，督脉阳维会，却系舌之根。此穴不可灸，灸则哑无音。**风府**一名舌本发际寸，疾言肉立起，大筋内宛宛，言休立下矣，足太阳阳维，与督脉会此，是穴亦焚灸，继后脑户一名合颅峙，在枕骨上边，足太阳会是，灸亦令人哑，针灸俱无取。上寸半**强间**一名大羽，又寸半**后顶**一名交冲，**百会**居顶中，一名三阳，一名五会，一名颠上，一名天满。亦离寸半定，旋毛可容豆，与两耳尖并，会手足三阳，穴能治百病。继此为**前顶**，亦离一寸五，骨间微陷中，**囟会**囟，音信，同囟，头会，脑盖顶门也。子在母胎，诸窍尚闭，惟脐内气，囟为之通。生则窍开，口鼻纳气，尾闾泄气，囟乃渐合，阴阳升降之道也。离前顶寸半。又接武，至八岁以后，方可针分许。八岁以前不可针，缘小儿囟门未合，刺之伤骨。**上星**一名神堂入发际，一寸穴容豆。**神庭**仅五分，直鼻上相凑，此穴亦禁针，伤目发狂谬，与足太阳会，目翳针微透在鼻柱上端。**素髎**穴禁灸，在鼻端准头。鼻孔下陷中，穴又名**水沟**一名人中，手足阳明会，又与肾脉交。**兑端**唇上端，**龈交**在唇内，齿上龈逢中，足阳明任会。龈，音银。齿本也。龈亦音银，齿根肉。

冲脉、带脉、阳跷、阴跷、阳维、阴维分寄各穴。

冲脉起横骨，大赫并气穴，四满与中注，肓俞商曲列，石关阴都地，通谷幽门彻，乃散入胸腹，与肾经同测。带脉起季胁，五枢维道侧，能回身一周，附在胆经穴。阳跷起膀胱，申脉仆参乡，循外踝上行，其郄在跗阳，会胆经居髎，又附于大肠，肩髃及巨骨，二穴可参详，小肠经臑俞，胃经之地仓，巨髎与承泣，膀胱睛明乡。阴跷起肾经，然骨照海深，再通交信穴，终膀胱睛明。阳维阳之维，膀胱金门起，走胆经阳交，小肠臑俞际，三焦臑会场，天髎亦其地，胆经穴最多，肩井阳白位，本神与临泣，目窗正营继，承灵并脑空，风池日月系。又附于督脉，风府哑门闭。阴维起筑宾，先附于肾经，脾经之腹哀，大横府舍寻，肝经期门地，又与任脉亲，天突廉泉位，一十二穴真。以上六脉各穴在诸经中已有位置、分寸，兹不复赘。

经外奇穴

经外有奇穴，鼻孔内迎香值大肠经近胃经督脉，鼻准穴何在，鼻柱尖上藏值督脉。耳尖耳之尖，值三焦经，近胆经。三焦脉出耳上角，胆脉下从耳后入耳中。卷耳取其端，聚泉在舌上，正当舌中央，值脾经，通心经。吐舌直有缝，陷中是其方，金津与玉液，在舌下两旁，卷舌见紫脉，海泉舌下看。三穴值脾经，通肾经。脾脉连舌本，散舌下；肾脉夹舌本。鱼腰眉中间，沿皮向两旁取之，近胆经。故人应气壮，则眉上竖也。眉后是太阳近三焦经、胆经，陷中紫脉上，纽领脉始扬。大骨空二穴，手大指中节近肺经，**中魁**中指背，在第二节测近心包络经。陷中当骨尖，均屈指可得。五指歧骨间，八邪按次列，**大都**虎口上，赤白肉际歇近大肠经。食指中指叉，上都在本节近心包络经，均须握拳取，更以**中都**测，中指无名指，本节歧骨隙近心包络经。下都在何处，四指小指得，本节歧骨后，一名中渚穴值三焦经。左右手各四，一一俱准的。八风在足上，五指歧骨间。大指次指歧骨间，近肝经、胆经，以近肝经行间穴，而胆经支脉循大指歧骨内出也。次指中指歧骨间，近胃经内庭穴；中指四指歧骨间，近胃经，以胃脉之支别入中指外间也。小指四指歧骨间，近胆经侠溪穴。十宣手指头，去爪一分看。大指头近肺经穴，次指头近大肠经穴，又近心包络，肺经以二经之支脉出次指端也，中指头近心包络经穴，四指头近三焦经穴，小指头近心经小肠经穴。肘尖肘尖上，屈肘可得之。值三焦经，近小肠经、心经。肩柱骨何在，肩端骨尖余近三焦经、小肠经。二百在掌后，横纹上四寸即郄门穴，属心包络经，筋内两筋间，间使后寸定。一穴在筋外，与筋内穴并。共有四穴，左右各二。**独阴**足二指，指下横纹里近胃经，内外踝骨尖，均是立穴地。内踝尖值肝经、脾经在踝前，肾经在踝后，外踝尖胆经在前，膀胱经在后夹之。**鬼眼**在手足，当大指内侧，手大指值肺经，足大趾值脾经。两指歧缝界，去爪角韭叶。手足各二穴，以两手大指用帛缚之，当歧缝处是穴。治五痫当发疾时，灸之甚效。足亦然。**髋骨**在膝上，梁丘两旁按，即从梁丘穴，两旁各寸半。每足二穴，左近胆经，右近肝经。**中泉**手背腕，阳溪阳池畔，穴在溪池间，陷中容易看。内近大肠经，外近三焦经。四关在何处，合谷大肠经太冲肝经是，小指二节尖，**小骨空**在此近心经、小肠经。**印堂**穴何在，两眉中陷中。近膀胱经，值督脉。子宫中极旁，各开三寸逢。前胃经，后肝经夹之。**龙元**两手侧，腕叉紫脉上。近肺经，禁针。**四缝**手四指，其内中节看。**高骨**在掌后，寸部前五分近肺经、大肠经。**兰门**离曲泉，两旁三寸真近肝经。**百虫窠**二穴，其实即血海值脾经。**阴囊囊底**穴，十字纹中在值督脉。**睛中**在眼中，黑珠正中取，此穴治内障，后学莫轻试。

总之人周身，寸寸皆是穴，下针莫狐疑，但开筋与骨，过着隔碍处，傍针是真诀。疼痛无定处，细审自能得，善针信左手，法先在爪切，不痛无他巧，要分开血脉。右手徐徐下，深浅用耳测，惊针手即止，心与针管摄。刺荣勿伤卫，刺卫荣休贼。既宜辨经络，又须明补泻。部分天人地，迎随别顺逆。阳九阴六数，道与河洛叶。指头左右转，导引在呼吸。进水似水凉，进火似火热。青龙摆尾样，白虎摇头格。或交战升降，为宣通关节。住痛手漫捻，左九右六别，泄则迟按摩，补则急扪塞。手法难尽言，粗心人便拙。补泻倘不明，平针最稳协。候气至沉紧，气松方出得。下急便伤气，出猛便伤血。前后面不同，深浅当明白。前面似井深，后面薄饼隔，背穴须浅刺，应声手便歇。令患人仰卧，方刺腹上穴。以手重揉按，肚肠离两侧。胸膺与腹殊，亦在浅刺列。头面少深刺，艾灸毋多设。手足有浅深，认准筋骨隙。贵贱既攸殊，肥瘦尤相越。太浅病难除，太深气恐泄。审穴须相时，时哉弗可失。春夏须浅取，秋冬可深测。饥渴醉饱人，暴雨狂风刻。息怒男女交，行路未休息。凡此须缓刺，令人心恻恻。前贤良法多，后学贵探择。果能通神妙，百倍于药力。作此便诵读，细审与君说。记得穴道清，下手方有则。

人身尺寸歌

人身有尺寸，先将头部说。前后至发际，折作十二节，为一尺二寸，寸分准此测。发际倘不明，眉心直上行，量至大椎上，一尺八无零。生人发际高低不一，不若径从大椎量至眉心为妥。横寸如何取，内外两眦明，内角至外角，恰好一寸凭。从目胞下陷中处外眦内，量至内眦红肉止，方与中指中节两横纹头同身寸相合。若从内外两眦尽处量之，则恰合两横纹头外之中节长短也。神庭至曲差，曲差至本神，再至头维穴，各一寸半临，自神庭合计，四寸五分真。

背部廿一椎，通共作三尺。大椎至尾骨，三尺躯所积。一寸四分一，上七椎每节，共九寸八分七厘，每椎亦不窄。一寸六分一，中七椎相隔，一尺一寸二分七厘，分厘共审的。一寸二分六，下七椎各得，共八寸八分二厘，直行均可测。第二行夹脊，各一寸半长，内并脊一寸，四寸分两旁。第三行夹脊，各三寸分疆，内并脊一寸，七寸两旁看。

膺腹部分寸，原用对乳间，横折作八寸，前后穴可探。以中指同身寸量之，则左右至乳尖内旁共得八寸。若直寸取穴，先准看天突，在喉结下，两缺盆之中。天突至膻中两乳之间陷中处，六寸八分足，下行至中庭，又是一寸六。共作八寸四，又看歧骨际，直下至脐心，原是八寸地，脐心至曲骨，五寸当毛聚。按：《金鉴》与《大成》所载尺寸不同，今以同身寸量之，当从《金鉴》尺寸为是。

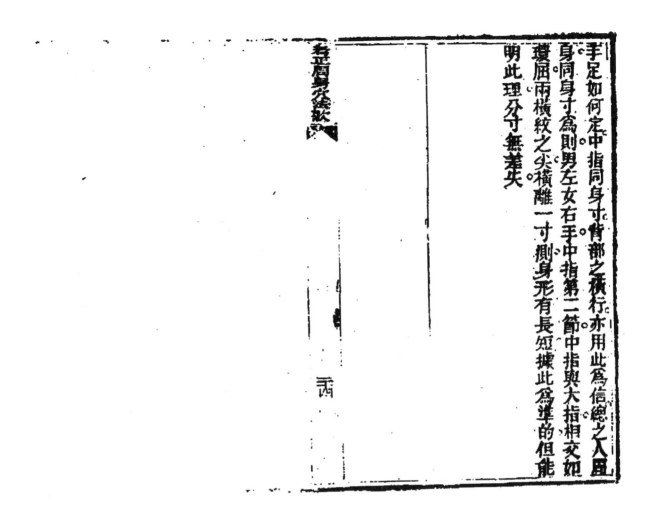

手足如何定中指同身寸背部之横行亦用此为信总之人周身同身寸为则男左女右手中指第二节中指与大指相交如环屈两横纹之尖横离一寸测身形有长短据此为准的但能明此理分寸无差失

手足如何定，中指同身寸。背部之横行，亦用此为信。总之人周身，同身寸为则，男左女右手，中指第二节。中指与大指，相交如环屈。两横纹之尖，横离一寸测。身形有长短，据此为准的。但能明此理，分寸无差失。

跋

余患拘挛，至不能俯仰将十年。癸酉十月朔，遇聂复生先生于济宁行针灸，灸十余，历针逾二百，期年如常人。综其治法，不外《针灸大成》一书；察其运用，手与神会，以视以听，若有独得。正如运斤成风，垩去而鼻不伤。规规于古法求之，亦有不尽然者，身受其益，莫能悉其妙。殆亦圣则力而智则巧耶。噫，治法必人而兴。针，危器也；刺，危道也；病，危机也。危机而以危器行危道，求安于危，盖亦难矣。故用之当，效捷影响；一不当，呼吸间废且死，祸于将来。幸耳，无惑乎！针法之失传久也，非聂先生之仁明廉慎，其孰能神于斯？成书具在，人得习之，愿聂先生非其人毋传也。偶读《针灸大成》，书其后。

同治甲戌冬月上浣沈阳裕麟识于京邸酌愚味淡之轩